올리버 R. 에비슨 자료집 III
1895~1898
콜레라 방역과 의학 교육의 재개

박형우 편역

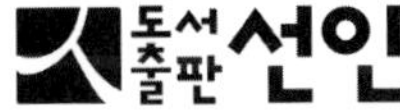

올리버 R. 에비슨 자료집 III
1895~1898
콜레라 방역과 의학 교육의 재개

초판 1쇄 발행 2020년 1월 20일

편역자 ㅣ 박형우
발행인 ㅣ 윤관백
발행처 ㅣ 도서출판 선인

등록 ㅣ 제5-77호(1998.11.4)
주소 ㅣ 서울시 마포구 마포대로 4다길 4 곳마루빌딩 1층
전화 ㅣ 02)718-6252 / 6257   팩스 ㅣ 02)718-6253
E-mail ㅣ sunin72@chol.com

정가 83,000원

ISBN 979-11-6068-334-9 94900
      979-11-6068-239-7 (세트)

· 잘못된 책은 바꿔 드립니다.

A Source Book of Dr. Oliver R. Avison III.
1895~1898

Edited & Translated by Hyoung W. Park, M. D., Ph. D.

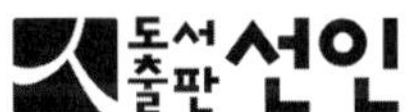

『올리버 R. 에비슨 자료집 Ⅲ』

이호영

아주대학교 전 총장

미국 뉴저지 주 모리스타운

『올리버 R. 에비슨 자료집 Ⅲ』의 출판을 축하합니다. 동시에 친애하는 박형우 교수가 이 책자 출판을 위해 쏟은 노고를 치하합니다.

나는 그동안 끈질기게, 오랜 세월에 걸쳐 이 역사적 자료들을 찾고 정리하기 위해 걸어 온 박형우 교수의 여정을 잘 알고 있습니다. 캐나다의 토론토를 위시하여 미국의 뉴욕 시, 뉴헤이븐, 필라델피아,

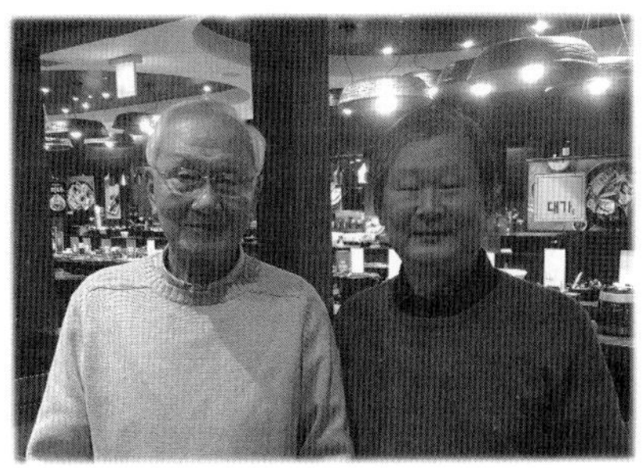

이호영 총장과 편저자 (2019년 2월 19일)

그리고 뉴저지 주의 매디슨 등이 내가 기억하는 몇 곳입니다. 교수직으로 바쁜 시간의 제한에도 불구하고 박 교수가 발굴한 방대한 자료를 이 책에 담을 수 있게 되어 무척 기쁩니다.

『자료집 Ⅲ』은 1895년부터 1898년까지 에비슨 박사가 제중원을 선교 병원으로 정착시키고 의료 선교사로서 자신의 기반을 다지기 위한 활동을 망라하고 있습니다. 우선 1894년 말부터 고종의 주치의로서 활동하였습니다. 1895년 여름에 치명적인 전염병인 콜레라가 한반도를 휩쓸었고, 에비슨 박사는 조선 정부의 위생국장에 임명되어 한국 역사상 처음으로 체계적인 방역 사업을 전개하였습니다.

콜레라 유행이 끝난 1895년 10월 에비슨 박사가 한때 중단되었던 제중원에서의 의학 교육을 다시 시작한 것은 결코 놀랄 일이 아닙니다. 그는 제중원에서 한국인 젊은이에 대한 교육을 빠르게 진행시켜야 한다는 확고한 신념을 갖고 있었습니다. 그는 이 젊은이들이 선교 병원의 책임을 궁극적으로 맡아 다른 한국인들을 교육하

는 주체가 되고, 동시에 외국인 선교사들의 짐을 덜어 줄 것으로 기대하였습니다. 에비슨 박사의 이러한 신념은 내가 어린 시절 선친(이중철, 1927년 세브란스 연합 의학 전문학교 졸업, 한국인 최초의 정신과 의사)께서 식탁에서 우리 어머님께 하신 말씀을 분명하게 듣고 기억하고 있습니다. 세브란스 의학전문학교의 교수로 봉직하셨던 부친께서는 에비슨 박사의 총애를 받으며 절친한 관계를 맺었습니다.

나는 개인적으로 에비슨 박사를 존경합니다. 그 분은 환자를 병든 부분, 즉 증상만을 보지 않고 그 사람의 전체, 즉 몸과 마음을 다 같이 돌보는 전인적(holistic) 의사 일뿐 아니라 질병을 문화적 맥락에서 보는 당시에 보기 드문 의사이었습니다. 나는 『자료집 I』 816쪽에 실려 있는 "금주(Prohibition)"에 관한 인상적인 기사를 읽었습니다. 1892년 12월에 캐나다 토론토 셔본 가 감리교회에서 열렸던 금주에 관한 토론 기록입니다.

> "슈웨이지 씨는 O. R. 에비슨 박사에게 그 분의 의견을 물은데 대해 에비슨 박사의 대답은, 알코올 자극제에 대한 갈망은 길고 지나친 노동으로 인한 과로와 그들의 불안 때문입니다. 그러니까 그들의 삶의 조건들이 반드시 바뀌어야 합니다. 그래야 자극제가 필요하지 않고 지친 몸이 필요한 휴식도 갖게 됩니다. 강제로 금주시킴으로 갈망을 소멸시킬 수 없습니다. ......"

이 대답이야 말로 한참 후에 의학계에 대두된 소위 질병의 '생물정신사회적 모델'의 견해입니다. 에비슨 박사는 당시 휴식이 없고 끝이 없는 노동에서 소진된 한국인들을 목격한 증인입니다. 그들에게는 알코올이 주는 임시적인 에너지 공급은 물론 몸과 마음을 풀어주고 휴식을 주는 효과가 필요하였습니다. 그 효과가 그들의 삶의 호된 시련을 잊게 해 주고 또 기분을 일시 고무시켜 줍니다. 그렇습니다. 그들 삶의 조건들이 반드시 바뀌어야 합니다.

잘 알려진 바와 같이 올리버 R. 에비슨 박사는 세브란스 의학전문학교, 세브란스 병원과 연희전문학교의 은인입니다. 나는 에비슨 박사가 이웃 사랑과 훌륭한 인격을 갖춘 진정한 문화인이었다고 믿고 있습니다. 그야말로 전설적인 인간이었습니다.

끝으로 다시 한 번 박형우 교수의 노고에 치하와 경의를 표하는 바입니다.

2020년 1월

A Source Book of Dr. Oliver R. Avison III

Ho Young Lee, M. D.
Madison, New Jersey

Congratulations on the upcoming publication of the 『Source Book of Dr. Oliver R. Avison III』. Dear Professor Hyoung Woo Park, I have nothing but admiration and respect for all the work you put in this volume.

I am well aware of years of long and tenacious journeys to search and retrieve all available historical materials for this project, covering Toronto, Canada, New York, New Haven, Philadelphia and Madison, N. J. to name a few. I am happy that you were able to complete your search in spite of all the other demands of your time.

The Volume III encompasses Dr. Avison's early settlement at Jejoongwon in 1895 and his service up until 1898. During the while he accomplished remarkable services for Jejoongwon, and for Korea. It starts with treating ill Gojong, the king of Chosen, at the end of 1984 which earned king's credence as his safe-keeper. The summer of 1895 Cholera epidemic swept the peninsula which prompted the king to recruit Dr. Avison to direct the Sanitary Board of the Korea Government to control the epidemic. A closed inpatient unit was established for the first time to hospitalize cholera patients.

It is not a surprise to find out that Dr. Avison was responsible for resuming medical education in Jejoongwon in 1895. He is a strong advocate of medical education and staff development of Korean doctors for Jejoongwon (later Severance). It is his conviction that Jejoongwon should be fully staffed by Korean doctors to be independent from the assistance of doctors from foreign countries. I heard this Dr. Avison's conviction when I was a child from my father (1927 Graduate of Severance) talking to my mother at the dinner table. My father was a close friend of Dr. Avison while he served Severance as a faculty of the Severance Medical College.

I respect Dr. Avison as I see him as a holistic physician who retain culture minded consciousness. I read an impressive article in the 『Source Book I』 on 'Prohibition' (page 816); the proceeding of discussion at Sherbourne Street Methodist Church on December 6th, 1892.

> "Dr. O. R. Avison, called by Mr. Swayzie, gave his opinion that the habit of drinking alcohol was due to a, craving for a stimulant, the result of overwork or worry. Therefore the condition of life must be changed, so that either there should be no need for the stimulant or that body could get needed rest. Enforced abstinence did not eradicate the craving ......"

This is the view of Biopsychosocial Model. Dr. Avison witnessed people at the time exhausted from ceaseless overworks with no breaks. They need alcohol to relax and rest, not to mention the temporary energy supply of ethanol. It makes to forget their life of ordeal as a mood booster. 'The condition of life must be changed', indeed.

As it is widely known, Dr. Oliver R. Avison is a benefactor of Severance Union Medical College and Hospital and Chosun Christian (Yonhi) College. Furthermore, I believe that he is a man of compassion, integrity and culture: A legendary person.

I salute to Professor Hyoung Woo Park for his endeavor, again.

Jan., 2020

『올리버 R. 에비슨 자료집 III』

장양수
연세대학교 의과대학 학장

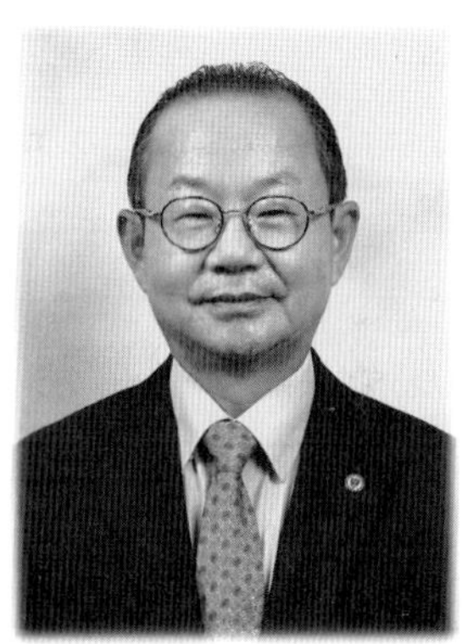

연세대학교 의과대학뿐만 아니라 현재의 연세대학교, 그리고 한국 의학의 기틀을 마련하신 『올리버 R. 에비슨 자료집 III』이 이번에 출간되게 된 것을 진심으로 축하를 드립니다.

에비슨 박사는 1893년 지구 어디에 붙어 있는지도 잘 알려지지 않았던 한국의 의료 선교사로 내한하여 제중원을 운영을 맡아 이를 세브란스 병원으로 발전시켰고, 이를 바탕으로 1934년까지 세브란스와 연희전문학교의 교장을 겸임하며 한국에 현대 의학과 고등 교육을 도입, 정착시키신 대한민국의 은인이신 분입니다.

그동안 박형우 교수는 방대한 자료 수집을 통하여 『자료집 I』에 1860~1892년까지 에비슨 박시의 집안, 교육 및 사회 배경을, 『자료집 II』에 1893~1894년까지 에비슨 박사의 내한과 제중원의 선교부 이관에 관해 담은데 이어, 이번에 출간하게 되는 『올리버 R. 에비슨 자료집 III』은 1895~1898년까지 한국에 정착한 이후에 진행된 고종의 진료, 콜레라 방역 사업, 당시의 사회상의 변화 등에 대한 기술, 그리고 중앙병원에 이은 연합병원에 대한 구상 등 에비슨 박사가 한국인들의 건강을 위해 어떠한 일들을 수행하고 계획하였는지를 잘 알 수 있는 자료들로 구성되어 있습니다. 게다가 1895년 제중원에서 의학 교육을 다시 시작함으로써 오늘의 세브란스가, 더 나아가 연세대학교가 존재하게 되었던 것입니다. 특별히 1897년도 의학교 보고서에 이름이 실려 있는 7명은 그동안 전혀 알려지지 않았던 우리나라 초기 의학생들로서 한국 의학사에서 합당한 자리매김이 되어야 할 것으로 생각합니다.

다음의 『자료집 IV』에는 1899년부터 에비슨 박사의 안식년, 세브란스 씨와의 만남, 그리고 세브란스 병원, 세브란스 병원의학교로 발전하는 과정과 관계된 자료들이 담겨질 것이기에 더욱 기대가 되고 있습니다.

방대한 자료를 집대성하여 에비슨 박사의 일생을 조명할 수 있는 자료집을 완성해가고 있는 존경하는 박형우 교수의 열의와 수고에 진심으로 감사를 드리며, 『올리버 R. 에비슨 자료집 IV』도 하루 빨리 마무리되기를 소망합니다.

2020년 1월

올리버 R. 에비슨 박사가 태어난 지 160년이 되는 뜻깊은 2020년 새해를 맞이하여 『올리버 R. 에비슨 자료집 Ⅲ』을 출간하게 되었습니다. 2015년 『자료집 Ⅰ (1860~1892)』, 2019년 『자료집 Ⅱ (1893~1894)』에 이어 발간되는 『자료집 Ⅲ』은 1895년부터 1898년까지의 자료를 담고 있습니다.

편저자는 이 자료집들이 출간되기 전인 2010년부터 2012년까지 에비슨 박사의 출판되지 않은 타자본 자서전을 에비슨 전집이란 명칭으로 다음과 같이 3권으로 출간한 바 있습니다.

올리버 R. 에비슨 지음, 박형우 편역, 올리버 R. 에비슨이 지켜본 근대 한국 42년 1893~1935. 상 (서울: 청년의사, 2010)
올리버 R. 에비슨 지음, 박형우 편역, 올리버 R. 에비슨이 지켜본 근대 한국 42년 1893~1935. 하 (서울: 청년의사, 2010)
Oliver R. Avison, Edited by Hyoung W. Park, Memoirs of Life in Korea (Seoul: The Korean Doctors' Weekly, 2012)

이 경험을 바탕으로 자료집을 준비하면서 편저자가 가장 놀랐던 것은 에비슨 박사 자서전에 자신의 활동이 과장되었거나 자화자찬하는 내용이 전혀 들어 있지 않다는 것은 확인할 수 있었다는 점이었습니다. 몇몇 연도의 착오 등이 없는 것은 아니지만 80여 년 동안 자신의 활동을 진솔하게 서술하고 있음을 알 수 있었습니다.

잘 알려진 바와 같이 에비슨이 한국의 발전에 기여한 것은 서양 의학과 고등 교육의 정착이라 할 수 있습니다. 우선 서양 의학은 에비슨이 조선 정부로부터 넘겨받은 제중원에서 의학 교육을 재개하고, 후에 한국 최초의 현대식 병원인 세브란스 병원 및 의학교로 발전시킴으로써 일제가 주도한 의학과 대별 되는 한국 서양 의학의 토대를 놓았습니다. 특히 1913년에는 세브란스가 여러 교파가 힘을 합하는 연합으로 운영되었고, 1917년 전문학교로 승격되었습니다. 한편 여러 교파의 선교사들이 서울에 종합 대학을 설립하기로 의견을 모았을 때, 이미 토론토 의과 대학과 약학대학에서 대학 교수로 풍부한 경험을 갖고 있었던 에비슨도 큰 역할을 담당하였으며 이 연합 대학이 1917년 연희전문학교(Chosun Christian College)로 조선 총독부의 승인을 받았을 때 제1대 (정규) 교장에 취임하여 세브란스 의학전문학교와 함께 양교 교장을 18년 동안 겸임하면서 역시 일제에 의한 고등 교육과 대비되는 한국의 고등 교육을 정착시킨 주역으로 활동하였습니다.

그러면 에비슨의 이러한 활동이 언제부터 시작되었던 것일까요? 이러한 활동을 위한 씨가 뿌려진 것은 바로 이 책이 다루고 있는 1895년부터 1898년까지라 할 수 있습니다. 우선 이 시기에 에비슨은 고종의 주치의로 확고한 위치를 가지게 되었고, 천민 계층에 속한 백정 박 씨를 치료하는 등 남녀노소 신분여하를 막론하고 다양한 한국인들을 진료하면서 그들의 신임을 받았습니다. 이를 바탕으로 에비슨은 1895년에 일어난 민비 시해 및 춘생문 사건에서 고종을 적극적으로 도울 수 있었으며, 1895년 여름에는 조선 정부로부터 새로 조직된 위생국의 국장으로 콜레라 방역 사업을 성공적으로 이끌었습니다. 또한 1896년에는 단발령이 내려졌을 때 후에 대한민국의 대통령이 된 이승만의 머리를 잘라 주었고, 자신이 치료해 준 백정들도 갓을 착용할 수 있게 되는데 있어 큰 역할을 하였습니다.

한국의 열악한 상황을 살펴본 에비슨은 1895년 초 의료 선교에서 중앙 병원의 필요성을 강조하였으며, 7월 다른 교파의 선교사들과 연합하여 방역 사업을 성공적으로 수행한 후 1898년에는 연합 병원의 필요성을 미국 북장로교회의 연례회의에서 보고한 바 있었습니다. 아울러 평소 한국인 젊은이들에 대한 의학 교육의 중요성을 인식하고 있던 에비슨은 콜레라 방역 사업이 성공적으로 종료되자 헤론의 사후 중단되었던 의학 교육을 재개하였습니다. 그레이 해부학을 필두로 의학 교과서의 번역 출판도 시작하였습니다.

이와 함께 퇴원 환자를 체계적으로 추적하는 방안을 모색하였으며, 제중원 부지의 큰 길 쪽에는 책방을 만들어 아무나 들어와 종교서적을 읽을 수 있도록 하였고 대기실에서는 시간이 나는 목회자들이 사람들에게 성경을 읽어주고 함께 찬송가를 부르는 등 선교 사업에서 병원이 갖는 이점을 살리기 위해 노력하였습니다. 격무에 시달렸지만 1896년 1월에는 약 보름 동안 지방 전도여행을 하였습니다.

이러한 일들은 단시간 내에 열매를 맺을 수 있는 간단한 일들이 아니었으며, 과중한 업무로 건강을 해친 에비슨 부부가 1899년 안식년으로 귀국한 이후 에비슨의 부단한 노력 끝에 하나씩 그 결과가 나타나기 시작하였습니다. 그 구체적인 결과는 『올리버 R. 에비슨 자료집 Ⅳ』에서 다룰 예정입니다.

이 책의 출판에는 평소 한국 의학의 역사에 남다른 관심과 열정을 갖고 있는 장양수 학장의 지원이 있었음을 밝힙니다. 아울러『올리버 R. 에비슨 자료집 Ⅳ』의 출판도 지원해 주기로 하였습니다. 편저자는 장양수 학장께 깊은 감사를 드립니다. 또한 이 책을 발간을 축하하는 축사를 써주신 이호영 아주대학교 전 총장님(1956년 졸업)께도 감사를 드립니다. 이호영 전 총장님은『올리버 R. 에비슨 자료집 Ⅱ』의 연구비를 후원해 주셨고, 자료를 찾기 위해 미국에 출장을 갈 때마다 반갑게 맞아 주시고 격려해 주셔서 편저자가 일을 하는데 큰 힘이 되어 주신 분입니다.

원고의 교정, 보완 등에 도움을 주었던 전재완 군에게 감사를 드립니다. 그리고 어려운 여건에서도 이 책을 기꺼이 출판 해 주신 도서출판 선인의 윤관백 대표와 편집실의 여러 직원들께도 감사드립니다.

2020. 1. 1.
안산(鞍山) 자락에서 상우(尙友) 박형우(朴瀅雨) 씀

1. 이 책은 올리버 R. 에비슨 자료집 III으로, 1895년부터 1898년까지의 활동을 다루었다. 1895년의 자료 중에는 1894년의 내용이 포함되어 있는 경우도 있고, 1898년의 내용이 1899년의 자료에 들어 있는 경우도 있다.

2. 다수의 자료에서는 영어 원문은 가능한 한 많이 수록하였지만, 필요한 부분만 한글로 번역한 경우가 있다. 한글 번역만으로 이해가 잘 되지 않는 경우 영어 원문을 참고하기 바란다.

3. 번역은 가능한 한 원문에 충실하게 하였다.

4. 원문에서 철자가 해독되지 않는 부분은 빈칸이나 밑줄을 그어 표시하였다.

5. 고유 명사는 가능한 한 원 발음을 살리도록 노력하였다.

6. 필요한 경우 각주를 달아 독자의 이해를 도왔다.

축　　사
머 리 말
일러두기

제4부 한국에 정착한 에비슨과 제중원

제1장 1893년 제중원의 책임을 맡다
제2장 1894년 제중원을 이관받다

제3장 1895년 콜레라 방역과 의학 교육의 재개

제4장 1896년

제5장 1897년

Contents

Congratulation

Preface

Part 4. Settlement in Korea of Dr. Avison and Jejoongwon

Chapter 1. 1893 - Taking Charge of Jejoongwon

Chapter 2. 1894 - Transfer of Jejoongwon to Korea Mission (PCUSA)

Chapter 3. 1895 - Epidemics of Cholera and Resuming of Medical Education

Chapter 4. 1896

Chapter 6. 1898

제4부 한국에 정착한 에비슨과 제중원

Settlement in Korea of Dr. Avison and Jejoongwon

제3장 1895년
콜레라 방역과 의학 교육의 재개
Epidemics of Cholera and Resuming of the Medical Education

제중원의 운영권을 넘겨받은 에비슨은 1894년 말 알렌의 안내로 고종을 처음으로 진료하여 왕실로부터 큰 신임을 얻었다. 이를 바탕으로 에비슨은 1895년에 일어난 민비 시해 및 춘생문 사건에서 고종을 적극 도울 수 있었다.

1895년 4월 미국 북장로교회의 첫 정규 간호사인 안나 P. 제이콥슨과 여의사 조지아나 E. 화이팅이 서울에 도착하기 전에 에비슨은 이미 제중원을 중앙병원으로 만드는 구상을 하였고 퇴원 환자를 체계적으로 추적하는 방안을 모색하였다.

이렇게 제중원의 활성화를 구상하던 중 7월에 콜레라가 유행하였다. 이 콜레라 유행은 우리 나라 역사에서 여러 가지 큰 의미가 있었다. 우선 조선 정부는 위생국을 조직하고 에비슨을 국장으로 임명하여 방역 사업에 나섰다. 한국 역사에서 최초로 국가적인 방역 사업을 벌인 것이었다. 방역의 책임을 맡은 에비슨의 서울을 중심으로 다른 교파의 선교사들과 연합으로, 또한 일본의 의사들을 아울러 함께 방역에 나섰다. 특히 기독교 신자인 한국인 조수들의 도움이 컸다. 콜레라 유행이 끝나자 에비슨은 젊은이들에게 의학 교육을 시작하였는데, 1890년 헤론의 사망으로 중단되었던 것이 재개된 것이었다. 한국인들은 몸을 사리지 않고 방역에 나섰음에도 전염병에 걸리지 않는 선교사에 대한 굳은 신뢰를 갖게 되었으며, 그것은 기독교를 믿는데 큰 역할을 하였다.

After taking over the Jejoongwon, Dr. Avison earned trust from the royal family by treating King Gojong for the first time by the guidance of Dr. Allen (U. S. Legation) at the end of 1894. On the basis of this relationship, Dr. Avison was able to help King Gojong very actively during the assassination of Queen Min and Choonsaeng Gate Incident in 1895.

Before the arrival of the first registered nurse, Miss Anna P. Jacobson and Dr. Georgiana E. Whiting, sent by the Presbyterian Church in U. S. A. in Apr., 1895, Dr. Avison shaped his idea on making Jejoongwon as the central hospital of the Korea Mission, and groped for the following up of the discharged patients systematically from evangelistic aspect.

In July, when Dr. Avison tried to shape his idea to invigorate Jejoongwon, Cholera epidemic broke out. The epidemic had various significances in Korean history. First, the Korean Government organized the Sanitary Board, appointing Dr. Avison as a director and carried out large scale anti-epidemic measures. This was the first anti-epidemic measures taken at the national level in Korea. Dr. Avison, as a director, tried union measures with other missionaries from different denominations, even along with Japanese doctors. Hospital assistants and young Christians especially gave great helping hands. After the Cholera epidemics has ended, Dr. Avison resumed his mission to spread medical education to young Korean men, which was paused due to the death of Dr. John W. Heron in 1890. Many Koreans began to gain trust to the missionaries who didn't spare themselves but were not stricken with Cholera, and this led to the belief on Christianity in Korea.

단신 및 논평. *The Korean Repository* 2(1) (1895년 1월호), 40쪽

    최근 폐하가 와병 중일 때 시의(侍醫) 에비슨 박사가 진료하였다. 왕비 역시 언더우드 부인이 진료하였으며, 왕비는 자신이 사용하던 멋있는 가마를 그녀에게 선사하였다.

Note and Comments. *The Korean Repository* 2(1) (Jan., 1895), p. 40

His Majesty, the King, during his recent illness was attended by Dr. O. R. Avison, the court physician. The Queen, also, was attended by Mrs. H. G. Underwood, M. D. and Her Majesty presented her with a handsome sedan chair which she herself had been accustomed to use.

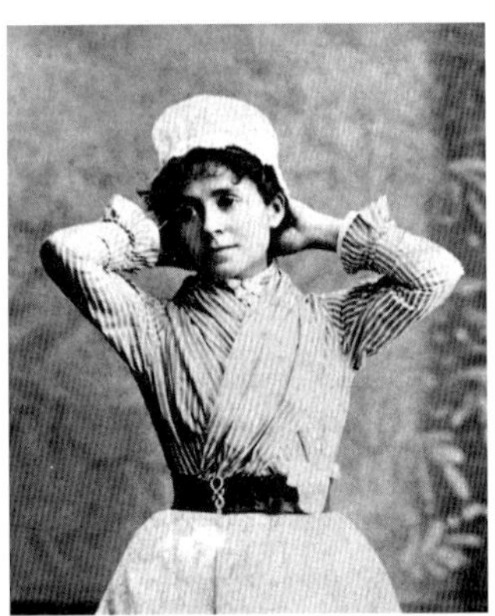

그림 4-41. 릴리어스 H. 언더우드.
Presbyterian Historical Society 소장

새뮤얼 F. 무어(서울)가 프랭크 F. 엘린우드
(미국 북장로교회 총무)에게 보낸 편지 (1895년 1월 15일)

(중략)

현재의 환율에서 금화 75 달러로 교사와 학교의 1년 총 경비를 지불할 수 있습니다. 전도 사역 역시 우리(에비슨 박사와 저)가 이곳에서 독립된 조직으로 사역을 시작하였던 이래 은총을 받고 있습니다.[1] 모두가 정동에서 함께 만나기 전에 언더우드 박사와 남장로교회의 레이놀즈 씨,[2] 그리고 에비슨 박사와 저는 교회를 관리하는 위원히이 위원이었습니다. 우리는 지난 세 번의 주일에 12명의 사람에게 세례를 주었는데, 2명의 여성, 15세 된 한 소녀, 학교의 남학생 1명, 그리고 8명의 남성이었습니다.

(중략)

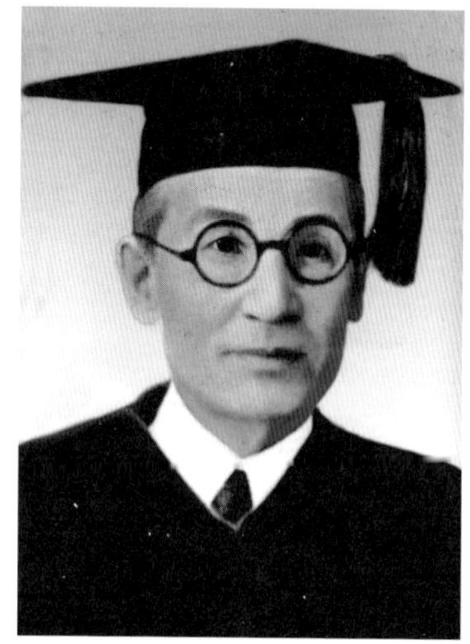

그림 4-42. 윌리엄 D. 레이놀즈

---

1) 무어는 1893년 장로교회의 두 번째 교회인 곤당골교회를 설립하였다. 그런데 이 교회에 백정들이 출석하기 시작하자 양반 계층의 신도들이 함께 예배를 드리는 것에 난색을 표명하였다. 이를 무어가 묵살하자 양반 신도들은 곤당골교회를 떠나 홍문석골(紅門洞, 지금의 삼각동) 교회를 설립하였는데, 이를 흔히 독립교회(Independent Church)라고 불렀다.

2) 윌리엄 D. 레이놀즈(William Davis Reynolds, 1867. 12. 11~1951. 4. 3)는 버지니아 주 노포크에서 출생하여 1887년 6월 버지니아 주의 햄든 시드니 대학을 졸업하여 문학사의 학위를 받았다. 이후 리치몬드의 유니언 신학교에서 수학을 하던 레이놀즈는 1891년 9월에 개최된 해외선교를 위한 신학교 연합집회에 참석하여 언더우드와 윤치호의 강연을 듣고 미국 남장로교회에 한국 선교를 지원하여 1892년 1월 22일 임명통고를 받았다. 그는 1892년 11월 미국 남장로교회 7인의 선발대 중 한 명으로 한국에 왔다. 그는 1893년 1월 조직된 장로교회 선교 공의회의 회장으로 선출되었고, 1894년 3월부터 전라도 지역을 순회하였다. 1895년에는 성서 번역 위원회에 남장로교회 대표로 참여하였으며, 1907년에는 구약성서 번역 위원에 임명되어 주도적인 역할을 했던 책이 1911년 3월 출간되었다.

Samuel F. Moore (Seoul),
Letter to Frank F. Ellinwood (Sec., BFM, PCUSA) (Jan. 15th, 1895)

(Omitted)

As the present rate of exchange $75 gold would pay the teacher & all expenses for one year so much for the school. The evangelistic work too is being blessed since we (Dr. Avison & I) began work here, as a separate body. Before all had met at Chyung Dong together, Dr. Underwood & Mr. Reynolds of the Pres. Ch. South with Dr. Av. & myself are the sessional Committee to govern the church. We have received by baptism 12 persons the past three Sundays two women, one girls of 15, one boy from the school, and eight men.

(Omitted)

프랭크 F. 엘린우드(미국 북장로교회 총무)가
호러스 N. 알렌(서울)에게 보낸 편지 (1895년 1월 16일)

(중략)

병원과 관련하여 나는 우리가 그동안 가졌던 모든 근심 후에 전망이 좋다는 것에 대단히 기쁩니다. 에비슨 박사의 굳건한 상식과 그의 믿음에 대한 진정함이 기관(제중원)을 이전의 능률적인 상태로 끌어올리도록 기대합시다.

(중략)

Frank F. Ellinwood (Sec., BFM, PCUSA),
Letter to Horace N. Allen (Seoul) (Jan. 16th, 1895)

(Omitted)

In regard to the Hospital I am very glad that the outlook is so good after all the troubles that we have had. Let us hope that the strong common sense of Dr. Avison and his real fidelity to his trust till bring the institution up to its former efficiency.

(Omitted)

새뮤얼 F. 무어(서울)가 프랭크 F. 엘린우드
(미국 북장로교회 총무)에게 보낸 편지 (1895년 1월 18일)

1월 18일

박사님께서는 최근 에비슨 박사와 언더우드 부인이 종종 궁궐을 방문한다고 들으실 것이며, 왕비가 언더우드 부인에게 500 엔을, 에비슨 박사에게 300 엔을 하사하였습니다. 어제 우리 모두는 그곳에서 스케이트를 탈 것을 요청 받았습니다. 궁궐의 스케이트 장은 매우 훌륭하며, 우리는 다과를 대접 받았고 모두 궁궐을 둘러보았습니다.

(중략)

Samuel F. Moore (Seoul),
Letter to Frank F. Ellinwood (Sec., BFM, PCUSA) (Jan. 18th, 1895)

Jan. 18.

You will have heard of Dr. Avison & Mrs. Underwoods frequently visits to the palace lately & of the queens present to Mrs. Underwood of 500 yen & 300 to Dr. Avison. Yesterday we were all asked there to skate. The royal skating rink is very fine & we were served with refreshments & all saw the palace grounds.

(Omitted)

올리버 R. 에비슨(서울)이 아버님과 어머님
(온타리오 주 램브턴 밀스)께 보낸 편지 (1895년 1월 19일)[3]

다음은 램브턴 밀스의 S. 에비슨 씨가 현재 한국에서 의료 선교사로 활동하고 있는 아들 에비슨 박사로부터 받은 1895년 1월 19일자로 서울에서 보낸 편지에서 발췌한 것이다.

아버님께 최근 편지를 보낸 이후 일어난 여러 일들 중에서 저는 왕과 왕세자를 왕진했던 것을 꼽고자 합니다. 저는 성탄절 전 금요일에 병세가 매우 나쁜 왕을 진찰하기 위해 왕진 요청을 받았으며,[4] 그 이후 한 동안 매일, 그리고 이번 주까지 하루걸러 궁궐에 들어갔습니다. 그는 현재 다시 회복되었습니다. 성탄절에 왕비는 에비슨 부인에게 두 두루마리의 한국산 비단, 네 두루마리의 한국산 아마포, 두 두루마리의 한국산 모시, 한국인들이 담뱃갑으로 사용되는 것 같은 절단된 돌그릇 한 개, 네 개의 아름다운 한국산 돗자리, 네 개의 대나무 발, 또한 20개의 한국산 빗을 선물로 보냈습니다. 이어 신년에 우리는 왕과 왕세자로부터 30마리의 꿩, 15마리의 큰 물고기, 600개의 달걀, 호두 세 가마니, 밤 세 가마니, 땅콩 세 가마니, 그리고 대추 세 가마니를 받았습니다. 그리고 신년 저녁 왕비는 전령을 통해 감사와 함께 은화 300 달러를 보냈으며, 제가 왕에게 큰 도움을 준 것에 대해 감사해 하였습니다.

언더우드 부인은 동시에 왕비를 진료하였으며, 우리와 유사하게 물품과 음식, 그리고 은화 500 달러를 받았습니다. 왕비는 자신이 타던 가마를 그녀에서 선물하였습니다. 그것은 아버님께서 생각하시는 것같이 대단한 명성의 표시입니다.

그래서 아버님께서는 우리가 현재 왕가의 호의를 뜨겁게 받고 있다는 것을 아실 것입니다. 왕은 저를 대단히 칭찬하고 있으며, 저는 그를 왕진하는 것이 대단히 기쁩니다. 언더우드 부인은 왕비에게 대단히 자유롭게 이야기할 기회를 가졌는데, 그녀에게 우리 하나님과 그리스도에 대해 이야기하였습니다. 당연히 우리는 기회가 닿는 대로 그들에게 우리 종교에 대한 지식을 알려주는데 관심이 있습니다. 왕

---

3) 이 편지는 다음의 신문에 실렸다. Letter from Corea. *The Globe* (Toronto) (Mar. 3rd, 1895), p. 3; Letter from Corea. *The Rideau Record* (Smiths Falls) (Mar. 14th, 1895); Letter from Corea. *The Canadian College Missionary* (Toronto) 5(5) (May, 1895)

4) 1894년 12월 21일이다.

실이 개종한다면 대단한 일이 아닙니까? 이런 때에 그들을 위한 기도에 동참하지 않으시렵니까?

정부는 완전히 개편되었고, 지도자 중 최소한 한 명이 세례를 받은 신자이며, 법무아문5) 대신의 아들은 미국에서 성직자로 졸업을 하였고 미국 북감리교회에 의해 중국 선교사로 파송될 예정입니다. 현재 한국인들은 복음을 듣고 싶어 하며, 선교사들의 노력이 성공적일 것이라는 전망은 좋습니다.

저는 병원의 모습을 점차 갖추고 있으며, 이런 계절에도 많은 환자를 보고 있습니다. 자격 있는 간호사가 저를 돕기 위해 2월 4일 미국을 떠날 것으로 예상하고 있으며,6) 선교본부는 현재 우리에게 파송하여 합류할 여의사를 찾고 있습니다. 제 환자 중에는 한 명의 나환자가 있습니다. 이번 겨울에는 현재까지 거의 눈이 내리지 않았지만, 음력 설날 이후 며칠 동안 매우 추웠습니다.

1월 22일 - 오늘 밤에는 눈이 내리고 있으며, 우리는 미국 병사들의 음악회가 열리는 외국인 거주지로 가는 대신 집에 머물고 있습니다. 영국 군인들은 모두 떠났고 러시아와 미국 군인들만 남아 있으며, 현재 이곳에는 전쟁이나 어떠한 소요도 없기 때문에 조만간 모두 떠날 것으로 예상됩니다.

저는 오늘 전 제라드 가(街) 교회 목사이었던 C. E. 매닝 목사로부터 우리 생각에 최상이라고 생각하는 일에 사용해 달라며 그의 교회에서 보낸 10 달러가 동봉된 편지를 받았습니다. 우리는 최근 우편에서 엘러 셰퍼드 양으로부터 반가운 편지도 받았습니다.

저는 어제 왕을 진료하기 위해 다시 궁궐로 들어갔습니다.7) 그는 궁궐에 있는 큰 연못에서 스케이트를 타도록 저를 적극적으로 초청하였습니다. 이곳에 체류 중인 모든 외국인들이 얼마 전 궁궐에서 스케이트를 즐기도록 초청받았습니다. 이러한 일은 지난 8년 동안 없었습니다. 많은 사람들이 갔고, 왕은 훌륭한 널찍한 방과 함께 따뜻한 커피와 점심을 제공해 주었습니다.

다음 금요일이 음력 설날인데, 저는 궁궐에서 왕을 알현하고 왕자와 친구들의 집에 초청을 받을 것으로 예상하고 있습니다. 우리의 신년에 그들 모두는 우리가 행복한 신년을 맞이할 것을 기원하는 카드를 보내었습니다.

왕비는 궁궐에서 일부 아이들을 위해 크리스마스 트리를 꾸미려하고 있습니다. 그녀는 아직 트리를 본 적이 없기에 언더우드 부인이 가서 어떻게 꾸미는지 알려

---

5) 형조는 1894년 6월 갑오개혁 당시 법무아문으로 개칭되었으며, 1895년 4월 법부로 개칭되었다.
6) 안나 P. 제이콥슨은 3월 4일 샌프란시스코를 떠났다.
7) 1895년 1월 21일이다.

줄 것입니다.

현재 이곳에서 감리교회의 연례회의가 진행되고 있습니다.8) 그들은 내일 회의를 끝낼 것으로 예상하고 있습니다. 그것은 감리교회입니다. 그들은 매년 일본, 중국 및 한국에 감독을 파견합니다. 닌드 감독은 올해 부인 및 두 아들과 함께 왔습니다.9) 그는 매우 훌륭한 노신사입니다. 그는 주일에 우리들에게 설교를 하였습니다. 어제는 우애의 환영식이 있었습니다. 저는 우리 선교부의 대표이었습니다. 이

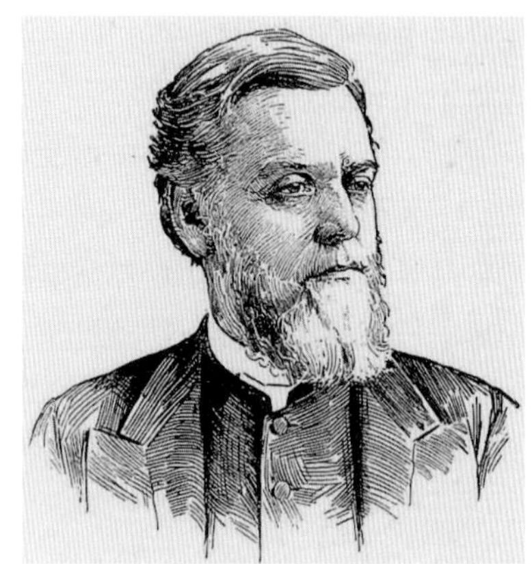

그림 4-43. 윌리엄 X. 닌드 감독

곳에서 연합을 지지하는 강한 분위기가 있으며, 저는 감독도 그것을 선호하여 기쁩니다.

아내와 저는 감독과 점심을 먹었습니다. 저는 그가 떠나기 전에 병원을 방문할 것으로 기대하고 있습니다.

한국인들은 모두 연중 자신들에게 중요한 날인 음력 설날을 위해 준비를 하고 있습니다. 2~3주일 동안 모든 업무를 중단하는 그들의 풍습은 빠르게 무너지고 있습니다. 하지만 이러한 시기에 한국에 체류하며 진행되는 변화, 특히 너무나도 빠르게 진행되고 있는 변화를 지켜봄으로써 이 나라 역사의 전환점에서 구경꾼이 된다는 것은 대단히 흥미롭습니다. 1년 동안 일어난 변화여!

일본인들은 서울에서 제물포까지의 철로 부설에 대해 조사하느라 바쁘며, 만일 모든 일이 순조롭다면 우리는 1년 내에 철도를 갖게 될 것이고, 그렇게 되면 8시간, 때로 이틀이 걸리는 대신 1시간이면 해변에 도착할 수 있습니다. 서울에서 북쪽으로 평양까지, 동쪽으로 원산(하디가 살고 있는 곳)까지, 남쪽으로 부산까지 다른 철로들도 부설될 것이라고 합니다. 만일 이 철로들이 부설된다면 이 나라에 놀

---

8) 미국 북감리교회 한국 선교부의 제10차 연례회의는 1895년 1월 16일부터 23일까지 배재학당의 예배당에서 개최되었다.

9) 윌리엄 X. 닌드(William Xavier Ninde, 1832. 6. 21~1901. 1. 3)는 미국 북감리교회의 감독이었으며, 그의 부친은 뉴욕 주에서 잘 알려진 감리교회 전도사이었다. 그는 1855년 코네티컷 주 미들타운의 웨슬리언 대학을 졸업하였으며, 뉴욕 주의 로움 학교에서 교사로 활동한 후 1856년부터 감리교회 목회를 시작하였다. 그는 1873년 일리노이 주 에번스턴의 가렛성경학교 교수로 임명되어 1879년부터 1884년까지 총장으로 활동하였다. 그는 1881년 영국에서 열린 감리교회 만국 회의에 대표로 참석하였다. 그는 1884년 감독으로 선출되었고, 에프워스 동맹을 조직하였으며, 1896년부터 1900년까지 제2대 회장을 역임하였다.

라운 변화를 일으킬 것입니다. 그러나 노선에는 많은 산들이 있으며, 그래서 우리는 한 동안 철로가 부설될 것으로 기대하고 있지 않습니다.

저는 이번 봄에 언더우드 박사와 함께 지방을 여행할 것으로 예상하고 있습니다. 우리는 다시 원산 여행에 대해 이야기하고 있습니다. 저는 아버님께서 우리가 아직 하디 박사 가족을 만나지 못한 것을 이상하게 생각하실 것으로 여겨집니다. 그러나 아버님께서는 토론토에서 스미스 폴스 정도 떨어져 있는 원산에 가는데 1주일이 걸린다는 것을 염두에 두셔야 합니다. 그래서 우리는 그곳에 갔다 오려면 상당히 긴 휴가를 가져야 합니다. 우리는 올 봄에 그렇게 하기를 바라고 있습니다.

Oliver R. Avison (Seoul),
Letter to Father and Mother (Lambton Mills, Ont.) (Jan. 19th, 1895)

Following are extracts from a letter received by Mr. S. Avison, Lambton Mills, from his son, Dr. Avison, medical missionary, now working in Corea, the letter being dated Seoul, Jan. 19, 1895:

Amongst other thing that have happened since my last letter to you, I have been in attendance on the King and his eldest son, the Crown Prince. I was called in the Friday before Christmas to see the King, who was very sick, and since then have been to the palace every day for some time and then every second day, till this week. He is now quite well again. On Christmas day the Queen sent a present to Mrs. Avison, consisting of two rolls of Corean silk, four rolls of Corean linen, two rolls of Corean grass cloth, one cut stone vessel, such as is used by the Coreans as a tobacco holder; four beautiful Corean mats, four line window screens of split bamboo, also twenty Corean combs. Then on New Year we received a present from the King and one from the Crown Prince, consisting of 30 pheasants, 15 large fish, 600 eggs, 3 bags of walnuts, 3 bags of chestnuts, 3 bags of peanuts, 3 bags of Corean dates. Then on New Year's eve the Queen sent a messenger to the house with a present of 300 sliver dollars with her compliments and thanks for what she called the very great help I had given to the King.

Mrs. Underwood was in attendance on the Queen at the same time, and she received similar presents in goods and food like us, and also 500 silver dollars. The Queen also made her a present her own Sedan chair that she had been accustomed to ride in. It is, as you will suppose, a token of very high honor.

So you see we are at present baking in the sunshine of royal favor. The King has been very complimentary to me, and I have enjoyed visiting him very much. Mrs. Underwood has had opportunity to talk very freely to the Queen, and has told her about our Father, God, and about Christ and Heaven. We are of course interested to give them a knowledge of our religion whenever we have the opportunity. Would it not be a grand thing if the royal family should be converted? Will you not join us in praying for them at this time?

The Government has been completely reorganized, and one of the leading men at least is a baptised Christian, and the man who is at the head of the criminal department has a son in America, where he was graduated as a minister, and is to be sent by the American Southern Presbyterian Church as a missionary to China. There is a great willingness on the part of the Coreans just now to hear the Gospel and the prospects of successful missionary effort are good.

I am gradually getting the hospital into shape, and am having a good attendance for this time of the year. A trained nurse expects to sail from America on February 4th to help me. and the board is now looking for a lady physician to come out and join us. Amongst my patients I have one leper. We have had scarcely any snow this winter so far, but since new year some of the days have been very cold.

January 22th - It is snowing to-night, and we are staying home instead of going to the foreign settlement to a concert which the American soldiers are giving. The English soldiers have all gone away, and the Russians and Americans are left only, and it is expected they will soon go, as there is now no war here nor disturbance of any kind.

I received a letter to-day from Rev. C. E. Manning, formerly of Gerrard Street Church, enclosing $10 from his church, to be used as we think best. We had also a nice letter from Miss Ella Sheppard by the last mail.

I was at the palace again yesterday to see the King. He gave me a pressing invitation to go and skate on the large pond in the palace surrounds. All the foreigners were invited a short time ago to go to the palace to enjoy the skating. Such a thing had not happened before for eight years. A large number went and King provided a nice warm room with hot coffee and lunch.

Next Friday will be the Corean New Year's Day, and I expect to be called to the palace to have an audience with the King, and may call on the Prince and his friends at their homes. On our New Year Day they all sent their cards, with their best wishes for a happy new year for us.

The Queen is going to have a Christmas Tree at the palace for some children. She has never seen one yet, so Mrs. Underwood is to go and show them how to trim it.

The Methodist conference is going on here at present. They expect to finish to-morrow. It is the Methodist Episcopal Church. They send a Bishop every year to Japan, China and Corea. Bishop Ninde came this year with his wife and two sons. He is a very fine old gentleman. He preached to us on Sunday. Yesterday was given up to fraternal greetings. I was of the delegates from our mission. There is a strong feeling in favor of union here, and I am glad the Bishop favors it too.

Mrs. Avison and I took lunch with the Bishop. I expect he will make a visit to the hospital before he leaves.

The Coreans are all getting ready for their new year, which is the greatest day in the year to them. Their custom of suspending all business for two or three weeks is rapidly breaking down. However, it is exceedingly interesting to be in Corea at this time and watch the transformation that is going on - to be an onlooker of at the turning point of a nation's history, especially when the changes are being so rapidly effected as they are here. What a change one year has made.

The Japanese are busy now surveying for a railroad from Seoul to Chemulpo, and if all goes well we shall have it built within a year, so that we can then get to the coast in one hour instead of eight hours, and indeed sometimes two days. It is said that other railroads will be built from Seoul northwards to Ping Yang, east to Gensan (where Mr. Hardie lives), and south to Fusan. If these are built it will make a wonderful difference to the country. But there are a good many mountains in the line, so we do not expect them for some time.

I expect to travel in the country some this spring with Dr. Underwood. We are talking again of a trip to Gensan. I suppose you think it strange that we have never seen Dr. Hardie and family yet. But you must remember that it will take us a week's journey to get there, although it is only as far as from Toronto to Smith's Falls. So we trust take quite a holiday to make the trip there and back. We hope to do it this spring.

18950119

올리버 R. 에비슨 부인(서울)이 친정 부모님
(온타리오 주 스미스 폴스)께 보낸 편지 (1895년 1월 19일)[10]

한국에서

동양 국가에서 온 흥미로운 편지 - 왕이 보낸 선물

다음은 한국 서울에서 O. R. 에비슨 박사 부인이 1월 19일자로 부모님인 스미스 폴스의 S. M. 반스 부부에게 보낸 편지의 발췌이다.

"우리는 성탄절과 새해를 상당히 즐겼습니다. 올리버와 저는 올해 받는 대신 주는 즐거움을 가졌지만 우리는 완전히 잊은 것은 아니었습니다. 저는 부모님께 먼저 올리버가 왕을 진료하여 왔으며, 최근 2~3일 전까지 그렇게 하였다고 말씀드렸어야 했습니다. 그는 지금 왕의 주치의 혹은 시의(侍醫)입니다. 성탄절을 위해 저는 왕비로부터 경의를 표시하는 멋진 짧은 편지와 함께 한국 비단 두 필, 아마포 네 필, 옷감 두 필, 멋진 빗 20개, 아름다운 한국 돗자리 4개와 매우 아름다른 대나무 블라인드 4개, 담배를 보관하는데 사용하는 녹색과 흰 반점이 있는 다듬은 돌그릇을 받았습니다. 마지막 물건은 상당히 가치가 나갑니다. 신년에는 왕, 왕비 및 왕세자로부터 30마리의 꿩, 14마리의 매우 큰 생선, 달걀 600개, 세 자루의 대추, 그리고 세 자루의 호두를 받았습니다. 우리는 많이 갖고 있기에 다른 사람들에게 주어 그들을 행복하게 하는 즐거움을 가졌습니다. 성탄절 전야에는 왕비가 최근에 왕이 와병 중일 때 올리버가 큰 도움을 준 것에 대해 전령을 보내 감사를 표하며 선물로 은화 300 달러를 하사하였습니다. 여의사이며 왕비를 진료하는 언더우드 부인은 500 달러 외에 왕비를 진료한 것에 대한 물건 및 음식을 받았습니다. 왕비는 또한 언더우드 부인에게 자신이 타던 가마를 하사하였습니다. 부모님께서 아마도 확신하는 것처럼 이 선물은 매우 높은 존경의 표시입니다. 언더우드 부인은 왕비에게 우리 종교의 복음을 이야기하는 기회를 가졌습니다. 우리는 그들의 개종을 기도하고 있습니다. 한국인들은 이전에 복음의 가르침을 듣지 못했지만 모든 선교사들은 그들이 관심을 갖고 있다고 생각하고 있습니다. 아마도 그들이 자신의 나라의 죄악에 대해 눈을 뜰 방도가 열릴 것이라고 봅니다. 우리는 하나님께

---

10) 이 편지는 다음의 신문에 실렸다. From Korea. *The Almonte Gazette* (Mar. 22nd, 1895), p. 1

그들의 마음이 진리를 받아들이도록 열리고 우리가 대단한 일을 기대할 수 있도록 기도드리고 있습니다. 그들이 음악을 들을 때 그들을 보실 수 있다면 부모님의 마음이 좋을 것입니다. 저는 그것이 그들이 향상되는데 커다란 힘의 하나라고 생각합니다. 저는 부모님께서 그들이 "예수는 세상의 빛이라네," "예수는 나를 사랑하신다," 등을 자신들의 언어로, 그러나 오래된 친숙한 가락으로 노래 부르는 것을 들을 수 있기를 바랍니다. 이것은 분명 대단히 감동적입니다. 우리 교파는 이곳에서 무엇에 이르지 못하고 있습니다. 우리는 모두 기독교인이며, 저는 모두 하나의 위대한 목적을 위해 사역을 하고 있다고 생각합니다. 왕가는 현재 외국인들에 대해 상당히 우호적이며, 우리는 그들의 개종을 위해 기도를 드리고 있습니다. 하나님은 그들에게 그리스도에 대해 이야기할 기회를 여러 번 주었습니다. 한국은 현재 이전보다 더 복음을 들을 준비가 되어 있습니다. 많은 사람들이 방도에 대해 묻거나 예수가 누구인지 알고 싶어 하는데 여태까지 듣지 못했던 상황입니다. 오늘 저는 왕비로부터 오후 3시에 알현하도록 궁궐로 오라고 요청하는 전갈을 받았습니다. 언더우드 부인(박사)과 한국에 대해 저술을 한 저명한 여류 작가이며 현재 한국에 체류 중인 이사벨 버드 비숍 부인도 초청되어 함께 갔는데, 사인교(四人轎)를 탔습니다. 두 명의 다른 외국인 여성도 그곳에 있었는데, 한 명은 왕의 법적 자문관의 어머니이고, 다른 사람은 건축가의 부인이었습니다. 최상의 미국식 일품 요리로 성대한 식사를 대접받았고, 모든 외국 음식은 우리의 입맛에 맞았습니다. 식당에서 두 시간을 보낸 후 우리는 궁녀의 안내로 여러 구획을 지나 도착한 곳에서 상당히 머리를 굽히며 폐하와 왕세자 앞으로 갔습니다. 폐하는 통역을 통해 우리에게 이야기하였습니다. 그것은 실로 대단히 즐겁고 흥미로운 방문이었습니다."

Oliver R. Avison (Mrs.) (Seoul),
Letter to Parents (Smith Falls, Ont.) (Jan. 19th, 1895)

From Korea

An Interesting Letter from the Oriental Country - Gifts from the King

The following is an extract from a letter written by Mrs. (Dr.) O. R. Avison, from Seoul, Korea, under date of Jan. 19th to her parents, Mr. and Mrs. S. M. Barnes, Smith's Falls:

"We enjoyed Christmas and New Year's very much. Oliver and I had the pleasure this year of giving instead of receiving, but we were not entirely forgotten. I should have told you first that Oliver had been attending the King and has been until within the last two or three days. He is now the King's physician or called the Court Physician. For X'mas I had a nice note from the Queen conveying her compliments and two rolls of Korean silk, four rolls of Korea linen, two rolls Korea years cloth, twenty fine combs, four beautiful Korea mats and four very pretty split bamboo blinds and a cut stone vessel of green and white mottled color such as they use for holding tobacco. This latter is worth a great deal. At New Year's there were presents sent from each the King, Queen and Crown Prince, including 30 pheasants, 14 very large fish, 600 eggs, 3 bags of dates, 3 bags walnuts. We had so much that we had the pleasure of giving a good deal away, and thus making others happy. The night before Christmas a messenger was sent with 300 silver dollars to Oliver as a present from the Queen, with her compliments and thanks for what she called the very great help he had given the King during his late illness. Mrs. Underwood, who is a lady physician and the Queen's attendant, received 500 silver dollars besides presents in goods and food as a return for her services to Her Majesty. The Queen also presented Mrs. Underwood with her own sedan chair, which she had been accustomed to ride in. This gift, you may be sure, is a token of very high honor. Mrs. Underwood has had opportunity to tell the Queen of the gospel of our religion. We are praying for their conversion. The Koreans have not formerly listened to the teachings of the gospel, but all the missionaries think that they are waking up. Perhaps the way has opened their eyes to the sin of their nation. We are praying to God that their hearts may be opened to receive the truth, that we may expect great things. It would do your hearts good could you see those people when they hear music. It is one of the greatest powers, I believe, towards lifting them higher. I wish you could hear them sing "The light of the world is Jesus," "Jesus loves me," etc., in their own language, but to the old familiar tunes. It is certainly very touching. Our denominations do not amount to anything here. We are all Christians, and I think all working for the one great object. The Royal family are very favorable just now toward foreigners, and we are praying for their conversion. God has given several opportunities which have not been lost to tell them about Christ. Korea is more ready to hear the gospel today than she has ever been before. Many are asking and enquiring the way or wanting to know who this Jesus is, a circumstance which has heretofore been unheard of. Today I received a message from the Queen asking me to come to the Royal Palace to see her at 3 o'clock in the afternoon. Mrs. (Dr.) Underwood and Isabel Bird Bishop, a noted authoress who is in Korea just now, writing up the country, were also invited, so we all went together, being conveyed there in four man chairs. Two other foreign ladies were also there, one the mother of the King's legal adviser, and the other the wife of his architect. A grand dinner was served, with course after course in best American style, all foreign food suitable to our tastes. After spending two hours in the dining room we were conducted by lady attendants through one compartment after another until we reached the proper place, where we went through considerable bowing and scraping before His Majesty the King, and the Crown Prince. Her Majesty spoke to us through as interpreter. It was a very pleasant and interesting visit indeed."

미국 북감리교회 한국 선교부 연례회의,
제10차 회의 (1895년 1월 21일)

(중략)

제5일 회의
월요일, 1895년 1월 21일

개회 - 장로교회 선교부의 H. G. 언더우드 신학박사의 인도로 예배를 드렸다.

회의록 - 제4일 회의의 회의록이 낭독되고 승인되었다.

친교 대표 - 우리의 자매 선교부에서 온 친교 대표를 환영하는 오늘의 특별한 순서가 있었다. 대표들은 단상에 앉았다.

감독은 계속해서 F. S. 밀러 목사, D. L. 기포드 부인 및 O. R. 에비슨 박사를 소개하였으며, 미국 북장로교회 선교부의 친교 인사를 전하였다. W. M. 전킨 목사는 남장로교회 선교부를 대표하였으며, E. C. 폴린 목사는 침례교회 선교부를 대신하여 인사를 전하였다.

(중략)

Annual Meeting of the Korean Mission of the Methodist Episcopal Church, Tenth Session (Jan. 21st, 1895)

(Omitted)

Fifth Session

Monday, Jan. 21, 1895

Opening - Devotional exercises were conducted by H. G. Underwood, D. D. of the Presbyterian Mission.

Journal - The Journal of the Fourth Session was read and approved.

Fraternal Delegates - The special order of the day, the reception of Fraternal Delegates from our sister Missions, was taken up. The Delegates were seated on the platform.

The Bishop introduced successively Rev. F. S. Miller, Mrs. D. L. Gifford and Dr. O. R. Avison, who presented the fraternal greeting of the Northern Presbyterian Mission. Rev. W. M. Junkin represented the Southern Presbyterian Mission and E. C. Pauling brought greetings in behalf of the Baptist Mission.

(Omitted)

회의록, 한국 선교부 서울 지부 (미국 북장로교회) 1891~1921
(1895년 1월 21일)

(중략)

다음의 청구가 낭독되었고 승인되었다.

……

O. R. 에비슨 박사   1,022.52 달러

……

Minutes, Seoul Station, Korea, 1891~1921 (PCUSA) (Jan. 21st, 1895)

The following orders were then read an approved: -

……

Dr. O. R. Avison $1,022.52

……

프랭크 F. 엘린우드(미국 북장로교회 총무)가 안나 P. 제이콥슨
(메인 주 포틀랜드)에게 보낸 편지 (1895년 1월 23일)[11]

(중략)

귀하의 주요 사역은 에비슨 박사의 사역과 관련하여 병원에서 진행될 것인데, 그가 마음이 맞는 동료인 것을 알게 될 것이라고 나는 확신하고 있습니다. 여학교의 젊은 여성들은 귀하를 그들의 의사로서 역할을 해줄 것을 기대하고 있습니다.

(중략)

Frank F. Ellinwood (Sec., BFM, PCUSA),
Lettor to Anna P. Jacobson (Portland, Me.) (Jan. 23rd, 1895)

(Omitted)

Your chief work will be in the Hospital in connection with the work of Dr. Avison who, I am sure, you will find a congenial friend and co-laborer. The young ladies in the Girls' School will look to you also as their doctor.

(Omitted)

---

11) 이 편지는 'Omit'라고 되어 있어 실제 발송되었는지는 확실하지 않다.

엘렌 스트롱(부산)이 프랭크 F. 엘린우드
(미국 북장로교회 총무)에게 보낸 편지 (1895년 1월 24일)

한국 부산
1895년 1월 24일 (2월 19일 접수)

친애하는 엘린우드 박사님,

(중략)

저는 우리가 서울에서 여의사가 필요한 곳에 관해 저나 다른 사람들이 선교본부에 주었던 잘못된 인상을 바로잡고 싶습니다. 저는 선교본부가 우리가 그녀에게 병든 학교 아이들을 돌보거나 제가 단순히 학교에서 소녀 반을 가르치는 것을 원한다고 생각하지 않기를 바라고 있습니다. 연못골에 우리의 숙소를 짓자마자 우리는 그곳에 있는 한옥 한 채를 여성 병원으로 만들고, 그곳에서 전도 사역도 수행하기를 기대하고 있습니다. 여의사는 일부 시간에 제중원에서 여성 환자를 진료하여 에비슨 박사를 도울 수 있을 것입니다. 제 생각에 지난 9월 에비슨 박사는 새로운 여의사가 있어야 할 곳은 여학교라고 생각한다고 썼으며, 우리는 오랫동안 절실하게 여의사를 원해 왔고 저는 그녀를 곧 찾아 파송하기를 기대하고 있습니다.

(중략)

Ellen Strong (Fusan),
Letter to Frank F. Ellinwood (Sec., BFM, PCUSA) (Jan. 24th, 1895)

Fusan, Korea

Jan. 24, 1895 (Feb. 19)

Dear Dr. Ellinwood,

(Omitted)

I want also to correct any false impression that I or others may have given to the Board about the place we want the lady physician to take in Seoul. I hope that the Board does not think that we want her to take care of the sick school children, or merely I instruct a class of girls in the school. As soon as the house is built for our home at Yun Mot Kol we expect to take one of the Korean houses on the place for a woman's hospital, and there carry on evangelistic work also. A part of the time the lady physician will be able to assist Dr. Avison among the women at the Government Hospital. Last September, I think, Dr. Avison wrote himself that he thought the proper place for the new lady doctor would be at the Girl's school, and we have looked so long and so anxiously for her that I hope she will soon be found and sent.

(Omitted)

프랭크 F. 엘린우드(미국 북장로교회 총무)가
호러스 N. 알렌(서울)에게 보낸 편지 (1895년 1월 29일)

1895년 1월 29일

H. N. 알렌 박사,

　한국 서울

친애하는 알렌 박사님,

　나는 박사님의 훌륭한 12월 23일자 편지에 감사를 드리며,[12] 그것에 담긴 호의적인 전망에 내가 얼마나 기뻐했는지 확실하게 알려드리고 싶습니다. 박사님이 에비슨 박사를 궁궐로 들어가게 하였던 역할에 감사드립니다. 그런 일과 관련한 후원은 무시해서는 안 됩니다. 왕이나 왕비를 진료하는 남성 혹은 여성은 단지 그 의술 뿐 아니라 그들의 전반적인 성품도 널리 알려지게 되며, 더욱 그들을 보낸 선교부는 평판이 좋아집니다.

(중략)

---

12) Horace N. Allen (U. S. Legation, Seoul), Letter to Frank F. Ellinwood (Sec., BFM, PCUSA) (Dec. 23th, 1894)

Frank F. Ellinwood (Sec., BFM, PCUSA),
Letter to Horace N. Allen (Seoul) (Jan. 29th, 1895)

Jan. 29th, 1895

Dr. H. N. Allen,
  Seoul, Korea

My dear Dr. Allen: -

I want to thank you for your good letter of Dec. 23rd, and to assure you how much I am rejoiced in the favorable outlook of which it speaks. Thanks for your instrumentality in getting Dr. Avison into the Royal Palace. ___ what we may, there is a patronage connected with a thing of that kind which is not to be despised. The man or woman who doctors in King or Queen is advertised not merely as to skill but as to general character and the Mission which furnishes that man or woman is so far forth commended.

18950200

편집자 단신. *Woman's Work for Woman* 10(2) (1895년 2월호), 30쪽

한국 서울에서 독립교회의 주일 예배가 S. F. 무어 목사와 에비슨 박사에 의해 진행되어 왔는데, 박사는 자신의 바이올린으로 노래를 인도하였다.[13] 전에 궁궐에서 조수이었던 한의사가 세례를 요청하였다.

Editorial Notes. *Woman's Work for Woman* 10(2) (Feb., 1895), p. 30

Independent Sunday services have been conducted, at Seoul, Korea, by Rev. S. F. Moore and Dr. Avison, the latter leading the singing with his violin. A Korean physician, formerly an assistant at the palace, has asked for baptism.

---

13) 독립교회는 홍문석골교회를 말한다.

단신 및 논평. *The Korean Repository* 2(2) (1895년 2월호), 78쪽

(1895년) 1월 17일과 21일에 궁궐에서 있었던 스케이트 파티에는 서울의 많은 외국인 거주자들이 참석하였다. 연못의 얼음은 상태가 좋았으며, 인자한 초대에 대해 폐하께 진심으로 감사를 드리는 기분이었다. 섬에 있는 여름 정자는 난방이 되었고, 가벼운 간식이 제공되었다.[14]

미국 북장로교회는 최근 회의에서 업무를 다음과 같이 부여하였다. 호러스 G. 언더우드와 대니얼 L. 기포드 - 문서 및 전도 사업; C. C. 빈튼 박사 - 서울의 진료소 업무 및 의료 순회 전도: O. R. 에비슨 박사 - 제중원; S. F. 무어 - 전도 사업; F. S. 밀러 - 남학교 교장; 도티 및 스트롱 양 - 여학교; 언더우드 부인, 기포드 부인, 밀러 부인, 에비슨 부인, 아버클 양 - 여성 사업.

Note and Comments. *The Korean Repository* 2(2) (Feb., 1895), p. 78.

The skating parties at the palace on Jan. 17 and 21 were largely attended by the foreign residents of the Capital. The ice on the pond was in good condition and the feeling was general that hearty thanks were due to their Majesties for the gracious invitation. The summer-house on the island was warmed and a light collation was served.

The Presbyterian Mission, at its recent session assigned work as follows. H. G. Underwood and D. L. Gifford - literary and evangelistic work; C. C. Vinton, M. D. dispensary work in Seoul and medical itinerating: O. R. Avison M. D. - Government Hospital; S. F. Moore - evangelistic work; F. S. Miller - Superintendency of boys

---

14) 스케이트 파티는 경복궁 북쪽의 후원(後苑) 지역에 있는 향원지(香遠池)라 부르는 사각형의 연못에서 진행되었다. 연못 중앙의 작은 섬에 지붕이 육각 모양인 2층 정자를 만들었는데 이를 향원정(香遠亭)이라 하며, 이 섬을 연결하는 나무다리를 취향교(醉香橋)라 한다.

school; Misses Doty and Strong - Girls School; Mrs. Underwood, Mrs. Gifford, Mrs. Miller. Mrs. Avison and Miss Arbuckle work among woman.

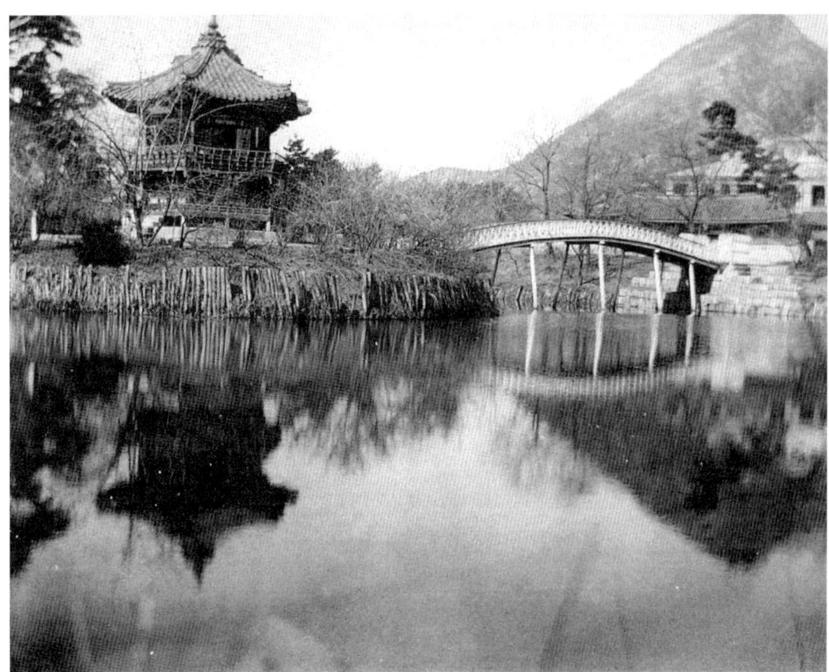

그림 4-44. 향원정과 향원지, 그리고 취향교 (1890년대 말)

릴리어스 H. 언더우드(서울)가 프랭크 F. 엘린우드
(미국 북장로교회 총무)에게 보낸 편지 (1895년 2월 2일)[15]

한국 서울
1895년 2월 2일
(3월 8일 접수)

엘린우드 박사님,

　저는 한동안 박사님께 편지를 쓰려고 하였으나 그렇게 할 기회를 가지지 못하였습니다. 한국의 사정은 기독교에 대해 대단히 우호적으로 전환되고 있는 것 같습니다. 최근에 우호적으로 된 사람들은 최근 일본과 미국에서 돌아온 사람들이며, 대단히 진보적인 개념을 가지고 왔습니다. 왕은 매우 심한 열병에 걸려 성탄절 직전에 에비슨 박사에게 왕신을 요청하였는데, 박사는 그 후 3~4주일 동안 매일 왕을 진료하였으며, 여러 고위 관리들도 진료하였는데 매우 성공적이었습니다. 왕비도 성탄절 며칠 전에 대수롭지 않은 병으로 저의 왕진을 요청하였고 병이 금방 나았으며, 이어 이곳저곳이 아프다며 저의 왕진을 요청하였는데, 더 이상 병을 핑계로 댈 수 없게 되자 왕비는 처음으로 저를 초대하였습니다.

(중략)

　새해에 왕비는 저에게 "개인적인 존경과 존중의 표시로" 500 달러를 보냈고, 다시 음력 설날에 영양(羚羊) 한 마리와 작은 새들을 보냈는데, 설날에 그것을 먹는 것이 한국인의 풍습입니다.

(중략)

　왕비가 에비슨 박사에게도 300 달러를 주었다는 것을 말씀드리는 것을 잊었습니다. 저는 100 달러를 그에게 보내어 선물 액수를 동등하게 하였습니다.

　내부대신이자 현 정부의 수반인 박영효 공이 일전에 언더우드 씨를 불러 국립대학에 대한 주제를 거론하였는데, 그것은 왕비가 지원하는 기독교 대학이어야 하고 언더우드 씨의 견해를 원하며 만일 그것을 시작하는데 그가 도울 수 있는지 알고 싶다고 하였습니다.

(중략)

---

15) 마이크로필름의 해제에는 1895년 12월 2일로 되어 있지만, 실제로는 1895년 1월 26일 음력 설날을 지낸 후인 2월 2일에 쓴 편지이다.

언더우드 박사는 다소 특별한 입장에 있습니다. 만일 이런 종류의 사립 기관을 출발시킨다면, 그는 당연히 우리 선교부를 고려할 것이고 선교부는 이를 지원할 것이지만, 이 경우 그 성격에 대해 비밀을 유지해야 합니다.

(중략)

언더우드 박사는 (우리 선교부에서 최고의 지성을 지닌) 에비슨 박사와 상의하였으며, 그는 언더우드에게 학교를 맡으라고 열렬히 재촉하였습니다.

(중략)

Lillias H. Underwood (Seoul),
Letter to Frank F. Ellinwood (Sec., BFM, PCUSA) (Feb. 2nd, 1895)

Seoul, Korea

Feb. 2nd, '95

(Mar. 8)

Dear Dr. Ellinwood,

I have been intending to write you for some time but have had no opportunity to do so. Affairs in Korea seem to be taking a turn very favorable to Christianity. The men who have come into favor lately are those who have lately returned from Japan and America and have brought very enlightened and progressive ideas with them. The King was also afflicted with a very severe malady of the fever and called Dr. Avison just before Christmas, and the Dr. was there every day after that for three or four weeks, and has also been attending several of the highest officials with the greatest success. The Queen also called me a few days before Christmas for some trifling complaint, which was soon cured, then followed another and another, and when pretexts of illness failed, she called me first to visit with her

(Omitted)

On New Year's day the Queen sent me 500 dollars as a mark of personal esteem and regard" and again on the Korean New Year she sent me an antelope and some little birds, which it is their custom to eat at that time.

(Omitted)

I forgot to say that the Queen also gave Avison 300 dollars. I evened the gifts by sending him $100 of mine.

Prince Pak, the Minister of the Interior, and now the chief of the government called in Mr. Underwood the other day and broached the subject of a government university which should be Christian, supported by the queen & wanted Mr. Underwood's opinion and to find if he would assist them in starting it.

(Omitted)

Dr. Underwood is placed in a rather peculiar position. He would, if starting a private enterprise of this sort, naturally consider our mission and they would support it, but in the very nature of this case it must be kept secret.

(Omitted)

Dr. U. has consulted with Dr. Avison - (the best mind in our mission) and he is enthusiastic in urging him to undertake it.

윌리엄 B. 스크랜턴(서울)이 애드너 B. 레너드
(미국 북감리교회 교신 총무)에게 보낸 편지 (1895년 2월 8일)

(중략)

그동안 저의 어머니는 왕비의 알현 초청을 받아 갔습니다. 그날 얼음 위에서 스케이트를 타기 위해 궁궐로 외국인들이 초청되었지만, 그들은 알현에 포함되지 않았습니다. 저는 어머니를 따라 궁궐에 갔으며, 우리들 중 알현을 하지 않은 사람들은 야외에서 스케이트를 탔습니다.

왕비는 제 아내와 아이들이 그곳에 있다고 들었고, 그들도 어머니와 함께 오도록 하였습니다. 제가 있다는 것도 알게 되자 왕은 그날 오후 특별 알현을 위해 초청된 언더우드 및 에비슨 박사와 함께 저를 초청하였습니다. 두 알현은 상당히 평범하였지만 대단히 따뜻한 것이었습니다.

(중략)

William B. Scranton (Seoul),
Letter to Adna B. Leonard (Sec., BFM, MEC) (Feb. 8th, 1895)

(Omitted)

Meanwhile, my mother was called to the palace by the queen for an audience and went accordingly. The foreigners were invited to go to the palace that same day for a skate on the ice, they were not included in the audience however. I accompanied mother to the palace and those of us who could not have an audience skated in the outskirts.

The queen heard that my wife and children were there and sent for them also to go with mother. Also hearing that I was there, the king invited me to go in with Drs. Underwood & Avison who had been called for a special audience that same afternoon. Both audiences were quite uneventful but most cordial.

캐드월러더 C. 빈튼(서울)이 프랭크 F. 엘린우드
(미국 북장로교회 총무)에게 보낸 편지 (1895년 2월 15일)

한국 서울
1895년 2월 15일
(3월 29일 접수)

친애하는 엘린우드 박사님,

(중략)

박사님께서는 작년에 제가 사용할 약품에 대한 예산이 배정되지 않았던 것을 기억하실 것입니다. 에비슨 박사가 친절하게도 예산을 나누어 주지 않았더라면 저는 몹시 어려웠을 것입니다. 이것은 병원이 연중 상당 기간 동안 문을 닫았기 때문입니다. 그러나 그의 예상대로 만일 병원이 일 년 내내 다시 문을 열게 된다면 그는 또 다시 자유롭게 이렇게 할 수 없습니다.

(중략)

Cadwallader C. Vinton (Seoul),
Letter to Frank F. Ellinwood (Sec., BFM, PCUSA) (Feb. 15th, 1895)

Seoul, Korea

February 15, 1895

(Mar. 29)

Dear Dr. Ellinwood;

(Omitted)

You will remember that last year no appropriation whatever was made for medicines for my use. I should have been extremely badly off, had it not been for Dr. Avison's kindness in sharing his appropriation with me. This he could do, because the hospital was closed much of the year. But this he cannot do again so freely, if his expectation is realized of keeping the hospital open throughout the year.

(Omitted)

회의록, 한국 선교부 서울 지부 (미국 북장로교회) 1891~1921
(1895년 2월 18일)

한국 서울
1895년 2월 18일

(중략)

언더우드 박사와 에비슨 박사는 제이콥슨 양의 도착에 맞게 숙소를 마련할 위원회에 임명되었다.

다음의 청구가 낭독되었고 승인되었다.

……

O. R. 에비슨 박사　　283.42 달러

……

에비슨 박사가 옛 여학교 부지의 배수로에 대해 했던 공사를 승인하고 그가 사용한 액수를 도티 양으로부터 받도록 허가하자는 동의가 통과되었다.

(중략)

Minutes, Seoul Station, Korea, 1891~1921 (PCUSA) (Feb. 18th, 1895)

Seoul, Korea

February 18, 1895

(Omitted)

Dr. Underwood and Dr. Avison were appointed a committee to provide accommodation for Miss Jacobson upon her arrival.

The following orders were read and approved: -

......

Dr. O. R. Avison $283.42

......

A motion was carried to approve the work done by Dr. Avison on the drains at the old Girls' School property and to authorize him to receive the amount expended from Miss Doty.

(Omitted)

18950220

올리버 R. 에비슨(서울)이 프랭크 F. 엘린우드
(미국 북장로교회 총무)에게 보낸 편지 (1895년 2월 20일)[16]

엘린우드 목사, 신학박사

안녕하십니까,

　우리가 병원 업무를 재개하고 이번 회계연도의 수지를 위해 요청한 예산을 허락하는 선교본부의 승인을 저에게 알려주는 박사님의 최근 편지를 받았습니다.[17] 우리의 요청에 대해 즉시 반응을 보여주신 박사님에 대한 우리의 감사를 받아 주십시오. 우리는 1894년 11월 5일 첫날 13명의 환자로 병원 문을 다시 열었는데, 연례 회의가 개최될 때까지 매주 지속적으로 증가하였으며 음력 설 연휴에 업무를 중단하였습니다.[18] 그때 환자 수는 32명으로 증가하였습니다. 음력 설 이후 환자는 다시 증가하여 현재 매일 평균 20명입니다. 환자는 작년 같은 시기보다 약 50%가 증가한 것이며, 그래서 계속 증가한다면 올 봄과 여름은 매우 바쁠 것입니다. 우리가 진료를 재개한 후 22명의 입원 환자가 있었으며, 현재 병실에는 8명이 입원해 있습니다. 입원 환자 중 1명이 결핵성 뇌막염으로 사망하였습니다. 아마도 우리는 입원시키지 말았어야 했지만 우리의 동정이 훌륭한 판단을 압도하였습니다.

　현재 입원해 있는 어린 나환자 소녀도 이와 같이 이야기할 수 있는데, 그녀는 날씨가 좀 따뜻해지면 곧 퇴원할 것입니다. 나머지 입원환자들은 좋은 상태입니다. 저는 거의 완성된 수술방을 갖고 있는데, 그런 업무에 적합한 곳을 갖고 있지 못했기 때문에 우리에게 큰 도움이 될 것입니다. 그것은 이미 사용되어 저는 주요 수술 한 건을 기쁘게 집도하였고 만족할 만한 결과를 얻었습니다.

　입원 환자 중에는 적절한 치료 때문에 그들 삶에 분명한 기회를 준 여러 예들이 있습니다. 저는 병원 외부로 몇 번 왕진을 갈 기회를 가졌습니다.

　한국 풍습과 달리 저는 도움 없이는 출산을 할 수 없는 부인의 출산에 왕진을

---

16) 이 편지의 일부는 다음의 잡지에 실렸다. O. R. Avison, The Hospital at Seoul. *The Church at Home and Abroad* 18(2) (Aug., 1895), p. 131~134

17) Frank F. Ellinwood (Sec., BFM, PCUSA), Letter to the Korea Mission (Nov. 19th, 1894)

18) 미국 북장로교회 한국 선교부의 1894년도 연례 회의는 1894년 12월 17일부터 26일까지 개최되었으며, 1895년의 음력설은 1월 26일이었다.

하도록 허용 받았습니다. 그녀는 훌륭하게 회복하였으며, 가족은 우리가 그들을 방문한 것에 대해 진정으로 감사해 하였습니다. 회복된 부인은 병원을 방문하였고 제 아내를 만났습니다.

저는 현 정부의 관료 중 한 사람의 왕진을 방금 끝냈는데, 그는 심한 종기를 갖고 있었습니다. 그는 제가 왕진하는 동안 저와 자유롭게 종교 주제에 대해 대화를 나누었으며, 대개 그의 방은 친구들로 차 있기 때문에 상당히 많은 사람들이 우리가 가르치려 시도하는 것에 대해 들었습니다. 지금 저는 9일 전에 수술을 집도하였던 고위 관리를 왕진하고 있습니다. 그의 형제는 최근에 세례를 받았으며, 우리는 그 자신이 진리로 인도되기를 바라고 있습니다. 무어 부인은 그를 자주 방문하여 그와 함께 읽고 이야기하고 있습니다.

성탄절 직전에 저는 궁궐로 불려가 폐하를 진료하였는데, 3~4주일 동안 매우 자주 그를 만났습니다. 그는 매우 친절하였으며, 회복되었을 때 제가 치료에서 매우 대단한 기술을 시행하지 않았다고 이야기하였음에도 저를 상당히 치하해 주었습니다. 저는 황태자를 위해서도 처방을 하였습니다. 저는 궁궐에서 왕의 친척들을 거의 대부분 만났는데 그들 중 일부는 자신의 집을 방문해 달라고 초청하였으며, 음력 설날 때 여러 명을 방문하여 최상의 환영을 받았습니다. 제가 왕을 진료할 때 언더우드 부인은 왕비를 방문하고 있었습니다. 하나님의 섭리로 그들은 치료에 즉시 반응을 보였으며, 외국인을 향해 상당히 호의를 기울이기 때문에 매우 다양한 방식으로 보여주고 있습니다.

여태껏 병원 업무는 정부에 의해 아무런 방해를 받지 않았으며, 우리는 현재 상당히 자유롭게 전도 사역을 수행 중에 있습니다.

저는 진료실과 상당히 분리되어 있는 첫 번째 마당으로 들어가는 입구 근처에 대기실을 꾸몄으며, 무어 씨는 매일 내려와 환자들을 만나 그들에게 읽어주며 전도합니다. 때때로 그들 중 일부는 대화를 더 갖기 위해 그를 자신의 집으로 데려갑니다. 모든 입원환자는 자주 교육을 받으며, 각 방에는 서적과 전도지가 비치되어 있습니다. 매일 아침 그들 중 일부는 우리 집으로 와서 그들 및 하인들을 위해 한국어로 진행되는 예배에 참석합니다. 일부는 복음에 상당한 관심을 보였으며, 우리가 빌려 줄 수 있는 모든 책들을 읽고 계속 설명을 요청합니다.

일부 환자가 복음에 대해 보이는 관심은 그들을 가르치는 것을 기쁘게 합니다. 기포드 씨는 매주 월요일 오후에 내려와 외래 및 입원 환자들과 이야기를 나눕니다. 기포드 씨와 무어 씨는 일부 한국인 신자들을 동반해 옵니다. 이것에 덧붙여 진료실 소년들은 3명인데, 다른 업무에서 시간을 낼 수 있을 때 입원 환자들을 가르칩니다.

우리가 지난 11월에 이사 왔을 때 무어 씨와 나는 이곳에서 걸어서 몇 분 걸리지 않는 그의 구역에서 열리는 주일 예배에 참석하였으며, 지난 연례 회의에서 정동교회로부터 곤당골 회중이 분리되어 무어 씨의 목회에 있게 되었습니다. 그 이후 저는 그곳의 주일 예배에 참석하여 왔으며, 일부 환자가 저와 함께 참석하였습니다. 그러나 저는 더 많은 입원 환자들이 참석하고 인접 주민들의 일부도 참석하여 청중의 수가 증가되도록 병원 부지에 주일 예배를 조직하는 것이 적당한지 고려하기 시작하였습니다.

박사님은 최근 편지에서 전도 수단으로서의 외래 진료 대기실의 유용성에 대해 다양한 견해가 있음을 언급하셨습니다. 저는 두 견해에 대해 아직 충분한 경험을 갖고 있지 않지만 저는 진료실과 바로 연결되어 있는 대기실에서는 진료실에서 수행되는 업무에 의해 야기되는 관심이 전도 사업을 크게 방해할 것이라는 것을 쉽게 알 수 있습니다.

우리의 대기실은 진료실과 분리된 마당에 있고 다른 볼거리에서 완전히 단절되어 있으며, 한국식으로 바닥이 따뜻하고 앉을 방석이 구비되어 있습니다. 근처의 벨은 진료실과 연결되어 있으며, 그것을 통해 순서대로 한 명 혹은 기껏해야 두 명의 환자를 부릅니다. 각 사람은 병원 문을 들어오면서 문지기로부터 번호표를 받으며, 이 순서대로 그들이 진료실로 들어갑니다.

따라서 그들은 호출될 때까지 대기실에서 조용히 기다리면서 교육에 참여하는데 그들은 훌륭하게 집중하며, 그곳에서 그들을 괴롭히는 것은 아무것도 없습니다. 보통의 의미에서 전도하려는 시도는 없지만 그들은 대화에 참여하며 설명과 함께 성경을 읽습니다.*

* 기포드 씨의 한국인 조사인 홍 씨는 오후에 4시간을 대기실에서 외래환자들과 함께 보냈습니다.19) 그는 그들이 좋은 시간을 가졌으며, 잘 들었다고 이야기합니다.

진료실에서 각 환자의 이름과 주소를 적으며, 그래서 순회 전도에 나가는 사람은 나가기 전에 방문할 지역에서 온 모든 환자들의 이름을 전해줄 수 있어 가능하다면 그들의 집을 방문할 수 있습니다.

이것을 용이하게 하기 위해 우리는 다양한 지역을 위한 칸들을 가진 장을 가져야 할 것이며, 각 환자의 이름과 주소를 적은 카드를 적절한 칸에 넣으면 그 지역으로 가는 사람들에게 즉시 줄 수 있게 됩니다.

---

19) 한국인 조사 홍은 홍정후(洪正厚)이다.

이런 방식으로 우리는 사업을 추적하고 지방에서 전도 사업을 위한 기회를 확보하기를 기대하고 있습니다.

저는 박사님의 편지에서 여학교의 여의사 요청에 대해 언급하신 것에 주목하고 있습니다. 이곳 여성들의 의도는 항상 여학교와 연계된 여성 병원을 갖고 그것을 여성 사역의 중심으로 만들고자 하는 것이었으며, 여학교에 여의사를 계속 요청한 것은 바로 이런 목적 때문이었습니다. 그녀를 그곳에 배치하는 두 번째 이유는 소녀들이 너무 자주 아프기 때문에 의사가 멀리서 자주 왕진하는 것보다 근처에 사는 것이 시간을 덜 허비하는 것이기 때문입니다. 하지만 이 두 번째 이유는 향후 덜 그럴싸하게 될 텐데, 소녀들이 더 건강에 좋은 곳에 살게 될 것이고 만 나이로 8세가 되지 않는 소녀는 입학하지 못하도록 규칙이 변경되었기 때문입니다. 이전에는 잘 먹지 못한 유아들을 받았고, 그들은 매우 자주 아파 여성 사역자들이 상당히 관심을 기울여야 했는데 저는 그들의 입학을 강하게 막도록 조언을 하였습니다. 여성 병원을 여학교와 연계하여 위치시키는 것이 선교부가 선언한 방침이지만 저는 개인적으로 그 계획에 완전히 동의하고 있지 않습니다. 지금까지 저는 상황에 관여하게 될 정도로 충분히 긴 시간 동안 이곳에 있게 될 때까지 기다리는 것을 선호하여 의견 개진을 자제하였지만, 박사님의 최근 편지가 질문을 하게 하였고 도티 양은 저의 개인적인 견해를 요청하였으며 그것은 다음과 같습니다.

저는 우리의 자금이 허락하는 한 설비가 잘 갖추어지고 인원이 충분한 1개의 중앙병원(中央病院)을 가져야 한다고 생각합니다. 이곳에서는 1명의 남성 및 여성 의사, 그리고 간호사들이 거주할 것입니다. 이 병원에는 남녀 환자가 모두 입원하뇌, 한국의 관습대로 분리된 건물에 입원해야 합니다. 1개의 진료실은 남녀 환자를 위해 사용할 수 있습니다. 1개의 수술실과 1세트의 수술도구만 있으면 남녀 환자의 수술에 충분할 것이며, 2명의 의사는 간호사와 함께 서로 도우며 진료를 할 수 있을 것입니다.

그 다음에 우리는 적당한 곳에 위치하며, 환자를 수용할 2~3개의 방을 가진 진료소를 건립해야 합니다. 이곳에는 집에서 보다는 훨씬 나은 관리가 필요하지만 중앙병원에 올 수 없거나 특별한 진료가 필요치 않은 환자가 머물 것입니다. 그곳 역시 진료소에 온 환자들이 무엇이 필요한지 알 때까지 일시적으로 머무는 곳이 될 것입니다. 또한 수술이나 특별한 진료가 필요한 환자는 중앙병원으로 이송하여 적절한 간호와 치료를 받게 될 것입니다.

여성을 위한 진료소를 이곳에서 1.5 마일 떨어진 여학교에 세울 수 있습니다.

새 건물이 건립되면 현재 학생들이 거주하고 있는 방들을 매우 적은 경비로 진찰실과 여러 개의 숙소로 수리할 수 있습니다. 저의 판단으로 그런 설비는 근처에서 이루어지고 있는 여성 사역과 연계하여 여성들에게 필요한 것을 충족시킬 수 있으며, 중앙병원의 여의사가 진료를 할 수 있습니다. 그녀가 병원에 살아야 하는지 여학교에 살아야 하는지의 문제는 조만간 만족스럽게 결정될 지엽적인 문제입니다.

정동에는 빈튼의 진료소가 있으며, 강변 마을에 하나를 열 계획입니다. 그리고 시 외곽에 "피병소" 진료소가 있는데, 시 외곽의 환자들이 의사의 진료를 받을 수 있을 때까지 대기하는 1~2개의 방이 있고 의사의 결정에 따라 입원하거나 내보냅니다. 우리는 전염병 환자를 "피병소"에서 진료하기를 기대하고 있습니다.

저는 현재의 인원과 우리가 기대하고 있는 간호사 및 여의사가 함께 하면 이 진료소와 중앙 병원을 운영할 수 있을 것으로 생각하고 있습니다.

제가 중앙병원이라고 부른 병원에서 수행하는 사업의 성격은 전체로서 방방곡곡에 알려지는 것이며, 저는 최상의 방침이 부분적으로 장비가 갖추어진 2개 이상의 분리된 병원을 갖고 있는 것보다 위에서 설명한 것 같은 하나의 훌륭한 병원을 갖는 것이 될 것이라고 생각합니다.

그런 계획에 대한 한 가지 반론은 선교지부 의료 사업의 전반적인 통제권이 한 명의 의사에게 주어진다는 점이며, 사업이 확대되어 한 명 이상의 다른 의사가 돕기 위해 파송될 필요가 있다면 자신들이 낮은 위치에 있어 보이는 것을 좋아하지 않을 것입니다. 그러나 저는 이 반론이 그리 강하지 않다고 생각합니다. 의료 사역은 여러 목적을 성취할 의도로 계획되어야 합니다.

1. 육체적 고통을 완화시키고 생명을 구한다.
2. 사람들을 끌어당기고 가장 최상의 상태에서 직접적인 전도 노력을 위한 수단을 제공한다.
3. 사업을 수행하고 있는 사람들 중에 호의를 얻는다.
4. 사업의 명성을 널리 전파하고 방방곡곡 사람들의 관심을 끈다. 그리고 그것에 의해 선교사들에게 개방된 도처에서는 의료 사업과의 연관 때문에 더 기쁘게 받아들여지게 될 것이다.

이 마지막 상태는 방방곡곡에 병원의 명성이 전파되도록 운영이 되어야만 성취될 수 있습니다.

Oliver R. Avison (Seoul),
Letter to Frank F. Ellinwood (Sec., BFM, PCUSA) (Feb. 20th, 1895)

Rev. F. F. Ellinwood, D. D.

Dear Sir, -

I received your last letter informing me of the approval of the Board concerning our resumption of the hospital and the granting of the money asked for the balance of this financial year. Accept our thanks for your ready response to our request. We reopened the hospital Nov. 5/ 94 with 13 patients the first day and we had a steady increase each week until the Annual Meeting, and the Korean New Year's festivities interrupted the work. We rose at that time to 32. Since the Koreans New Year's the attendance has been increasing again until it is now averaging 20 per day. The attendance is now about 50% more than at the same time last year so that if the increase keep up we shall have a busy time during the coming Spring and Summer. We have had 22 inpatients since resuming the work, there being now 8 in the wards. We have had one death amongst the inpatients from tubercular cerebral meningitis. We perhaps should not have taken him in, but our pity overcame our good judgment.

The same way be said of a young leper girl who is now in, but who will go out as soon as it gets a little warmer. The rest of our inpatients have done well. I have an operating room almost completed which will be of great service to us, as we had not a place fit for such work. It has already been made use of, and I have had the pleasure of performing one major operation in it with a satisfactory result.

Amongst the inpatients taken in, several apparent owe their lives to the opportunity this given them for proper care. Outside the hospital I have had the opportunity to attend some at their homes.

Contrary to Korean custom, I was permitted to attend one lady in childbirth who could not have been delivered without help. She made a nice recovery, and the family are sufficiently grateful to make it very pleasant indeed for us to visit them. The lady when better visited the hospital and called on Mrs. Avison.

I have just finished attendance upon one of the members of the present government, who had a bad abscess. He talked freely with me on religious topics during my visits to him and as his room was generally filled with friend, a good many heard something of what we are trying to teach. I am just now in attendance upon a man of high rank upon whom I operated nine days ago. His brother has been recently baptized, and we hope he himself may be led into the truth. Mrs. Moore visits him frequently to read with him and talk with him.

Just before Christmas I was called to the Palace to attend His Majesty the King and I saw him very often for three or four weeks. He was very kind and complimented me highly when he recovered, although I must say I did not have to exercise very great skill in his treatment. I prescribed also for the Crown Prince. At the palace I met nearly all the King's relatives, and received an invitation to visit some of them at their homes, and during the Korean New Year's I called upon several of them, receiving a most cordial welcome. During the time I was in attendance upon the King, Mrs. Underwood was visiting the Queen. In the providence of God they responded readily to the treatment, and because very much inclined toward the foreigners, showing their friendliness in very many ways.

Thus far the work in the hospital has not been interfered with in any way by the government, and we are now carrying on evangelistic work quite freely.

I have fitted up a waiting room near the entrance to the first court, quite separate from the dispensary and Mr. Moore comes down every day and meets the our patients, and read and preaches to them. Very often some of them accompany him to this house for further conversation. The inpatients all receive instruction as often as practicable, and each room is supplied with book and tracts. Every morning some of them come into our house and attend the devotions which we hold in Korean for them and the servants. Some have taken a great interest in the Gospel, reading all the books we could lend them and constantly asking for explanations.

The interest manifested in the Gospel by some of the patients makes it a delight to teach them. Mr. Gifford comes down every Monday afternoon and talks with both out and in patients. Both Mr. Gifford and Mr. Moore are accompanied by some of the Korean Christians when they come. In addition to these my dispensary boys, three in number, spend such time as they can spare from their other duties in teaching the inpatients.

When we moved down here last November, Mr. Moore and I arranged to join in Sunday Services held at his compound which is only a few minutes' walk from here and at the last Annual Meeting the Kon Dang Kole congregation was separated form the Chong Dong Church and placed under Mr. Moore's pastorate. I have been attending Sunday services there since then and some of the patients have been giving with me, but I am beginning to consider the advisability of organizing Sabbath Services in the hospital compound so as to secure the attendance of more of the inpatients as well as of some of the neighborhood people, and thus increase the number of hearers.

In your last letter you refer to the various opinions held concerning the usefulness of the dispensary waiting room as an evangelizing agency. I have not had enough experience yet to both opinion, but I can easily see that in a waiting room immediately connected with the dispensary, the interest aroused by the work carried on in the dispensary will greatly interfere with evangelistic work.

Our waiting room is in a separate court from the dispensary, entirely shut off from all other attractions, is fitted up comfortably in Korean Style with a warm floor and cushions to sit on. A bell nearby is connected with the dispensary and by it I summon the patients in order, one or at most two at a time. Each person on entering the hospital gate receives from the gateman a number and in this order only are they admitted to the dispensary.

They therefore remain quietly in the waiting room until they are called, and those engaged in teaching, say they receive good attention, there being nothing to distract them. There is no attempt at preaching in the ordinary sense of that term, but they engage in conversation and read from the Scriptures with explanations.*

* Mr. Gifford's Korean helper, Mr. Hong, spent four hours this afternoon in the waiting room with the outpatients. He says they had a good time and that they listened well.

Each patient name and address is taken down in the dispensary so that those who itinerate can be supplied before going out with the names of all patients who have come from the district about to be visited that they may be called upon in their homes if possible.

To make this easier we shall have a cabinet made with pigeon holes for the various districts and a card bearing the name and address of each patient well be placed in its appropriate compartment so as to be ready to give to the person going to that district.

In this way we hope to follow up the work and secure openings in the country for evangelistic work.

I note what you say in your letter re the request for a lady doctor for the Girls' school. The intention of the ladies here has always been to have a woman's hospital in connection with the Girls' school and make it the centre for woman's work, and it is with this object in view that the request has always given in for a lady doctor for the Girls' school. A second reason given for locating her there has been that the girls were so frequently sick that less time _____ be used up if she lived near by than if she had to pay frequent visits from a distance. This second reason however is likely to be less potent thereafter because they will be living in a healthier locality and the rules have been so altered that girls may not be admitted under 8 yrs old foreign count. Formerly little ones scarcely fasted infancy were taken in and these were very often sick and needed so much attention at the hands of the ladies that I felt constrained to advise strongly against their admission. While it has been the declared policy of the Mission to locate the Womans' Hospital in connection with the Girls' School, I have not personally fully concurred with the plan. Heretofore, I have refrained from expressing an opinion, preferring to wait until I should have been here long enough to have taken in the situation, but your last letter opened up the question and Miss Doty asked me for my personal opinion which is as follows:

I think we should have one strong Central Hospital, a well equipped and manned as our means will permit, where shall live one male and one female physician and the nurses. This should be arranged to accommodate both male & female patients, who of course must be placed in separate building, to conform with Korean ideas. The one dispensary can be used for both sexes, separate house being allotted for them. One separating room and one set of instruments will suffice for both, and also one set of nurses, while the two physicians can be of great mutual assistance to each other.

Then, located at suitable place, we should establish dispensaries each of which might have 2 or 3 rooms attached for the reception of patients who while needing some better attentions than they could get at home, could not come to the Cental hospital or were not sick enough to require special care. There two might be placed temporarily patients who came to the dispensaries until it should be seen what their cases would require. Such as needed operation or special care could them be removed to the Central Hospital where would be the facilities for suitable nursing and treatment.

A dispensary for women could be established at the Girls' School which is about a mile and a half from here. As soon as the new buildings are erected there well be a nice set of rooms which are now occupied by the girls, where with very little cost a dispensary and several sleeping rooms can be fitted up. In my judgment, such an arrangement would meet all the requirements of the ladies in connection with Woman's Work in that neighborhood and it could be attended by the lady physician connected with the Central Hospital. As to whether she should live at the Hospital or at the Girls' School is a detail which would soon settle itself satisfactorily.

In Chong Dong there is Dr. Vinton's dispensary and he expects to open one in one of the villages down by the river. Then outside the city is "The Shelter" Dispensary, arranged for outside patients with a room or two for receiving patients until they can be seen by the physician and either admitted or sent away as he may decide. We expect to seeing cases of Contagious disease to "The Shelter".

I think with our present force together with the nurse and lady physician whom we expect we shall be able to carry on these dispensaries and the Central Hospital.

The character of the work done at the Hospital which I have called the Central Hospital is what will tell in making as known throughout the land as a whole and I think the best policy will be to have one good hospital, fed in part as above describes, rather than to have two or more separated hospital, only partly equipped.

One objection to such a plan is that it places the general control of the medical work of the station in the hand of one physician, and that if the work gives so as to necessitate the sending out of one or more others to assist in it, they might not like to take what would have the appearance of an inferior position, but I think this objection is scarcely strong enough to be urged. The Medical work must be planned with a view to accomplishing several purposes:

1. The relief of bodily suffering and the saving of life

2. The attraction of people and the providing of a means for direct evangelistic effort under the most favorable conditions.

3. The winning of the good will of the people in whose midst the work is being carried on.

4. The spreading abroad of the reputation of the work, the attraction of the attention of the people in all parts of the country and the opening up thereby of all parts of the land to missionaries who will be the more gladly received and listened to be account of their connection with such a work.

This last condition can only be fulfilled by having a hospital so carried on that its deputation will spread into all parts of the land.

대니얼 L. 기포드(서울)가 프랭크 F. 엘린우드
(미국 북장로교회 총무)에게 보낸 편지 (1895년 2월 21일)

(중략)

선교지부는 아버클 양이 학교 사역보다 간호에 더 큰 적응성을 보이는 것을 고려하여 에비슨 박사를 돕도록 병원으로 적을 옮겼습니다.

(중략)

Daniel L. Gifford (Seoul),
Letter to Frank F. Ellinwood (Sec., BFM, PCUSA) (Feb. 21st, 1895)

(Omitted)

It being considered by the Station that Miss Arbuckle showed much greater adaptation to the work of nursing than she did to school work, she was transferred to the Hospital to help Dr. Avison.

(Omitted)

18950300

한국. 사역의 새 중심.
Woman's Work for Woman 10(3) (1895년 3월호), 78~79쪽

(중략)

도티 양은 한국에서 1894년 12월 6일 편지를 썼다.

......

한 가지 더 말씀드리고 싶은 것은 우리가 외국인 거주지 밖으로 나가고 있다는 것입니다. ...... 외국인 거주지는 서대문 근처에 있습니다. 그곳에서 동쪽으로 반 마일 떨어진 곳에 곤당골이 있는데, 그곳에서 무어 씨가 살고 있습니다. 그 곳 동쪽에 있는 제중원은 우리 선교의 새 중심이 되었는데, 에비슨 박사 가족이 그곳에 있고 아버클 양도 간호사로 그곳에 있습니다.

Korea. New Centers of Work.
Woman's Work for Woman 10(3) (Mar., 1895), pp. 78~79

(Omitted)

Miss Doty wrote from Seoul, Dec. 6, 1894:

......

One thing more I wish to tell you - we are out of the Foreign Settlement. ...... The Foreign Settlement is near the West Gate. Going eastward from there, half a mile, is Kon-dan-kol, where Mr. Moore has been living. East of there is the Government Hospital, which has become one of our new centers, Dr. Avison and his family being established there and Miss Arbuckle, also, as nurse.

18950300

편집자 단신.

The Canadian College Missionary (토론토) 5(3) (1895년 3월호), 35쪽

현재 서울 병원의 책임을 맡고 있으며, 이전에 캐나다 대학 선교회의 이사회 회장을 맡았던 O. R. 에비슨 박사로부터 최근 받은 편지를 통해 우리는 현 전쟁의 결과로 한국에 이미 우리 서양식 개념의 일부가 한국에 소개되고 있음을 알고 있다. 일본인들은 서울에서 제물포까지의 철로를 조사하였으며, 다른 철로도 계획 중에 있다. 박사는 이전에 정부 병원의 책임을 맡았으나, 운영 방식이 불만족스러운 것을 알고 항의를 하였으며, 지금은 전적으로 그의 관리 하에 있다. 그것은 더 이상 정부 기관이 아니다. 우리는 이것을 진전으로 여기고 있다.

Editorial Notes.

The Canadian College Missionary (Toronto) 5(3) (Mar., 1895), p. 35

In a letter recently received from Dr. O. R. Avison, who is now in charge of the Hospital in Seoul, and who formerly was chairman of the Board of the C. C. M., we learn that some of our western ideas are already being introduced into Corea as a result of the present war. The Japanese have surveyed a line of railroad from Seoul to Chemulpo, and are projecting other lines. The Doctor was formerly in charge of the Hospital for the Government, but finding that method unsatisfactory, he objected, and now has the Hospital entirely under his own supervision. It is no longer a government institution. We regard this as an advance movement.

올리버 R. 에비슨(서울)이 프랭크 F. 엘린우드
(미국 북장로교회 총무)에게 보낸 편지 (1895년 3월 4일)[20]

1895년 3월 4일

우리는 제이콥슨 양이 조기에 도착한다는 기대에 기뻐하였으며, 그녀가 당분간 지연되었다는 것을 듣고 유감스러웠지만 그녀가 화이팅 박사와 동반할 것이라는 매우 기쁜 소식에 진정되었습니다. 이것은 진정 멋진 소식이며, 우리는 그들을 진정으로 환영할 예정입니다. 화이팅 양도 온다는 전언을 받았을 때 우리는 막 제이콥슨 양의 숙소를 병원에 마련하고 있었으며, 최소한 현재로서는 우리가 그녀 역시 이곳에 살도록 조치를 취해야 한다고 생각하는데, 그녀가 여학교로 가는 것이 현명한 생각일지라도 새 건물이 건축될 때까지 그곳으로 갈 수 없기 때문입니다. 그래서 그녀는 이곳에서 의료 사역을 즉시 시작할 수 있으며, 부녀과의 발전에 큰 도움이 될 것입니다. 저는 요코하마의 브리튼 양에게 증기선이 도착하면 그들을 만나 한국으로 가는 배로 갈아타는데 어려움이 없도록 필요한 모든 도움을 달라고 편지를 썼습니다.

건강이 다소 좋지 않았던 스트롱 양은 휴식 차 부산에 있습니다. 저는 지속된 휴식이 그녀를 완전하게 회복시킬 것으로 믿고 있지만, 그녀가 체질상 심한 정신적 긴장을 일으킬 직책에 적합하다고 생각하지 않기 때문에 일시적인 것을 제외하고 여학교의 책임을 다시 맡는 것에 반대하였습니다. 하지만 저는 그녀가 회복되었을 때 학교에서 어떤 사업을 완전하게 맡을 수 있고 그녀의 상당한 시간을 여성 사역을 할 수 있을 것으로 생각합니다. 그녀는 매우 성실한 사역자이며, 저는 매우 성공적으로 여성 사역에 상당히 헌신하고 있다고 생각합니다.

도티 양의 여학교의 매우 성공적인 책임자이며, 스트롱 양이 없는 동안 지금 임시 책임을 맡고 있는데 그녀는 상당한 긴장감을 느끼고 있으며 그녀의 마음은 여성 사업에 있습니다.

여태껏 운영되어 온 학교는 여성들에게 너무도 힘들었으며, 저는 두세 가지 변화를 강제해야 한다고 느끼고 있는데, 그것들은 성과는 적지만 더 성공적일 것이라고 저는 생각하고 있습니다.

---

20) 이 편지는 에비슨의 2월 20일자 편지에 추신 형태로 첨부되어 있으며 편의상 따로 분류하였다. Oliver R. Avison (Seoul), Letter to Frank F. Ellinwood (Sec., BFM, PCUSA) (Feb. 20th, 1895).

이중 첫 번째는 이미 제가 언급하였는데, 만으로 3~5세의 작은 소녀들의 입학입니다. 이 아이들은 많은 보살핌과 주의가 필요하며, 너무 자주 아프기 때문에 책임을 맡은 사람의 임무가 몇 배를 곱한 것에 해당하는 것이었고 만일 나이 든 소녀를 받았을 때 보다 위험이 훨씬 더 높습니다. 저는 사망이 그 어린 아이들에서 거의 발생한다고 생각하고 있습니다.

두 번째 점은 8세 이상의 소녀만이 입학해야 한다는 것인데, 그들은 자신의 일을 거의 대부분 할 수 있어 책임자의 임무를 상당히 경감시켜 줍니다. 또 하나는 한두 명의 한국인 여성을 확보하여 교육과를 돕고 바느질반의 책임을 맡게 하는 것입니다. 도티 양은 그들이 항상 그것을 염두에 두고 있었지만 직면했던 어려움은 그런 여성을 확보하는 것이었다고 말하였습니다. 하지만 그들은 현재 그러한 도우미를 구했으며, 그녀는 그들에게 커다란 ____입니다. 한 가지 어려운 문제는 스트롱 양의 건강이 학교의 책임을 맡기에 적합하지 않으며, 도티 양 자신 역시 원기 부족과 더 직접적으로 여성 전도 사역에 참여하고 싶은 욕망 때문에 영구적으로 책임을 맡을 수 없다고 느끼고 있다는 것입니다.

서울에 다른 숙녀 사역자가 필요하기 때문에 학교 사업에 특별히 참여하고 싶어 하고 사감 혹은 교장으로 학교의 책임을 맡고 학교가 그녀의 주요 업무인 사람을 선별해 줄 것을 요청하기로 결정하였으며, 그렇게 해서 자유롭게 된 여성은 그들이 여학교에서 강의하는 시간을 제외한 모든 시간을 여성 사역에 할애할 것입니다.

저는 그러한 계획이 모두에게 유리할 것이며, 특히 학교에 유리할 것입니다. 따라서 저는 그 직책을 맡을 적임자를 찾는 대로 조속히 임명하는 것이 중요하다는 것을 박사님께 재촉하고 싶습니다. 하지만 그녀는 어떤 직책을 채운다는 생각으로 신중히 선택해야 합니다.

서울 지부 사역과 관련된 또 다른 매우 중요한 요청은 남학교에서 실업 교육을 하기 위한 한 명의 교사입니다. 한국인들이 배울 필요가 있는 여러 일 중의 하나는 노동의 존엄성이며, 저는 남학교에서 실업 교육을 소개하는 것이 선교부가 취할 수 있는 가장 중요한 조치의 하나로 간주하고 있습니다.

____의 어떤 ____가 그러한 업무에 특별히 적임이라고 언급되었으며,[21] 우리 모두는 박사님께서 그런 사람을 임명할 직책에 있을 것으로 기대하고 있습니다.

올해에 약품 등에 대한 청구와 관련하여 채택한 계획이 선교본부의 부담을 다소나마 줄이기를 바라고 있으며, 또한 왕이 스스로 다소나마 우리들에게 도움을

---

21) 원문 편지에도 빈칸으로 되어 있다.

주겠다고 느끼기를 바라지만 우리가 그런 희망에 상당히 의존 할 수는 없으며, 그래서 저는 박사님께서 병원을 위해 요청한 액수, 즉 금화 1,000 달러를 승인해 주실 것을 요청 드립니다.

저의 집 건물과 관련하여 저는 당장의 필요에는 충분할 것이라는 것이 일반적인 견해라고 생각합니다. 알렌 박사는 저에게 정부와의 계약이 구속력이 있으며, 만일 그런 일이 생긴다면 돈을 지불할 때까지 우리가 병원을 나올 수 없다고 확신시켰습니다.

저는 지금 집이 건축되었으면, 현재 우리가 사용하고 있는 방들을 긴급히 병원 목적으로 사용할 수 있을 것으로 생각하고 있습니다. 입원 환자의 수는 증가하고 있으며, 그곳이 선교 사역을 하기에 최상의 곳이기 때문에 당연히 우리가 원하는 바입니다. 따라서 저는 계획을 작성하였으며, 가능한 한 조속히 건축을 시작할 예정으로 예산을 작성 중에 있습니다.

따라서 박사님은 저의 주택에 대한 예산을 위해 계속 노력해 주시겠습니까?

실제로 가장 중요한 것은 아니더라도 가장 중요한 요청 중의 하나는 평양을 위한 한 명의 의사입니다. 홀 박사가 살고 있었을 때는 덜 급박했지만, 현재 그곳에 갈 사람(의사)이 없어 의학적 도움이 없이 사람을 그곳으로 보내는 것이 현명하거나 안전하다고 생각할 수 없기 때문입니다. 현재 우리는 박사님께서 필요를 인식하고 있으며, 따라서 이 문제는 박사님의 애정 어린 공감에 협력을 구하고, 가능한 한 조속히 임명을 확보하는 정도의 언급만 할 필요가 있다고 느끼고 있습니다.

저는 의사가 임명되자마자 병원을 위한 경비가 마련될 것으로 이해하고 있기 때문에 박사님께서는 그것을 쉽게 하실 수 있습니다.

저는 병원 사역의 진전을 계속 알려드리기 위해 제가 할 수 있는 한 자주 편지를 쓸 것이지만 우리의 숭고한 목적을 인식하기에는 얼마의 시간이 필요할 것이기에 박사님께서 너무 많은 것은 기대하지 마십시오. 여성 병원을 위해 최종적으로 채택될 방침과 관련하여 저는 선교부의 대다수가 찬성하지 않을지도 모르는 제 개인 의견의 개요만을 말씀드립니다. 화이팅 박사는 여학교로 갈 가능성이 있기 전에 몇 달 동안 일을 할 수 있을 것이며, 그래서 그녀 자신이 판단할 수 있을 것입니다.

그녀의 내한은 여의사에 의해 더욱 잘 수행될 수 있는 일에서 저에게 큰 도움이 될 것이며, 더 많은 언어 학습과 병원에서의 전도 사역을 위한 시간을 줄 것입니다.

제가 여학교에서 설명한 진료소로 이 병원에서 수행된 여성 의료 사업의 주요 부분을 시행하는 계획과 관련하여 저는 오늘 도티 양과 추가로 대화를 가졌습니다. 그녀는 그 제안에 전적으로 동의한다고 이야기하고 있습니다. 제가 이 문제를 논의했던 여러 명과 함께 언더우드 박사 역시 계획을 진행하는 것에 대해 전적으로 동의하고 있습니다.

현재 4명의 여성과 6명의 남성 입원 환자가 있는데, 제가 병원을 다시 개원한 이래 여태껏 모두 25명이었습니다. 기포드 씨의 한국인 조사 홍 씨는 오늘 오후 대기실에서 4시간 동안 외래 환자들과 함께 보냈습니다. 그는 멋진 시간을 보냈고 그들이 잘 들었다고 이야기하고 있습니다.

저는 박사님께서 제안하신대로 대기실에서 전도 사역의 진전을 지켜볼 것입니다. 저는 전도의 관점에서 우리가 결정한 훌륭한 목적에 왜 우리가 성과를 기대하지 말아야 하는지 그 이유를 모르겠습니다.

언더우드 박사의 건강은 이전보다 좋아진 상태입니다. 그는 더 휴식을 취하였고, 저는 그가 원하는 대로 잘 해나갈 것으로 생각하고 있습니다.

정부는 200명의 한국인 소년들을 학교로 보내기로 감리교회와 합의를 종결지었습니다. 유감스럽게 감리교회는 다른 한 가족을 잃을 것 같습니다. 노블 씨는 폐결핵에 걸려 있으며, 아마도 충분히 따뜻해지자마자 미국으로 돌아갈 것입니다. 저는 조만간 다시 편지를 쓰도록 하겠습니다.

안녕히 계십시오.
O. R. 에비슨

Oliver R. Avison (Seoul),
Letter to Frank F. Ellinwood (Sec., BFM, PCUSA) (Mar. 4th, 1895)

Mar. 4th, 95

We have been rejoicing in the expectation of the early arrival of Miss Jacobsen and although we were sorry to hear that she had been delayed for a times, the sorrow was tempered with the very pleasant information that she would be accompanied by Miss Dr. Whiting. This is indeed good news and we shall give them a hearty welcome. We were just providing for Miss Jacobsen's residence at the hospital when we received word that Miss Whiting was also coming and I think we shall arrange for her to live here too, for the present at lest, as she cannot go to the Girls' School until the new building are erected, even if it is them thought wise that she should do so. She can thus begin medical work at once here and greatly assist in the development of the Woman's department. I have written to Miss Britten in Yokohama to meet them on the arrival of the Steamer, and give them all necessary help in transferring to the boat for Korea, so that they will have no trouble there.

Miss Strong, who has been in somewhat poor health, is in Fusan resting. I trust a prolonged rest will restore her fully, but I have advised her against her resuming charge of the Girls' School except it be temporarily as I do not think she is constitutionally fitted for the severe nervous strain that such a position entails. I think, however, she will, when rested up, be fully able to take up some work at the school and there spread the greater part of her time in work amongst the women. She is a very conscientious worker and I think a very successful one and very much devoted to Woman's Work.

Miss Doty is a very successful head for the Girls' School and is now in temporary charge during Miss Strong's absence but she feels the strain very much and her heart is in Woman's Work.

The school as it has been carried on in the past has been too hard upon our ladies and I felt constrained to urge two or three changes which I thought would make it less outcome and more successful.

The first of these I have already mentioned, viz. the admission of little girls only 3 to 5 years old according to foreign count. These required so much care and attention and were so often sick that it was equivalent to multiplying the duties of the person in charge several times while the risks run were much greater that if older girls were taken. I think the deaths nearly all occurred amongst those little ones.

The second point was that, only girls from 8 years up being admitted, they might do nearly all their own work and thus greatly lighter the duties of those in charge. Another was the securing of one or two Korean women to help in the teaching department and take charge of the sewing class. Miss Doty said they had always had that in view but the difficulty they had met was to secure such a woman. They have, however, got such a helper now, and she is a great __________ to them. One difficult matter was that Miss Strong's health forbid her taking charge of the school, as stated above, and that Miss Doty feels herself also unable to undertake it permanently both because of lack of strength and of her desire to engage in more direct evangelistic work amongst the women.

As another lady worker is needed in Seoul it was decided to ask that one be selected who desires specially to engage in school work, to take charge of the school as matron and principal, feeling that the school is her chief work, and that the other ladies be thus freed to give all their time to women's work except such hours as they would arrange to teach classes in the Girls' School.

I believe such a plan would be to the advantage of the work all round and would be especially advantageous to the school. I therefore feel like especially urging the importance of making such an appointment as soon as ever you can find a suitable person to take the place. She should however be carefully selected with a view to filling a certain place.

Another very important request concerning the Seoul work is the one for a teacher of industrial work at the boys school. One of the things, Koreans need to learn is the dignity of labor, and I regard the introduction of industrial teaching at the boys school as one of the most important steps that the Mission can take.

A certain __ _______ of _______ has been mentioned as being specially qualified for such work and we all hope you will be in a position to appoint such a person.

We hope that the plan we are adopting this year in reference to charges for medicines &c will bring us some reasons so as to relive the Board a little and we also hope that the King may feel himself called upon to give us more or less help but we cannot yet depend much upon such hopes and I therefore ask that you will grant us that full amount asked for for the hospital, namely $1000.00 gold.

In reference to the building of my house, I think it is the general opinion that we may safely go on with it. Dr. Allen assured me that the contract with the government would be binding and that we cannot be put out of the hospital until the money is repaid of such a circumstance should arise.

I think that by this time the house is built, the rooms we now occupy will be urgently needed for hospital purposes. The number of inpatients is increasing, which is what we want of course, for this is where the best evangelistic work will be done. I have therefore drawn out a plan and am now getting estimates with a vies to beginning building as soon as possible.

Will you therefore please continue the appropriation for my house?

One of the most important requests mad, if indeed not the most important, is that for a physician for Pyeng Yang. The need was less urgent when Dr. Hall was living but there is now no one to go there and it can not be considered either wise or safe to send men up there without medical help. We now you realize the need and therefore feel that it is only necessary to mention the matter to enlist your hearty sympathy and secure an appointment as soon as possible.

You can do it all the more readily as I understand money for a hospital will be forthcoming as soon as a doctor is appointed.

I will write as often as I can as to keep you informed of the progress of the hospital work, but you must not expect too much as it will take some time to realize our ideal. In reference to the policy that will finally be adopted for the Woman's hospital I have only outlined my own opinion which may not commend itself to the majority of the Mission. Dr. Whiting however will be able to get into the work for some months before there is a possibility of her going to the Girls' School and will thus be enabled to judge for herself.

Her coming will relieve me of a great deal of work that can be all the better done by a lady physician and thus afford me time for further language study and for evangelistic work in the hospital.

I have had further conversation today with Miss Doty concerning the plan of having the principal part of the woman's medical work done at this hospital with such a dispensary as I have described at the Girls' School and she says she fully agrees with the suggestion. Dr. Underwood also fully agrees upon the plan as do so several of those with whom I have conferred on the subject.

At the present time I have 4 female inpatients and 6 males, having had altogether thus far 25 since I reopened. Mr. Gifford's Korean helper Mr. Hong, spent 4 hours this afternoon in the waiting room with outpatients. He says they had a good time and that they listened well.

I will watch the progress of the evangelistic work in the waiting room, as you suggest. Arranged as we have it, I do not see why it should not answer a good purpose from an evangelistic standpoint.

Dr. Underwood's health is better than it was. He has taken more rest and I think he will get along very well it at will continue to do so.

The government has just concluded an arrangement with the Methodist to send 200 Korean boys to their school. Unfortunately the Methodist are likely to lose another of their families. Mr. Noble is developing phthisis and they will probably return to America as soon as it becomes warm enough. I will try to write again soon.

Yours very sincerely,
O. R. Avison

프랭크 F. 엘린우드(미국 북장로교회 총무)가
한국 선교부로 보낸 편지 (1895년 3월 4일)

(중략)

우리는 여성 사역과 관련된 가정에 대한 교육에 참여하는 사역자들의 노고에 감사를 드립니다. 그렇지만 이곳의 우리들은 혼란된 방식으로 여러 종류의 사역을 섞는 다소의 위험이 있다고 생각합니다. 처음에 스트롱 양은 여학교와 관련된 여성 병원의 개원 계획을 알렸고, 이것이 여의사의 주요 사역인 것으로 요청되었습니다. 우리는 그녀의 주요 사역이 에비슨 박사가 운영하고 있는 병원과 관련된 것이었다는 생각을 갖고 있었습니다. 우리는 다음과 같은 여러 이유로 여학교와 관련된 여성 병원 계획과 관련하여 의문을 갖고 있습니다. …… 우리는 화이팅 박사를 파송함에 있어 의료 사역에서 에비슨 박사를 돕는 역할 이외의 것은 생각하지 않았으며, 그것은 에비슨 박사가 처음부터 바랐던 목적이었고 이와 함께 여학교 학생들과 교사들이 병이 난 경우 필요한 진료를 하는 것이었습니다.

(중략)

Frank F. Ellinwood (Sec., BFM, PCUSA), Letter to the Korea Mission (Mar. 4th, 1895)

(Omitted)

We appreciate woman's work and also the effort of those who are engaged in teaching to do more or less among the families with which their families are connected. But it seems to us here that there is a little danger of mixing different kinds of work in a confused sort of way. For the first time we are informed by Miss Strong's letter of a plan to open a woman's hospital in connection with the School, and that this is the main work for which the lady doctor was asked. We had the impression that her principal work was to be connected with the hospital under the care of Dr. Avison. We have doubts in regard to the scheme of a woman's hospital in connection with the School, and on several grounds, ... We have had no other thought in sending out Dr. Whiting than that of an assistant to Dr. Avison in medical work, an object for which he has plead from the first, and coupled with this the necessary care in cases of sickness of the girls as well as teachers in the Girl's School.

(Omitted)

호러스 N. 알렌(미국 공사관, 서울)이 프랭크 F. 엘린우드
(미국 북장로교회 총무)에게 보낸 편지 (1895년 3월 9일)

미국 공사관
한국 서울

1895년 3월 9일

친애하는 엘린우드 박사님,

(중략)

우리 (선교회) 사람들도 이 일을 했었겠지만, 그들은 너무 분열되어 있어 좋은 일을 보고 있지 못합니다. 만일 한 사람이 뭔가를 주장하면 다른 사람이 그를 반대할 것입니다. 언더우드 씨는 에비슨 씨와 밀러(?) 씨와 함께 하고 있고, 반면 게일 씨는 다른 대부분 사람들의 지지를 받고 있는데, 그들은 상당히 기묘한 일들을 하고 있습니다.

(중략)

지난 12월 에비슨 박사를 궁궐의 주치의로 세우려 했던 저의 주된 관심은 스크랜턴 박사가 자신의 친구인 전 망명자들의 도움으로 궁궐로 들어가서 일하는 것을 막기 위한 것이었습니다. 저는 7년 전 제가 떠날 때 궁궐과 다른 진료에 대해 돈을 주겠다는 제안도 받았지만, 저의 의무는 선교부에 있었던 저의 적에게 넘겨주는 것이었습니다. 저는 그렇게 하였습니다. 그런데 지금의 사람들은 자신들에게 주어진 것들을 지키기에 충분한 의식을 갖고 있지 않습니다.

안녕히 계십시오.
H. N. 알렌

Horace N. Allen (U. S. Legation, Seoul),
Letter to Frank F. Ellinwood (Sec., BFM, PCUSA) (Mar. 9th, 1895)

United States Legation

Seoul, Korea

Mch 9, 1895

Dear Dr. Ellinwood

(Omitted)

Our people might just as well have had this, but they are so divided up and can't be made to see a good thing. Then if one person advocates it, someone else will oppose him. Underwood heads one party with Avison and Miller (?), while Gale has most of the others backing him, and they do some exceedingly queer things.

(Omitted)

My chief interest in getting Dr. Avison established as Court Physician last Dec., was to prevent Dr. Scranton from working into the place through these ex-refugees, who are his friends. I was offered money for that Palace & other practices when I left 7 years ago, but my duty was to turn it over to my enemy, who was in the mission. I did so, and the people of today haven't sense enough to keep what is given them.

Yours sincerely,
H. N. Allen

회의록, 한국 선교부 서울 지부 (미국 북장로교회) 1891~1921
(1895년 3월 18일)

한국 서울
1895년 3월 18일

서울 지부의 정기 월례회의가 에비슨 박사 사택에서 개최되었으며, ...

(중략)

다음의 청구가 낭독되었고 승인되었다.
......

    O. R. 에비슨 박사   263.00 달러

(중략)

Minutes, Seoul Station, Korea, 1891~1921 (PCUSA) (Mar. 18th, 1895)

Seoul, Korea.
March 18th, 1895

The regular monthly meeting of the Seoul station was held at the house of Dr. Avison and ......

(Omitted)

The following orders were read and approved: -
......

    Dr. O. R. Avison $263.00

(Omitted)

18950400

단신 및 논평. *The Korean Repository* 2(4) (1895년 4월호), 156쪽.

우리는 그녀가 항상 그러는 것처럼 M. F. 스크랜턴 부인이 젊은이들에 대하여 "O. R. 에비슨 박사는 자신들 선교부의 선교사들이 안전하다고 전보를 보냈고," "이 나라의 유럽 여행객인 H. G. 아펜젤러 씨가 예의로운 한국인들에 대하여 이야기하고 있다"는 흥미로운 편지를 쓴 것을 읽었기 때문에 활자나 전보 혹은 더 적절하게 존슨 박사가 불렀던 '순수한 무지'가 고국 신문을 엉망으로 만들었다.

Note and Comments. *The Korean Repository* 2(4) (Apr., 1895), p. 156.

Types and telegrams or perhaps more properly, what Dr. Johnson called "pure ignorance," work havoc in the home-papers, for we read that the Rev. M. F. Scranton writes an interesting letter (she always does that) of the young folks: that "Dr. O. R. Avison cables that their missionaries are safe:" and that "H. G. Appenzeller, a European traveller in that country talks of well-bred Koreans."

1895~1896년도 한국 선교부 예산 (1895년 4월)

한국 선교부 예산
1895~1896년도

서울
제I급. 선교지의 선교사

봉급: 금화

　……

O. R. 에비슨 박사, 1,350.00

　……

아동 수당:

　……

에비슨 박사, 4명, 400.00

　……

제VI급. 병원 및 진료소

조수:

빈튼 박사,   80.00
에비슨 박사, 100.00

의약품:

빈튼 박사, 두 진료소, 600.00
에비슨 박사, 850.00

사무실 경비 및 여행:

빈튼 박사,   100.00
에비슨 박사, 50.00

(중략)

Appropriation for Korea. 1895~1896 (Apr., 1895)

Appropriation for Korea
1895~1896

Seoul.

Class Ⅰ. Missionaries on Field.

Salaries: Gold

　......

Dr. O. R. Avison,   1,350.00

　......

Children:

　......

Dr. Avison, four,   400.00

　......

Class Ⅵ. Hospitals and Dispensaries.

Assistants:

Dr. Vinton,   80.00

Dr. Avison,   100.00

Medicines:

Dr. Vinton, Two Dispensaries,   600.00

Dr. Avison,   850.00

Office Expenses and Travel:

Dr. Vinton   100.00

Dr. Avison,   50.00

(Omitted)

회의록, 한국 선교부 서울 지부 (미국 북장로교회) 1891~1921
(1895년 4월 15일)

(중략)

동의에 의해 에비슨 박사와 기포드 부인이 위원회에 임명되었고, 리 부인은 그들과 함께 여성 사역 및 여학교에 대해 충분히 답장을 하도록 요청받았다.

(중략)

다음의 청구가 낭독되었고 승인되었으며, 금화 달러로 나타내었다.

......

    O. R. 에비슨 박사   616.39 달러

......

Minutes, Seoul Station, Korea, 1891~1921 (PCUSA) (Apr. 15th, 1895)

(Omitted)

On motion Dr. Avison and Mrs. Gifford were appointed a committee and Mrs. Lee requested to serve with them to answer so much of this letter as refers to Woman's Work and the Girls' School.

(Omitted)

The following orders were read and approved, with the addition of gold balances: -

......

    Dr. O. R. Avison $616.39

......

프랭크 F. 엘린우드(미국 북장로교회 총무)가
한국 선교부로 보낸 편지 (1895년 4월 17일)

1895년 4월 17일

한국 선교부 귀중

친애하는 형제들께,

나는 1895~1896년도 한국 선교부 예산을 보냅니다. 총예산은 금화 23,566.66 달러, 12,573.00엔입니다. 몇 해 전보다 올해 상당히 심하게 삭감되었습니다.

(중략)

에비슨 박사 사택 및 평양 자산을 위한 액수는 연기되었지만 이 예산 총액에는 포함되어 있지 않습니다.

(중략)

Frank F. Ellinwood (Sec., BFM, PCUSA), Letter to the Korea Mission (Apr. 17th, 1895)

April 17th, 1895

To the Korea Mission

Dear Brethren: -

I send you herewith the appropriations for the Korea Mission for the year 1895~1896. The total appropriations are in gold $23,566.66; in Yen 12,573.00. The retrenchments of this year are perhaps severer than those of any previous year for sometime past.

(Omitted)

The amounts for Dr. Avison's house and property in Pyeng Yang stand over but are not included in the totals of these appropriations.

(Omitted)

회의록, 한국 선교부 서울 지부 (미국 북장로교회) 1891~1921
(1895년 4월 25일)

한국 서울

1895년 4월 25일

서울 지부는 에비슨 박사 사택에서 소집된 회의를 개최하였으며, 의장의 성경 봉독과 기도로 개회하였다.

(중략)

Minutes, Seoul Station, Korea, 1891~1921 (PCUSA) (Apr. 25th, 1895)

Seoul, Korea.

April 25th, 1895

The Seoul station held a called meeting at the house of Dr. Avison, and it was opened with Scripture reading and prayer by the chairman.

(Omitted)

회의록, 한국 선교부 서울 지부 (미국 북장로교회) 1891~1921
(1895년 4월 29일)

한국 서울
1895년 4월 29일

서울 지부의 특별회의가 에비슨 박사 사택에서 개최되었으며, 찬송가와 의장의 기도로 개회하였다.

(중략)

에비슨 박사, 아버클 양, 에비슨 부인 및 밀러 씨가 에비슨 박사 주택의 건축 위원회에 선출되었다.

(중략)

Minutes, Seoul Station, Korea, 1891~1921 (PCUSA) (Apr. 29th, 1895)

Seoul, Korea.
April 29th, 1895

A called meeting of the Seoul Station was held at the house of Dr. Avison and opened with a hymn and with prayer by the chairman.

(Omitted)

Dr. Avison, Miss Arbuckle, Mrs. Avison, and Mr. Miller were chosen a committee on the building of Dr. Avison's house.

(Omitted)

한국의 선교. 1895년 5월 총회에 제출된 미국 북장로교회
해외선교본부 제58차 연례 보고서 (1895년 5월), 118, 122, 123쪽

한국의 전도

118쪽

서울: 수도, 서해안 근처에서 한강 옆에 위치해 있으며, 상업 항구인 제물포에서 내륙으로 25 마일 떨어져 있다. 1884년 선교부가 시작됨. 사역자 - 신학박사 H. G. 언더우드 목사 부부; D. L. 기포드 목사 부부; S. F. 무어 목사 부부; F. S. 밀러 목사 부부; C. C. 빈튼 박사 부부; O. R. 에비슨 박사 부부; S. A. 도티, V. C. 아버클, 엘렌 스트롱, 안나 P. 제이콥슨 및 의학 박사 조지아나 화이팅 양. 강도사 2명; 교사 1명; 전도부인 2명.

122쪽

아버클 양은 연중 자신의 사역 일부로 학교 업무와 주일학교 교육을 담당하였으나 일본에서 돌아온 후 에비슨 박사의 지휘 하에 병원에서 조수의 임무를 배정받았다.

123쪽

의료 사업. - 지난 연도 한국 선교부의 의료 사업은 파란만장하였다. 지난 연도 초에 제중원의 책임을 맡았던 에비슨 박사는 병원 관리에 영향력을 가진 현지인 관리들이 제중원을 후원하기 위한 예산을 절취하고, 책임을 맡고 있는 의사를 학대하는 등의 부패로 훼방을 받고, 결국 이러한 사악함에 대한 어떤 조치를 마련하지 않는 한 어떠한 일도 거절하며 병원과의 모든 관계를 사직하였다. 다행히 일본인들이 도시를 지배한 이후 가능한 한 병원 업무를 증진 시키고 싶어 했던 왕과, 미국 공사관, 특히 왕과 고위 관리들과 친분이 깊었던 H. N. 알렌 박사의 개인적인 영향으로 에비슨 박사가 기관의 책임을 계속 맡도록 승인하는 약정 및 보장을 얻게 되었다. 이 협약에 의해 병원에서 살면서 예산을 갉아 먹던 모든 한국인 관리들이 제거되었으며, 의료 선교사에게 절대적인 지휘권이 주어졌다. 회계연도가 끝날 무렵 여의사인 의학 박사 화이팅 양과 정규 간호사 제이콥슨 양이 병원

업무를 돕기 위해 파송되어 병원은 지난 5년 동안 그 어느 때보다도 순조롭게 운
영되고 있다. ……

Mission in Korea.

Fifty-eighth Annual Report of the BFM of the PCUSA. Presented to the General Assembly, May, 1895 (May, 1895), pp. 118, 122, 123

Missions in Korea.

p. 118

Seoul: the capital, near the western coast, on the Han River and twenty-five miles overland from the commercial port, Chemulpo; Mission begun in 1884; laborers - Rev. H. G. Underwood, D. D., and Mrs. Underwood, Rev. D. L. Gifford and Mrs. Gifford, Rev. S. F. Moore and Mrs. Moore, Rev. F. S. Miller and Mrs. Miller, C. C. Vinton. M. D., and Mrs. Vinton. O. R. Avison, M. D., and Mrs. Avison, Misses S. A. Doty, V. C. Arbuckle, Ellen Strong, Anna P. Jacobson, and Miss Georgiana Whiting, M. D.; licentiates, 2; teacher, 1; Bible-women, 2.

p. 122

Miss Arbuckle gave a part of her labor during the year to work in the school and the teaching of a Sabbath-school, but was after her return from Japan assigned to the work of an assistant in the hospital under the care of Dr. Avison.

p. 123

Medical Work. - In the medical work of the Korea Mission the year has been an eventful one. In the earlier months Dr. Avison, who had been placed in charge of the Government Hospital, was so thwarted and crippled by the corruption of the native officials who had gained a controlling influence in the hospital, where they purloined the funds appropriated by the Government for its support and tyrannized over the physician in charge, that he finally resigned all connection with the institution, refusing to have anything to do with it unless some remedy could be found for these evils. Soon after, fortunately, the Japanese gained control in the city, and the King, who had been from the first desirous of promoting as far as possible the work in the hospital, was enabled to carry out such measures of reform as gave new encouragement, and through the efforts of the United States Legation, particularly with the personal influence of Dr. H. N. Allen, who was well acquainted with the King and high officials, such terms and guarantees were obtained that Dr. Avison consented to resume charge of the institution. By the terms of this agreement all the Korean officials residing in the hospital and preying upon its funds were removed, and absolute direction was given to the missionary physician. Near the close of the year a lady doctor, Miss Whiting, M. D., and a trained nurse, Miss Jacobson, were sent out to assist in the hospital work, which is now under more favorable auspices than it has been at any time during the last five years. ……

회의록, 한국 선교부 서울 지부 (미국 북장로교회) 1891~1921
(1895년 5월 13일)

한국 서울
1895년 5월 13일

서울 지부의 소집된 회의가 에비슨 박사 사택에서 열렸다.
(중략)
동의에 의해 에비슨 박사의 기도 후에 폐회하였다.
(중략)

Minutes, Seoul Station, Korea, 1891~1921 (PCUSA) (May 13th, 1895)

Seoul, Korea.
May 13th, 1895

A called meeting of the Seoul Station met at the house of Dr. Avison.
(Omitted)
On motion the meeting adjourned after prayer by Dr. Avison.
(Omitted)

회의록, 한국 선교부 서울 지부 (미국 북장로교회) 1891~1921
(1895년 5월 20일)

(중략)

선교본부의 3월 4일자 편지에 대해 답장을 하기 위한 위원회는 에비슨 박사를 통해 진전을 보고하였다.[22]

다음의 청구가 낭독되었고 승인되었다.

……

O. R. 에비슨 박사　　558.00 달러

(중략)

Minutes, Seoul Station, Korea, 1891~1921 (PCUSA) (May 20th, 1895)

(Omitted)

The committee to answer the Board's letter of March 4th through Dr. Avison reported progress.

The following orders were read and approved: -

……

Dr. O. R. Avison　　558.00

(Omitted)

---

22) Frank F. Ellinwood (Sec., BFM, PCUSA), Letter to the Korea Mission (Mar. 4th, 1895); 이 위원회는 다음의 편지를 보냈다. Daniel L. Gifford, Horace G. Underwood, Frederick S. Miller, Samuel F. Moore, Graham Lee, Susan A. Doty, Ellen Strong, Victoria C. Arbuckle, Cadwallader C. Vinton, Oliver R. Avison (Seoul), Letter to Frank F. Ellinwood (Sec., BFM, PCUSA) (June 13th, 1895)

프랭크 F. 엘린우드(미국 북장로교회 총무)가
올리버 R. 에비슨(서울)에게 보낸 편지 (1895년 5월 22일)

1895년 5월 22일

친애하는 에비슨 박사님

　　나는 귀하의 완전하고 만족스러운 편지에 대한 답장을 쓰는데 한동안 지체하였습니다. 이제 이 계절의 압박이 다소 완화되어 나는 귀하의 편지와 그것에 담긴 선교부 정책의 문제에 대한 의견에 대해 상당히 기뻐하고 있다고 이야기하고 싶습니다. 우선, 나는 여성 병원에 대한 귀하의 의견에 상당히 동감합니다. 처음부터 끝까지 우리는 여학교와 관련하여 너무도 많은 일을 추진하여 그것을 일종의 선교 지부로 만드는 것에 대해 반대해 왔다고 느끼고 있으며, 더욱 학교 자체가 영향력이 너무도 적은 좋지 않은 위치에 있는 것 같습니다. 우리는 한 개의 병원을 갖되, 너무도 많은 비싼 기지를 갖지 맙시다. 아마도 학교를 위해 계획한 건물들을 어떻게 마무리할 것인지는 잘 될 것이지만, 나는 선교본부가 부속 거주지를 만들고 그곳 주위에 분리된 병원을 지으려할지 의문을 갖고 있습니다.

　　내가 대단히 현명했다고 생각하고 있는 다른 일은 학교를 교사들의 보살핌과 걱정이 너무도 과도하게 부담이 큰, 그런 작은 아이들을 위한 시설로 만들지 말고 일정 연령에 도달한 소녀들을 위한 학교를 만들라는 귀하의 조언이었습니다. 우리는 요람에서 기독교 교사, 전도자의 부인 등을 훈련시킬 수 없습니다. 우리는 더 높은 단계에서 시작해야 하는데, 다소 체력과 지력을 갖고 있고 돌봄을 덜 필요로 하는 사람들을 받아야 합니다. 우리는 세 명의 젊은 숙녀를 아프건 건강하건 작은 아이들의 간호사가 아닌 교사로 파송하였으며, 귀하의 편지에서 드러난 여태껏 받은 아이들의 특성을 보면 젊은 숙녀들이 일에 지쳐있고 돌보느라 허약해져 있다는 것이 놀랍지 않습니다. 만일 내가 좀 다르게 한다면 나는 귀하보다 좀 더 높은 나이로 하한선을 정하고 싶습니다. 교사들은 다소의 지적 성과를 보는 것에 흥미를 유지하는 것이 가능해야만 하는데, 만일 그들이 더 많은 아이들을 다룬다면 그것은 불가능합니다.

　　우리에게 만족을 주는 다른 것은 마치 우리가 전적으로 맡아왔던 것처럼 병원과 관련된 완전한 기독교 사역이 진행될 가능성을 우리가 확보했다는 것을 보여준 것입니다. 병원 혹은 그것과 관련하여 이루어진 교육 뿐 아니라 등록하고 먼 마을이라도 환자의 가정을 추적하는 귀하가 체계화한 방식은 감탄할 만합니다. 나는 이런 종류의 일이 있겠지만, 이것이 체계적으로 수행된 다른 병원을 알고 있지 않습니다. 나는 최근 광둥[廣東]의 병원에서 지방의 가정으로 돌아간 환자를 추적하려는 체계적 노력이 있었다고 생각합니다. 귀하와 언더우드 부인이 왕실에서 얻은 훌륭한 영향력은 가치가 있습니다.

나는 (한국) 정부가 감리교회 학교에 대해 한 것에 대해 기쁩니다. 나는 가톨릭 혹은 러시아의 영향이 우리에게 지나친 용인으로 보이는 편의를 뺏어가고 어려움을 일으킬 위험은 항상 있지만 우리는 그런 일에 두려움을 가져야 한다고 생각하지 않습니다. 여전히 문을 열고 들어가 하나님께 의지하는 것이 최상입니다.

우리는 밀러 씨가 자신의 실업학교 일을 시작한 것에 대단히 기쁩니다. 나는 최근 선교부로 보낸 편지에서 과도하게 세속화하지 않고 선교 사역의 진정한 목적이 방해되지 않도록 그 문제를 상당히 조심스럽게 주의해야할 필요가 있다고 언급한 바 있지만, 그가 한다면 그것은 안전할 것이고 나쁜 결과를 초래하지 않을 것이라고 생각합니다.

한마디로 말해 나는 귀하의 성공과 하나님께서 귀하의 사역에 은총을 내리시는 방식에 크게 기뻐하고 있습니다. 만일 선교부 회의에서 여학교에 분리된 병원이 있어야 할지에 대한 질문이 나온다면 귀하께서 이 문제에 대해 내가 이야기한 것을 귀하가 자유롭게 이용하세요. 우리 선교본부는 여성 병원에 대해 어떤 방향으로든 어느 것도 할 수 있는 것이 거의 없기 때문에 현재로서는 그 문제는 충분합니다.

부인에게 안부를 전합니다.

안녕히 게세요.
F. F. 엘린우드

Frank F. Ellinwood (Sec., BFM, PCUSA),
Letter to Oliver R. Avison (Seoul) (May 22nd, 1895)

May 22nd, 1895

My dear Dr. Avison: -

I have delayed for sometime answering your full and most satisfactory letter. Now that the pressure of the season is a little over I want to tell you how highly I am pleased with the letter and the opinions stated in regard to matters of mission policy. First of all, I agree most fully with your views in regard to the woman's hospital. From first to last we have felt opposed to building up so many things around that Girls' School, making it virtually a sort of station, and this seems all the more desirable in view of the fact that the school itself seems to be in so unfortunate a position, so small in its influence. Let us have one hospital and not have too many expensive plants. Probably it will be well how to finish the buildings contemplated for the school, but I doubt whether the Board will be willing to build up a colony and a separate hospital around that centre.

Another thing which I think was very wise was the advice you gave not to make the school an asylum for small children, taxing so heavily the cares and anxieties of the teachers, but to make it a school for girls who had attained some age. We cannot train up Christian teachers, wives of preachers, etc, from the cradle. We must begin at a point farther on; take those who have developed some physical stamina and mental promise, and who will need less care. We did not send out the three young ladies as nurses for small children sick or well, but as teachers, and from what your letter discloses of the character of the children hitherto taken I do not wonder that the young ladies have wearied of the work and that they have been broken down by the care. If I made any difference I would set the age at a still higher figure than you have. It must be possible for the teachers if they are to keep up their interest to see some intellectual results, and that is impossible if they are to deal with more babes.

Another thing which gives us great satisfaction is the demonstration which we have secured of the possibility of doing just as thorough a Christian work in connection with the Hospital as if it were wholly under our care. The way in which you have systematized matters, so as to not only have instruction given in the Hospital or in connection with it, but at the homes of the patients who are ticketed and followed up even in distant towns seems admirable. I do not know of another hospital in which this is done so systematically, though there may be something of the kind. I think in latter years there has been a systematic effort in connection with the Hospital in Canton to follow up patients when they have gone to their homes in the country. The good influence that you as well as Mrs. Underwood have gained at court is valuable.

I am glad of what has been done for the Methodist School by the Government. I do not think that we ought to be afraid of such things though there is always a danger that Roman Catholic or Russian influence may take advantage of what seem to be undue concessions to us and stir up difficulty. Still, it is best to enter open doors and trust to Providence.

We would be very glad indeed to start Mr. Miller, at least I would, in his industrial school work. I think in his hands it will be safe and would not lead to bad results, though as I have stated in a recent mission letter the matter needs to be pretty carefully guarded lest an undue secularization may creep in and the real object of mission work be thwarted.

In a word I rejoice greatly in your success and the way in which God is blessing you in your work. If the question comes up in Mission Meeting as to whether there shall be a separate hospital at the Girls School, you are at liberty to use anything that I have said on the subject. But the matter is safe enough for the present in view of the fact that our Board can do very little of anything in any direction for a Woman's Hospital.

With kind regards to Mrs. Avison, I remain,

Yours very sincerely,
F. F. Ellinwood

회의록, 한국 선교부 서울 지부 (미국 북장로교회) 1891~1921
(1895년 5월 27일)

(중략)

지난 연례회의에서 제중원에서 사용하기 위해 선교부가 요청한 예산은 금화 1,000 달러(은화 1,538.46 달러) 대신 은화 1,000 달러를 요청함으로써 예산 위원회에서 은화 538.46 달러의 오류가 생겼으며, 따라서 우리는 서울 지부의 총예산은 8,556.33 달러 대신 9,094.79 달러로 고려해 주기를 바라며, …… 한다는 취지의 동의가 통과되었다.

(중략)

이제 지부는 특별한 투표가 없으면 승인된 총액 이상 사용할 수 없는 어떤 항목에 대해 다음과 같은 수정안을 채택하였다.

……

제VI급

……

의약품 (에비슨 박사)　　　　　1,000 - 선교본부가 추가로 538.46 달러를 승인한다는 조건으로.

(중략)

(Omitted)

A motion was passed to the effect that whereas a mistake of $538.46 was made by the committee on appropriations at the last Annual Meeting in asking only $1,000 silver for the use of the Government hospital instead of $1,000 gold (=$1,538.46) asked by the Mission; that we therefore wish to consider the total appropriations for Seoul Station $9,094.79 instead of $8,556.33; ......

(Omitted)

The station here adopted the following restatements of certain grants beyond which amounts may not be drawn without a special vote: -

......

Class VI

......

Medicines (Dr. Avison)   1,000 - provided the Board grant the additional
$538.46

(Omitted)

대니얼 L. 기포드, 호러스 G. 언더우드, 프레더릭 S. 밀러, 새뮤얼 F. 무어, 그레이엄 리, 수전 A. 도티, 엘렌 스트롱, 빅토리아 C. 아버클, 캐드월러더 C. 빈튼, 올리버 R. 에비슨(서울)이 프랭크 F. 엘린우드 (미국 북장로교회 총무)에게 보낸 편지 (1895년 6월 13일)

한국 서울

1895년 6월 13일

(7월 31일 접수)

신학박사 F. F. 엘린우드 목사

안녕하십니까,

1895년 3월 4일자 선교본부의 편지가 제때에 서울 지부에 도착하였으며, 충분한 논의 끝에 여학교와 관련한 선교부의 계획과 왜 추가로 교사를 요청하는지에 대한 이유를 충분히 설명해 달라는 지시와 함께 제기된 질문에 답하기 위한 위원회가 임명되었습니다.

이전에는 도티 양이 학교의 책임을 맡았는데, 1892년 후반부와 1893년 11월까지 스트롱 및 아버클 양의 도움을 받았습니다.

그동안 여성 사역은 지금처럼 기포드 부인의 감독 하에 있었지만 일이 많았고 학교의 세 숙녀는 그 일(여성 사역)에 대한 책임을 느껴 자신들의 시간을 사역과 학교 일 사이에서 얼마간 할애하였습니다.

1893년 여름 도티 양의 건강이 손상되었고, 그녀는 잠시 학교 일을 쉬는 것이 필요하다고 느꼈으며, 그래서 1893년 10월에 개최된 선교부 회의에서 스트롱 양은 교장이 되었고, 도티 및 아버클 양이 교육을 보조하며 시간의 일부를 여성 사역에 할애하도록 임명되었습니다.

이은 겨울에 병원에서 여성 도우미의 필요가 절실해져 아버클 양이 매일 한두 시간 학교에서 계속 강의하는 것을 제외하고 병원에서 일을 하도록 전임되었습니다. 그래서 학교 업무는 주로 스트롱 및 도티 양에 의해 수행되었습니다. 6월에 아버클 양의 일본행이 허락되었고, 전쟁 때문에 돌아올 수 없게 되어 모든 업무를 다른 두 숙녀가 맡게 되었습니다.

유감스럽게도 스트롱 양의 건강이 악화되어 1894년 11월 그녀는 사역을 중단해야 했고, 도티 양이 그녀의 일을 돕도록 요청 받았습니다. 그동안 병원 업무가 재개되었고, 아버클 양의 시간은 그곳의 일로 채워졌습니다. 도티 양은 혼자 학교에 남아 있었으며, 이런 상태에서 이 문제가 지난 12월 연례회의에서 토의되었습니다.

토의되었던 내용은 다음과 같습니다.

(1) 학교의 정책

(2) 필요한 교사의 수와 그들 업무의 범위

(3) 현재 선교지에서 숙녀가 필요하다고 추정되는 곳

학교의 정책과 관련하여, 목적은 아이들을 그리스도로 이끌고, 그들에게 성경에 관한 지식을 훈련시키며, 다른 여성들이 해야만 하는 가정주부로서의 역할에 적합하게 할 가사의 지식을 전해주는 것을 잊지 않으며 그들의 지도자가 될 수 있도록 정신을 교육하는 것이어야 한다고 느꼈습니다. 모두들 이러한 점들이 학교 상황이 허용하는 대로 잘 수행되고 있다고 느끼지만, 너무 어린 소녀들을 입학시켜 왔던 정책은 학교의 성공을 방해하였다는 비판이 있었으며 학교의 책임을 맡은 사람들이 이야기하기 어려운 시련에 상당한 책임이 있었습니다. 매우 어린 아이들은 더 많은 도움을 필요로 하며 좀 더 나이가 많은 아이들보다 훨씬 자주 아프기 때문에 교장의 책임감은 훨씬 크며, 따라서 정신적 긴장은 훨씬 큽니다.

또한 만일 매우 어린 아이들을 제외하고 좀 더 나이가 많은 소녀들을 입학시킨다면, 그들을 가르쳐 자신들의 세탁물을 씻고, 옷을 만들며 요리를 돕는 등등의 일을 할 정도가 되게 함으로써 가사에 대한 훈련을 보장하며, 동시에 경비가 지불되어 수행되는 사업의 양을 줄이고, 그 부분만큼 학교의 경비를 절감할 수 있습니다.

이러한 견해가 우세하였으며, 하한 연령이 만 8세로 고정되었습니다.

교사에 관해서는, 학교의 관심은 책임을 맡은 숙녀가 최소한 그것에 대해 전념하고, 여성 사역의 책임을 다른 사람에게 넘겼을 때 최상일 것이라고 느꼈으며, 인원 구성은 다음과 같아야 한다고 결정되었습니다.

a. 모든 정력을 학교에 헌신할 수 있는 숙녀 책임자

b. 모든 시간을 교육에 헌신할 수 있는 한 명의 조수 혹은 반은 교육에, 반은 여성 사역에 헌신할 수 있는 두 명의 조수인데, 이 두 선택 중에서 전자를 선호함

현재 선교지에 있는 숙녀들이 일 할 곳에 관해서,

아버클 양은 병원에서 계속 일을 하고 있었습니다.

스트롱 양은 교장으로 재임명되었으나, 그녀 자신과 나머지 우리들은 그녀의 건강 상태가 일시적 임명을 제외하고 어떠한 것도 담보하지 못할 것이며, 가능한 한 조속히 학교 일에서 완전히 떠나 여성 사역으로 옮겨야 한다고 느꼈습니다.

이렇게 되면 단지 도티 양만이 학교를 맡게 되고, 그래서 추가로 최소한 한 명 이상의 여성을 요청해야 할 필요가 분명해졌으며, 도티 양이 이미 여성 사역에 깊은 관심이 있고 준비가 되어 있기에 학교의 책임을 맡고 모든 시간을 그것에 전념하게 할 셈으로 선교본부가 새로운 여성을 선택해 줄 것을 요청하기로 결정하였습니다. 따라서 이미 지난 12월에 우리는 박사님의 3월 편지에서 제안하신 방향에 따라 일을 하기 위해 애를 쓰고 있었으며, 다른 독신 여성의 요청은 박사님께서 생각하셨을 것 같은 여성 사역을 위한 것이 아니라 여성 사역과 학교 업무를 분명하게 구분하기 위한 것이었습니다.

명목상 스트롱 양은 책임을 맡고 있지만, 그녀는 한동안 휴식을 취해야 하는 것이 분명하며 그동안 도티 양이 업무를 수행할 것을 요청 받았습니다. 그녀는 지난 6개월 동안 한국인 전도부인의 도움으로 혼자 일을 하였습니다.

얼마 전 교육 위원회는 우리가 그 직책에 그녀가 적격이라고 믿고 있는, 영구적인 책임자의 직책을 만들라고 요청하였습니다. 그녀는 그것이 자신의 업무라고 간주하고, 학교와 연관되어 그녀에게 자연스럽게 떨어질 일을 제외하고 여성 사역을 그만두겠다고 승낙하였습니다. 이 결정은 어려운 문제들을 해결하고 있으며, 학교 사역을 박사님 편지에 지적된 위치에 있게 하고 있습니다.

이럼에도 모든 학교 업무가 한 사람의 어깨에 남게 되며, 우리는 다른 여성을 요청해야 할 필요가 있게 되는데, 이러한 변경으로 교사의 직책을 갖게 할 셈으로 선택해야 하며 그녀는 학교에 전념할 의도로 와야 할 것입니다.

박사님께서 말씀하시는 대로 우리는 서울에 상당히 많은 독신 여성 사역자를 갖고 있지만, 그들 모두는 특별한 역할을 하고 있고 이미 그들의 손은 일거리로 꽉 차 있습니다.

화이팅 양은 제중원 부녀과를 맡았으며, 그녀가 언어를 습득할 때까지 할 수 있는 한 최대한 진료를 할 것입니다. 그녀는 매일 15~35명의 환자를 보고 있고 많은 입원환자가 있으며, 매일 오후에는 그녀를 필요로 하는 가정을 방문하고 있습니다.

아버클 양은 진료소에서 통역으로, 그리고 약을 조제하며 그녀의 업무를 돕고 있으며, 왕진에도 동반하고 있습니다. 그녀는 또한 입원환자의 간호를 보조하고 있으며, 병원과 외부 모두에서 여성 사역(전도)에 참여하고 있습니다.

제이콥슨 양은 화이팅 박사와 같이 하루에 몇 시간동안 언어 학습을 해야 하며, 병원에서 간호를 책임 맡고 있고, 이것은 현재와 같이 환자가 증가하여 그녀의 시간을 모두 할애하고 있는데, 이외에도 그녀는 환자의 가정을 방문하는데 매일 한두 시간을 할애하고 있습니다.

여학교 근처에 분리된 여성 병원을 갖는 계획은 포기하였으며, 의료 사업은 주로 종합병원에서 수행할 것입니다. 하지만 그곳에 여성을 위한 진료소를 갖는다는 계획이지만 그곳 사업의 발전에 따라 좌우될 것입니다.

부산이 서울보다 더 독신 여성이 필요하다는 박사님의 지적에 대한 답변으로 우리는 어느 의미로든 부산에서의 필요가 크지 않다는 것이 아니라 두 선교지를 대강 훑어보면 이곳이 더 필요하다는 것을 보여줄 것이라고 여겨집니다.

서울과 비교할 때 부산의 사역지는 좁으며, 게다가 우리 선교부와 직접 연관되지는 않았지만 세 명의 독신 여성이 있습니다. 반면 서울에는 우리 사업과 연관된 5명의 독신 여성이 있을 뿐인데, 그중 세 명은 병원에서 일을 하고 있고 두 명이 직접 전도 사역과 학교를 운영하고 있습니다. 사실 우리 사역에서 우리와 연관된 다른 두 명이 있는데, 남장로교회 선교부의 테이트 및 데이비스 양이지만, 이번 가을에 서울을 떠나 남쪽 지방으로 내려 갈 것으로 예상되어 우리는 더 이상 그들을 포함시킬 수 없습니다.

D. L. 기포드
H. G. 언더우드
F. S. 밀러, A. R. M.을 통해
S. F. 무어
그레이엄 리
수전 A. 도티
엘렌 스트롱
V. C. 아버클
C. C. 빈튼
O. R. 에비슨

Daniel L. Gifford, Horace G. Underwood, Frederick S. Miller,
Samuel F. Moore, Graham Lee, Susan A. Doty, Ellen Strong,
Victoria C. Arbuckle, Cadwallader C. Vinton, Oliver R. Avison (Seoul),
Letter to Frank F. Ellinwood (Sec., BFM, PCUSA) (June 13th, 1895)

Seoul, Korea

June 13/ 95

(July 31)

Rev. F. F. Ellinwood, D. D.

Dear Sir -

The Board's letter of Mar. 4th, 95 came before the Seoul Station in due time and received full consideration, and a committee was appointed to reply to the questions raised with instructions to give a full statement of the plans of the mission with reference to the Girls' School and the reasons for asking for an additional teacher.

Formerly the School was in charge of Miss Doty who during the latter part of 1892 and until Nov. 1893 was assisted by Misses Strong and Arbuckle.

During this time the Woman's work was as it is now under the superintendency of Mrs. Gifford, but the work was great and the three ladies at the school felt some of the responsibility of it upon them so that their time was more or less directed between that work and the school.

In the summer of 1893 Miss Doty's health became impaired and she felt it would be necessary for her to be relieved for a time from the care of the school, and so at the Mission Meeting held October 1893 Miss Strong was made principal and Misses Doty and Arbuckle were appointed to assist in teaching and to devote a portion of their time to work among women.

During the following winter the need for a lady helper at the hospital became so evident that Miss Arbuckle was transferred to it, excepting that she still gave one or two hours per day to teaching in the school. The school work then was mainly carried on by Misses Strong & Doty. In June Miss Arbuckle was given permission to go to Japan, and being unable to return on account of the war, all the work fell upon the two other ladies.

Unfortunately Miss Strong's health became poor and in Nov. 1894 she was compelled to give up work and Miss Doty was asked to relieve her. In the meantime work had been resumed at the hospital and Miss Arbuckle's time being fully occupied there. Miss Doty was left alone at the school, and in this condition the matter came up for discussion at the annual meeting last December.

The discussion covered the entire ground of

(1) The School Policy

(2) The number of teachers necessary and what should be the scope of their work.

(3) The probable place to be filled by the ladies now on the field.

As to the School Policy, it was felt that the aim should be to lead the children to Christ, to train then in Biblical Knowledge, and to educate their minds so as to enable them to become leaders among their fellow-women, not forgetting to give them such a knowledge of housework as would fit them for the positions of house keepers which they must in time occupy. It was felt by all that these points were being as well worked toward as the circumstances of the school would permit, but the polity of admitting such very young girls as had been taken in was criticized as interfering with the success of the school and was being responsiblc in largc mcasurc for the strain which was telling so hardly on those in charge. Very young children require much more help and as much oftener sick than those somewhat older, so that the responsibility of the principal is much greater, and the nervous strain therefore more intense.

It was also felt that if somewhat older girls were admitted to the exclusion of the very young, they could be taught and would be strong enough to do their own laundry work, make their own clothing, and help with the cooking, &c., thus ensuring their training in house keeping, and at the same time reducing the amount of work to be done by paid help and decreasing in that proportion the expense of the school.

This view prevailed and the lowest age limit was fixed at 8 yr. foreign count.

As to the teachers, it was felt that the interests of the school would be best served by the lady in charge at least giving her whole attention to it, leaving the responsibility of woman's work to others, and it was decided that the staff ought to consist of

a. A lady superintendent who would devote all her energies to the school

b. Either one assistant to devote all her time to teaching or two assistants to devote half their time to teaching and half to woman's work,

the former of these two alternatives being considered preferable.

As to the places to be filled by the ladies now on the field: -

Miss Arbuckle was continued at the hospital.

Miss Strong was reappointed principal, but she herself felt and did the rest of us that the state of her health would not warrant anything but a temporary appointment and that as soon as possible she should be relieved entirely from school work and transferred to Woman's work.

This left only Miss Doty to be depended upon for the school and so it was evidently necessary that at least one more lady should be asked for, and as Miss Doty was already deeply interested in and equipped for Woman's work it was decided to ask that the new lady be selected by the Board with a view to her taking charge of the school and devoting all her time to it. Already, therefore, in December last, we were endeavoring to move along the lines suggested in your letter of the following March, and our request for another single lady was not for work among women as you seem to have thought, but to get the clearer division between the two departing Woman's Work and School.

Although Miss Strong was nominally placed in charge, it was evident that she must rest for a length of time and Miss Doty was asked to carry on the work in the meantime, which she has done during the last six months alone, with the help of the Korean Bible Woman.

Being asked a short time ago by the Education Com. to take the position of superintendent permanently, a position for which we believe her to be well fitted. She has consented to do so, regarding that as her work and giving up Woman's work except as it naturally falls within her province in connection with the school. This decision settles a difficult problem and promises to place the school work on the place indicated in your letter.

This still leaves the school work all on one person's shoulders and renders it necessary for us to press our request for another lady, with this change, that she should be selected with a view to her occupying the position of teacher and she should come with the intention to devote herself to the school.

As you say, we have quite a staff of single women in Seoul, but they have all been sent to fill special places and their hands are already more than full.

Dr. Whiting has taken up the Woman's department of the hospital and has as large a clinic as she can manage until she gets hold of the language. She is having from 15 to 35 outpatients a day, has a number of inpatients, and spend a portion of every afternoon in visiting at the homes of those who need her.

Miss Arbuckle assists her in the Dispensary work, interpreting for her and dispensing the medicines and also accompanies her in her visits. She is also to assist in nursing the inpatients and is engaged in woman's work (evangelistic) both in the hospital and outside.

Miss Jacobson, like Dr. Whiting, must spend some hours per day in language study, and has charge of the nursing at the hospital and this promises at the present rate of increase of patients to fill all her time outside of an hour or two a day for visiting the patient's homes.

The idea of having a separate Woman's Hospital near the Girl's school has been given up and the medical work will be done mainly at the general hospital. It is in the plan however, to have a dispensary for women over there, but that will be governed by the development of the work there.

In reply to your remark that Fusan needs a single lady more than Seoul we are constrained to reply that while not in any sense saying that the need in Fusan is not great, it is our opinion, that a glance at the two field will show that the need here is greater.

As compared with Seoul, the field in Fusan is small and yet there are three single ladies, who, while not connected with our mission directly, are united with our missionaries in the work, while in Seoul there are only five single ladies connected with our work, three of whom are at the hospital, leaving two to engage in direct evangelistic work and carry on the school. True there are two other who have been connected with us in our work, viz. Misses Tate & Davis of the Southern Pres. Mission, but they expect to leave Seoul this Fall for the South, so that we may no longer count them in.

D. L. Gifford

H. G. Underwood

F. S. Miller per A. R. M.

S. F. Moore

Graham Lee

Susan A. Doty

Ellen Strong

V. C. Arbuckle

C. C. Vinton

O. R. Avison

전 제중원 관사 사용 문제로 미국인 의사 예비신에게 빌려주었던 것을 되돌려 받도록 요청. 내부래거문, 내부대신 금릉위 박영효 발송, 외부대신 김윤식 수신 (1895년 6월 14일, 개국 504년 5월 22일)[23]

Request for Backing of Residence at Jejoongwon Lent to Dr. Oliver R. Avison by Foreign Office. Yung Hyo Park (President of the Internal Office), Letter to Yun Sik Kim (President of the Foreign Office) (June 14th, 1895)

본 (내)부에 속한 전 제중원 관사를 이제 장차 사용할 일이 있으나, 그 관사를 귀 (외)부에서 미국 의사 에비슨에게 빌려주었다고 하기에 이에 의뢰하오니 사정을 살펴본 후에 즉각 그 의사에게 알려서 그 관사를 돌려받기를 희망합니다.

경구
내부대신 금릉위 박영효
외부대신 김윤식 각하
개국 504년 5월 22일

本部에 屬혼 前濟衆院 官舍를 今에 將챳 用할 事가 有호오나 該官舍를 貴部에셔 美國 醫士 芮斐信에게 借給호셨다 호기에 玆에 仰照호오니 照亮호신 後에 刻即 該醫士에게 知照호옵셔 該舍를 推返호시기 希호옵 敬具.

內部大臣 錦陵尉 朴泳孝
外部大臣 金允植 閣下
開國 五百 四年 五月 二十二日

---

23) 1894년 9월 제중원이 미국 북장로교회로 운영권이 넘어갈 때 해당 부서는 외부이었다. 그런데 운영권이 넘어가지 전에 제중원의 소속이 외부에서 내부로 변경된 적이 있었다. 이에 따른 부서 사이의 혼란을 반영하는 문서로 판단된다.

회의록, 한국 선교부 서울 지부 (미국 북장로교회) 1891~1921
(1895년 6월 17일)

(중략)

다음의 청구가 낭독되었고 승인되었다.

……

　　O. R. 에비슨 박사　　466.00 달러

……

Minutes, Seoul Station, Korea, 1891~1921 (PCUSA) (June 17th, 1895)

(Omitted)

The following orders were read and approved: -

……

　　Dr. O. R. Avison　　$ 466.00

……

새뮤얼 F. 무어(서울)가 프랭크 F. 엘린우드
(미국 북장로교회 총무)에게 보낸 편지 (1895년 6월 24일)

한국 서울
1895년 6월 24일 (7월 31일 접수)

친애하는 엘린우드 박사님,

(중략)

이곳의 우리 선교사들은 모두 평소의 건강을 유지하고 있습니다. 우리는 날씨가 더울 때 북한산의 절에 갈 것으로 예상하고 있습니다. 그곳은 10 마일 떨어져 있으며, 매우 높고 서늘합니다. 저는 수요일 저녁 모임과 주일 예배를 위해 내려 갈 것으로 예상하고 있습니다. 언더우드 및 에비슨 박사는 강변에 여름 별장을 지었습니다. 일본에서 콜레라가 발생하였으며, 어쨌건 한국으로 들어 올 것으로 예상됩니다.

(중략)

Samuel F. Moore (Seoul),
Letter to Frank F. Ellinwood (Sec., BFM, PCUSA) (June 24th, 1895)

Seoul, Korea
June 24, 95

Dear Dr. Ellinwood:

(Omitted)

Our missionaries here are all in usual health. We expect to go to a Buddhist temple at Puk Han for the hot weather. It is 10 miles away, very high & cool. I expect to come down to the Wed. Evg. meeting & for Sundays. Drs. Und. &

Avison have built cottages at the river for summer. The cholera has appeared in
Japan & is expected by some to come to Korea.

(Omitted)

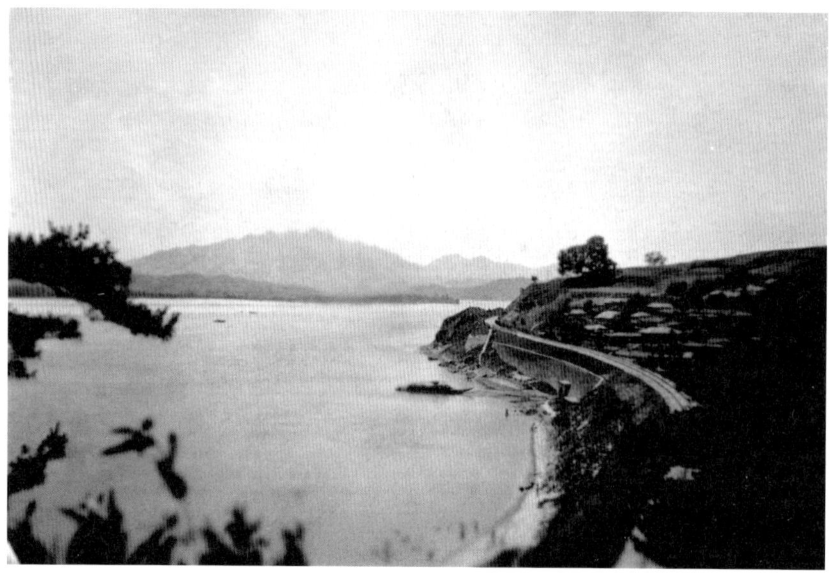

그림 4-45. 한강. 선교사들 별장이 있는 곳에서 서쪽을 바라보고 찍은 사진이며, 뒤에 보이는 높은 산이
관악산이다. 강을 따라 오른쪽에 놓여 있는 철로는 용산역과 청량리역을 잇는 것이다. (1919년 촬영).
Princeton Theological Seminary 소장

한강의 별장에 대해 릴리어스 H. 언더우드는 다음과 같이 설명하고 있다.[24]

"그동안 언더우드 박사는 여름 별장을 위해 한강변의 언덕에서 대단히 멋
진 부지를 미국에서는 터무니없이 싼 가격인 단지 75 달러에 구입할 기회를 가
졌다. 그는 이것을 에비슨 박사와 F. S. 밀러 목사와 공유하였는데, 각각 1/3을
구입하였고, 그곳에 작은 방갈로를 지어 다년간 가족들이 성벽 안의 비위생적인
상태로부터의 피난처로 사용하였다. 그곳은 서울에서 단지 4.5 마일 떨어져 있
었으며, ..."

---

24) Lillias H. Underwood, Underwood of Korea (New York: Fleming H. Revell Company, 1918), pp.
137~138

18950626

수전 A. 도티(서울)가 프랭크 F. 엘린우드
(미국 북장로교회 총무)에게 보낸 편지 (1895년 6월 26일)

한국 서울
1895년 6월 26일 (7월 31일 접수)

친애하는 엘린우드 박사님,

박사님의 2월 28일 및 5월 16일자 편지를 받았습니다.[25]

첫 편지에 대해 저는 답장을 하지 않았는데, (편지를 받은 하루 이틀 후에) 서울 지부는 투표를 통해 선교지부가 답장을 하기로 결정하였기 때문입니다.

그 편지는 당연히 위원회가 써야 하는데, 기포드 부인, 에비슨 박사 및 리 씨가 다음과 같은 이유로 이 위원회의 위원으로 선출되었습니다. 기포드 부인은 이전에 학교의 책임을 맡았고, 돌아가는 사정을 알고 있습니다.

에비슨 박사는 아내 및 가족과 함께 지난해 여러 달 동안 학교에 있는 우리 집을 공유하였고, 매일 모두와 접촉했기 때문에 그것에 대해 알 기회를 가졌습니다.

1894년 11월 10일 이후 리 씨와 그의 가족은 연못골에서 사역자로 합류하였기 때문에 사업을 판단하기에 좋은 위치에 있었습니다.

위원회의 편지는 보내는데 다소 지연되었으며, 이 편지도 마찬가지입니다.

(중략)

---

25) Frank F. Ellinwood (Sec., BFM, PCUSA), Letter to Susan A. Doty (Seoul) (Feb. 28th, 1895); Frank F. Ellinwood (Sec., BFM, PCUSA), Letter to Misses Susan A. Doty, Victoria C. Arbuckle, and Ellen Strong (May 16th, 1895)

Letter to Frank F. Ellinwood (Sec., BFM, PCUSA) (June 26th, 1895)

Seoul, Korea

June 26th, 1895 (July 31)

Dear Dr. Ellinwood: -

Your letters of Feb. 28th, and May 16th are before me.

The former I had not answered because it was (a day or two after its reception) voted by the Seoul Station that an answer be sent from the Station.

Such a letter must of course, be written by a committee, and Mrs. Gifford, Dr. Avison, and Mr. Lee were the three selected to act on this committee for the following reasons. Mrs. Gifford formerly had charge of the school and knows its workings.

Dr. Avison, with wife and family, came and shared our home in the School for several months a year ago this last season, and came in daily contact with all, just as it was, and so had an opportunity of knowing about it.

Since Nov. 10th, 1894 Mr. Lee and his family have, with the school and myself, comprised the workers at "Yun-mot-Kol, so that they, too, have been placed in a favorable position to judge of the work.

Committee letters are sometimes slow in being sent and it was true of this one.

(Omitted)

빅토리아 C. 아버클(서울)이 프랭크 F. 엘린우드
(미국 북장로교회 총무)에게 보낸 편지 (1895년 7월 3일)

한국 서울
1895년 7월 3일

친애하는 엘린우드 박사님,

(중략)

우리는 이곳 병원에서 대단히 바빠 우리는 이번 여름에 단 1주일의 휴가도 갖지 못할까 염려하고 있습니다. 저는 원하던 대로 즉시 학교로 돌아갈 준비가 되어 있지만, 병원에서 제 자리를 맡을 다른 사람을 요청하게 할 뿐입니다. 에비슨 박사는 만일 현재의 계획이 진행된다면 한 명이 수행하기에는 너무 일이 많다는 것을 알고 항상 두 명의 간호사를 요청하였습니다. 그러니 돌려막기일 뿐입니다.

(중략)

ced"># Victoria C. Arbuckle (Seoul),
Letter to Frank F. Ellinwood (Sec., BFM, PCUSA) (July 3rd, 1895)

Seoul, Korea

July 3rd, 1895

Dear Dr. Ellinwood,

(Omitted)

We are so busy here at the hospital that we are afraid we can't have even a week's holiday this summer. I am quite ready to go back to the school for desired, but it will only create a lend demand for some one to take my place at the hospital. Dr. Avison has always asked for two nurses knowing there was too much for one to do if the present plan is carried out, so that it could only be robbing Peter to pay Paul.

회의록, 한국 선교부 서울 지부 (미국 북장로교회) 1891~1921
(1895년 7월 16일)

한국 서울
1895년 7월 16일

서울 지부의 정기 월례회의가 에비슨 박사 사택에서 개최되었는데, 그는 의장을 맡았고 예배를 진행하였다.

(중략)

다음의 청구가 낭독되었고 승인되었다.

......

O. R. 에비슨 박사　　　368.00 달러

(중략)

회의는 빈튼 박사가 기도를 드린 후 폐회하였다.

O. R. 에비슨, 임시 의장
C. C. 빈튼, 서기

Seoul, Korea.
July 16th, 1895

The regular monthly meeting of the Seoul Station was held at the house of Dr. Avison, who took the chair and conducted the devotional exercises.

(Omitted)

The following orders were read and approved: -

....

Dr. O. R. Avison $368.00

(Omitted)

The meeting adjourned after prayer by Dr. Vinton.

O. R. Avison, Chairman *pro tem*

C. C. Vinton, Secretary

한국의 우리 선교사들.

Woman's Work for Woman 10(8) (1895년 8월호), 211쪽

한국의 우리 선교사들 및 우체국 주소.

빅토리아 C. 아버클 양,	서울	올리버 R. 에비슨 부인,	"
수전 A. 도티 양,	"	D. L. 기포드 부인,	"
안나 P. 제이콥슨 양,	"	프레더릭 S. 밀러 부인,	"
S. F. 무어 부인,	"	엘렌 스트롱 양,	"
호러스 G. 언더우드 부인,	"	C. C. 빈튼 부인,	"
조지아나 E. 화이팅 박사,	"		
그레이엄 리 부인,	평양		
J. E. 애덤스 부인,	부산	W. M. 베어드 부인,	"
찰스 H. 어빈 부인,	"		
제임스 S. 게일 부인,	원산	W. L. 스월른 부인,	"

Our Missionaries in Korea,
and Post Office Addresses.

Miss Victoria C. Arbuckle, Seoul.	Mrs, Oliver R. Avison,	"
Miss Susan A Doty,	"	Mrs. D. L. Gifford,	"
Miss Anna P. Jacobson,	"	Mrs. Frederick S. Miller,	"
Mrs. S. F. Moore,	"	Miss Ellen Strong,	"
Mrs. Horace G. Underwood,	"	Mrs. C. C. Vinton,	"
Dr. Georgiana E. Whiting,	"		
Mrs. Graham Lee,	Pyeng Yang		
Mrs. J. E. Adams,	Fusan	Mrs. W. M. Baird,	"
Mrs. Chas. H. Irvin,	"		
Mrs. Jas. S. Gale,	Gensan	Mrs. W. L. Swallen,	"

릴리어스 H. 언더우드, 서울의 사역.
Woman's Work for Woman 10(8) (1895년 8월호), 211~212쪽

211쪽

(중략)

연중 우리 선교부는 인력의 상당한 분산과 여러 변화가 있었다. 첫째 도티 양과 데이비스 양, 이어 스트롱 양이 책임을 맡고 있는 여학교, 그리고 리 씨 부부와 웹 부인이 도시의 먼 지역으로 이전하였고, 후에는 에비슨 박사 부부와 아버클 양이 이곳에서 1 마일 이상 떨어진 제중원으로 이전하였다.

......

우리는 중요한 인력 보강을 받았는데, 화이팅 박사와 제이콥슨 양은 제중원에서 에비슨 박사 부부와 기거하고 있으며, ...

에비슨 박사와 나는 종종 궁궐로 왕진을 갔으며, 왕실로부터 뚜렷한 환대를 받으며 치료하였다.

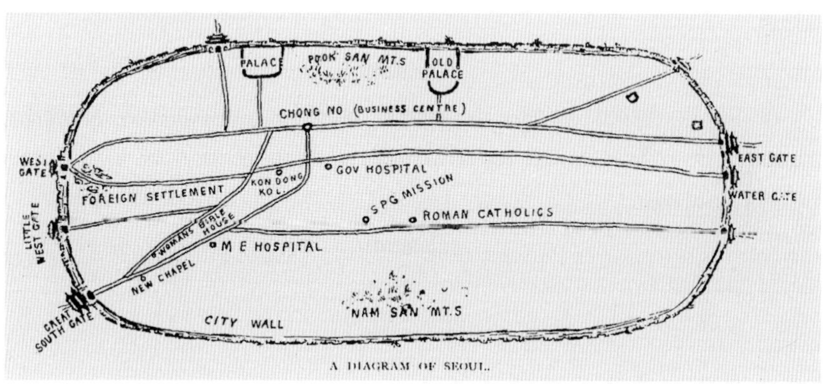

그림 4-46. 서울의 약도

212쪽

(중략)

제중원에서는 환자가 지속적으로 증가하고 있다. 어제 에비슨 박사는 진료소에서 42명의 남성 환자를, 화이팅 박사는 22명의 여성 환자를 진료하였다.

Lillias Horton Underwood, Work in Seoul.
Woman's Work for Woman 10(8) (Aug., 1895), pp. 211~212

p. 211

(Omitted)

There has been during the year a good deal of scattering and several changes in our mission. First Miss Doty and Miss Davis; then the girls' school, with Miss Strong in charge, and Mr. and Mrs. Lee and Mrs. Webb have moved to distant parts of the city, and later Dr. and Mrs. Avison and Miss Arbuckle moved to the government hospital, more than a mile from here.

……

We have received an important addition to our forces in Dr. Whiting and Miss Jacobson, who are stationed with Dr. and Mrs. Avison at the hospital, and ……

Dr. Avison and myself have been frequently called to the palace and have been treated with marked kindness by the royal family.

p. 212

(Omitted)

At the government hospital the number of patients is constantly increasing. Yesterday Dr. Avison treated forty-two men in the dispensary and Dr. Whiting twenty-two women.

(Omitted)

18950800

[제목 없음.] *Woman's Work for Woman* 10(8) (1895년 8월호), 222쪽

서울 병원(제중원)에서 반년 동안 에비슨 박사는 2,801명의 환자를 진료하였다. 많은 병들은 전적으로 사람들의 불결한 습관에 기인한 것이었다. 예수의 사랑을 마음속에 받아들일 때 그것은 영혼뿐 아니라 육체도 깨끗하게 한다.

[No Title.] *Woman's Work for Woman* 10(8) (Aug., 1895), p. 222

During the half-year of work in Seoul Hospital Dr. Avison has treated two thousand eight hundred and one patients. In many cases the diseases were due entirely to the uncleanly habits of the people. When the love of Christ is accepted in the heart it cleanses the body as well as the soul.

한국의 선교.

The Church at Home and Abroad 18(2) (1895년 8월호), 126쪽

선교부의 의료 사역은 주로 서울에서 이루어지고 있는데, 그곳에는 빈튼 및 에비슨 박사가, 그리고 언더우드 부인도 주재하고 있으며 최근에 의학박사 조지아나 화이팅 양과 정규 간호사 안나 P. 제이콥슨 양이 합류하였다. 어빈 박사는 건강이 나빠져 고국으로 돌아와야만 했던 브라운 박사 대신 부산에 주재하고 있다. 빈튼 박사는 여러 방면으로 진료 여행을 하였으며, 에비슨 박사는 제중원의 책임을 맡고 있는데 최근 운영이 개편되었으며 현재 의사의 진료를 위한 모든 설비가 갖추어져 있다. 다른 쪽에 실린 박사가 쓴 흥미로운 글이 보다 상세한 내용을 알려주고 있다.

Missions in Korea.

The Church at Home and Abroad 18(2) (Aug., 1895), p. 126

The medical work of the mission centers chiefly in Seoul, where Drs. Vinton and Avison are stationed, and also Mrs. Underwood, who have lately been joined by Miss Georgiana Whiting, M. D., and Miss Anna P. Jacobson, a trained nurse. Dr. Irvin is located at Fusan in place of Dr. Brown, who has been obliged to return to this country by impaired health. Dr. Vinton has made medical tours in various directions, and Dr. Avison has charge of the Government Hospital, the administration of which has been recently reformed, and where every facility is at present provided for the Doctor. An interesting article from the Doctor's pen, in another column, gives a more detailed account of his work.

18950800

단신 및 논평. *The Korean Repository* 2(8) (1895년 8월), 320쪽

서울이 콜레라 유행으로 위협을 받았을 때 제중원의 책임자인 에비슨 박사는 서울에 있는 의사들의 회의를 소집하였으며, 지난 달 18일 모임이 구성되었다. 조선 정부는 대표를 보내 즉시 2만 엔의 예산을 책정하고 검역소와 콜레라 병원을 열었으며, 격리병원, 의약품, 간행 및 검역 위원회가 임명되었다. 문서 위원회는 몇몇 위생 규칙을 발간하여 각 도시와 지방에 배포하였다. 현재 비교적 적은 환자가 보고되었으며, 정부의 적극적인 대처가 이 재앙을 계속 제어할 수 있기를 진심으로 바란다.

Note and Comments. *The Korean Repository* 2(8) (Aug., 1895), p. 320.

When Seoul was threatened with cholera, Dr. O. R. Avison who is in charge of the Royal Hospital, called a meeting of the physicians in the capital and an organization was effected on the 18th ult. The Korean government sent representatives, yen 20,000 were promptly appropriated, inspection offices and a cholera hospital opened, committees on quarantine Hospital, Medicines, Literature and Inspection appointed. The Committee on Literature published some sanitary rules and scattered them broadcast over the city and country. Comparatively only a few cases thus far have been reported and it is earnestly hoped the vigorous measures taken by the government will keep the scourge under control

회의록, 한국 선교부 서울 지부 (미국 북장로교회) 1891~1921
(1895년 8월 19일)

한국 서울
1895년 8월 19일

(중략)

다가오는 연례회의에서 ......; 의료 사업은 에비슨 박사, 빈튼 박사 및 언더우드 부인이 보고하도록 지시되었다.

(중략)

다음의 청구가 낭독되었고 승인되었다.

......

    O. R. 에비슨 박사   266.00 달러

(중략)

동의에 의해 에비슨 박사가 기도를 드린 후 폐회하였다.

S. F. 무어, 의장
C. C. 빈튼, 서기

Minutes, Seoul Station, Korea, 1891~1921 (PCUSA) (Aug. 19th, 1895)

Seoul, Korea.

August 19th, 1895

(Omitted)

It was ordered that at the approaching Annual Meeting ......; Medical work by Dr. Avison, Dr. Vinton, and Mrs. Dr. Underwood;

(Omitted)

The following orders were read and approved: -

......

    Dr. O. R. Avison $266.00

(Omitted)

On motion the meeting adjourned after prayer by Dr. Avison.

S. F. Moore, Chairman

C. C. Vinton, Secretary

18950900

장로교회 선교부.

The Canadian College Missionary (토론토) 5(6) (1895년 9월호), 89쪽

지난 호에서 공지한 바와 같이 이 선교부는 O. R. 에비슨 박사가 책임을 맡고 있는 서울의 정부 병원을 완전히 통제하고 있으며, 이것이 사람들에게 접근하는데 큰 도움이 됨을 알고 있다. 모든 의료 사역은 전도 목적에 도움이 된다.

The Presbyterian Mission.

The Canadian College Missionary (Toronto) 5(6) (Sept., 1895), p. 89

This mission has full control of the Government Hospital in Seoul, of which Dr. O. R. Avison has charge, as we noticed in last number of the C. C. M., and finds this a great help in reaching the people. All the medical work is held subservient to the preaching aim.

18950900

올리버 R. 에비슨, 새로운 한국의 대략적 묘사.

The Church at Home and Abroad 18(3) (1895년 9월호), 212~214쪽[26]

새로운 한국의 대략적 묘사.

O. R. 에비슨, 의학박사, 서울.

현 시대에 지구 표면에서 한국 보다 더 흥미로운 곳은 거의 없다. 외국 문물과 기독교 정신의 영향이 유입되는데 마지막으로 문을 연 국가 중의 하나로서 현재 더 빠른 변화를 겪고 있다.

지난 몇 달을 돌이켜 보면 일본이 점령하기 시작한지 1년이 되지 않았다는 것을 인식하기 거의 어렵다. 그 시간에 너무도 많은 것들이 일어나 몇 달이 아니라 몇 년이 지난 것 같다.

필자가 이곳에 도착한 지 2년도 채 되지 않았지만, 그 짧은 시간에 많은 일들이 변하였다. 바로 1년 전 이 나라의 상태에 대하여 대화를 나누는 중에 상당히 지적인 한국인은 "아직도 잠자고 있는 상태"라고 말함으로써 대단히 정확하게 설명하였다. 2주일 후에 일본 군대가 들어오기 시작하였기 때문에 그는 얼마나 조속히 불시에 깨어날지 거의 알지 못한 상태이었다.

갑작스런 자각.

수 세기 동안 다른 어떤 나라보다 한국인들이 미워하고 증오했던 국가인 일본을 하나님이 (한국인들의) 각성을 위해 이용하는 깃은 기묘하지 않은가? 게다가 아마도 각성은 그런 이유로 더 효율적이 될 것이다. 살펴보니 너무도 오랫동안 염려하던 중국이 멸시하던 일본의 성공에 의해 초래된 놀라움은 한국인들의 생각과 의문을 더욱 부추긴다. 현재 상태는 부러운 것이 아니다. 수 세기 동안 의지해 왔던 지지가 없어지고 항상 경멸했던 사람에 의존해야 하며, 북쪽의 이웃을 두려워하고 선택의 자유도 없이 옛 관습을 빠르게 치워버리고 옷을 입는 방식마저도 바꾸어야 하며 커다란 변화가 닥쳐 올 것이라는 계속적인 소문을 듣고 있는 그들은 오래된 삭구(索具)가 찢어지고 다른 것을 설치하거나 사용할 수 있는 설비가 없는 폭풍우 속의 배와 같으며, 게다가 배를 구하고 항구로 들어갈 어떤 방도를 마련해

---

26) 이 글은 다음의 잡지에도 소개되었다. O. R. Avison, Pen Pictures of the New Corea. *The Canadian College Missionary* (Toronto) 5(8) (Nov., 1895), pp. 122~124; 6(1) (Jan., 1896), pp. 11~13

야 할 상황의 압박을 받고 있다.

구함 - 정치적 수완.

방해가 되는 또 다른 큰 어려움은 부처의 수장을 채우기에도 충분하지 않은 대단히 적은 수의 능력 있는 사람들만이 진정으로 상태가 좋아지기를 원한다는 사실인데, 그래서 정부 내에 제법 큰 내부 마찰이 있으며 진보적인 몇 사람들은 자신들의 역할을 해야 하는 사람들을 자극 시키는데 상당한 시간을 할애하고 있다. 그것은 나의 의료 사업에서도 현재의 움직임을 주도하는 많은 지도자들을 접촉하면서 일어나는데, "우리의 정열은 정부의 다른 각료들이 진행을 승낙하도록 노력하는데 사용되고 있다. 모든 단계에서 싸워야 한다."고 계속 불평하고 있다.

일본화된 한국을 반대.

또 다른 어려움은 사람들이 일본의 지휘를 따라하지 않으려 한다는 점이다. 수 세기 동안 그들은 일본인을 증오해 왔으며, 1년 안에 그렇게 뿌리 깊은 감정을 극복하기란 어렵다, 아니 불가능하다. 그들은 말한다. "만일 미국이나 영국에 의해 개혁이 된다면 그것은 괜찮으며, 우리는 그들의 지휘를 기쁘게 따를 것이다. 그러나 일본의 지휘는 견딜 수 없다."

어제에도 그러한 언급이 내 서재에서 반복되었는데, 이야기하는 사람은 이러한 감정이 아이들의 "동요(童謠)"에 의해 더욱 강화되고 있다고 하였다. 이것은 일종의 노래인데, 너무 어려 이해하기 어렵거나 그들이 무엇을 부르는지 배운 적이 없는 매우 어린 아이들이 부르는 것으로 알려져 있으며, 자연적인 것은 예언적인 것으로 여겨지고 있다. 현재의 예에서 노래의 요지는 "만일 우리가 일본인에게 배우면 우리는 파멸에 빠질 것이지만, 만일 우리가 영국으로부터 배운다면 모든 것이 좋을 것이다."라고 알려져 있다. 그것을 직접 듣지 못했기 때문에 나는 그 언급의 진실을 단언할 수 없다. 내가 알 수 있는 한, 내가 편견 없이 판단하는 한 일본은 유사한 상황에서 다른 열강들이 하지 않았던 어떤 것도 한국에서 하지 않았다. 오직 시간만이 어떤 결과가 나타날지 보여 줄 것이다.

선교사의 전망.

선교사의 관점에서 전망은 밝다. 이전에 무관심했던 사람들은 기꺼이 복음을 듣고 싶어 하는데, 때로는 열망에 차 있으며 어려움 없이 많은 군중을 모을 수 있다.

나의 개인적인 관찰은 대체로 병원에서 진행되는 것에 국한되지만, 그곳에서 환자들은 거의 십자가의 이야기를 열중해서 들으며, 읽을 줄 아는 사람들은 복음과 다른 책들을 읽는데 상당한 시간을 보낸다. 지난 며칠 동안 입원 환자 중 5명이 자신들의 죄를 버리고 기독교 신자가 되겠다고 선언하며 그리스도에 대한 믿음을 고백하였다. 진료소 환자 중 일부도 상당한 관심을 표명하였다. 매일 40~100명의 환자와 그들의 친구들이 선교사 중 한 명 혹은 현지인 조사 중 한 명에 의해 병원 대기실에서 가르침을 받는데, 대체로 그들은 귀를 기울이며 이후 많은 경우 병원에서 혹은 다른 선교사로부터 그 이상의 진실을 추구한다.

가장 고무적인 특징의 하나는 정부의 지도자 중 일부가 기독교가 사람들의 마음에 스며들어가는 것만이 한국을 현재의 비참한 상태에서 들어 올려지게 하며 강하게 될 기대를 가질 수 있다는 신념을 선언하였다. 반면 저명한 기독교 신자 한 명이 중국으로 귀환하였으며, 내각 각료 중 한 명의 보좌관 직책을 받았다.

의미 있는 사건들.

지난 겨울 폐하가 감리교회의 닌드 감독의 알현을 허락했는데, 당시 그(폐하)는 그(감독)를 통해 한국인들을 가르치고 아팠을 때 돕기 위해 많은 사람들을 보낸 것에 대해 미국인들에게 감사를 표하였으며, 더 많은 선교사들이 왔으면 하는 바람을 이야기한 것은 매우 의미심장하며, 더 이상 이 땅에서 복음을 전도하는데 제약이 없다는 사실을 강조하고 있다.

왕과 왕비는 아팠을 때 자신들이 의료 선교사들의 치료를 받았으며, 선교부의 다른 여러 회원들도 궁궐에서 알현을 했고 오늘 서울의 모든 선교사들이 다른 외국인들과 함께 한국 정부가 궁궐 전원에서 주최한 연회에 초청되었다.

선교사들을 위한 고무적인 시간.

기회의 확대와 함께 모든 선교사들이 자신들의 사역에서 깊은 헌신과 열린 문으로 들어가려는 결의가 있었다.

1년 전까지 서울에서 선교사들의 모든 거주지는 한 명을 제외하고 정동에 모여 있었지만 이제 그들은 도시 전체에 퍼져 있으며, 북장로교회는 단지 세 가족만이 그 지역에 남아 있으며, 그중 한 가족이 조만간 넓은 지역으로 이사할 예정이다.

가장 먼저 이사한 선교사는 도티 양인데, 동료의 승낙으로 정동에서 약 2 마일 정도 떨어진 아직 일을 시작하지 않은 지역에 한옥을 확보하였다. 이 집은 의료 선교사의 자문을 받아 건강하도록 그리고 가능한 한 한옥의 특성을 많이 유지하도록 자신이 수리하였으며, 여태껏 아직 손길이 닿지 않던 그곳에서 여성 사업을 시작하여 괄목할 만한 성장을 거두었고, 여학교의 필요 때문에 그곳에 체류할 수 없었지만 남장로교회의 데이비슨 양에 의해 효율적으로 유지되고 있다.

병원에서 바쁜 시절.

이 단계는 정동과 도티 양 사택 중간에 위치한 제중원을 선교부가 운영하는 것으로 이어졌으며, 필자와 가족은 즉시 병원 건물 한 채로 이사하여 실제적으로 새 선교 중심을 열었다. 아버클 양 역시 병원에서 의료 사업을 도왔으며, 그곳으로 오는 여성들의 복음화를 추구하였다. 조지아나 화이팅 박사와 제이콥슨 양이 도착했을 때 그들 역시 병원 구내에 살았다. 이곳의 사업은 증가하였으며, 보강된 직원의 힘으로 많은 일을 할 기대를 하고 있다. 외래 환자의 수는 점진적으로 증가하여 어제 화이팅 박사는 35명의 여자와 아이를 진료하였으며, 나는 50명의 남자와 소년들을 진료하였다. 이들의 대다수는 서울에 살지만, 많은 사람들이 전국 각지로부터 온다.

어제 70세 된 노인과 26세 된 젊은이가 치료를 받으러 100 마일을 걸어 왔는데, 병원의 다른 사람들로부터 들었다고 이야기하였다.

새 곳에 정착함.

병원에 거주한 직후 여학교는 여태껏 선교사들이 살지 않던 지역인 도시의 동쪽 끝으로 이전했으며, 이 씨 가족은 그들을 따라 갔다. 그곳에서는 훌륭한 사역이 시작되었으며, 기포드 씨 부부는 올 여름 그곳으로 가서 살 예정이다. 주님께서 그곳에 길을 열어주셨으니 여학교 및 여성 숙소를 건립하기에 불충분해 보였던 기금으로 이 둘 모두를 마련하기에 충분하였으며, 또한 기포드 씨를 위한 거처도 갖추었으니 기포드 씨의 이전 사택의 가격만큼 선교본부의 대변(貸邊)에 남겼다. 이러한 모든 변화에서 주님이 나타나 지출을 줄이고 능률을 증가시키는 결과를 낳았다.

현지인의 관대.

가장 고무적인 특징의 하나는 자립하여 일을 하려는 경향의 증가이다. 정동의 현지인 교회는 필요한 큰 건물을 지어야 할 정도로 성장하였다. 선교사들이 모은 기금으로 적절한 부지를 매입하였으며, 교회 신자들은 자신들이 그곳에 건물을 지었다. 이것은 그들의 관심을 증가시킬 것이며, 그들을 크게 강화시킬 것이다.

곤당골의 무어 씨 회중(會衆)은 마을을 돌아다니며 전도하고 기독교 서적을 판매하는 현지인 전도사를 위해 반을 지원하고 있다.

병원에서도 현재 계획이 시도 중인데, 병원의 경비로 먹는 사람들 중 많은 사람들이 이곳에 있는 동안 최소한 부분적으로 자신들이 해결하였으면 한다. 우리는 경비를 지불하지 않는 환자들, 그리고 치료가 필요하지만 다소의 일을 할 수 있는 사람들이 경작할 정원을 만들고 있다. 농산물은 병원에서 사용할 것이다. 그런 힘든 일을 할 수 없는 다른 사람들은 집신을 만드는 재료를 제공할 것이며, 그 수익은 병원 기금에 보탤 것이다.

Oliver R. Avison, Pen Pictures of the New Korea.
The Church at Home and Abroad 18(3) (Sept., 1895), pp. 212~214

Pen Pictures of the New Korea.
O. R. Avison, M. D., Seoul.

There are few places upon the earth's surface more interesting than Korea at the present time. One of the last countries to be opened to the entrance of foreign ideas and the influences of Christianity, it is undergoing more rapid changes just now than perhaps any other.

As we look back over the past few months we can scarcely realize that less than a year has passed since the beginning of the Japanese occupation. So much has occurred in that time that it seems as if years must have elapsed rather than months.

Less than two years have gone by since the writer arrived here, but even within that time, the whole complexion of things has changed. Just one year ago a rather intelligent Korean, during a conversation upon the condition of this country, described it very accurately by saying it was "still asleep." He little knew how very soon the rude awakening would come, for in two weeks afterwards the Japanese troops began to enter.

A Sudden Awakening.

Does it not seem peculiar that God should have used Japan to do the arousing - a nation which more than any other has been for centuries hated and abhorred by the Koreans And yet perhaps the awakening will be all the more effective on that account. Having looked up to, and feared China for so long a time, the surprise created by the success of the despised Japanese is all the greater, and excites more thinking and questioning on the part of Koreans. The present condition is an unenviable one. Deprived of the support on which they have relied for centuries, compelled to lean upon a people they have always regarded with contempt, fearing their neighbors to the North, having their old customs rapidly brushed aside, without freedom of choice, obliged to change even their modes of dress, and with constant rumors of greater changes impending, they are like a ship in a storm with the old rigging torn away, and no facilities for fitting and using any other; yet compelled by stress of circumstances to invent some means of saving the ship and getting into port.

Wanted - Statesmanship.

Another great difficulty in the way is the fact that only a very few capable men really desire a better state of things, not enough indeed to fill the important places of heads of departments, so that there is a great deal of internal friction in the government, and the progressive few have a good share of their time occupied in whipping up those who should be holding up their own part of the burden. It happens to me in my medical work to come in contact with many of the leaders in the present movement, and this is their constant complaint - "Our energies are used up in trying to get other members of the government to consent to progress; every step has to be fought for."

Objections to a Japanned Korea.

Still another difficulty is the unwillingness of the people to follow the leading of Japan. For centuries they have hated the Japanese, and it is difficult, and indeed impossible, for such a deep-rooted sentiment to be overcome in one year. They say: "If we were being reformed by either America or England, it would be all right, we would gladly follow their lead, but we cannot endure to be driven by Japan."

Only yesterday such a statement was reiterated in my study, and the speaker said the feeling was being strengthened by the "tong yo" of the children. This is a sort of chant which is said to be sung by very little children, too young to understand or to have been taught what they are singing about, and being spontaneous is regarded as prophetic. In the present instance the burden of the chant is said to be "if we learn Japanese we shall all go to ruin, but if we learn from the English all will be well." As I have not heard it myself, I cannot vouch for the truth of the statement. So far as I can see, and judging as impartially as I can, Japan has not yet done anything in Korea that would not have been done by any other power under similar circumstances. Time only will show what will come of it all.

The Missionary Outlook.

From the standpoint of the missionary, the outlook is bright. The former indifference of the people has turned to a willingness to hear the Gospel, which amounts in some cases to eagerness, and large congregations can be gathered without difficulty.

My personal observation is confined largely to what is going on at the hospital, but there the patients nearly all listen eagerly to the story of the Cross, and those who can read spend much time in perusing the Gospel and other books. During the last few days, five of the in-patients openly professed faith in Christ, declaring their intention to forsake their sins and be Christians. Some of the dispensary patients also manifest considerable interest. Every day, from 40 to 100 patients and their friends are preached to in the hospital waiting rooms, either by one of the missionaries or one of the native helpers, and as a rule they give close attention, afterwards in many cases, seeking further light, either at the hospital or from other missionaries.

One of the most encouraging features, is that some of the leaders in the government have declared their conviction that only as the Christian religion permeates the mind of the people, can Korea expect to be lifted out of her present deplorable condition and made strong, while one prominent Christian has been recalled from China and given a place as assistant to one of the Cabinet Ministers.

Significant Incidents.

The action of His Majesty, the King, last winter, in giving an audience to Bishop Ninde, of the Methodist Church, during which he thanked the Americans through him for sending so many to teach the Koreans excellent things and help them when sick, and saying he hoped many more missionaries would come, was very significant, and emphasized the fact that there were no longer any restrictions to the preaching of the Gospel in this land.

Both the King and Queen, when sick, place themselves under the care of medical missionaries, and several other members of the mission have also been given audiences at the palace, and to-day all the missionaries in Seoul, along with other foreigners, have been invited to a banquet to be given by the Korean Government in the palace grounds.

Inspiring Times for Missionaries.

Concurrent with the enlarged opportunities, there has been a marked deepening of the devotion of all the missionaries to their work, and a determination to enter the open doors.

Up to one year ago all the missionary residences in Seoul, except one, were congregated in Chong Dong, but now they are scattered all over the city, and of the Presbyterian Church (North) only three families are left in that part of the city, and one of these will probably soon move out into a wider place.

The first to make the move was Miss Doty, who with the consent of her colleagues, secured a Korean house in an unoccupied district some two miles from Chong Dong. This house she fitted up for herself, retaining as many of the Korean features as she, after consultation with the medical brethren, deemed compatible with healthfulness, and there opened up a work among women in a hitherto untouched portion of the city, which has grown remarkably, and although she herself was unable, by reason of the needs of the Girls' School, to remain there, it has been efficiently kept up by Miss Davis of the Southern Presbyterian Mission.

Busy Days at the Hospital.

This step was followed by the mission gaining control of the Government Hospital which stands midway between Chong Dong and Miss Doty's house, and the writer and his family at once moved into one of the hospital buildings and opened a practically new center. Miss Arbuckle was also located at the hospital to assist in the medical work and look after the evangelization of the women who might come there. When Dr. Georgiana Whiting and Miss Jacobsen arrived, they also were located in the hospital compound. The work here has increased, and promises to task to the utmost the powers of even this enlarged staff. The number of out-patients has steadily increased, so that yesterday Dr. Whiting treated 35 women and children, and I saw 50 men and boys. While the majority of these live in Seoul, many come from all parts of the country.

Yesterday an old man of 70 years and a young man of 26 came, who had walked 100 miles to secure treatment, saying they had heard from others of the hospital.

New Positions Occupied.

Immediately after the occupation of the hospital, the Girls' School was moved over to the eastern end of the city, to a region heretofore unoccupied by missionaries, and Mr. Lee's family accompanied them. There a fine work has opened up, and Mr. and Mrs. Gifford expect to go there to live this summer. The Lord has opened up the way there, so that the funds which it seemed would be insufficient to erect a girls' school and ladies' residence have proved ample to provide both these, and also fit up a residence for Mr. Gifford, leaving the value of Mr. Gifford's former house to the credit of the Board. In all these changes the Lord's hand has been manifest, resulting in diminished expenditure and increased efficiency.

Native Liberality.

One of the most encouraging features is the increasing tendency to make the work self-supporting. The native church in Chong Dong has grown so as to make a larger building necessary. A suitable lot was purchased by funds raised amongst the missionaries, and the church members have themselves undertaken to erect the building thereon. This will increase their interest in it, and greatly strengthen them.

Mr. Moore's congregation at Kon Dong Kole have undertaken half the support of a native preacher, who travels about from village to village, preaching, and selling Christian books.

At the hospital, too, a scheme is at present upon trial, by which it is hoped that many of the class now fed at the expense of the hospital, will at least partially support themselves while here. We are making a garden to be cultivated by those patients who do not pay, and who, though needing treatment are able to do more or less of such work. The produce will be used in the hospital. Others who cannot do such hard work, will be provided with material for making Korean shoes, and the proceeds devoted to the hospital fund.

18950900

올리버 R. 에비슨, 서울의 콜레라 유행.
The Korean Repository 2(9) (1895년 9월호), 339~344쪽

서울의 콜레라 유행

만주에 있는 일본 군대와 일본으로 돌아간 군인들 중에서 콜레라가 발생하였다는 소식은, 그 재앙이 북쪽지방에서 육로로 의주를 통해, 일본에서 배로 한국의 항구들을 통해 한국으로 들어오지 않을 것이라는 것은 상당히 부절적한 것으로 여겨졌기 때문에 이 나라를 공포에 떨게 하였다. 이러한 두려움은 오래지 않아 현실이 되었는데, 이내 의주에서 그것이 도착했다는 소식이 왔기 때문이다.

이렇게 중대한 때에 필자는 총리대신과 대화하는 중에 이 질병의 확산을 막기 위해 엄격한 검역을 위한 기관의 설치가 긴급히 필요함을 제안하였고, 그는 그 문제를 정부에서 심의하겠다고 말하였다. 당시 즉각적인 조치가 취해졌더라면 재앙은 멈추었겠지만 나는 한동안 그것에 대해 더 이상 아무 말도 듣지 못하다가 일본인들이 그 일에 나서 의사 한 명을 북쪽으로 파견하였고 제물포에 위원단을 설치하였다는 사실이 드러났다. 나는 그들이 두슨 일을 하였는지 모르지만, 제물포에서 아무런 검역이 실시되지 않았고 따라서 그곳으로 질병이 들어오는 것을 막는 장치가 없다는 것이 분명하였는데, 이내 우리는 그 항구가 피해를 입었다고 들었고, 곧이어 그것이 평양시를 황폐화시키고 있다는 소식이 있었다. 며칠 안에 서울에서 의심스런 사망이 발생하자, 정부는 진정으로 놀라게 되었고 수도에서 질병과 싸울 계획을 궁리하였다.

7월 24일 경에 나는 J. M. B. 실 미국 공사로부터 위생국의 총무인 남궁 씨를 소개하는 쪽지를 받았는데, 그는 내무대신이 자신들이 콜레라 병원을 세우고 그 병을 막기 위한 다른 조치들을 취하는데 있어 내가 도와주기를 바라고 있다고 말하였다.

늦었지만 정부가 이 문제에 대해 움직이는 것을 알고 기뻐하며 나는 기꺼이 도울 것을 승낙하였고, 다음 날 이 문제에 관한 내부대신과의 회의에 참석하였는데 일본인 의사도 참석하였다. 우리는 서울에 있는 모든 의사들의 모임을 소집하여 위생국을 조직하고 사업을 감독하도록 한 명을 선출하며, 선택된 그는 정부의 임명을 받는 것으로 결정되었다. 위생국은 2만 달러를 사용할 수 있는 것으로 언급되었다.

이후 이틀 동안 조직이 완료되었는데, 일본인과 서양인 의사들이 포함되었다. 선출된 임원은 국장 에비슨 박사, 부국장에 코지오 박사, 총무에 커틀러 박사이었다. 남궁 씨는 상당한 열정으로 활동을 시작하였으며, 내무대신 각하는 직접 위생국과 협의하였고 정부를 대표하여 위생국의 제안들을 지지해주었다. 다음과 같이 분야, 즉 간행, 병원, 격리, 검역 및 조달 분야에서 일을 하도록 위원회가 임명되었다.

간행 - 뉴욕 시의 보건국이 수년 전 콜레라의 위협이 있었을 때 발행하였던 훌륭한 규칙을 번역하고 이곳의 상황에 맞게 수정한 후, 한글로 50,000부, 한자로 1,000부를 인쇄하여 배포하였다.

그렇게 배포된 정보는 사람들에게 게시되었고, 대단히 많은 사람들이 불완전하지만 그 규칙을 이행하기 위해 노력하였다고 알려져 있다. 이것은 아마도 질병의 전파를 상당히 제한하는 효과를 보였을 것이다.

격리 - 완전한 격리제도가 계획되어 내부에 제출되었지만, 그런 제한이 시행되면 사람들의 무지가 폭동을 일으킬 것을 염려하여 거부되었다.

하지만 후에 일본 공사는 제물포를 격리시키는 일에 한국인들이 협조해 줄 것을 요청하여 동의를 받았고, 동시에 우리에게는 평양을 격리하도록 요청하였다.

그 질병은 이미 서울에 퍼졌기에 당시 우리는 너무 늦었다는 사실을 알고 있었지만, 어쨌건 우리의 일이 교육적인 효과를 낼 것이라는 것을 염두에 두고, 우리는 약 일 주일 동안 의주로 바로 너머의 검역소에서 격리 업무를 수행하였다.

병원 - 하도감[27]이라고 알려진 동대문 근처의 빈 건물들은 언덕 위에 있고 다른 주택들과 충분히 떨어져 있어 병원 용도로 선택되었고, 7월 27일까지 목수들이 준비 작업을 하였다. 첫 환자는 7월 28일에 입원하였다.

방에는 벽이 없었고, 단지 거친 판자만을 깔 시간 밖에 없었지만 그것들은 임시적으로만 사용될 예정이었고 날씨가 따뜻하여 이런 점들이 불리한 것으로 생각되지 않았다. 하지만 우기가 되고 날씨가 쌀쌀해지고 추워지자 환자를 따뜻하게 유지시킬 수 없었는데, 그것은 그런 병에 걸려 이미 춥고 창백하며 맥이 없는 환자들에게 외부에서 온기를 공급할 필요가 컸던 것을 고려할 때 가장 심각한 문제이었으며, 그런 점들은 심각한 방해 거리일 뿐 아니라 성공을 가로막는 거의 완전

---

27) 하도감(下都監)은 조선시대에 서울을 방위하고 왕의 신변을 보호하며, 지방군의 훈련 및 치안을 담당하였던 훈련도감(訓鍊都監)의 한 분영이며, 임진왜란 당시 창설되었다. 하도감은 훈련원(訓鍊院) 동쪽에 위치해 있었으며, 규모는 3백 90칸으로 알려져 있다. 고종이 1881년 창설한 한국 최초의 근대식 군대인 별기군이 이곳에서 일본인 교관으로부터 훈련을 받았는데, 1882년 일어난 임오군란 때 하도감은 군민들의 습격을 받았다.

한 장애물이 되었다. 그 결과 의사들과 간호사들이 늘 하던 대로 성실하게 일을 했음에도 불구하고 대부분의 환자들이 사망하였다.

이 어려움은 방들을 보수함으로써 극복될 수 있었지만, 우리가 선택할 때 몰랐던 그 건물과 관련하여 이전에 사람들이 가졌던 편견은 더욱 심각한 문제이었다. 그 결과 실제적으로 집이 없는 사람들만 그곳으로 가는 데에 동의하였는데, 그것이 자신들에게 남은 유일한 희망이라는 사실이 분명해졌을 때에만 그렇게 하였다.

135명의 환자들이 치료를 받고 75%의 사망률을 기록한 후 그곳은 폐쇄되었다.

훨씬 더 고무적인 활동은 서대문 밖에 위치한 모화관이라 부르는 지역에 위치한 "피병소"라고 알려진 병원에서 행해졌다. 그곳에는 필요한 모든 편의 시설, 편안한 방과 따뜻한 바닥 등을 갖출 수 있었고, 수용된 환자들이 더 나은 계층이었으며, 대체로 초기 단계에 입원하여 치료 가능성이 높았다. 많은 환자들이 실신기에 입원했기 때문에 이것은 모든 경우에 적용되지 않았지만, 치료를 받아 빠르게 회복되었다. 이 글을 쓰는 지금까지 173예가 입원하여 단지 35%라는 현저히 낮은 사망률을 기록하였다. 이 병원은 실려 오는 나머지 환자들을 수용하기 위해 아직 운영되고 있다.

동부 병원이 폐쇄되었을 때 상동의 감리교회 선교병원의 일부가 제안되어 승인되었지만, 그 질병이 이미 감소하고 있었고 신청자들을 모두 한 곳에 수용할 수 있는 것으로 판명되었다.

검역 - 중앙 검역소가 개소되었고 일본인과 서양인 의사들에게 책임이 맡겨졌지만, 남대문 근처의 검역소에는 일본인이 배치되었고, 모화관의 또 다른 검역소에는 서양인들이 배치되었다. 이곳에서는 보고를 받았으며, 보고된 설사 환자는 모두 조사하였고 약제를 투여하였으며, 집과 대지, 그리고 허락되는 주변을 소독하였다. 그리고 가노록 설득될 수 있는 사람들은 모두 병원으로 보내졌다. 대다수 사람들이 집을 떠나는 것을 거절하였다. 우리가 강제 수단을 사용하도록 촉구하자, 정부 관리가 제물포에서 온 보고를 지참하고 우리에게 와서 그들이 그곳에서 그렇게 하려고 노력하였지만 사람들이 보고가 들어오는 것이 중단되었고 검역관은 어떠한 환자도 없다는 부정에 직면하였으며, 시신은 밤에 몰래 매장되었고 의사들은 폭도들의 폭력에 위협받았으며, 일은 완전히 중단되었다고 말하였다.

이런 상황에 직면하여 지금 이런 난관 속에서도 좋은 일을 많이 하면 다음에 병이 유행할 때를 위해 사람들을 교육시킨다는 희망이 많음으로 우리는 하던 일을 계속하여 가능한 한 사람들의 신뢰를 많이 얻는 것이 현명할 것으로 생각되었다.

일주일 내지 열흘 후에 서양인들의 지시 하에 일하기를 내켜하지 않은 일본인들이 조직에서 물러나 남대문 근처의 한 검역소에서 자신들끼리 일하였다. 그 이후 그들이 어떤 식으로 얼마만큼 일을 했는지 나는 알고 있지 않다.

일이 진행되는 동안 효과적인 수행을 위해 신속한 결정이 필요한 계획들은 수행하기 전에 정부의 허락을 받을 필요가 있는데, 우리의 모든 제안은 정부의 업무 처리와 불가분의 관계에 있는 방식 때문에 많은 경우 우리의 노력이 소용없게 되었으며, 그래서 우리는 이 문제를 솔직하게 내부대신에게 제기하였다. 그는 이후 우리가 누구와도 협의하지 않고 일을 수행하도록 승인하였고, 필요하면 더 주겠다고 약속하며 경비로 사용하도록 2,000 달러를 주었으며, 경찰 병력에서 우리를 돕도록 파견된 특별 병력에 대한 완전한 지휘권을 주었다. 이런 신뢰의 표시에 다시 고무된 우리는 인력을 도시의 여러 구역에 나누어 배치하였다.

각 외국인마다 여러 명의 한국인 조력자를 두었는데, 그들은 외국인보다 앞서 가서 집집마다 점검하고 모든 설사 환자들을 그에게 보고하였다. 그러면 그가 그곳을 방문하여 약물을 투여하고 진성 콜레라 환자를 만나면 그 집 주변을 가능한 한 철저하게 소독하였다. 이런 방식으로 많은 일이 잘 처리되었는데, 진정 진성 콜레라의 시작이었을 수 있었던 많은 설사 환자들이 치료되었으며, 불완전했지만 의심할 여지없이 소독이 도움을 주었다.

동시에 사람들은 콜레라의 실체와 그것을 피하는 법을 배웠으며, 그것이 병의 확산을 막는 데 얼마나 큰 효과를 냈는지는 산정하기가 불가능하다.

궁궐 안에서 몇 환자가 발생했다는 보고에 큰 비상이 걸렸다. 우리는 폐하의 요청으로 궁궐에 진료소를 세웠다. 이곳에서 군인들과 하인들 사이에서 발생한 대단히 많은 설사 환자들이 치료를 받았고, 콜레라 증세를 보인 사람들은 즉시 병원으로 이송되었으며, 이런 방식으로 결국 질병의 확산이 차단되었다. 거의 모든 사람들이 기절하기 전에 병원으로 이송되었기에 회복되었다.

현재 병은 도시에서는 거의 종식되었지만, 주변의 마을로 확산되고 있다.

보고가 의무적이지 않았고, 대부분의 환자가 보고되지 않았기 때문에 완전한 통계는 얻을 수 없다. 나는 다음의 통계만을 제시할 수 있다:

하도감에서 135명이 치료 받았고, 102명이 사망
모화관에서 173명이 치료 받았고, 61명이 사망
집에서는 다음과 같이 보고되어 조사 받고 치료받음
  중앙 검역소
  모화관
  동남 구역
  동북구역

북쪽구역
서북구역   215 명

몇 가지 결과들은 주목할 가치가 있다.

병원에서는 거의 모든 추천된 치료법이 시험되었고, 의사들의 경험이 대단치 축적되었음으로 콜레라가 다시 유행한다면 훨씬 좋은 치료 결과를 얻을 수 있는 입장에 있게 될 것으로 느끼고 있다. 우리는 사람들이 전에는 그렇지 않았지만 선교사들을 신뢰하게 되었고, 이전보다 훨씬 더 넓은 도시의 지역에서 선교사들을 접촉하게 되었으며, 그들을 통해 기독교 정신과 함께 하였고, 혹은 아마도 우리가 그리스도에 대해 더 말을 할 수 있게 되었다고 믿고 있다. 또한 사람들은 이 질병의 실체 및 그것을 어떻게 피하는 지에 대해 배웠다. 더 나은 환경에서 사는 사람들보다 가난하고 불결한 집에서 사는 계층에서 환자의 수가 크게 우세한 것으로 불결함과 질병 사이의 밀접한 관계가 다시 한 번 보여 졌다.

선교의 대의는 산에서 쉬고 싶어 할 더운 날에 병이 창궐하는 도시에서 병든 한국인들을 돌봄으로서 선교사들이 그리스도의 복음 정신을 나타내는 것을 도와주었고, 그들은 자신들을 강화시켰고 이 사람들 앞에 하나님의 은총을 증대시켰다. 정부는 선교사들의 성실함과 훌륭한 판단력에 큰 신뢰를 보여 주었으며, 그들에게 전염병과 싸우는 일에 아무런 제한 없이 사용하도록 2,000 달러의 현금과 경찰력의 일부에 대한 완전한 지휘권을 넘겨주었다. 나는 그렇게 외국인 손에 돈을 넘긴 것이 처음이었다고 믿고 있다.

나는 J. M. B. 실 미국 공사께 그의 고귀한 도움과 지원에 감사를 드리며, W. C. 힐리어 총영사께도 영국 영사관의 사법권 아래에 있는 중국인 거류민들에게 콜레라 위생국의 규칙을 따르도록 지시를 내린 깃에 감시를 드린다. 개인저으로 나는 그 이름을 일일이 언급하지는 않지만 일손의 요청에 대해 신속하고 애정 어린 반응을 보여 나를 지원해 줌으로써 정부를 돕겠다는 나의 약속이 무효화되지 않게 해 주었던 모든 의사들과 다른 선교사들께 큰 빚을 졌다.

선교사 집단으로 우리는 그 병과 밀접하게 접촉하는 모든 기간에 우리의 생명을 보존해주셨고, 그 일을 수행하는데 필요한 원기를 주셨으며, 우리가 사용한 수단들이 이제껏 기대했던 것보다 훨씬 더 풍성한 효과를 거두도록 우리의 노력을 축복해주신 하나님께 감사를 드린다.

O. R. 에비슨

Oliver R. Avison, Cholera In Seoul.
The Korean Repository 2(9) (Sept. 1895), pp. 339~344

Cholera in Seoul

The report that Cholera had broken out in the Japanese army in Manchuria and among the soldiers, returned to Japan, sent a thrill of fear through this land, for it was seen to be highly improbable that the scourge would fail to follow the line of travel from the northern country into Korea overland by way of We Ju and from Japan by boat via the Korean ports. Nor was it long before the fear was realized, for reports of its arrival soon came from We Ju.

At this juncture the writer, during a conversation with the Prime Minister, suggested urgent need of instituting strict quarantine with a view to prevent the further advance of the disease, and he said he would lay the matter before the government. Had immediate steps been then taken, the scourge might have been stayed, but I heard nothing further about it for some time and then it transpired that the Japanese had undertaken the work and sent a doctor to the north and set up a commission at Chemulpo. What they did is not known to me but it appears that no quarantine was instituted at Chemulpo and there being therefore no barrier to the entrance of the disease there, it was only a short time until we heard of its ravages in that port, followed immediately by the news that it was devastating the city of Pyeng Yang. Within a few days suspicions deaths occurred in Seoul and then the government became really alarmed and set about devising a scheme for fighting the disease in the capital.

About July 24th, I received a note from Hon. J. M. B. Sill, U. S. Minister, introducing Mr. Namkung, Secretary of the Sanitary Board, who said the Korean Home Minister wished me to assist them in establishing a Cholera Hospital and taking other steps towards restricting the disease.

Glad to find the government moving in the matter, though at a late stage, I willingly consented to help and next day was summoned to a conference with the Home Minister on the subject, a Japanese physician being also present. It was decided that we should call a meeting of all the physicians in Seoul and organize a Sanitary Board, which should elect one of its number to supervise the work, the one thus chosen to then receive appointment by the government. It was stated that $20,000 was available for the use of this Board.

During the next two days, the organization was completed, both Japanese and Western physicians being included. The officers elected were, Pres. Dr. Avison, Vice Pres. Dr. Kozio, Sect'y. Miss Dr. Cutler. Mr. Namkung entered into the work with much energy and His Excellency the Home Minister personally consulted with the Board and on behalf of the government endorsed its proposals. Committees were appointed to carry on the work under the following heads - Literature, Hospital, Quarantine, Inspection, and Supply.

Literature - The excellent regulations issued by the New York Board of health at the time of the Cholera scare of a few years ago were translated and changed to adapt them to the conditions here and 50,000 copies in native character and 1000 in Chinese character were printed and distributed.

The information thus scattered broadcast was a revelation to the people and it is known that a great many tried, however imperfectly, to carry out the regulations. This probably had the effect of considerably limiting the spread of the disease.

Quarantine - A completed system of quarantine was planned and submitted to the Home Office, but rejected owing to the fear that the ignorance of the people would cause a riot if such restrictions were placed upon them.

Later on, however, the Japanese Minister requested the Koreans to cooperate with them in quarantining against Chemulpo which they agreed to do and at the same time asked us to establish quarantine against Pyeng Yang.

Although we knew it was now too late as the disease was already in Seoul, remembering that our work was as much educative as otherwise, we consented and for about a week carried on quarantine efforts at a station just beyond the Pekin Pass.

Hospital - The vacant buildings near the East gate known as Ha Do Kam being on the hill and well separated from other houses were selected for hospital purposes and by July 27th carpenters were at work preparing them. The first patient was admitted July 28th.

There were no walls to the rooms and there was time to put in only rough board floors but as they would be used only temporarily and the weather was warm, these were scarcely thought to be drawbacks; however they proved to be not only serious hindrances but almost complete obstacles to success for the rainy season set in and the weather was raw and cold and it was impossible to keep the patients warm, a most serious matter when the consider the great need of external heat for patients already cold, blue and pulseless with such a disease. As a result in spite of as faithful work as was ever done by doctors and nurses the majority of the patients died.

This difficulty could have been surmounted by the repairing of the rooms, but a still more serious matter was the prejudice of the people on account of some previous associations connected with the building not known to us when we chose it. As a result practically only those who were homeless would consent to be taken there and they only did so when it became evident that it was the one hope left to them.

After 135 patients had been treated with a death rate of 75% the place was closed.

Much more encouraging was the work done at the Hospital known as "The Shelter" situated in the district known as Mo Ha Kwan outside the West Gate. There all necessary conveniences were obtainable, comfortable rooms, warm floors &c. and the patients received were of a better class and as a rule were admitted at an earlier stage and therefore were more amenable to treatment. This does not apply to all for many cases admitted during the stage of collapse, rapidly recovered under the treatment. Here up to the time of writing 173 cases had been admitted with the remarkably low death rate of only 35%. The hospital is still running for the reception of the odd patients who are brought in.

When the Eastern hospital was closed a portion of the Methodist Mission Hospital in Sang Dong was offered and accepted but it was found that the disease was already declining and one place was able to accommodate all the applicants.

Inspection - A central office was opened and placed in charge of both Japanese and Western Physicians, while another near the South Gate manned by the Japanese and still another at Mo Ha Kwan by the Westerners. At these places reports were received and every case of diarrhoea reported was investigated, medicines were administered, the houses and premises disinfected as well as the circumstances permitted, and all who could be persuaded to go were sent to the hospital. The great majority refused to leave their homes. When we urged compulsion, the government met us with the report from Chemulpo saying that they had tried it there with the result that reports ceased to come in, inspections were met with a denial that any cases existed, the dead were buried secretly during the night, the doctors were threatened with mob violence, and the work was completely blocked.

In the face of this it seemed wise to go on as we were doing, win the confidence of the people as much as possible and work, as much in the hope of educating the people for the next epidemic as for the amount of good to be done at this time under such difficulties.

After a week or ten days, the Japanese, not enjoying working under the supervision of a Westerner, withdrew from the organization and devoted themselves to the one office near the South gate. I have no knowledge of the character or amount of work done by them after that time.

During the progress of events, the necessity of getting government sanction, by the round about methods inseparable from government transactions, for all our proposal before carrying out plans which needed prompt action to take them effective. rendered many of our efforts useless so we laid the matter plainly before His Excellency the Home Minister, who authorized us to carry on the work there-after without consulting any one, giving us $2000 to meet running expenses with the promise of more if needed, and full control over a special force of policemen detailed from the regular force to assist us. Re-encouraged by this mark of confidence, we divided the force of workers between different sections of the city.

Each foreigner took with him several Korean helpers who went in advance of him and made a house to house canvas, reporting all cases of diarrhoea to him. He then visited these places administered medicines and when he met with true cholera disinfected the premises as well as possible. Much good done was in this way for many cases of diarrhoea were cured which might indeed have been the beginning of true cholera and imperfect as the disinfection was it doubtless was a help.

At the same time people were instructed as to the true nature of Cholera and how it could be avoided and it is impossible to estimate how much that did towards limiting the spread of the disease.

Much alarm was caused by the report that some cases had occurred within the Palace walls. At the request of His Majesty we established a medical station within the Palace. Here a great many cases of diarrhoea amongst the soldiers and servants were treated while those showing symptoms of Cholera were immediately sent to the Hospital and in this way the spread of the disease was eventually prevented. Nearly all thus sent to the hospital, being sent before collapse set in, recovered.

At this date the disease has almost ceased within the city but is extending to the villages round about.

Full statistics are unavailable because reporting was not compulsory and the majority of the cases were unreported. I can give only the following: -

Treated at Ha Do Kam 135 with 102 deaths.

"   " Mo Hoa Kwan 173 with 61   "

Cases reported, investigated and treated in their homes -

Central Inspection offic	"
Mo Hoa Kwan	"
S. Eastern District	"
N. " "	"
Northern "	"
North Western District	215.

Some results worth noting -

In the hospitals nearly all well recommended methods of treatment were tested and the experience of the physicians greatly widened so that they feel that should another epidemic occur they will be in a position to show even better results from treatment.

We believe the people have learned to trust the missionaries as never before and a greater portion of the city than ever before has been brought into contact with the missionaries and through them we trust with Christianity - or perhaps we had better say with Christ. The people have also learned something concerning the true nature of disease and how to avoid it. The close connection between dirt and disease has once more been demonstrated by the great preponderance of the number of cases - which occurred amongst the poor and badly housed class over those which occurred amongst those living in better circumstances.

The Missionary cause has been helped for the missionaries have demonstrated the spirit of the Gospel of Christ, spending the warm weeks, when they had hoped to be resting in the mountains, caring for the sick Koreans in the disease stricken city, and they have thus strengthened themselves and have magnified the Grace of God before this people. The government has manifested such a growing confidence in the integrity and good judgement of the missionaries that it turned over to them without restrictions the work of fighting the epidemic, $2000 in cash, and the full control of a portion of the police force. It is I believe the first time money has been thus placed in the hands of foreigners.

I desire to thank the Hon. J. M. R. Sill, U. S. Minister for his valuable assistance and support and also W. C. Hillier, H. B. M. Consul General, who issued orders to the Chinese residents who are under the jurisdiction of the British Consulate, to abide by the regulations of the Cholera Board. Personally I am deeply indebted to all the physicians and other missionaries, whose names I have not mentioned, for the prompt and hearty response they made to the call for workers, giving me that support without which my promise of help to the government would have been unavailing.

As a body of missionaries we are grateful to God that he preserved our lives throughout all our close contact with the disease, giving us necessary strength to carry on the work and so blessing our efforts as to make them much more abundantly effective than the means used would warrant us to expect.

O. R. Avison.

올리버 R. 에비슨(서울), 에비슨 박사의 보고서 (1895년 9월 3일)

궁궐 업무: 작년(1894년) 내 보고서를 마감한 이후, 즉 연례 회의부터 시작하여 가장 먼저 언급해야 할 일은 궁궐과 진료 관계가 회복된 것이다. 1894년 12월 21일 선교부 회의가 아직 진행 중일 때였다. 나는 알렌 박사와 함께 처음으로 폐하를 왕진하였다. 내가 왕실 일을 하기 시작한 것에 나는 알렌 박사에게 빚을 지고 있다. 그때 이후 나는 폐하를 33번 왕진하였으며, 음력 설날에는 호의로 우호적인 알현을 하였다. 게다가 나는 왕자와 왕가(王家)의 여러 명을 치료하였다. 왕비는 설날 선물로 300 달러와 여러 번 많은 작은 선물들을 보냈고, 아내를 알현하도록 초청함으로써 감사를 표하였다. 아이들 각자에게 선물을 보내는 것을 잊지 않았다.

수리: 연중 중요한 임무 중의 하나는 수리를 하는 것이었다. 초봄에 의료 위원회의 회의가 있었으며, 나에게 수리를 조언하였다. 나는 작성한 계획을 실행하였으며, 이제 병원이 비교적 양호한 상태에서 환자를 수용할 준비가 되어 있다고 보고해야 한다. 우리는 남성과 여성을 위한 깨끗한 방들, 깨끗하고 환기가 잘 되는 수술실, 편리한 욕실, 그리고 이전보다 훨씬 좋은 진료실을 갖고 있다. 선교부의 조언에 따라 우리는 경비의 지불을 원하는 사람들을 위해 두 개의 작은 개인 병실을 마련하였다.

내년에는 어떤 곳의 벽지를 새로 바르고, 벽과 지붕을 제대로 유지하는 것을 제외하고 수리는 매우 적을 것이다. 건물과 담장의 수리를 위해 사용한 돈은 모두 약 1,100 달러 정도이었다.

이것에는 내 집, 아버클 양의 방, 화이팅 박사와 제이콥슨 양을 위한 방, 그들의 부엌 및 식당을 갖추는 비용도 포함되어 있는데, 모든 비용이 550 달러이었음으로 병원 자체의 수리비는 약 500 달러이었다.

병원에서 필요하지만 일부는 비품으로 여길 수 있는 벽장, 탁자, 욕조 및 다른 많은 물건을 구비하는 경비는 약 200 달러이었다. 한 해가 지나면 사용한 모든 경비가 기금 보다 조금 적을 것이며, 나는 다음과 같은 기부를 받았다. 언더우드 부인 100 달러, 아버클 양 25 달러, 밀러 씨 25 달러, 왕비 300 달러.

여러분이 아는 것처럼 병원에서 더 많은 인력이 필요하다는 우리의 거듭된 요청이 올해 화이팅 박사와 제이콥슨 양이 도착함으로써 응답을 받았다. 그들은 병원 여성과의 방에 묵고 있지만, 조기에 더 많은 적절한 숙소가 마련되었으면 하는 바람을 표명하고 싶다. 나는 그것을 마련하기 위한 예산을 요청한다.

화이팅 박사: 화이팅 박사는 도착한 거의 즉시 여성과의 책임을 맡아 나의 업무를 상당히 경감시켜 주었다. 이 보고서에 딸린 통계를 검토해보면 여러분은 여성 환자의 수가 그녀가 온 이후 주로 증가하였음을 알 수 있을 것이다.

제이콥슨 양: 제이콥슨 양은 처음에는 외래에서 나를 도왔으나 이후 입원과를 맡아 그곳에서 나의 업무를 많이 경감시켜 주었다. 나는 선교병원에서 가장 중요한 그 부분을 발전시키는데 가장 실질적으로 나를 도울 것으로 확신하며 기쁘다.

아버클 양: 아버클 양은 화이팅 박사가 도착할 때까지 외래에서 나를 도왔으며, 그녀를 돕기 위해 나를 떠난 이후 통역으로 그녀와 함께 있었고, 약의 조제도 도왔다. 그녀 역시 환자의 추적 및 가정 방문을 통해 의료 사업이 주는 기회의 이점을 크게 이용하고 있다.

이 모든 숙녀들은 의심할 여지없이 자신들의 일을 충분히 하고 있으며, 이 기회에 간단히 언급하였다.

지난 연례회의 이후 우리는 회복된 원기로 일을 재개하였으며, 음력 설날 축제 때까지 매주 환자의 수가 증가하였고, 거의 모든 사람들이 잠시 완쾌된 것 같았다. 항상 설날과 같다면 분명 한국에는 의사가 거의 필요하지 않을 것이다.

약값: 선교부의 결정에 따라 우리는 모든 환자에게 약값을 받지 않지만 지불할 수 있는 사람으로부터는 약값을 받으면 기쁠 것이며, 이 돈은 돈이 없고 병든 사람들을 돕는데 사용할 것이라고 알렸다. 나는 이 조치의 타당성에 모두가 동의하는 것 같았지만 많은 사람들의 주머니를 열지 못하였다고 말하게 되어 유감스럽다.

그럼에도 종종 어떤 이가 100냥, 200냥 혹은 500냥을 기부하며, 한 두 명은 1달러를 가져 왔다. 내가 수술을 했던 한 양반은 나에게 20 달러를 보냈고, 게다가 음식을 선물하였으며, 박영효 공은 단 한 번 치료를 받은 후 감사의 편지를 보내면서 병원에서 사용해 달라는 요청과 함께 20 달러를 동봉하였다.

달걀과 닭이 아직도 진료를 요청하는 인기 있는 방식인데, 이것들은 환자에게 되돌리거나 평균 가격으로 우리들이 나누어 가지며, 병원 창고를 두둑하게 한다. 나는 일반적으로 것보다 더 감사해 하는 훌륭한 한 환자를 언급하는 것을 생략하지 말아야 하는데, 그는 라거 맥주 한 다스, 그리고 또 한 번, 어떤 특선 한국 증류주

한 단지를 보내면서 내가 맡고 있는 병원 직원이 선택한 것이라고 공언하였다.

여러분이 우리가 이것들을 나누어 가진다고 생각하지 않기 위해, 나는 우리가 현금이면 그 가치가 더 실용적이라고 암시함으로써 가능한 한 정중하게 그것들을 받는 것을 사양하는데, 며칠 후 우리는 라거 맥주 가치에 해당하는 현금을 받았다. 또한 우리는 의사의 진료를 오전에 받는 특전에 1달러를 부과하는 관례를 만들었으며, 두 배의 요금을 받았다. 이 계획은 재정적으로 커다란 결과를 도출하지 못하였지만 이 규칙을 언급하는 것이 의사가 다른 업무에 헌신하여 달갑지 않은 방해를 받는 시간을 경감시켜주는데 가장 유익한 효과를 주었다.

1895년 1월 1일부터 오늘, 즉 1895년 9월 3일까지 한국인 환자로부터 받은 총액은 130.64 달러이다.

진료실 환자: 매달 환자의 수는 점차 증가하였다. 1월 남성과 여성을 합해 단지 359명의 환자만 있었으나, 6월에는 남성 환자가 960명에, 화이팅 박사의 진료실에 490명의 여성 환자가 있었다. 나는 아내가 아파 7월 초에 며칠 동안 어쩔 수 없이 병원 문을 닫았으나 문을 다시 연 며칠 후 조선 정부로부터 콜레라 유행에 대해 도와 달라는 요청이 왔다. 이를 수락함으로써 통상적인 진찰실을 닫을 필요가 생겼고 그래서 병원, 최소한 나의 진찰실은 7월에 12일만 문을 열었다. 병원은 8월 전체에 문을 닫았고 9월 후반부가 되어서야 문을 열었다. 우리는 다시 매일 22명에 이르는 환자를 보기 시작하고 있으며, 왕궁의 비극이 일어나고 모두가 공포에 떨고 있는 것 같았을 때 하루 환자가 4~5명으로 줄었다. 하지만 반등하여 나는 다시 15~16명을 진료하고 있다.

입원 환자: 병원의 입원과는 초여름 동안 매우 흥미로웠으며, 광범위하게 후원되고 있는 희망을 주었다. 나는 우리가 한 번에 20명까지 입원환자를 진료하였다고 생각한다. 현재 우리는 상당한 수의 환자를 입원 시킬 수 있는 상황에 있으며, 나는 병동에서 매우 훌륭한 한 해와 바쁜 시간을 가질 것으로 기대하고 있고 이곳이 선교 병원의 사역을 수행하는 곳이라고 믿기 때문에 상당한 기대를 하고 있다.

입원 환자의 자립: 이 과와 관련한 주요 어려움의 하나는 입원하기 위해 지방에서 먼 거리를 오는 사람들은 치료를 필요로 하는 동안 불구 상태가 아니며, 게다가 음식과 방을 위해 요구되는 하루 300냥을 지불할 수 없다는 점이다. 우리가 그런 사람들에게 무엇을 해야 하는가? 그들에게 최상의 교육 도구를 주지만, 우리는 지원하는 모든 사람이 묵고 먹게 할 수 없다. 이 어려움을 극복하기 위해 나는

지불할 수 있는 모든 사람들은 하루 300냥을 지불해야 하며, 무능력하고 지불할 수 없지만 치료가 필요한 사람들은 불구가 아니라면 그들을 돕기 위해 진행되는 모종의 일을 해야 하는 규칙을 만들었다. 이를 위해 나는 텃밭을 만들었는데, 나는 그곳에서 병원을 위한 한국 야채를 키우기를 바랐으나 유감스럽게도 여름 동안에 다른 업무(콜레라)의 압박 때문에 소홀히 해서 돈을 받는 것에 관한 한 유익한 투자가 되는 데에는 실패하였으나, 자신들이 벌지 못하면 음식을 먹지 못하게 하는 목적은 호응을 받았다. 또한 우리는 한국 신발과 돗자리를 짜기 위한 틀을 갖고 있어 심한 일을 할 수 없는 사람들에게 제공하였다. 나는 상당량의 자르지 않은 나무를 쌓아 두었는데, 다음 몇 달 동안 소화불량으로 고생하고 있는 사람들에게 일거리를 제공해 줄 것이다. 여성 환자들은 바느질을 하였다. 늦지 않게 우리는 다소간의 자립을 위한 실내 과를 발전시키기를 바라고 있다.

환자에게 읽도록 가르침: 많은 환자는 읽을 수 없으며, 만일 일정 시간 병원에 입원하게 되면 그들은 대단히 외로워지기에 나는 병동의 소년에게 그들 스스로 현재 구비되어 있는 많은 책과 전도지를 읽을 수 있도록 그들에게 한글을 가르치도록 지시하였다.

통계는 이 편지에 딸린 보고에 실을 예정이다.

왕진: 나는 환자의 집을 방문하기도 하였는데, 이에 관한 정확한 기록을 갖고 있지 못해 유감스럽다.

이것은 내년에 개선을 위해 변경해야 할 곳 중의 하나이다. 나는 이 분야의 일을 많이 할 수 있을지 모르지만, 아마도 건물 일을 끝낸 후에 그 일을 위해 더 틈을 낼 수 있을 것 같다.

여름 휴가지와 콜레라: 특히 나는 병원 문을 두 달 동안 닫았다고 언급하였기 때문에 의료 사역을 끝내기 전에 나는 여름을 보낸 방법에 대해 좀 길게 써야 할 것 같다. 여러분들이 아는 것처럼 나는 저 강 아래에 작은 여름 집을 갖고 있는데, 더운 달 동안에 가족들을 그곳에 살게 하고 나는 그곳에서 매일 병원에 출근하여 운영하는 것이 나의 계획이다. 유감스럽게도 이번 여름에 도시에 콜레라가 유행하였고, 그것과 싸우는데 우리의 시간을 모두 빼앗겨 다른 업무는 손을 놓아야 했다. 나는 7월 24일 내부(內部)로 호출되었으며, 그때부터 9월 9일까지 많은 동료 선교사들의 도움을 받으며 지속적으로 이 일을 하였다. 우리 일행은 모두 247예에 대해 조치를 취하였다. 이들 중 거의 대부분은 그들의 가정을 방문한 것이었는데, 때로는 단지 한 번, 때로는 2번 이상 방문하였다. 약품을 투여하였고, 주변은 다소간 완전하게 소독하였다. 의심할 여지없이 이들 중 일부는 단시 심한 설사 증상을 보인 환자들이었지만, 상당히 많은 환자는 진성 콜레라였다. 방역에 나선 사람들은 많은 치료제를 배포하였는데, 의심할 여지없이 하나님께서 많은 어두운 마음을 계몽하는데 사용하실 것이다.

가정 방문 이외에도 하도감의 병원에서 102예, 격리소에서 173예를 치료하였다.

우리는 성내에서 보고된 사망자의 수에서 유행의 범위에 대해 다소 이해할 수 있다.

문을 지키는 순경은 내부에 콜레라로 사망하였다며 운반되어 나간 시신의 수를 내부에 보고하도록 하였다. 내가 받은 최근의 보고는 2,385명이었는데, 이후 많은 사망자가 발생하여 우리는 대략 2,500명이었다고 말할 수 있다. 성 밖의 지역에서도 이 만큼의 사망자가 있었기에 아마도 약 5,000 건의 사망자가 서울 및 주변에 있었다. 모든 경비는 조선 정부가 감당하였다. 많은 선교사들이 손에 손을 잡고 콜레라와 싸우는데 참여한 것을 고려할 때 우리는 우리와 우리 가족들이 아무런 해를 입지 않고 지날 수 있었던 것에 하나님께 감사해야 한다.

하인: 병원은 1명의 문지기, 요리, 빨래 및 일반적인 청소를 하는 다른 두 명 등 모두 세 명의 하인의 도움으로 운영되고 있다.

의료 조수: 의료 조수는 4명이다. 모두 선교 학교에서 구하였다. 그들 중 두 명은 전일제로 고용하고 있으며, 두 명은 반나절만 고용하고 있어 단지 3명만 고용하고 있는 셈이다.

반나절만 일하는 학생은 나머지 반나절에 학교에 출석한다. 모두 의학을 배울 준비를 할 예정이지만 우리와 함께 하루 종일 일을 하는 두 명은 더욱 실제적으로 일에 참여하고 있는데, 강의 뿐 아니라 실습을 위해 시간을 배정하고 있다. 그들은 우리가 많이 이야기하였던 의학반의 시작이며, 병원에서 상당한 전도 사역을 수행하고 있다. 현재 그들은 음식과 음력으로 매달 2 달러를 받고 있다. 병동과 여성 진료소에는 적합한 여성 조사가 필요하며, 나는 화이팅 박사가 그런 사람을 확보할 수 잇을 것으로 희망한다.

전도 사업: 우리는 지금 모든 형태의 사업이 도구로 간주되는 영혼의 구제, 그리도 왕국의 건설을 얻기 위해 무엇이 진행 중인지 고려하고 있다. 나는 지난해 보고서에서 병원의 대기실에서 외래 환자와 이야기할 자원자를 요청하였다. 책임

을 느낀 기포드 씨와 그의 조사 홍 씨는 지방에 있을 때를 제외하고 거의 매주 월요일에 내려왔으며, 매번 그들을 기다리고 있었던 사람들과 흥미로운 모임을 가졌으며, 병동을 방문하여 입원환자들과 강독을 하였다고 나는 믿고 있다. 무어 씨와 그의 조사들은 무어 씨가 지방에서 사역을 시작할 때까지 주의 다른 날에 병원에 왔으며, 이후 한 명 이상의 조사들이 콜레라 유행으로 진료소가 문을 닫을 때까지 계속 일을 하였다. 매일 아침 병동에서는 입원환자, 조사 및 하인들이 참석한 가운데 성경 봉독, 토론, 노래 부르기 및 기도 등의 종교 행사가 열리고 있다. 병동에는 책과 전도지들이 잘 구비되어 있으며, 이 책들은 상당히 잘 읽히고 있으며, 기회가 되면 개인들과의 대화가 진행되고 있다.

한 해 전반부에 나는 곤당골의 주일 예배에 참석했으나 통상적인 주일 오전 예배 이외에 아무 것도 하지 않고 하루 종일 그냥 놔두는 것은 옳지 않다고 느끼고 있었다. 나는 무어 형제로부터 떨어져 나와 진료소에서 예배를 드렸는데, 우리는 입구에 플래카드를 걸어 행인들을 불러들이고 있다. 남성과 여성을 위한 매일 오전 예배는 따로 열리고 있으며, 여성은 여성을 위한 예배를 드리고 있다. 주일 예배는 남성과 여성 모두를 위한 일반 예배이지만, 그들은 분리되어 있다. 올 가을에 병원 문을 다시 연 이후 진료를 시작하기 전에 매일 30분 정도 나와 조사들이 외래 환자와 함께 종교적 대화를 나누고 있다. 나는 의견을 제시할 정도로 충분히 이것을 시행하지 않았지만, 상당히 진전되었을 때 나는 진료소 일에 지장을 주지 않고 복음을 전파하는데 분명히 도움을 준다고 생각한다고 그들에게 이야기할 수 있다. 그러나 아직 어떤 사람이 대기실에서 하루에 서너 시간 동안 보내야 할 필요가 있다.

올 해는 누가 우리를 도울 것인가? 우리는 병동에 와서 환자들과의 대화에 참여하는 누구든 환영할 것이다.

여름 중에 문지기가 문에서 전도지를 팔기 시작했지만 현재 그는 그것을 하고 있지 않다. 나는 의료 조수들과 함께 좀 더 면밀한 성경 학습을 시작하였다.

전도 사업의 결과: 전도 사업의 결과에 관해 누가 요약할 수 있겠는가? 얼마 동안이건 간에 병원에 입원해 있었던 환자의 거의 대부분이 그리스도에 대한 믿음을 공개적으로 고백하였으며, 그들 중 두 명은 곤당골로 가서 예비 신자반에 합류하였다. 고양에서 온 한 젊은이는 문제의 근원을 제대로 파악한 것 같았다. 그는 모든 것을 읽고 파악할 수 있었고, 책에 담긴 모든 찬송가를 불러 만족해하였으며, 만일 내가 저녁에 대화를 나누기 위해 병동에 가지 못하면 거의 확실하게 우리 집으로 왔다. 그는 책들을 집으로 갖고 갔고, 다음에 병원을 방문할 때 자신은 매일 교리를 지켰다고 선언하였다. 믿음을 고백한 사람들은 북쪽 도에서 제주도에 이르

기까지 방방곡곡에 퍼져 있었으며, 서투르게 퍼져 있는 훌륭한 씨들은 풍부한 결과를 가져다 줄 것이다! 지난 해에 나는 아버클 양과 내가 참석하였으며, 그들이 복음에 대해 상당한 관심을 보인 곳에 대해 보고한 바 있다. 그 이후 여성은 자주 아버클 양과 우리 집을 방문하였으며, 그리스도를 믿고 있음을 고백하였다. 나는 그녀 남편의 아버지가 곤당골에 정기적으로 출석하게 되었으며, 세례를 신청하였다고 알고 있다.

여러 경우에 나는 총리대신의 집에서 그와 친구들에게 죄와 구원의 방도에 대해 이야기할 기회를 가졌다. 그들은 들었으나 그들이 얼마나 영향을 받았는지는 알지 못한다.

콜레라 유행 중에 나는 궁궐 내에 진료소를 설립할 것을 요청 받았다. 나는 그렇게 했는데, 우리의 의학 조수인 방용이를 그곳에 배치하였다. 그는 종교 서적을 지참하고 갔으며, 그곳의 많은 사람들이 복음을 듣고 읽었다.

환자 추적: 환자의 추적을 좀 더 쉽게 추적할 수 있는 필요를 느껴 나는 아마 언더우드 박사가 제안한 것으로 생각하는 방법을 채택하였다. 나는 8도 및 서울에 해당하는 9개의 칸이 있는 장을 갖고 있다. 각 환자가 문으로 들어가면서 자신의 이름, 나이 및 정확한 주소를 알려주면 문지기는 종이에 그것을 적고 그것을 번호표와 함께 그에게 준다. 진료실로 들어갈 때 그는 이것을 의사에게 주며, 의사는 이것을 장의 적절한 칸에 넣는다. 일정 간격마다 이 이름들은 도별로 분리된 장부에 적힌다. 각 도는 골, 각 골은 면, 각 면은 동네로 세분한다.

그 다음에 이름들을 분류하며, 어떤 사람이 그 지방으로 갈 때 그는 먼저 병원에 들려 그가 통과할 지역의 사람 이름을 요청하기를 바라고 있다. 이것들은 쉽게 살펴볼 수 있으며, 자신의 여행 중 방문할 수 있는 사람들의 명단을 그에게 준다. 전도여행을 떠나는 형제자매들은 이것을 메모하겠소?

나는 건축 위원회를 통해 주요 사항이 잘 유지된 주택 계획을 수립하는데 성공하였으며, 우리가 연례회의에 모일 때쯤 들어갔으면 좋겠다. 내가 그런 업무의 감독 일을 맡길 사람을 구할 수 있다면 나는 파송된 일에 내 시간과 정력을 쏟을 수 있을 텐데!

언어 학습: 여러분들은 이 보고서에 언어 학습에 대해 아무 것도 없다고 말할 것이다. 이것 참, 이야기할 수 있는 것이 거의 없다. 나의 선생은 만일 내가 상당한 시간을 언어 학습에 할애하였다면 나는 조만간 언어를 습득하였을 수 있을 것이라고 생각한다고 말하고 있다. 현재 나는 더 학습에 시간을 할애할 때가 있기를

바라고 있지만 건축 일의 감독, 진료, 조수들 교육 및 전도 사역 수행이 힘들며, 게다가 매일 여러 시간 학습에 할애하고 있다. 동시에 대중적 기도회나 유사한 일을 고려하지 않더라도 가사 일에 적절하게 관심을 갖고 있다.

나는 1년 동안의 사역과 관련된 중요한 주제는 모두 다루었다고 생각한다. 우리는 우리가 이전해 했던 것보다 전진하기 위해 훨씬 잘 준비가 되어 있다. 주님께서 한국에서 자신의 왕국이 진척되는데 우리와 병원을 사용하시기를!

아내: 아내는 건강과 다른 일들이 허락하는 한 아직 언어를 학습하고 있으며, 나는 모든 상황을 고려할 때 이제 상당히 진전되어 있다고 생각하고 있으며, 아직도 가사 외에 병원 환자와 관련된 일을 하고 있다.

부족한 점을 사과하며 하나님께 감사함으로 제출함.

O. R. 에비슨

병원 통계 (1895년)

A. 외래 -

	남성	여성		합계	진료한 날
		에비슨 박사	화이팅 박사		
1월	269	90		359	24
2월	301	118		419	24
3월	435	191		626	26
4월	677	103	231	1011	26
5월	625		321	946	27
6월	968		4901	1458	25
7월	267		288	555	에비슨 12일/ 화이팅 26일
8월	0		0	0	0
9월	89		75	164	에비슨 7일/ 화이팅 12일
	3631	502	1405	5538	

에비슨의 진료실 4,133명/ 화이팅의 진료실 1,405명/ 합 5,538명

신환 2,730명

주의. 6월말까지 환자의 지속적인 증가가 매우 뚜렷하였지만, 이후 적어졌으며 다른 일에 힘을 쏟았다.

시간과 다른 이유 때문에 치료한 내과 및 외과 증례에 대한 상세한 사항을 제시할 수 없지만, 관심 있는 통계 정보는 병원 기록에 담았다.

B. 입원 환자
남성 70명, 여성 16명 - 합 86명
   사망 - 2명 (남성)

C. 왕진
화이팅 박사 - 78건
에비슨 박사 - 집계하지 않음

D. 격리소
에비슨 박사는 진료가 필요한 환자가 있을 때 마다 방문하였다.

Oliver R. Avison (Seoul), Dr. Avison's Report (Sept. 3rd, 1895)

Palace Work: Beginning with where my report left off last year, viz. the Annual meeting, the first thing I have to mention is the reestablishment of professional relations with the Palace. Dec. 21th 1894 while the Mission meeting was still in session. I made my first visit there with Dr. Allen to see His Majesty. I am under obligations to Dr. Allen for initiating me into the proper manner of conducting myself before royalty. Since that time I have visited His Majesty professionally 33 times and at the Korean New Year was called to a friendly audience as a matter of courtesy. Besides His Majesty I have had the honor of treating both princess and several members of the royal family. Her Majesty the Queen, evidenced her appreciation by sending a New Year's gift of $300.00 and many smaller presents on various occasions and by inviting Mrs. Avison to an audience with her. Not forgetting to send tokens to each of the children.

Repairs: One of the important duties of the year has been the carrying on of repairs. Early in the spring the medical committee met and advised with me concerning these. I have carries out the plans then made and have to report that the hospital is now ready for the reception of patients under comparatively favorable conditions. We have clean rooms both for male and female patients, a clean and airy operating room, a convenient bathroom, and a dispensary in much better shape than formerly. Following the advice of the mission we have arranged for two small private ward for those who wish them and will pay for them.

During the coming year very few if any repairs will be required except to renew paper in some places, and keep walls and roofs right. The total amount spent in repairs to buildings and walls has been about $1,100.

This includes the fitting up of my own house. Miss Arbuckle's rooms, the rooms for Dr. Whiting and Miss Jacobsen and their kitchen and dining room, which in all cost about $550.00 leaving the cost of repairs for the hospital itself at $500.00.

The cost of furnishings such as cupboard, tables, bathtubs and the other numerous things required in the hospital some of which may be regarded as fixtures, was about $200.00. The result of it all has been that we shall be a little behind in fund when the year end, although I have been favored with the following gifts - Mrs. Underwood $100.00, Miss Arbuckle $25.00, Mr. Miller $25.00, and Her Majesty the Queen $300.00.

As you know, our repeated request for more helpers at the hospital were answered during the year by the arrival of Dr. Whiting and Miss Jacobsen. They have been accommodated with rooms in the woman's department of the hospital, but I should express the hope that more suitable quarters may be seemed for them at an early date. I should favor the request of an appropriation for providing such.

Dr. Whiting: Dr. Whiting took charge of the female department almost immediately after her arrival and relieved me of considerable work. As you will note by examining the statistics appended to this report the number of female patients was largely increased after she came.

Miss Jacobsen: Miss Jacobsen at first assisted me in the outclinic but afterward took up the indoor department, relieving me of much responsibility there. I am happy in the confidence that she will aid me most materially in developing that most important part of a mission hospital.

Miss Arbuckle: Miss Arbuckle assisted me in the outclinic until Dr. Whiting arrived, when she left me to help her, since which time she has been with her as interpreter assisting also in the dispensing of medicines &c. She has also undertaken the work of following up the patients, visiting their homes, and thus using to greater advantage the opportunities created by the medical work.

All these ladies will doubtless deal were fully with their work, which I have taken occasion briefly to mention.

After the last Annual meeting, we resumed work with renewed vigor, and the number of patients increased each week until the Korean New Years festivities broke in upon us and appeared to cure nearly everybody for a time. If only it could be always New Year, there would apparently be but little need for doctors in Korea.

Fees for Medicines: Following the decision of the Mission, we informed all comers that though, we did not make actual charges for medicines we should be glad to receive the value of the medicines from all who could pay for it and that this money would be used in helping those who were penniless and sick. I am sorry to say this did not open many pockets although all appeared to assent to the reasonableness of the remarks.

Nevertheless an occasional one would give 100 cash, 200 cash, or 500 cash, and an odd one or two did bring as much as $1.00. One gentleman upon whom I operated sent me $20.00 besides presents in food, and Prince Pak Yung Ho sent me a letter of thanks enclosing $20.00, with a request that it be used in the hospital after he had received treatment only once.

Eggs and chickens still constitute the favorite mode of requesting the doctors services, and these are turned over to the patients, or divided amongst ourselves at an average price, the proceed going to swell the hospital coffers. I must not omit to mention that one fair patient being more than usually grateful brought a dozen of lager beer and another of the same set, a jar of some choice Korean spirituous liquor, at least declared to be choice by one member of the hospital staff whose judgement I accept.

Lest you should think we also divided these amongst us, I will say that we as politely as possible declined to receive them, hinting that their value in coin would be more serviceable, and a few days afterward we received the value of the lager beer in crisp bills. We also instituted the custom of charging $1.00 for the privilege of seeing the doctor during the morning hours and have to report the receipt of two fees. Although the plan did not yield great financial results, the mention of this rule had a most salutary effect in relieving the doctor of unwelcome intrusion upon the time devoted to other duties.

The total amount received from Korean patients from Jan. 1, 1895, to this date, Sept. 3rd, 95 is $130.64.

Attendance at Dispensary: There was a steady increase in the member of patients each month; in Jan. there were only 359 males including men & women, while in June there were 969 males alone besides the 490 females who attended Dr. Whiting clinic. It was therefore with considerable reluctance I closed the hospital for a few days in the beginning of July, but Mrs. Avison's illness made it necessary to do so; and we had only reopened? it a few days when the call came from the government for help in the Cholera Epidemic, the acceptance of which rendered it necessary to close the ordinary clinic, so that the hospital, at least my clinic, was open only 12 days during July. It was closed throughout all of August and was opened only toward the latter part of Sept. We were just beginning to work up in numbers again, having got up to 22 per day, when the tragedy at the Palace occurred and everyone seemed to take fright the daily number dropping to 4 or 5. The reaction has begun, however, and I have got up to 15 or 16 again.

Hospital Inpatients: The indoor department of the hospital became very interesting during the early summer and gave promise of being extensively patronized. I think we had as many as 20 patients in at one time. We are now in a position where we can accommodate a considerable number and I look forward to a very good year and a busy time in the ward with high expectations for I believe this is where the mission hospital accomplishes work.

Self Support of Inpatients: One of the chief difficulties in connection with this department was that people came long distances from the country wanting admission to the ward, who, while needing treatment were not disabled, and yet were unable to pay the 300 cash per day demanded for food and room. What should we do with such? To take them in afforded the best means of teaching them and yet we could not consent to lodge and feed freely all who should apply. To meet this difficulty I established the rule that all who were able to pay should pay at the rate of 300 cash per day, those who were disabled and unable to pay, and, though needing treatment, were not disabled should do some kind of work, the proceed of which should go toward their support. To this end I started a garden in which I hoped to raise Korean vegetables for the hospital, but, unfortunately, it was so neglected during the summer on account of pressure of other work (Cholera) that it failed to be a profitable investment so far as money receipts were concerned, but it answered the purpose of keeping some from eating food that they had not earned. We have also frames for weaving Korean shoes and mats on, so as to accommodate those who cannot do heavy work and I have laid in a considerable quantity of wood uncut which will provide exercise during the next few months for those who are troubled with indigestion. Female patients have done sewing. In time we hope to develope a more or less self supporting indoor department.

Teaching patients to read: Many patients are unable to read, and if confined to the hospital for any length of time they become very lonesome, so I have directed the ward boy to teach the native character to such, thus enabling them to read for themselves the many books and tracts now available.

Statistics will be formed in the report appended to this.

Home Visiting: I have done more or less visiting of patients in their homes, but I am sorry today I failed to keep an exact record of these.

This is one of the places where I must change for the better this next year. I do not know whether I can do very much in this line of work or not, but perhaps after I get through building I may have more leisure for it.

Summer Places & Cholera: Before passing from medical work, perhaps I should refer more at length to the way in which I spent the summer., especially as I have mentioned that the hospital was closed for two months. As you know I have a small summer house down by the river and it is my plan to have my family live there during the warm months while I keep the hospital going by daily visits from there. Unfortunately this summer the city was visited by cholera and our time was so fully taken up in fighting it that all other work had to be let go. I was summoned to the Home Office July 24th and from that time to Sept. 9th was constantly engaged in this work being able assisted by a large staff of fellow missionaries. Altogether 247 cases were acted upon by our company. Nearly all of these were visited in their homes, sometimes only once, sometimes twice or oftener. Medicine was administered, and the premises more or less thoroughly disinfected. Doubtless some of these were only cases of severe diarrhoea but the greater number were undoubtedly true cholera. A large number of treats were distributed by the workers, which God will no doubt use in enlightening many dark mind.

Besides the house visitation, 102 cases were treated at the hospital at Ha Do Kam and 173 cases at The Shelter.

We can gain some idea of the extent of the Epidemic from the number of deaths reported within the city walls.

The policemen at the gates rendered doing report to the Home Office of the number of corpses carried out which were said to have died of Cholera. The latest report I received gave a total of 2,385 and quite a number occurred afterward so we may say in round numbers 2,500. Fully as many occurred in the districts immediately outside the walls, so that probably there were about 5,000 deaths is and around Seoul. The whole expense was borne by the Korean government. When we consider that so many of our missionaries engaged in a hand to hand fight with it, we have reason to thank God that we and our families were brought through it without harm.

Servants: The hospital is conducted with the help of only 3 servants, a gateman, and two others who do the cooking, washing, and general cleaning up.

Medical Helpers: The medical helpers are 4 is number. All obtained from the mission school. Two of them are employed all the time and two half the time, making it equivalent to 3 only.

Those who work half the time, attend school the other half. All are supposed to be preparing to study the science and art of physic, but the two who are with us all the time are more particularly engaged in so doing, having set hours for study as well as for work. They constitute the beginning of our much talked of medical class, and are used to a considerable extent in carrying on evangelistic work in the hospital. They receive at present their food and $2.00 per Korean month. There is need for a suitable female helper for the ward and the woman's clinic and I hope Dr. Whiting will succeed in securing such a person.

Evangelistic Work: We now come to a consideration of what is being done toward attaining that for which all form of work are to be considered as means, the saving of souls, the upbuilding of Christs Kingdom. In my report last year, I asked for volunteers who would come and talk with the outpatients in the waiting room. In responsible Gifford and his helper Mr. Hong came down almost every Monday afternoon except while they were in the country and I believe held every interesting meetings with those who were waiting and also visited the ward and read to or consented with the inpatients. Mr. Moore and his helpers attended during the other days in the week until Mr. Moore's work in the country began after which one or more of his helpers continued the work until the Cholera Epidemic closed the clinic. A religious service is held every morning in the ward attended by the inpatients, the helpers, and the servants, consisting of reading the scriptures, talking, singing, and prayer. The ward have been well supplied with books and tracts which have been fairly well read, and as opportunity has offered personal conversation with individuals has been carried on.

During the first part of the year, I attended Sabbath services at Kon Dang Kole, but feeling it was not right to leave the hospital all day Sunday without anything but the usual morning devotions. I separated from Bro. Moore and established a service in the Dispensary to which we invite passerby by means of a placard hung at the gate. The daily morning services for men & women are separately held, the ladies conducting the one for women, but the Sunday service is a general one for both sexes, who however, occupy separate rooms. Since reopening the hospital this Fall, a half hour or so has been devoted each day by myself and helpers to religious conversation with the outpatients before beginning the clinic. This has not been tried long enough for me to pronounce an opinion on it, but when I get so far advanced that I can talk to them in an interesting way I think it should help to spread the good news without interfering with the clinic. But it still leaves the necessity for some one to spend 3 or 4 hours per day in the waiting room.

Who will help us out this year? We shall also welcome any to the ward to engage the patients in conversation.

During the Summer the gateman began the sale of tracts at the gate, but at the present time he is not doing so. I have begun a class with the medicine boys for the more careful study of the scriptures.

Result of Evangelistic Work: As for results of the evangelical work, who can tabulate them? Nearly all the inpatients who were in the hospital for any length of time, publicly professed faith in Christ and two of them went to Kon Dang Kole and joined the Catechumen Class. One young man from Ko Yang seemed to take right hold of the root of the matter. He read everything he could get hold of, sang all the hymns in the hymnbook to his evident satisfaction, and if I failed to go into the ward in the evening for a talk would almost certainly come into the house. He carried off books his home and at subsequent visits to the hospital, declared that he was doing the doctrine every day. Those who professed faith have been scattered to all parts of the country from the Northern province to Quelpart and may the seed, good seed but poorly scattered bring forth abundantly! Last year I reported a case where Miss Arbuckle and I attended and where they showed considerable interest in the Gospel. Since then the woman has been a frequent visitor at Miss Arbuckle's and at our home and professes to believe in Christ. While I understand the father of her husband has become a regular attendant at Kon Dang Kole and is an applicant for baptism.

On various occasions I had the opportunity of speaking to the Prime Minister and his friend in his own house concerning sin and the way of salvation. They listened but I may not how they were effected.

During the Cholera Epidemic I was asked to establish a medical post within the palace. I did so and placed our boy Pang Yong there. He took religious books with him and many there heard or read the gospel message.

Following up Patients: Feeling the need of being able to follow up patients more easily, I have adopted a plan suggested I believe by Dr. Underwood. I have a cabinet containing 9 pigeon holes corresponding to the 8 provinces and the city of Seoul. Each patient as he enters the gate gives his name, age, & exact address to the gateman who writes these on a slip of paper and gives it to him with his entry number. On entering the dispensary, he gives this to the doctor who places it in its proper compartment in the cabinet. At certain intervals, these names are entered in a book which is divided into provinces. Each province into Kol, each Kol into Myun, & each Myun into Tongnai.

The names are then all assorted and it is hoped that when any one is going into the country, he will first come to the hospital and enquire of there are any names from the district through which he will pass. These can be easily looked up and a list given him of people whom he can visit on his trip. Will the itinerating brethren and sisters please make a note of this?

I have succeeded in getting a house plan through the building committee's hands, with the main features pretty well preserved and hope to be occupying it by the next time we assemble in Annual meeting. Oh, for a man to whom I could commit the work of superintending such business that I might devote my time and energies to that for which I was sent!

Language Study: But you will say there is nothing about language study in this report. Well, I can say little about it. My teacher says he thinks if I would put in a fair amount of time in study I might get the language in time. Now I wish sometimes for more time for study, but it is hard to superintend building operations, attend to medical work, teach boys and carry on evangelistic services, and still have several hours for study each day, and at the same time give proper attention to family duties, without even thinking of social prayer meetings and such like.

I think I have now touched upon all the important topics connected with my years work. We are much better prepared for going forward than we have ever been before. May the Lord use us and the hospital to advance His Kingdom in Korea!

Mrs. Avison: Mrs. Avison still studies the language as her health and other duties permit, and I think is making now fair progress considering all the circumstances, and still looks forward to supplementary her family duties by work amongst the hospital patients. Appended are the statistics of the hospital.

Submitted with much thankfulness to God but with regret for much shortcoming.

O. R. Avison

Hospital Statistics

A. Dispensary -

	Male	Female		Total	Days of Work
		Dr. Avison	Dr. Whiting		
Jan.	269	90		359	24
Feb.	301	118		419	24
Mar.	435	191		626	26
April	677	103	231	1011	26
May	625		321	946	27
June	968		490	1458	25
July	267		288	555	12 Dr. A/ 26 Dr .W
Aug.	0		0	0	0
Sept.	89		75	164	7 Dr. A/ 12 Dr. W
	3631	502	1405	5538	

Dr. A's Clinic 4,133/ Dr. W's Clinic 1,405/ Total 5538
New patients 2,730

Note. The steady increase of patients up to end of June was very marked but the work was cut short here and an energies directed into a different channel.

Presume of time and other reasons forbid my giving the details of medical &
surgical cases treated but for the information of those interested such statistics are
entered in the hospital record.

B. Hospital Wards

In patients -   Male 70, Female 16, Total 86

                  Deaths 2 males

C. Home Visitation

Dr. Whiting Made 78 visits

Dr. A's visits not tabulated

D. The Shelter

Dr. Avison attended whenever there were cases in there needing it.

대니얼 L. 기포드(서울)가 프랭크 F. 엘린우드
(미국 북장로교회 총무)에게 보낸 편지 (1895년 9월 9일)

(중략)

우리 모두(혹은 거의 모두)는 통상적으로 어떤 형태이건 여름 휴가를 가질 시기에 콜레라 방역(병원 및 검역 사업)을 위해 많은 시간을 보냈기에 상당히 피곤함을 느끼고 있습니다.

(중략)

Daniel L. Gifford (Seoul),
Letter to Frank F. Ellinwood (Sec., BFM, PCUSA) (Sept. 9th, 1895)

(Omitted)

We are all (or nearly all) feeling considerably tired after on, labors along the line of Cholera work (hospital & inspection work) in which we spent a good deal of the time usually devoted to a summer vacation of some kind.

(Omitted)

윌리엄 B. 스크랜턴(서울)이 애드너 B. 레너드
(미국 북감리교회 교신 총무)에게 보낸 편지 (1895년 9월 11일)

한국 서울
1895년 9월 11일

친애하는 레너드 박사님께,

선교부는 지난 여름 대단히 힘들었습니다. 우리가 여태 본 중에서 가장 비가 많이 왔습니다. 이와 함께 더위가 예전처럼 강렬하였습니다. 8월에는 우리가 한국에 온 이래 두 번째의 콜레라 유행이 있었습니다.

저는 7월 중 3주일 동안 가족과 함께 대개 제물포 거주지 맞은 편의 섬에 정박되어 있는 범선에서 보냈습니다.

8월에는 버스티드 박사와 커틀러 박사가 장로교회의 에비슨 박사가 책임을 맡고 있는 정부의 콜레라 병원에서 지칠 줄 모르게 일을 하였습니다. 저는 전염병이 발생할 때 집으로 돌아왔으며, 저는 상동에 있는 우리 병원과 우리 집 인근에서 콜레라 환자와 아픈 환자들을 돌보았습니다. 콜레라가 대개 심한 것에 비해 이번 유행은 대단히 심각한 것 같지는 않습니다. 현재 그 병은 기세가 소진되어 사라지고 있지만 이곳저곳에서 드문드문 환자가 발생하고 있습니다. 기후가 시원해졌고, 우리는 다시 생활을 시작하고 있습니다.

(중략)

William B. Scranton (Seoul), Letter to Adna B. Leonard (Sec., BFM, MEC) (Sept. 11th, 1895b)

Söul, Korea

Sept. 11th, 1895

Dear Dr. Leonard: -

This past Summer has been a very trying one for the mission. It has been the rainiest year we have ever seen. With it the heat was as usual intense. During August we were visited by a second cholera scourge, a second since our coming to Korea.

I spent three weeks in July with my family in a junk, usually moored to an island opposite Chemulpo settlement.

During the month of August, Dr. Busteed and Miss Dr. Cutler gave tireless service to in the Government Cholera Hospital in the charge of Dr. Avison of the Presbyterian Mission. I returned home at the breaking out of the epidemic and gave my time to the Cholera and sick generally of our own Hospital in Sang Dong, and in the neighborhood of our house. The epidemic seems not to have been very serious, as serious as cholera usually is. It has now spent its force and is past but for sporadic cases here and there. The cooler weather has set in and we begin to live once more.

(Omitted)

제임스 E. 애덤스(부산)가 프랭크 F. 엘린우드
(미국 북장로교회 총무)에게 보낸 편지 (1895년 9월 13일)

한국 부산
1895년 9월 13일 (10월 21일 접수)

친애하는 엘린우드 박사님,

(중략)

그녀[28]는 지난 가을 아이를 낳은 후에 밤에 편안하게 잠을 잔 적이 거의 없으며, 따라서 상당히 초췌합니다. 또한 저는 그녀가 브라운 박사 및 에비슨 박사의 가족과 집을 함께 썼을 때 상당히 심한 정신적 스트레스를 받았다고 생각합니다. 그녀는 다른 가족, 그리고 특히 다른 유아가 같은 집에서 살 수 있는 그런 상태에 있지 못했습니다. 저는 진정 그녀의 신경상태가 대단히 나쁜 상태에 있다고 생각하고 있습니다.

(중략)

---

28) 애덤스의 편지에서 '그녀'라고 지칭된 사람은 윌리엄 M. 베어드의 부인인 애니 로리 애덤스(Annie Laurie Adams, 1864. 9. 15~1916. 6. 9)이며, 애덤스의 누나이다.

James E. Adams (Fusan), Letter to Frank F. Ellinwood (Sec., BFM, PCUSA) (Sept. 13th, 1895)

Fusan, Korea

Sept. 13, 1895 (Received Oct. 21)

My dear Dr. Ellinwood,

(Omitted)

She has scarcely had a good nights sleep since her baby was born last Fall and consequently was a good deal worn. I think also that her nerves had rather too severe strain when the families of Dr. Brown & Dr. Avison shared the house with them. She was not at all in a condition to have another family and especially another infant living in the same rooms. Indeed I myself thought her nerves were in a very bad way.

(Omitted)

회의록, 한국 선교부 서울 지부 (미국 북장로교회) 1891~1921
(1895년 9월 16일)

한국 서울
1895년 9월 16일

서울 지부의 정기 월례회의가 에비슨 박사 사택에서 개최되었다.

(중략)

에비슨 박사는 병원 부지에서 선교사들이 살고 있는 집들에 대한 수리를 지부 수리 기금에서 지불 할 수 있는지 요청하였다. 그 문제는 재정 위원회에 회부되었다. 수리 위원회는 이 건물들에 대한 수리를 그들에게 보고할 것을 요청하였다.

(중략)

다음의 청구가 낭독되었고 승인되었다.
......
    O. R. 에비슨 박사   366.00 달러

(중략)

S. F. 무어, 의장
O. R. 에비슨, 임시 서기

Seoul, Korea.

Sept. 16th, 1895

Regular monthly meeting of Seoul Station held at Dr. Avison's.

(Omitted)

Dr. Avison asked whether repairs on the houses occupied by missionaries in the hospital compound shall be paid for out of the Station repair fund. The question was referred to the Finance Committee. The Repair Committee was asked to examine repairs made on these buildings and report on them.

(Omitted)

The following orders were read and approved: -

......

Dr. O. R. Avison   366.00

(Omitted)

S. F. Moore, Chairman

O. R. Avison, Secretary *pro tem*

18951000

우리 선교사로부터.

The Canadian College Missionary (토론토) 5(7) (1895년 10월호), 106쪽

우리 선교사로부터

원산
8월 29일

(중략)

맥길 박사는 며칠 전에 서울에서 돌아왔습니다. 그는 자신이 떠날 때 서울에 체류하고 있었던 대부분의 선교사들이 아무도 심각한 상태는 아니지만 설사, 이질 혹은 소화불량 등으로 고생하고 있었다고 말합니다. 에비슨 박사는 맥길 박사에게 자신이 콜레라 유행이 끝나면 바로 원산을 방문하고 싶다고 말하였습니다. 그가 방문하는 것은 좋지만, 우리를 방문하려는 그의 희망은 (그렇게 되지 않아) 두세 번 실망스러웠으며, 나는 그를 보기 전까지 그가 오는 것을 믿지 못할 것입니다.

(중략)

From Our Missionary.

The Canadian College Missionary (Toronto) 5(7) (Oct., 1895), p. 106

From Our Missionary

Gensan,

August 29th.

(Omitted)

Dr. McGill returned from Seoul a few days ago. He says, that when he left. most of the missionaries staying in Seoul were suffering from diarrhoea, dysentery or general indigestion, although none were seriously ill. Dr. Avison told Dr. McGill that he hoped to come over to Wonsan as soon as the cholera was all over. It will be good to have a visit from him, but his hopes of visiting us have two or three time proved disappointing and I will not believe he is coming until I see him.

(Omitted)

18951000

단신 및 논평. *The Korean Repository* 2(10) (1895년 10월호), 396쪽

에비슨 박사와 그 가족은 한강에 있는 여름 집에서 돌아와 콜레라 유행 중에 잠시 문을 닫았던 제중원을 다시 개원하였다.

Note and Comments. *The Korean Repository* 2(10) (Oct., 1895), p. 396

Dr. O. R. Avison and family moved in from their summer home on the river at Han Kang and opened again the Government Hospital, temporarily closed during the time of cholera.

안나 P. 제이콥슨(서울), 제이콥슨 양의 보고 (1895년 10월 1일)

(1896년 1월 8일 접수 엘린우드 박사)

제이콥슨 양의 보고, 1895년 10월 1일

장로교회 선교부 귀중,

4월 9일에 서울에 도착하여 그날 오후 진료소에서 일을 시작하였다.

(중략)

콜레라 병원에서는 4일 동안 일을 했지만 몸이 좋지 않아 중단해야만 하였다.

(중략)

Anna P. Jacobson (Seoul), Report of Miss Jacobson (Oct. 1st, 1895)

(Received Jan 8 1896 Dr. Ellinwood)

Report of Miss Jacobson, Oct. 1st, 1895

To the Presbyterian Mission

Arrived in Seoul April 9th and begun my work in the dispensary the same afternoon.

(Omitted)

In the Cholera Hospital four days, but had to discontinue on account of sickness.

(Omitted)

새뮤얼 F. 무어(서울)가 프랭크 F. 엘린우드
(미국 북장로교회 총무)에게 보낸 편지 (1895년 10월 15일)

(중략)

우리 모두는 잘 있습니다. 에비슨 박사의 아기는 백일해를 심하게 앓았고, 아직도 심합니다.

(중략)

Samuel F. Moore (Seoul),
Letter to Frank F. Ellinwood (Sec., BFM, PCUSA) (Oct. 15th, 1895)

(Omitted)

We are all well. Dr. Avison's baby has been having a severe time with the whooping cough, & is still very poorly.

(Omitted)

제11차 연례회의
[미국 북장로교회 한국 선교부, 1895년 10월 15일~26일]

(중략)

제2일, 1895년 10월 16일 수요일

아침 회의: 오전 8시

……

신임 의장인 리 씨는 이제 의장직을 맡았으며, 명예스런 선출에 대해 선교부에 감사를 표하였다. 다음의 상임 위원회가 공지되었다.

……

(5) 연례회의 준비 위원회: 기포드 씨, 에비슨 박사, 스트롱 양

……

어빈 박사가 준비한 부산 의료 보고서[보고서 C를 볼 것]는 에비슨 박사에 의해 낭독되었으며, 받아들여져 전도, 의료, 서술 및 예상 위원회로 회부되었다.

……

다음의 결의가 채택되었다. …… 우리는 가능한 한 지체 없이 학교를 위한 여성 선교사의 임명을 즉각적으로 요청하도록 즉시 선교본부와 연락을 취하기로 결의하며, 또한 베어드 씨, 기포드 부인 및 에비슨 박사를 그들이 타당하다고 생각하는 추가 정보와 함께 이 결의를 선교본부에 알리는 위원회에 임명하기로 결의하였다.

(중략)

제4일, 1895년 10월 18일 목요일

아침 회의: 오전 8시 30분

……

의료 사역이 다음으로 다루어졌으며, 에비슨 박사[보고서 W를 볼 것], 빈튼 박사[보고서 X를 볼 것] 그리고 언더우드 박사[보고서 Y를 볼 것]에 의해 보고서가 낭독되었으며, 받아들여졌고 의료, 전도, 서술, 예산 및 배정 위원회에 회부되었다. 찬송가를 부르고 애덤스 씨가 기도를 드린 후 의료 보고서 전체를 토의하였다. 회의의 종료 시간이 되었을 때 토의가 다 끝나지 않아 현재로서는 토의가 보류되었으며, 월요일 아침 친교 시간 바로 직후 첫 의제로 계속하기로 하였고 이에 따라

나머지 의제도 순연되었다.

(중략)

제5일, 1895년 10월 21일 월요일

아침 회의: 오전 8시 30분

......

무어 부인, 리 부인 및 에비슨 부인은 투표에 의해 작년 동안 그들의 사역에 대해 보고서를 제출하도록 요청 받았다.

(중략)

제7일, 1895년 10월 24일 수요일

아침 회의: 오전 8시 30분

......

상임 위원회 위원 선출이 다음 순서이었다. ...... 교육 위원회에 기포드 부인은 3년 임기, 에비슨 박사는 2년 임기로 임명되었다. 따라서 상임 위원회는 다음과 같다.

(1) 건축 위원회:　　　　1년, 밀러 씨, 에비슨 박사
　　　　　　　　　　　　2년, 베어드 씨, 도티 양
　　　　　　　　　　　　3년, 리 씨, 애덤스 씨

......

(5) 교육 위원회:　　　　1년, 마펫 씨
　　　　　　　　　　　　2년, 에비슨 박사
　　　　　　　　　　　　3년, 기포드 부인

(중략)

제8일, 1895년 10월 25일 금요일

아침 회의: 오전 8시 30분

......

언더우드 박사, 에비슨 박사 및 기포드 씨는 한국의 첫 개신교 교회가 조직된

서교 자산의 매각이 권할만한지에 대해 보고하도록 특별 위원회에 임명되었다.

(중략)

제9일, 1895년 10월 26일 토요일

아침 회의: 오전 8시 30분

......

서교 자산의 매각 위원회의 보고는 투표에 의해 연기되었으며, ...

......

서교 자산에 대한 위원회의 보고를 심의하여 건축 위원회로 하여금 그 자산을 매각하도록 지시하되, 만일 선교부 회원들에게 매각이 되면 그것은 역사적 장소로 유지될 수 있으며, 또한 매각 대금과 관노모골 자산은 기포드 씨의 동대문 거리 예배당을 위한 부지 구입에 사용하자는 동의가 통과되었다.

Eleventh Annual Meeting
[Korea Mission, PC USA, Oct. 15th~26th, 1895]

(Omitted)

Second Day, Wednesday, Oct. 16, 1895.

Morning Session: 8:00 A. M.

......

The new chairman, Mr. Lee, now assumed the chair and thanked the Mission for the honor of the election. The following Standing Committees were then announced: -

......

(5) On Arrangements for Annual Meeting: Mr. Gifford, Dr. Avison, Miss Strong

......

The Fusan Medical report prepared by Dr. Irvin, was read by Dr. Avison [See report C.], and it was received and referred to the Evangelistic, Medical, Narrative, and Appropriation Committees.

......

The following resolution was then adopted: - ...... resolved that we immediate communicate with the Board urgently requesting the appointment with as little delay as possible of a lady missionary for the school; also resolved that a committee consisting of Mr. Baird, Mrs. Gifford and Dr. Avison be appointed to communicate this resolution to the Board accompanying is with any further information they may deem advisable.

(Omitted)

Fourth Day, Thursday, Oct. 18, 1895.

Morning Session: 8:30 A. M.

......

Medical Work was next taken up and reports read by Dr. Avison [See report W.], Dr. Vinton [See report X.], and Mrs. Dr. Underwood [See report Y.], and were received and referred to the Medical, Evangelistic, Narrative, Appropriation, and Apportionment Committees. After a hymn and a prayer offered by Mr. Adams the medical reports were discussed collectively. The discussion being unfinished at the hour of closing the session, it was suspended for the present and its continuance made the first order of business immediately after the reception of fraternal greetings on Monday morning, the remainder of the programme being advanced accordingly.

(Omitted)

Fifth Day, Monday, Oct. 21, 1895.

Morning Session: 8:30 A. M.

......

Mrs. Moore, Mrs. Lee, and Mrs. Avison were by vote requested to present reports of their work during the last year.

(Omitted)

Seventh Day, Wednesday, Oct. 24, 1895.

Morning Session: 8:30 A. M.

……

Election of members of Permanent Committees being in order. …… Mrs. Gifford for three years and Dr. Avison for two year on the Educational committee. The Permanent Committees therefore stand: -

(1) Building Committee:　1 year, Mr. Miller, Dr. Avison

　　　　　　　　　　　　2 years Mr. Baird, Miss Doty

　　　　　　　　　　　　3 years, Mr. Lee, Mr. Adams

……

(5) Educational Committee: 1 year, Mr. Moffett

　　　　　　　　　　　　2 years Mr. Avison

　　　　　　　　　　　　3 years, Mrs. Gifford

　　　　　　　　　　　　(Omitted)

Eighth Day, Friday, Oct. 25, 1895.

Morning Session: 8:30 A. M.

……

Dr. Underwood, Dr. Avison, and Mr. Gifford were appointed a special committee to report upon the advisability of selling the Sukyo property, the house where the first protcstant church in Korca was organized.

(Omitted)

Ninth Day, Saturday, Oct. 26, 1895.

Morning Session: 8:30 A. M.

……

The committee of the sale of the Sukyo property reported, and their report was by vote laid on the table ……

The report of the committee on the Sukyo property was taken from the table and a motion passed instructing the Building Committee to sell this property, if sold at all, to members of the mission, that it may be held as an historical site: also that the fund secured from the sale of this and the Koan-no-mo-kol property be used in the purchase of a place for Mr. Gifford's East Gate street chapel.

새뮤얼 F. 무어(서울),
S. F. 무어의 1895년 전도 보고서 (1895년 10월 17일)

(중략)

지난 겨울에는 많은 시간을 사랑방에서 문의자들과 읽고 대화하느라 보냈으며, 거의 매일 기도하는 사람들을 위한 성경 학습을 가졌다. 약간의 거리 사역도 하였으며, 많은 서적들을 팔았다. 병원에서는 (에비슨) 박사에게 진료를 받으러 온 많은 사람들을 대기실에서 만났으며, 위대한 의사에 대해 이야기하였다.

(중략)

지난 연례회의 이후 곤당골에 작은 교회가 설립되었는데, 그 역사에 대해 선교부가 무관심하지 않을 것이다. 지난 11월 25일 일요일 에비슨 박사와 나는 정동교회를 떠나 곤당골에서 정규 예배를 시작하였다. 1개월 후에 세 명의 젊은이에게 세례를 줌으로써 교회가 조직되었다.

(중략)

Samuel F. Moore (Seoul),
Report of S. F. Moore, Evangelistic, 1895 (Oct. 17th, 1895)

(Omitted)

Last winter a good deal of time was spent in the tsarang reading & conversing with inquirers and almost daily meetings were held for prayers Bible study. Some street work was done, and a good many books were sold. Many who came to see the Dr. at the hospital were met in the waiting room and told of the great physician.

(Omitted)

As a small church has come into existence at Kon Dong Kole since the last annual meeting its history might not be uninteresting to the Mission. On Sunday the 25th of last Nov. Dr. Av. and myself forsook the Chyung Dong Church and began regular services at K. D. K. A month later the church was instituted by the reception of three young men by baptism.

(Omitted)

그레이엄 리(평양), 평안도의 사역 총괄 보고서
(1895년 10월 17일)

(중략)

콜레라가 빠르게 확산되고 있고 틀림없이 곧 평양에 도달할 것이라고 알고 있던 마펫 씨는 7월 1일 경 당연히 가져야 하고 상당히 필요했던 휴식을 취하기 위해 서울로 떠났다. 마펫 씨가 떠난 지 4~5일 후에 콜레라는 평양에 도달하였고, 이내 불쌍한 평양은 전염병이라는 두 번째의 무서운 시련을 겪었다. 전 해에는 전쟁과 그에 따르는 모든 공포를 겪었고, 올해에는 콜레라와 그에 동반된 모든 참사를 겪었다. 수백 명이 죽었고, 다수가 피신하였으며, 불쌍한 평양은 다시 한 번 거의 공동 상태가 되었다.

(중략)

Graham Lee (Pyeng Yang),
General Report of Work in Pyeng An (Oct. 17th, 1895)

(Omitted)

Mr. Moffett, hearing of the rapid spread of the cholera and knowing it must soon reach Pyeng Yang, left for Seoul about July 1st to seek a well-earned and much needed rest. Four or five days after Mr. Moffett left, the cholera reached the city and soon poor Pyeng Yang was passing through her second terrible ordeal, that of pestilence. The year before it had been war, with all the terrors, and this year it was cholera with all the accompanying horrors. Hundreds died, many fled, and poor Pyeng Yang was again nearly depopulated.

(Omitted)

빅토리아 C. 아버클(서울), 1895년 연례 보고서 (1895년 10월 18일)

1895년 연례 보고, V. C. 아버클

나는 지난 해 언어 학습, 병원에서 에비슨 박사를 돕는 일, 특히 병원에 내원하는 여성들에 대한 전도 사역에 임명되었다. 나는 작년 11월 5일 병원에서 사역을 시작하였다. 처음에 여성 환자는 많지 않았지만, 매일 점점 많아졌다. 병동에 입원한 여성들은 날씨가 추웠기에 내보내기 힘들었으며, 겨울의 상당 기간 동안 병원에 여러 명이 입원하고 있었다. 나는 그렇게 병원에 입원해 있는 모든 여성들에게 복음에 대해 이야기하였으며, 그들 모두는 그것을 기쁘게 받아들이는 것 같았다.

(중략)

Victoria C. Arbuckle (Seoul), Annual Report 1895 (Oct. 18th, 1895)

Annual Report 1895, V. C. Arbuckle

I was appointed last year to language study, to help Dr. Avison in the hospital, but especially to evangelistic work among the women who come to the hospital. I began work in the hospital the 5 of last Nov. The women patients were not numerous at first but gradually more & more came every day. Women were taken into the wards and it being cold and difficult to send them out, several were at the hospital most of the winter. I have told of the Gospel to every woman who was thus in the hospital they all seemed to receive it gladly ......

(Omitted)

조지아나 E. 화이팅(서울), 1895년 보고서 (1895년 10월 18일)

위원장께,

4월 9일 도착하여 그날 어학 선생을 선택하였고 다음 날 어학 공부를 시작하였습니다.

최소한 1년 동안은 의료 업무에 나서지 않는 것이 나의 결심이었습니다. 그럼에도 불구하고 나는 4월 12일 진료소에서 일을 하였습니다.

그때 이후 아침 중 첫 한 시간은 나의 선생과 어학 공부를 하였고, 11시부터 진료소 업무를 하였습니다.

매일 평균 13명의 여성을 진료하였습니다. 집에서 78건의 치료를 하였습니다.

치료를 받으러 오는 환자는 꾸준하게 증가하였는데, 7월 26일 콜레라 병원이 문을 열자 그곳에서 진료를 해야 하였기에 다른 업무는 중단하였습니다.

이후 북한산과 남한산에 여행을 한 후 9월 17일 다시 제중원의 문을 열었습니다.

진료소 문을 닫기 전에 여성에 대한 전도 사역이 때로 기포드 부인, 때로 남장로교회 선교부의 테이트 양, 때로는 한국인 여성에 의해 진행되었으며, 때로는 아무도 없었습니다.

(중략)

Georgiana E. Whiting (Seoul), Report, 1895 (Oct. 18th, 1895)

Mr. Chairman: -

Arriving in Seoul Apr. 9th the same day a teacher was selected and the study of the language begun the following day.

It was my purpose not to engage in medical work for one year at least. Notwithstanding this, Apr. 12th I found myself at work in the dispensary.

Since that time, the first hours of the morning have been given to language study with my teacher followed at eleven by dispensary work.

An average of thirteen women have been treated each day. Seventy-eight treatments have been made in homes.

Then had been a steady increase in the number of those coming to the dispensary for treatment up to 2 July 26th when the opening of the cholera hospital required our attendance there, and the discontinuance of other work.

Following this, trips to Puk Han and Nam Han put of the charge of reopening to Sept. 17th.

Previous to the closing of the dispensary evangelistic work among the women had been done sometimes by Mrs. Gifford, sometimes by Miss Tate of the Southern Presbyterian Mission, sometimes by Korean women and sometimes by no one at all.

회의록, 한국 선교부 서울 지부 (미국 북장로교회) 1891~1921
(1895년 10월 21일)

한국 서울
1895년 10월 21일

지부의 정기 월례회의가 에비슨 박사 사택에서 개최되었다.
(중략)

다음의 청구가 낭독되었고 승인되었다.
O. R. 에비슨 박사　　468.00 달러
(중략)

에비슨 박사가 감독 및 수리 위원회에서 나오는 것이 승낙되었고, 밀러 씨가 두 위원회의 자리를 채우도록 선출되었다.
(중략)

Seoul, Korea.

Oct. 21st, 1895

The regular monthly station meeting was held at the house of Dr. Avison.

(Omitted)

The following orders were read and approved: -

Dr. O. R. Avison $468.00

(Omitted)

Dr. Avison's resignation from the Oversight and Repair committees being accepted, Mr. Miller was elected to fill his place on both committee.

(Omitted)

메리 H. 기포드, 윌리엄 M. 베어드(위원회)가 프랭크 F. 엘린우드
(미국 북장로교회 총무)에게 보낸 편지 (1895년 10월 21일)

한국 서울
1895년 10월 21일 (11월 30일 접수)

친애하는 엘린우드 박사님,

우리 선교부의 연례회의 첫 회의에서 다음의 결의가 통과되었으며, 위원회는 그것을 박사님이 조기에 관심을 가질 가치가 있는 주제로 선교본부의 관심을 갖게 하도록 지시를 받았습니다.

"현재 우리 사업에서 가장 시급히 요구되는 것은 지금 위치가 좋고 건물이 잘 구비되어 있으며 오랫동안 계획을 짜왔던 여학교 사역을 함께 할 다른 여선교사이며,

도티 양이 올해에 안식년으로 미국으로 돌아갈 것 같으므로,

우리는 선교본부로 즉시 연락하여 가능한 한 지연 없이 학교를 위한 여 선교사를 임명해 줄 것을 시급히 요청하며,

이 결의 및 필요하다고 생각되는 다른 정보를 선교본부와 연락하도록 베어드 씨, 기포드 부인 및 에비슨 박사로 구성된 위원회를 임명하기로 결의한다."

(중략)

Mary H. Gifford, William M. Baird (Com.),
Letter to Frank F. Ellinwood (Sec., BFM, PCUSA) (Oct. 21st, 1895)

Seoul, Korea

Oct. 21st, 1895 (Received Nov. 30)

Dear Dr. Ellinwood:

At the first session of the Annual Meeting of our Mission the following resolution was passed, and the committee were ordered to bring it to the attention of the Board as the subject which we deem as worthy of your earliest attention.

"Whereas, the most urgent need in our work at the present time is that another lady missionary to share in the work of the Girls' School which is now so well situated and so well provided with the building & long planned for, and

Whereas, it is probable that Miss Doty will return some time this year for her furlough in America,

Resolved that we immediately communicate with the Board urgently requesting the appointment with as little delay as possible, of a lady missionary for the School Also,

Resolved that a committee consisting of Mr. Baird, Mrs. Gifford and Dr. Avison be appointed to communicate this resolution to the Board accompanying it with any further information they may deem advisable."

(Omitted)

프레더릭 S. 밀러(서울), 남학교 보고 (1895년 10월 23일)

(중략)

(제중원의 약방에서 일을 하는) 우리 학교의 소년들은 만족스러웠습니다. 박녹이와 방용이(그는 밀러 부인을 어머니로 받아들임)는 계속해서 에비슨 박사를 돕고 훈련을 받도록 배치하였는데, 우리는 그들을 아직 "우리"의 소년들로 여기고 있다. 그곳에는 이들 두 명을 포함하여 지금 5명의 소년이 있으며, 조수의 직책을 갖고 있다. 방용이는 미국식으로 16세인데, 콜레라가 유행했을 때 왕의 약사이었으며 왕실이 경비를 대어 왕궁에서 하루 종일 근무하였다.

(중략)

병원에서 일을 하는 소년들 외에 연길이와 용길이는 콜레라 검역에도 충실한 도움을 주었으며, 정부는 많은 보수를 주며 감사함을 표시하였다.

(중략)

Frederick S. Miller (Seoul), Report of Boys' School (Oct. 23rd, 1895)

(Omitted)

Our drug room boys have given good satisfaction. Pak Noki, & Pang Yongi (who has adopted Mrs. Miller as his mother) have been placed permanently under Dr. Avison's care and training, but we still count them among "our" boy. There are now 5 boys, including these two, occupying position as assistants. Pang Yongi aged 16 years American count was pharmacist to the King during the cholera siege, spending all his time in the Palace at the Royal expense.

(Omitted)

Besides the hospital boys Yen Kili and Yong Kili both rendered faithful help in the cholera inspection work, the government showing its appreciation by a liberal salary.

(Omitted)

대니얼 L. 기포드, 올리버 R. 에비슨, 캐드윌러더 C. 빈튼, [재정 위원회] (1895년 10월 25일)

한국 선교부 귀중,

재정 위원회는 이 시점에서 선교부에 보고할 것이 거의 없다. 지난 12월 이후 재무와의 교류는 차분하게 지속되었다. (그 일로) 우리들 중 두 명이 지난 5월 말경 1주일의 시간을 보냈으며, 장부보다 돈을 보관하는 서랍에 돈이 더 소홀하게 보관되어 있다는 것 이외에 비판할 잘못된 점을 발견할 수 없었다. 우리의 감사 업무는 한직이 아니지만 역시 조금도 활기차지 않은 것으로 입증되었다.

우리는 재무의 보고서 내용 중에 수익의 측면에서 우리 젊은 유망한 사람들이 자신들의 행복을 출판하는데 너무도 뒤로 물러서 있다는 점에 우리의 놀라움을 표시하는 것 외에 보고서의 몇 문장에 대한 평을 할 필요가 없음을 발견하였다. 분명 여태껏 아무도 자신의 자녀들을 수입원으로 사용할 기대를 할 수 없었다.

관례에 따라 현지인 조사에 대한 최대 봉급 계획을 다음과 같이 제출한다.

교사 (원산은 제외)와 조사	매달 50냥
원산의 교사	" 60 "
전도부인	" 25 "
의료 조수	" 25 "
부산의 권서인(반만 지불)	" 20 "
학교 교사 - 서울	" 50 "
" - 지소	" 25 "

지난 해에 최대 봉급은 받는 사람의 시간과 능력을 온전히 사용하는 것이며, 노력을 덜 들인 경우 비례해서 적게 지급하는 것을 의미하는 것으로 이해되었다.

삼가 제출합니다,　　　D. L. 기포드,

　　　　　　　　　　O. R. 에비슨,

　　　　　　　　　　C. C. 빈튼,

　　　　　　　　　　위원회

Daniel L. Gifford, Oliver R. Avison, Cadwallader C. Vinton, [Finance Committee] (Oct. 25th, 1895)

To the Korea Mission: -

Your Finance Committee find but little upon which to report to you at this time. Our intercourse with the treasury department since last December has been marked by unbroken serenity. Two of us spent a week's time in that precinct last May and failed to find any worse fault to criticize than that the cash-drawer contained more loose money than the books called for. Our auditing work was no sinecure, but it proved also in no way exciting.

We find it unnecessary to comment upon the several clauses of the treasurer's report, except to join our surprise with his that the originators of our young hopefuls should be so backward in publishing their good fortune at the seat of revenue. Certainly no one henceforth can expect to utilize his offspring as a source of income until due notification has been given.

According to custom we submit the following schedule of maximum salaries for native helpers: -

Teachers (except at Gensan) and Helpers	50 nyang per month
Teachers at Gensan	60 " " "
Bible Woman	25 " " "
Medical Helpers	25 " " "
Colporters at Fusan (half pay)	20 " " "
School teachers at Seoul	50 " " "
" outstations	25 " " "

It is understood as last year that the maximum salary implies the full employment of the recipient's time and powers, and that any less expenditures of effort is to receive a proportionately smaller renumeration.

Respectfully submitted,   D. L. Gifford,

O. R. Avison,

C. C. Vinton,

Committee

그레이엄 리(위원회), 건축 위원회 보고서 (1895년 10월 25일)

(중략)

에비슨 박사를 위한 사택 계획은 채택되었으며, 부산의 베어드 씨 사택을 조금 확장하는 계획도 채택되었다.

(중략)

Graham Lee (Com.), Report of the Building Committee
(Oct. 25th, 1895)

(Omitted)

Plans for a house for Dr. Avison were adopted, and also plans for a small extension to Mr. Bairds house in Fusan.

(Omitted)

소지부 및 사역 배정 위원회 보고서 (1895년 10월 25일)

소지부 및 사역 배정 위원회 보고서

서울 지부에 임명된 선교사들

......

V. C. 아버클 양

......

O. R. 에비슨 박사 부부

조지아나 E. 화이팅 박사

안나 P. 제이콥슨 양

......

V. C. 아버클 양

 언어 학습

 제중원에서 의료 사역 보조

 병원 환자에 대한 전도 사역 및 방문

 병원 인근의 여성 사역 담당

 곤당골에서 여성에 대한 주일 예베 담당

......

O. R. 에비슨, 의학박사

 언어 학습

 제중원 책임자

 서울 지부의 감독 하에 의료 순회 전도

O. R. 에비슨 부인

 언어 학습

 여성에 대한 전도 사역

의학박사 G. E. 화이팅 양

　　　언어 학습

　　　원외 의료 사역

　　　제중원에서의 의료 사역.

　　　연못골에서 주당 2.5일 이내의 사역

안나 P. 제이콥슨 양

　　　언어 학습

　　　제중원에서의 간호

　　　선교부의 감독 하에 언어 학습을 받기 위해 2개월 동안 제중원에서

　　　업무를 하지 않음

Report of Committee on Apportionment of Substations and Work
(Oct. 25th, 1895)

Report of Committee on Apportionment of Substations and Work

Missionaries Appointed to Seoul Station

......

Miss　　　　　　V. C. Arbuckle

......

Dr. and Mrs.　　O. R. Avison

Dr.　　　　　　 Georgiana E. Whiting

Miss　　　　　　Anna P. Jacobson

......

Miss. V. C. Arbuckle

　　　Language study

　　　Assistant in Medical Work at Government Hospital

　　　Evangelistic Work and Visiting among Hospital patiens

Charge of Woman's work in vicinity of Hospital

Charge of Sunday service for women at Kon Dong Kol

......

O. R. Avison, M. D.

Language study

Superintendent of Government Hospital

Medical Itineration under direction of Seoul Station.

Mrs. O. R. Avison

Language study

Evangelistic Work among Women

Miss G. E. Whiting, M. D.

Language study

Out door Medical Work

Medical Work at Government Hospital.

Not more than two half days a week in work at Yun Mot Kol

Miss Anna P. Jacobson

Language study

Nursing at Government Hospital

Two months relief from Hospital duties - with view to language study in this to be taken under direction of station

새뮤얼 A. 마펫(위원회), 선교본부로 보내는 서울 지부 언어 평가 위원회 보고서 (1895년 11월 5일)

에비슨 박사는 2차 년도 시험을 완벽하게 통과하였으며 한국어에 능숙한 사람 중의 하나가 되었다. 그의 점수는 구두시험에서는 92점, 필기시험에서는 93¾점이다. 그래서 ___ 칭찬이 필요하다.

Samuel A. Moffett (Com.), Report to the Board – The Committee on Examination. Seoul, (Nov. 5th, 1895)

Dr. Avison - has with perfect satisfaction passed his second years examination and bids fair to become one of the foremost Korean Scholars. His grade in Our examination was 92 and in written examination 93¾. So further ___ of commendation are needed.

수전 A. 도티(서울)가 프랭크 F. 엘린우드
(미국 북장로교회 총무)에게 보낸 편지 (1895년 11월 5일)

한국 서울
1895년 11월 5일

친애하는 엘린우드 박사님,

(중략)

1년 전 리 씨는 에비슨 박사 및 저와 함께 "여학교 개선" 위원회에 임명되었
는데, 임기가 끝난 지금 일이 끝났고 마펫 씨와 리 씨는 간절하게 평양으로 들어
가고 싶어 하였으며, 리 씨는 이곳의 이 사업에 대한 모든 책무에서 자유로워졌기
에 우리는 어떻게 했어야 했겠습니까?

에비슨 박사는 일이 많았고, 리 씨 대신 일을 맡을 사람이 없었기에 저는 국
적과 관계없이 계약을 할 믿을 만한 사람이 없고 게다가 학교 일을 혼자 해야 했
기에 두 주택을 건축할 수 없었습니다.

(중략)

Susan A. Doty (Seoul),
Letter to Frank F. Ellinwood (Sec., BFM, PCUSA) (Nov. 5th, 1895)

Seoul, Korea

Nov. 5th, 1895

Dear Dr Ellinwood: -

(Omitted)

A year previous to this time Mr. Lee had been appointed with Dr. Avison and myself, a committee to take charge of the "Girl's School Changes," as it had been termed, and now that the war was over and Messrs. Moffett and Lee were eagerly pushing into Pyeng Yang it was recognized that Mr. Lee was free from all obligation to this work here, but what were we to do?

Dr. Avison had his hands more than full, there was no one to put in Mr. Lee's place, and to have it vacant left me to build two houses without a single reliable man of any nationality to take the contract, and I was alone in the school work besides.

(Omitted)

빅토리아 C. 아버클(서울)이 프랭크 F. 엘린우드
(미국 북장로교회 총무)에게 보낸 편지 (1895년 11월 5일)[29]

한국 서울
1895년 11월 5일

친애하는 엘린우드 박사님,

(중략)

　신참 회원은 [언어] 위원회가 배정한 회원의 도움을 받기로 되어 있습니다. 그런데 저의 경우 놀랍게도 예외적으로 저보다 선교지에 1년 덜 체류하였던 에비슨 박사의 지시를 받도록 조치되었습니다. 이에 대해 저는 거절하였고, 이 위원회의 재시험 역시 거절하였습니다. 에비슨 박사 부부는 그것이 불필요한 방식으로 권위를 보이는 것으로 생각하였고, 에비슨 박사는 즉시 이와 관련된 어떠한 일도 사양하였습니다.

(중략)

---

29) 이것은 아버클이 자신의 사임 의사를 표명한 편지인데, 자신의 한국어 학습과 관련된 부분이다. 아버클은 11월 7일자로 자신의 사임 의사를 철회하였다.

Victoria C. Arbuckle (Seoul),
Letter to Frank F. Ellinwood (Sec., BFM, PCUSA) (Nov. 5th, 1895)

Seoul, Korea

Nov. 5, 1895

Dear Dr Ellinwood: -

(Omitted)

The younger members are supposed to be assisted by assigned members of the <u>Com</u>. What was very surprise to find that an exception had been made in my case and I was appointed to work under the direction of Dr. Avison *who has been on the field one yr. less than I.* This I refuse to do, also to be reexamined by this Com. Dr. & Mrs. Avison both thought it an unnecessary way of showing authority & Dr. Avison promptly declined to do anything of the kind.

(Omitted)

빅토리아 C. 아버클(서울)이 프랭크 F. 엘린우드
(미국 북장로교회 총무)에게 보낸 편지 (1895년 11월 7일)

한국 서울
1895년 11월 7일

친애하는 엘린우드 박사님,

(중략)

에비슨 박사는 이 조치에 대해 주의를 환기시키었고, 그들은 즉시 그것이 "실수"이었다는 공식 문서를 보냈습니다. 말하자면 실수로 잘못 쓴 것이며, 제가 알고 있는 것이 전적으로 옳지 않다는 것이었습니다. 그러나 그들은 판단의 실수를 의미하는 것 같았습니다.

(중략)

Victoria C. Arbuckle (Seoul),
Letter to Frank F. Ellinwood (Sec., BFM, PCUSA) (Nov. 7th, 1895)

Seoul, Korea
Nov. 7, 1895

Dear Dr Ellinwood: -

(Omitted)

Dr. Avison called this attention to what had been done & they immediately sent an official note saying it was a "mistake". To say it was only a mistake in writing I know to be entirely untrue, but it seemed that they meant a mistake in judgement.

(Omitted)

새뮤얼 A. 마펫(서울)이 프랭크 F. 엘린우드
(미국 북장로교회 총무)에게 보낸 편지 (1895년 11월 7일)

한국 서울
1895년 11월 7일

친애하는 엘린우드 박사님,

언어 평가 위원회를 대신하여 저는 박사님께 아버클 양이 선교본부로 보낸 사직서와 관련하여 편지를 씁니다. 아버클 양은 위원회가 그녀의 언어 학습을 돕기 위해 에비슨 박사를 선임한 것이 그녀를 수치스럽게 만들고 위원회가 그녀에게 사직해야 한다고 생각하였음을 나타낸 것이라고 생각한 것 같습니다. 그녀의 언어 학습에 대해 선교본부로 보낸 보고서는 위원회가 그러한 생각을 품고 있지 않았음을 보여 줄 것입니다. 아버클 양이 선교본부로 보낸 것, 그리고 위원회가 3년차 사역자를 보조하는데 2년차 사역자인 에비슨 박사를 임명(비록 언어에서 보여준 놀라운 진전으로 그는 3년차 사역자 누구에게도 그런 도움을 주기에 적합하지만) 하는 뜻하지 않은 실수를 저지른 것을 인식하고 있는 점을 고려하여, 우리는 아버클 양, 우리들 자신, 그리고 선교본부에 대해 우리가 실수를 저질렀고 선교본부로 보낸 위원회의 보고서로 인하여 자신이 선교본부에 좋지 않은 입장에 있게 되었다고 아버클 양이 생각하도록 의도하지 않게 빌미를 제공하였음을 솔직하게 인정하여야 합니다.

(중략)

Samuel A. Moffett (Seoul),
Letter to Frank F. Ellinwood (Sec., BFM, PCUSA) (Nov. 7th, 1895)

Seoul, Korea
Nov. 7, 1895

Dear Dr. Ellinwood:

In behalf of the Examination Committee, I write you with reference to Miss Arbuckle's resignation which she has sent to the Board. It seems that Miss A. thought that the action of the Com. in assigning Dr. Avison to assist her in her study of the language was intended as a humiliation and as a suggestion to her that the Committee thought she ought to resign. The report to the Board of her work in the language will show that the committee harbored no such thought. In view of what Miss A. has written to the Board and in view of the fact that the Committee recognizes that it unwittingly made a mistake in appointing Dr. Avison, a second year man, to assist a third year student (altho his phenomenal progress in the language fits him to give such assistance to any third year student) we feel that it is due to Miss A., to ourselves, and to the Board that we should frankly admit that we made a mistake and unintentionally gave Miss Arbuckle reason to think that the Committee's report to the Board would be such as to place her in a wrong position before the Board.

(Omitted)

회의록, 한국 선교부 서울 지부 (미국 북장로교회) 1891~1921
(1895년 11월 18일)

(중략)

다음의 청구가 낭독되었고 승인되었다.

……

O. R. 에비슨 박사　　266.00 달러

(중략)

Minutes, Seoul Station, Korea, 1891~1921 (PCUSA) (Nov. 18th, 1895)

(Omitted)

The following orders were read and approved: -

……

Dr. O. R. Avison　　$266.00

(Omitted)

회의록, 한국 선교부 서울 지부 (미국 북장로교회) 1891~1921
(1895년 12월 16일)

한국 서울
1895년 12월 16일

서울 지부의 정기 회의가 에비슨 박사 사택에서 개최되었다.

(중략)

다음의 청구가 낭독되었고 승인되었다.

……

O. R. 에비슨 박사　　266.00 달러

(중략)

Minutes, Seoul Station, Korea, 1891~1921 (PCUSA) (Dec. 16th, 1895)

Seoul, Korea.
Dec. 16th, 1895

The regular meeting of Seoul Station was held at the house of Dr. Avison.

(Omitted)

The following orders were read and approved: -

……

Dr. O. R. Avison　　$ 266.00

(Omitted)

주한일본공사관 기록 (41) 28일 사변의 전말. 문서번호 機密發 제100호. 1895년 12월 30일 재조선 경성 변리공사 고무라 주타로(小村壽太朗)가 외무대신 임시대리 문부대신 후작 사이온지 긴모치(西園寺公望)에게 발송

Records of Japanese Legation at Seoul. Secret Letter No. 100 from Japanese Minister (Seoul) to Minister of Foreign Affairs (Tokyo) (Dec. 30th, 1895)

(중략)

이에 앞서 미국인 리젠드르, 언더우드, 아펜젤러, 에비슨, 닌스테드, 다이 등 6명(다이의 당직소에서 신호의 총소리를 기다리고 있었던 것 같음)은 곧장 궁전 문 앞 초소로 달려가 궁전 안으로 들어가겠다고 강요하였으나 보초병이 이를 거절하자 그들은 권총을 손에 잡고 초병에게 들이대며 위협하려고 하였고, 이에 당직 사관(少尉)이 크게 노하여 그 무례함을 나무라고 칼을 뽑아들고 구령을 전달하여 그들을 향해 총을 겨누게 하자 그들은 몹시 질린 표정으로 "아니오, 아니오"하면서 모두 총을 주머니에 집어넣었답니다. 그래서 이들 외국인들을 보초병 막사에 밀어넣었는데, 리젠드르는 재빨리 다이의 당직소로 도망쳐 버렸으며 두 사람의 선교사(언더우드와 에비슨)는 어느 순간에 들어왔는지 궁전 계단 앞으로 진입하였으나 그 궁전 안에는 이 궁내대신과 김 총리대신이 국왕 좌우에 배석하여 엄히 호위하고 있었으므로 국왕 가까이 근접할 수는 없었다고 합니다. 배후에서 돌격하는 함성소리가 크게 일어나자 언더우드는 국왕을 향해 "놀라시지 마십시오. 아무 일도 없이 곧 진정될 것입니다."라고 하며 마치 거사의 진행 과정을 이미 잘 알고 있는 것 같은 어조로 아뢰었다고 합니다. 그러나 그들은 새벽에 이르러 맥없이 철수하였답니다.

(중략)

올리버 R. 에비슨 지음, 박형우 편역,
올리버 R. 에비슨이 지켜본 근대 한국 42년 1893~1935. 상
(서울: 청년의사, 2010), 234~243, 305~306쪽

234~243쪽

콜레라(호열자)[30]

1894년 조선이 정치적으로 심하게 불안하게 되자 고종의 요청으로 청나라 구원병이 6월경에 제물포에 상륙하였다.[31] 이런 일이 있은 직후 일본도 군대를 파견하여 결국 청일전쟁이 일어나게 되었다. 그 후 맺어진 시모노세키 평화조약에 의해 조선은 중국으로부터의 독립을 선언하게 되었다.

그때는 청일전쟁이 끝난 바로 직후인 1895년 여름이었다. 만주 일대에 콜레라가 크게 창궐한다는 소문이 있었다.[32] 그런 소문이 돈지 며칠이 되지 않아 병은 압록강을 건너 한국으로 퍼지려는 기미가 보였다. 과거 경험에 비추어 이 병이 한국에서 종종 발생했기 때문에 모두들 전국으로 퍼질 것을 걱정하였다. 서울 사람들은 크게 놀라 도시를 떠나기 시작하였다. 당시에는 병이 요새와 같이 하루 이틀 사이에 전염되지는 않았다. 그 병은 환자를 통해서만 전염되므로 그 환자가 가는 곳 외에는 더 전염되지 않았기 때문이었다.

우리는 나날이 이 병이 점점 서울로 접근하고 있다는 소문을 듣고 있었다. 정부의 의사로 여러 달 있었던 내게 조선 정부는 서울에 이 병이 유행하게 되면 도와 달라고 요청하였다. 당시 궁내부대신으로 있던 유길준은 나를 찾아와서 이 병의 예방책을 문의하였다. 그러면서 만일 병이 서울에 침입한다면 무슨 방법으로라

---

30) 콜레라 방역 사업에 관해서는 <에비슨 박사 소전>을 인용하였다. 魚丕信 博士 小傳(十六) 제중원의 유래(속). 기독신보 제857호, 1932년 5월 4일 魚丕信 博士 小傳(十七) 제중원의 유래(속). 기독신보 제858호, 1932년 5월 11일 魚丕信 博士 小傳(十七) 제중원의 유래(속). 기독신보 제859호, 1932년 5월 18일. 에비슨은 콜레라 방역에 관해 다음과 같은 글을 남겼다. O. R. Avison: Cholera in Seoul. *The Korean Repository* 2 (1895), pp. 339~344; 비슷한 내용이 다음의 글에도 실려 있다. Lillias H. Horton, *Underwood of Korea* (New York: Fleming H. Revell Company, 1918), pp. 142~145
31) 청나라 군대 2,400여 명은 6월 8~9일 아산만에 상륙하였다.
32) '콜레라는 조선의 풍토병이 아니었으며, 항상 전염병의 형태로 외부에서 유입되었다. 이것은 과거 조선에 여러 번 침투하였으며 이 병을 예방하거나 치료할 수 있는 지식이 없는 많은 사람들이 걸렸기에 사람들은 매우 두려워하였다.' O. R. Avison, *The Memoir of Life in Korea*, 1940, 320쪽.

도 환자를 위해 일을 해달라고 요청하였다. 그는 당시 상당한 거액의 돈과 20명의 포졸을 주면서 누구든지 내 말을 잘 듣지 않는 자가 있으면 면직할 수 있는 권리까지 허락하였다.

그래서 나는 당시 서울에 거주하고 있는 의료 선교사와 간호부들에게 요청하여 일종의 위생부를 조직하였다. 그리고 정부로부터 의뢰받은 방역 사업을 나 혼자 하는 것보다 각계의 지식이 있는 사람들의 중론을 쫓는 것이 더 좋겠다고 생각해 이들과 협의해 일을 하기로 하였다. 콜레라 방역을 위해 얼마 후에는 제중원 문을 임시로 닫았다.

우리는 지금의 서울 운동장 맞은 편 산에 콜레라 환자 수용소를 만들었다. 그리고 그 근처에 의료에 종사하는 사람들을 위한 주방과 식당을 설비하였다. 이 집은 후에 언더우드의 별장이 되었다. 그리고 현재 오긍선이 경영하는 옥천동의 고아원 자리에 서부 수용소를 만들었다. 이 수용소의 일은 언더우드 부부와 웰스 의사가 담당하기로 하고 언더우드가 총감독을 맡았다.

일을 시작하고 나서 위생부에 일을 할 수 있는 사람이 적음을 알게 돼 의학을 공부하지 않은 선교사라도 모두 협동해 일하기로 하였다. 이 사업은 선교사로서 환자들에게 그리스도의 사랑의 정신을 넣어 줄 수 있는 좋은 기회가 되었다. 선교사들은 때를 놓치지 않고 열심히 전도하였다.

한국인들 중에는 도심을 떠나 피병처를 찾아가는 사람들이 많았다. 그런데 도심에 있으면 생명이 위험함을 알면서도 서양인들이 그대로 거주하는 것을 보고 많은 사람들이 놀랐다. 그래서 어떤 사람은 왜 외국인들이 시내에 그대로 있고 피난을 가지 않는가 물어 보았다. 이 말에 대한 대답은 오직 하나였다. 그들 안에 하나님의 사랑이 있음이니, 첫째로 그들에게 이 사랑이 있기 때문에 자기 생명을 돌아보지 않고 한국까지 나왔고, 만일 필요하다고 생각되는 일이면 하나님의 자녀들을 도와주는 일을 위해 생명까지 바칠 각오가 돼 있다는 것이었다. 이런 대답은 당시 한국인에게는 이상스러운 일이었다. 하지만 이 영향을 받아 한국인들 중에 기독교에 관심을 갖게 된 사람이 많게 되었다.

당시 신도들 중에는 남녀를 불문하고 우리를 찾아와서 자원해 병실에서 환자를 간호하겠다고 요청하였다. 상당히 많은 사람들이 보수를 바라서가 아니라 고생하는 사람들을 예수의 사랑으로 도와주려는 뜻이라고 말하였다. 이것은 한국인 신자 스스로가 하나님의 사랑을 한층 더 강력하게 나타낸 것이었다. 진심에서 우러나 곤란한 지경에 있는 남녀 형제자매를 구하기 위해 자기 생명을 걸었던 것이다.

서울에 콜레라가 유행하기 시작하자 고종으로부터 대궐로 들어오라는 명을 받았다. 고종은 콜레라가 대궐 안으로 침입할 염려가 있으니 왕실 가족을 위험에서 구하기 위해 내게 대궐을 떠나지 말아달라고 부탁하였다. 그러나 나는 고종의 명령을 들을 수가 없었다. 그래서 "황공하오나 그렇게 할 수는 없습니다."라고 아뢰었다. 나는 이미 서울 시민 전체를 위해 힘이 자라는 데까지 힘써 예방할 것을 정부 당국자와 약속한 바 있기 때문에 그 약속을 저버리고 모든 시간을 대궐 안에서만 보낼 수 없다고 아뢴 것이었다.

고종은 또 나에게 하문하기를 "그러나 이것은 왕이 그대에게 청하는 바이다."라고 하였다. 이에 대해 나는 다음과 같이 대답하였다. "옳습니다, 폐하. 그러나 이 서울 장안에 사는 백성들은 다 폐하의 백성이 아닙니까? 폐하의 말씀을 아주 듣지 않을 수는 없으니 이틀에 한 번씩은 궁궐에 들어와 자겠습니다. 또 모든 대신들에게 저의 수하에서 훈련을 받아 이 병에 대한 일을 잘 아는 한국인 청년 한 사람을 궁궐에 머물게 하여 만일 병의 기미가 보일 때는 즉시 저에게 통지해 제가 와서 보도록 하겠사오니 안심하시기를 바랍니다. 저는 실로 궁궐에 들어와 폐하를 모시고 있기를 원합니다. 하지만 이미 밖에 많은 환자가 발생해 이와 같이 할 수밖에 없게 되었습니다."33) 이때 전제 군주인 왕은 처음으로 민주주의에 대한 공부를 하게 되었던 것이다. 자기 자신이 왕으로서 원하는 일이 있다 할지라도 다른 사람과의 이해관계도 생각하지 않으면 안 된다는 것을 알게 된 것이었다.

콜레라 환자가 발생하기 시작한 후로, 아침에 앓기 시작하면 오후 네 시경에는 그 시신을 담아 나가게 되었기에 우리 위생부의 손이 미쳐 갈 새가 없이 죽어 나가는 사람이 무수히 많았다. 그리고 위생부원이 환자가 발생하였다는 통지를 받고 갔을 때는 이미 시간이 너무 늦어 치료해도 실낱같은 희망이 없는 경우가 많았다. 그래서 환자를 치료하기 위해 우리 자신들이 직접 노력하기보다 일반인들에게 치료 방법을 가르쳐 주어 급할 때 스스로 치료할 수 있게 하는 것이 나을 것이라는 판단을 내렸다.

의사들은 이 병에 걸린 환자들의 모든 신체 기관들이 토하는 작용만을 하는 것 같이 보인다는 사실을 알고 있다. 환자의 위 점막은 무엇이건 들어가는 대로 토해버리기 때문에 입으로 먹는 약은 약효를 발휘할 기회가 없게 된다. 위만 그런 것이 아니고 장도 전부 다 토해내는 작용만을 하기 때문에 약으로 치료하려면 피하 주사 밖에 별 도리가 없었다. 이렇게 장에서 수분의 토출이 빠르게 계속적으로

---

33) '내가 궁궐로 보낸 젊은 청년은 매우 충실했으며, 왕과 신하들의 칭찬을 받았다. 다행히 궁궐 안에서 콜레라 환자가 발생하지는 않았다. 나도 약속을 지켰다. 도시에서 내 일이 끝나는 것이 때로 매우 늦은 밤이었다. 하지만 약속한 대로 하루건너 궁궐을 방문하였다. 궁궐을 방문하지 않는 날에는 대개 심야에 도시에서 3마일 정도 떨어진 한강의 여름 별장까지 걸어가 가족과 함께 보냈다. 당연히 아내는 내가 도착할 때까지 항상 불안해하였다. 아내는 매우 어려운 상황에서 네 아이를 돌보았다.' O. R. Avison, *The Memoir of Life in Korea*, 1940, 321~2쪽.

일어나 혈액 자체에 수분이 크게 부족하게 된다. 그래서 피하 주사도 큰 효력을 나타내지 못하였다. 그래서 나는 소금 섞인 물로 피하 주사를 놓았다. 나의 방식은 소금물의 농도가 혈액으로 해금 수분을 유지하게 해 혈액이 탈수되는 것을 방지함으로써 순환이 원활하게 되도록 하려는 것이었다. 이 방법은 매우 효과가 있었다. 만일 내가 이때 한 걸음 더 나아가 정맥에다 소금물을 주사했다면 이 병의 치료법을 누구보다도 먼저 개발하였을지도 모른다. 그 후로 콜레라 치료의 유일한 방법은 정맥에 소금물을 주사하는 것이었기 때문이다. 근래에 와서 정맥주사로 콜레라 치료에 성공해 예전처럼 이 병으로 인해 죽는 일이 비교적 적게 되었다.

서울에 콜레라가 몇 주일 동안 계속 만연되다가 점차로 없어지기 시작하였다. 한창 만연될 때에는 날마다 서소문과 수구문으로 나가는 시신이 끝임 없이 줄을 잇고 있었다.

환자 치료가 아무런 효력을 나타내지 못하자 의사들은 예방을 통해 병에 걸리지 않도록 교육을 하기로 결정하였다. 그래서 우리 위생 위원회에서는 콜레라 예방에 대한 소책자와 유인물을 인쇄해 일반인에게 배부하기로 하였다. 그 내용은 날 음식을 먹지 말고 충분히 끓여 먹을 것과 음식을 먹기 전에 반드시 손과 얼굴을 씻어 입으로 불결한 것이 들어가지 못하도록 하라는 것이었다. 이 위생법을 먼저 두 곳의 피병소에서 실행하였다. 그곳에서 일하는 사람들 중에는 병에 걸린 사람이 한 명도 없었다.

위생 사업으로 실시한 것 중의 한 가지는 도시의 개천 주위, 각 집의 주변, 마루 밑과 변소에 회를 뿌리게 한 것이었다. 이와 같이 습기가 있고 더러운 곳에 회를 뿌리는 것은 위생에 매우 좋은 일이었다. 하지만 질병의 원인을 제거하려는 의학상의 방법이라기보다는 신을 숭배한다는 의미가 더 강하였다. 집 주변과 개천에 회를 대강 뿌리고 무덤에 한 삽 가량이 회를 뿌려 두는 것으로 위생상 제대로 된 효과를 낼 수는 없었다.

당시 서양 의사들은 사람들로 하여금 이와 같은 미신적 관념에서 벗어나게 하는 것이 절실하다고 느꼈다. 그래서 교육적 방법을 채택하는 것이 필요하다고 생각하였다. 그래서 소책자를 수만 장 인쇄해 서울 뿐 아니라 전국에 배부하는 동시에 여러 가지 질병이 침입하는 경로와 예방법을 설명하였다.[34] 그리고 선교사들로

---

34) 기독교로 개종한 사람들로부터 상당한 확신을 얻은 후, 우리들은 대중을 계몽하는 방법을 모색하기 시작하였다. 이를 위해 우리는 각각의 전염병을 다룬 간단한 소책자를 만들기로 계획을 세웠다. 이 소책자는 거의 모든 사람들이 읽고 이해할 수 있게 간결한 한국어로 단순하게 인쇄하였다. 각 소책자의 제목은 『천연두와 백신』, 『음식과 아시아형 콜레라』, 『모기와 말라리아』, 『파리와 장티푸스』, 『빈대와 재귀열』, 『이와 장티푸스』, 『오염된 채소와 이질』등 눈에 띄는 것들이었다. 이 소책자들은 진찰소로 찾아오는 환자에게 배포되었다. 순회 선교사가 성경반을 개최하기 위해 지방으로 여행할 때에도 약간의 소책자를 주어 성경을 가르칠 뿐만 아니라 소책자에 담긴 공중 건강의 지식도 가르치도록 부탁하였다.

하여금 사경회(성경 모임)를 개최할 때에 이 위생 소책자를 과정의 하나로 가르치게 하였다. 이와 같이 그 질병의 원인과 예방법에 대한 지식을 널리 보급해 매우 좋은 결과를 얻었다.

콜레라균이 오염된 음식물과 함께 위로 들어온다. 감염된 음식물을 요리하면 균을 죽일 수 있다는 것을 알았기에 우리는 그 원인이 무엇이고 어떻게 피할 수 있는지를 가장 단순한 언어로 쓴 큰 포스터를 만들었다.[35] 이 포스터는 다음과 같은 내용을 담고 있었다.

콜레라는 귀신에 의해 일어나지 않습니다.

이 병은 세균이라 부르는 아주 작은 생명체에 의해 일어납니다. 이 살아있는 세균이 당신의 위로 들어가면 빠르게 증식해 질병을 일으킵니다.

당신이 걸리고 싶지 않으면 콜레라에 걸리지 않습니다.

당신이 해야 할 일은 음식물을 완전히 익히고, 다시 오염되기 전에 먹음으로써 세균을 죽이는 것뿐입니다. 신선하게 만든 숭늉을 마셔야 합니다. 만일 물을 마시려면 끓이고 깨끗한 병에 보관하십시오. 모르는 사이에 세균과 접촉될 수 있기에 무엇을 먹기 전에 항상 손과 입을 완전히 씻어야 합니다.

당신이 이런 사항들을 지키면 콜레라에 걸리지 않을 것입니다.

이 포스터들은 도시의 모든 곳에 게시되었다. 당연히 병원의 모든 근무자, 그리고 콜레라에 걸린 환자의 가정을 방문한 모든 사람들은 이 예방법을 주의 깊게 숙지하였다. 그 결과 많은 조수, 심지어 환자와 가까이 접촉한 간호사들조차 아무도 이 병에 걸리지 않았다. 이것은 포스터에 담겨 있는 우리의 지침을 사람들이 믿을 수 있게 하는 좋은 증거였다.

이 모든 것들이 귀신과 무슨 관계가 있단 말인가? 물론 내 병원의 한국인 조수들은 방방곡곡의 한국인들이 콜레라가 '쥐 귀신'이라 부르는 귀신이 우리 몸으로 들어가 생긴다고 믿고 있다고 말하였다. 그들은 귀신이 쥐 형태를 하고 있다. 발을 통해 환자 속으로 들어간 후 하퇴를 따라 올라가 복부 기관으로 들어가면서 인체를 갉아먹는다. 이 때문에 귀신이 통과하면서 근육에 무서운 경련이 일어난다고 믿었다. 나는 도시의 거리를 걸어가면서 집의 대문 바깥에 붙인 고양이 그림을 흔히 보았다. 내가 이 그림을 붙인 이유를 물어보자 이 병이 쥐 귀신에 의해 일어

따라서 위생 및 건강한 삶에 관한 약간의 지식이 초기 기독교인들에게 전해졌다. 교회는 종교의 중심뿐 아니라 위생 교육의 중심이 되었다. 따라서 귀신이 병을 일으킨다는 믿음은 청결에 의한 질병의 완치와 예방, 그리고 과학적 치료에 의해 극복되었다. O. R. Avison, *The Memoir of Life in Korea*. 1940, 408~9쪽.

35) 아래의 부분 중 포스터와 쥐 귀신에 관한 부분은 다음의 글에서 인용했다. O. R. Avison: The Memoir of Life in Korea. 1940, 406~8쪽.

나기에 그들은 고양이가 쥐를 잡아 줄 것으로 기대했기 때문이라고 말하였다. 어디를 가나 사람들은 무지 때문에 이와 같은 바보짓을 하고 있었다. 하지만 당시 이런 무지를 어떻게 피할 수 있었단 말인가?

어느 날 밤에는 도시의 어떤 지역을 가다가 여러 채의 집 주위에 늘어져 있는 새끼줄을 봤다. 이 새끼줄에는 무엇인가 쓰여 있는 쪽지들이 매달려 있었다. 내가 그것이 무엇을 의미하는지 물어보니 새끼줄

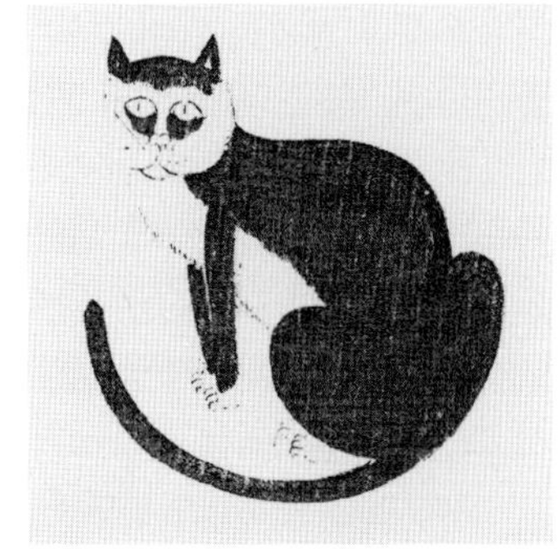

그림 4-47. 고양이 부적

로 둘러싸인 집은 아직 콜레라가 들어오지 않았으며, 그 안에 살고 있는 사람들이 줄을 늘어뜨려 만들어진 경계선 내로 콜레라 귀신이 오지 않도록 기원하는 기도를 적은 쪽지를 매단 것이라는 것을 알게 되었다. 그 구역에서 얼마 떨어져 있지 않은 곳에는 약 5 피트 정도 높이의 제단이 있었다. 그 위에 어떤 동물이 올려져 있었다. 왕이 보낸 많은 관리들은 이 동물들을 제물로 바쳐 콜레라 귀신을 달램으로써 근처 주민들을 보호하려 하였다.

나는 다른 전염병과 정신 질환을 일으키는 귀신에 대해 굳이 언급하지 않더라도 이미 설명한 것만으로도 초기 선교사들이 당시 한국에 널리 퍼져 있던 귀신 홀림에 대한 믿음을 타파하는데 지속적으로 활동했다. 또한 너무나도 자주 겪어야 했던 무서운 천벌로부터 사람들을 구할 수 있는 믿을 수 있는 방법에 대한 지식의 토대를 세운 것을 잘 알 수 있다고 생각한다.[36]

콜레라 소동에 대한 이야기와 관련해 기독교 전도에 미친 영향을 보여주는 일화 한 가지를 소개하기로 한다. 이것은 황해도 곡산에서 실제 일어난 일이었다. 곡산의 부자 한 사람이 서양인들이 기독교를 전도한다는 말을 듣고 서울에 와서 그 실상을 직접 보고자 하였다. 그는 서양인들이 하는 여러 가지 일 중에서 특히 기독교가 무엇인지 알기 위해 다각도로 노력하였다. 그는 기독교 신자가 아니었다. 하지만 성경과 기독교에 대해 쓴 책자를 있는 대로 구입하였다. 그는 이 책들을 나귀에 실어 고향으로 돌아가서 열심히 읽고 이해하도록 노력하였다. 그리고 자기뿐 아니라 이웃 사람들에게 책을 빌려 주어 읽도록 하였다.

마침내 몇 사람이 기독교 교리에 대해 흥미를 갖게 돼 신자가 되기로 결심하게 되었다. 그러나 그들은 어떻게 해야 할지 몰랐다. 책을 읽어 보니 회개에 대한

---

36) 아래의 부분 중 포스터와 쥐 귀신에 관한 부분은 다음의 글에서 인용했다. O. R. Avison: The *Memoir of Life in Korea*. 1940, 406~408쪽.

설명을 믿고 세례를 받는 것이라 하였다. 이중에서 회개는 이해할 수 있었으니 죄를 뉘우쳐 고치는 것이었다. 믿는다는 것도 알 수가 있었으니 그들이 이미 믿음을 얻었던 것이었다. 그러나 세례라는 것은 이해할 수가 없었다. 그들은 결국 세례가 목욕하는 것으로 생각하게 되었다. 이와 같이 실행한 그들은 서울에 있는 언더우드에게 편지를 보내 그곳을 찾아와 지도해 주기를 청하였다. 그들은 이 새 종교를 어떻게 실행해야 하는지를 알지 못하였기 때문이었다. 그러나 언더우드 목사가 즉시 그곳을 방문하기는 어려웠다.

그때 마침 콜레라가 만연하였다. 기독교를 믿기로 한 사람들 중에 한의사가 한 명 있었다. 그는 콜레라에 신효한 약을 갖고 있었다. 광고를 붙여 콜레라가 발생하는 집이 있으면 누구든지 즉시 자기에게 와서 약을 무료로 지어가라고 하였다. 이 광고가 근처에 알려지자 매일 많은 사람들이 그의 집을 에워싸고 물밀 듯이 와서 약을 지어가게 되었다.

그런데 동네 사람들은 여러 동네에서 이와 같이 사람들이 많이 모이게 되면 병의 전염이 심해 질 것이니 약을 지어 주지 말라고 한의사를 야단쳤다. 한의사는 그들의 말이 옳다고 여겨 약을 짊어지고 인가가 없는 산으로 올라가 머물렀다. 그러면서 찾아오는 사람들에게 약을 지어 주기로 하였다. 그리하여 그의 집을 찾아오던 사람들이 모두 그가 머물고 있는 산으로 들어가 약을 구해 가게 되었다. 이 구식의 한의사가 전염병에 걸린 사람들을 불쌍히 여긴 것이라든지, 병이 전염될까 두려워해 인가가 없는 곳에 가서 약을 지어준 것은 실로 그가 기독교라는 새 종교에서 얻은 정신이었다. 그의 이러한 새 정신은 성경을 읽는 중에 배웠던 것이 분명하였다. 이와 같은 자선적인 사업으로 인해 특히 그 근방에서 기독교 신자가 크게 증가하게 되었다.

305~306쪽

의학 교육의 시작[37)]

처음에 의료 선교사로 한국에서 활동하던 서양인들은 몇 명 되지 않았다. 이들

---

37) 의학 교육에 관한 내용은 회고록에는 실려 있지 않다. <기독신보>에 실려 있다. 魚丕信 博士 小傳(二四) 조선의료교육의 시작(一). 기독신보 제866호, 1932년 7월 6일 魚丕信 博士 小傳(二五) 조선의료교육의 시작(二). 기독신보 제867호, 1932년 7월 13일 魚丕信 博士 小傳(二六) 조선의료교육의 시작(三). 기독신보 제868호, 1932년 7월 20일 魚丕信 博士 小傳(二七) 조선의료교육의 시작(四). 기독신보 제869호, 1932년 7월 27일 魚丕信 博士 小傳(二八) 조선의료교육의 시작(四). 기독신보 제872호, 1932년 8월 17일 魚丕信 博士 小傳(三三) 세부란스 의학교의 유래. 기독신보 제878호, 1932년 9월 28일.
의학 교육은 1895년 시작되었지만 자세한 내용은 1896년의 연례 보고서에 실려 있으므로 1895년 자료에는 실려 있지 않다.

과 앞으로 계속해서 합류할 사람들이 아무리 열심히 일을 한다 하더라도 한국의 보건을 증진하고 위생을 개량하는데 크게 공헌하기가 어려웠다. 그들이 당시 한국에서 할 수 있었던 일은 끊임없이 발생하는 수많은 환자들 중에서 극히 일부 환자들만을 치료할 수 있을 뿐이었다. 따라서 의료 선교사들은 질병을 예방하고 과학적 의술과 위생 사상을 보급하려면 한국인을 교육시켜 그들을 서양 의술에 능통한 의사로 양성하는 것밖에 특별한 대책이 없음을 알게 되었다. 물론 내가 의학 교육을 하기로 생각한 것은 오래 전이었다. 내 자신이 일찍이 캐나다 토론토를 떠나기 전에 의학과 약학을 가르친 경험이 있기 때문이었다. 그래서 나는 한국에 의학교 하나를 세워보기로 결심하였다.

처음에 이 일을 성취하기 위해 생각하고 계획해 실행하려고 할 때에는 그리 어려움을 깨닫지 못하였다. 그런데 당시 한국에서 활동하고 있던 몇 명의 의료 선교사들은 대개 사방에 흩어져 있었기 때문에 한 곳에 모여 학생들을 가르칠 수 없었다. 그래서 나는 혼자서라도 한 과정씩 가르쳐 의학교의 기초를 세우기로 결심하였다.

가장 시급했던 것은 한국식의 재래 교육을 약간이라도 받고, 이 방면에 관심을 갖고 있는 학생을 모으는 일이었다. 처음에 상류 계급 사람들은 대개 교육을 받았을 것이라고 생각하고 이들 중에서 학생을 구해 보기로 하였다. 그러나 상류 계급 사람들 중에도 현대 교육을 받지 못한 사람이 많았다. 또 받았더라도 의학의 기초가 되는 산술과 수리를 먼저 가르쳐야 한다는 것을 알게 되었다.

첫 학생들을 모집하기로 결심한 나는 어느 날 청년 몇 사람을 만나 "당신은 의사가 되는 것을 원하지 않습니까"하고 물어 보았다. 그들은 "의사가 되면 무엇을 힙니까"히고 반문했다. "의사가 되면 병원에 와서 더럽고 헌데 난 환자, 여러 가지 속병과 여러 가지로 고통 받는 환자들을 고쳐주고 치료해 줄 수 있다. 이 일을 하려면 먼저 의학의 기초를 배워야 한다."고 말해주었다. 이 말을 들은 청년들은 하기 싫어하는 기색을 보이며 "우리는 그런 일을 감당할 수 없습니다."고 하면서 가 버렸다. 나는 그들 중에 손톱을 길게 기른 사람이 있는 것을 보고 "손톱을 왜 그렇게 길게 기르느냐"고 물었다. 그는 "이는 우리가 절대로 상일을 하지 않았다는 것을 나타내는 것입니다."고 자랑스럽게 말하였다. 이 일을 경험한 나는 상류 계급에서 학생을 모집할 뜻을 단념하고 하류계급 사람이라도 누구든지 이런 험한 일을 즐겨하는 사람을 뽑아 의학교를 시작하기로 하였다.

Oliver R. Avison, Edited by Hyoung W. Park, *Memoires of Life in Korea* (Seoul: The Korean Doctors' Weekly, 2012), pp. 128~131

Asiatic Cholera

The next epidemic that I had to contend with was Asiatic cholera. It followed close on the heels of the Japan-China war The Korean Government heard of the prevalence of this disease in Manchuria and, day by day, as word came indicating that it was spreading southward into Korea, they became more alarmed for they had experienced such epidemics before.

The Minister of Home Affairs, honorable Yu Kil Choon (Yu Keel Choon), called me to his office and asked me to take charge of the capital and make an effort to prevent the entrance of the disease into the city or, if it did get into the city, endeavor to limit its ravages as much as possible. He gave me quite a large fund to be used at my discretion, appointed twenty policemen to be under my direction, and authorized me to take whatever steps I might think necessary to curb the spread of the dread disease, I accepted the commission and began to prepare for the campaign.

Realizing that it was not a one-man job, I called a conference of all the missionary doctors and nurses to plan with me the steps to be taken. We could not stop its onward progress from the north because travel could not be stopped but we began preparations for dealing with the first cases which might be reported. It is not necessary for me to go into all the details about the methods we used in the special hospitals which were prepared for the stricken people. That story is told elsewhere.

Knowing that the cholera germ had to be taken into the stomach, along with contaminated food, and that, even if food became infected cooking it would kill the germ, we had big posters written in the simplest language telling people what its cause was and how to avoid it. These contained the following statements:

Cholera is not caused by an Evil Spirit.
It is caused by a very small particle of living matter called a germ. When

this living germ gets into your stomach, it multiplies rapidly and causes the disease.

You do not have to take Cholera if you do not want it.

All you have to do is to kill the germ by cooking your food thoroughly and eating it before it can become contaminated again.

Drink freshly-made rice water. If you drink plain water, boil it and keep it in clean bottles.

As you may have come in contact with the germ without knowing it, always wash your hands and mouth thoroughly before eating anything.

If you do these things You Will Not Have Cholera.

These posters were pasted up in all parts of the city.

Of course, all the workers in hospitals and all who visited cholera-stricken homes were carefully instructed in these methods of prevention and not one of the large number of assistants, even the nurses who were in close contact with the patients, contracted the disease. This was good evidence to the people of the reliability of our instructions as presented on the posters.

And what has all this to do with demonology? Well, my Korean hospital assistants told me that the Koreans everywhere believed that the disease resulted from the entrance into the body of a spirit called the Rat Spirit. They believed it to have the form of a rat and that it got into them through their feet and gnawed its way up the legs to the abdominal organs and they attributed the terrible cramps in the muscles to this gnawing by the spirit. As I walked through the streets of the city I frequently saw the picture of a cat pasted on the outer side of the main entrance to the house. When I asked the reason for this I was told that, as the disease was caused by the Rat Spirit, they hoped the cat would catch the rat. People everywhere do foolish things like this because of ignorance and how could ignorance be avoided under conditions prevailing in Korea in that day?

Going through another section of the city one evening, I noticed a straw cord stretched around a group of houses on which were hung pieces of paper with writing on them. In answer to my questions I learned that the houses so encircled were as yet free from cholera, and that those living there had stretched this cord around the houses and hung on it written prayers to the cholera spirit exhorting it not to come within the boundary line. A short distance from the section thus protected I saw a platform some five feet above the ground, with some animals on it and a number of court officials who had been sent into that part of the city by the King to offer those animals in sacrifice to the Cholera Spirit and thus placate it in order to gain protection for that neighborhood.

I might go on telling of the spirits that produced other contagious diseases and mental derangements but I think enough has been said to illustrate the widespread belief in demon possession and the constant struggle of the early missionary physicians to fight this belief and to establish a basis of true knowledge on which to found reliable methods of freeing the people from the terrible scourges which they had to endure so frequently. Having won, to a considerable extent, the confidence of the converts to Christianity our further success would depend on ways of educating the great masses.

To do this we adopted the plan of writing brief pamphlets each dealing with one type of epidemic disease. These pamphlets were printed in simple, terse Korean which could be read and understood by nearly all. Each had a striking title, such as "Smallpox and Vaccine," "Eating Asiatic Cholera," "Mosquitoes and Malaria," "Flies and Typhoid Fever," "Bedbugs and Relapsing Fever," "Body Lice and Typhus Fever," "Contaminated Vegetables and Dysentery." These were handed to patients who came to our dispensaries and when itinerating missionaries were making trips into the country to hold Bible Classes we doctors gave them some of these booklets and urged them not only to teach the Bible but to teach also the public health truths presented in the pamphlets. Thus some knowledge of sanitation and healthful living was given to the early Christians and the churches became not only centers of religion, but also centers of sanitary education. Thus belief in demons as causes of sickness was under way to being overcome by the cure and prevention of those diseases, by attention to cleanliness and by scientific treatment.

20100000

올리버 R. 에비슨 지음, 박형우 편역,
올리버 R. 에비슨이 지켜본 근대 한국 42년 1893~1935. 하
(서울: 청년의사, 2010), 108~124쪽

청일전쟁 후 일본의 영향력 증대

1894~5년에 일어난 청일전쟁은 청나라가 주장하던 조선에 대한 종주권의 마지막 흔적을 파괴함으로써 조선은 독립 상태가 되었다. 하지만 이 과정 중에 조선의 왕가는 상당한 고통을 경험하였다. 왕과 왕비는 일본인들을 두려워했고 일본과 청나라 사이의 전쟁이 조선을 강탈하기 위한 전초전이라는 것을 깨달았다. 하지만 겁 많고 평화를 사랑하는 왕은 순종이라는 손쉬운 길을 따랐고, 가문의 기질을 타고 난 왕비는 자신의 선천적인 책략과 완고함으로 그들의 계획을 모든 단계에서 반대하였다.

그녀가 가장 큰 문제라는 것을 깨달은 그들은 왕에게 정부가 추진하는 일에 간섭할 수 있는 모든 권리를 빼앗으라고 명령하였다. 비록 그가 마지못해 이렇게 했지만, 그녀는 부유하고 강력한 친척들을 통해 자신의 영향력을 여전히 발휘하였다. 그러자 그들은 그녀를 일반 평민의 신분으로 낮추고 실제적으로 집에 가두어 그녀의 모든 권리와 특권을 빼앗으라고 촉구하였다. 조선에서 그녀 친척을 제거하기 위해 그들은 민 씨 일가의 모든 주요 인사들을 청나라로 추방하였다.

왕은 모든 한국인이 권위를 인정하는 유일한 사람으로 국민들을 지휘하지 못하고 단순한 대리인으로 왕좌를 유지하고 있었다.[38] 청나라와의 전쟁이 승리로 끝나자 일본은 조선의 완전한 독립을 선언하였다. 이전과 같이 아직도 충동적이고 단호했던 왕비는 머지않아 이전과 같이 영향력을 행사할 수 있는 자리를 차지하기 시작하였다. 추방되었던 그녀의 친척들이 한 명씩 은밀히 돌아와 나라의 운명을 결정짓는데 역할을 할 수 있는 정부의 직책에 다시 임명되었다.

일본은 이 모든 것을 불안한 마음으로 지켜봤다. 그들은 명목상 조선의 독립을 회복시켜 줬지만 왕에게 열강들과의 관계에서 자신들의 조언을 들어야 한다고 말하였다. 사실상 그들은 조선의 모든 대외 관계를 장악할 권리를 가졌기 때문에 한

---

38) 청일전쟁 후 조선이 제국으로 됐다는 부분에서 민비를 황후로 지칭한 것은 실제와 다르다. 민비는 1895년 10월 초 시해되었고, 고종이 제국을 선포한 것은 1897년 10월이다. 따라서 생전 민비는 황후로 불리지 않았다. 이런 역사적 사실을 고려해 원문의 순서를 다소 바꿨다.

편으로는 독립을 회복시켰지만 다른 한편으로는 독립을 내팽개쳤던 것이다. 당연히 왕비는 이 계획에 직접 반대할 수 없었다. 하지만 꾀가 많은 생각에서 우러난모든 간접적인 방법을 동원해 이것의 실행을 방해할 궁리를 하였다.[39]

후에 조선은 제국으로, 고종은 그 통치자인 황제가 되었다. 이것은 왕과 왕국이 최소한 부분적으로 주종 제도의 상태를 의미하며, 황제와 제국이 완전한 통치권을 갖는 지배자와 국가라는 것을 의미하던 동양의 관습과 일치하는 것이었다. 황제가 한 첫 조치 중의 하나는 이전 왕비를 최상의 지위로 복귀시키는 것이었으며, 그녀는 황후가 되었다.[40]

제국으로 변경되면서 호칭이 황제와 황후로 바뀐 것뿐 아니라 궁궐의 전체 여러 장식 역시 적색(왕국의 색)에서 황색(제국의 색)으로 색깔을 바꾸었다. 그러나색이나 지위의 변화가 제국의 지도자들의 타고 난 기질을 변화시키지는 못하였다. 이전의 왕이 가졌던 똑같은 중립적인 성격의 황제는 아직도 지도자라기보다는 추종자이었다.

미우라 고로의 부임과 대원군과의 모의

구경꾼들은 작은 모기가 어떻게 큰 사람을 귀찮게 하며, 마침내 사람은 모기를 없애고 일을 보다 쉽게 하려 하는지 알 것이다. 그래서 한국을 궁극적으로 흡수하려는 마음을 갖고 있는 이 큰 사람(일본)은 마침내 계속적으로 쪼아대며 자신들의 계획을 방해하고 있는 작은 왕비를 제거하기로 결정하였다. 일본은 미우라 고로[41]를 새로운 공사로 부임시켰다. 심지어 왕비를 살해하는데 공사가 휩쓸리더라도 자

---

39) 청일전쟁에서 승리한 일본이 1895년 4월 17일 청나라와 맺은 강화 조약의 내용을 알게 된 러시아, 프랑스, 독일 3국이 랴오둥반도를 청나라에 반환하도록 일본에 압력을 가했다. 이들 3국 열강과 싸울 만한 전력이 없었던 일본은 이에 따를 수밖에 없었는데, 이를 삼국간섭(三國干涉)이라 한다. 이런 국제 정세를 파악한 조선 정부는 일본 세력에서 벗어나고자 급격히 친러 정책을 취하였다. 민비와 친러파들은 친일 내각을 무너뜨리고 친러파인 이범진, 이완용 등을 등용해 제3차 김홍집 내각을 구성하였다. 이러한 친러 노선에 당황한 일본은 주한 일본 공사 이노우에 가오루(井上馨)를 소환하고 7월 13일(음력) 미우라 고로를 새로 임명하였다.

40) 1884년 12월 갑신정변을 일으킨 개화파는 국왕의 지위를 청나라의 황제와 대등한 지위로 올리려고 시도하여, 군주(君主)를 대군주(大君主)로, 전하를 폐하(陛下)로 높여 불렀다. 정변이 실패하고 1894년 갑오개혁 때에는 청나라 연호를 폐지하고 개국기년(開國紀年)을 사용하였고 1896년 1월부터 연호를 건양(建陽)으로 하였다. 하지만 일본이 반대하고, 같은 해 2월의 아관파천으로 연호의 사용이 중단되었다. 고종은 1897년 2월 환궁한 후 8월 연호를 광무(光武)로 고쳤다. 9월에는 원구단(圜丘壇)을 세웠다. 드디어 1897년 10월 12일 황제 즉위식을 올림으로써 대한제국이 성립되었다.

41) 미우라 고로(三浦梧樓, 1846~1926)는 기병대에 입대해 1876년 히로시마진대의 사령관이 되었다. 하기[萩]의 난과 세이난[西南] 전쟁에서 공을 세워 1878년 육군 중장으로 승진되었다. 1884년 유럽 각국의 병제를 시찰하고 돌아와 도쿄, 구마모토진대의 사령관을 지내다가 1888년 예편했다. 1890년 귀족원 의원에 선출되었으며, 1895년 특명 전권 공사로 조선에 부임, 친일 정권을 수립하기 위해 일본인 자객을 앞세워 민비를 시해하였다.

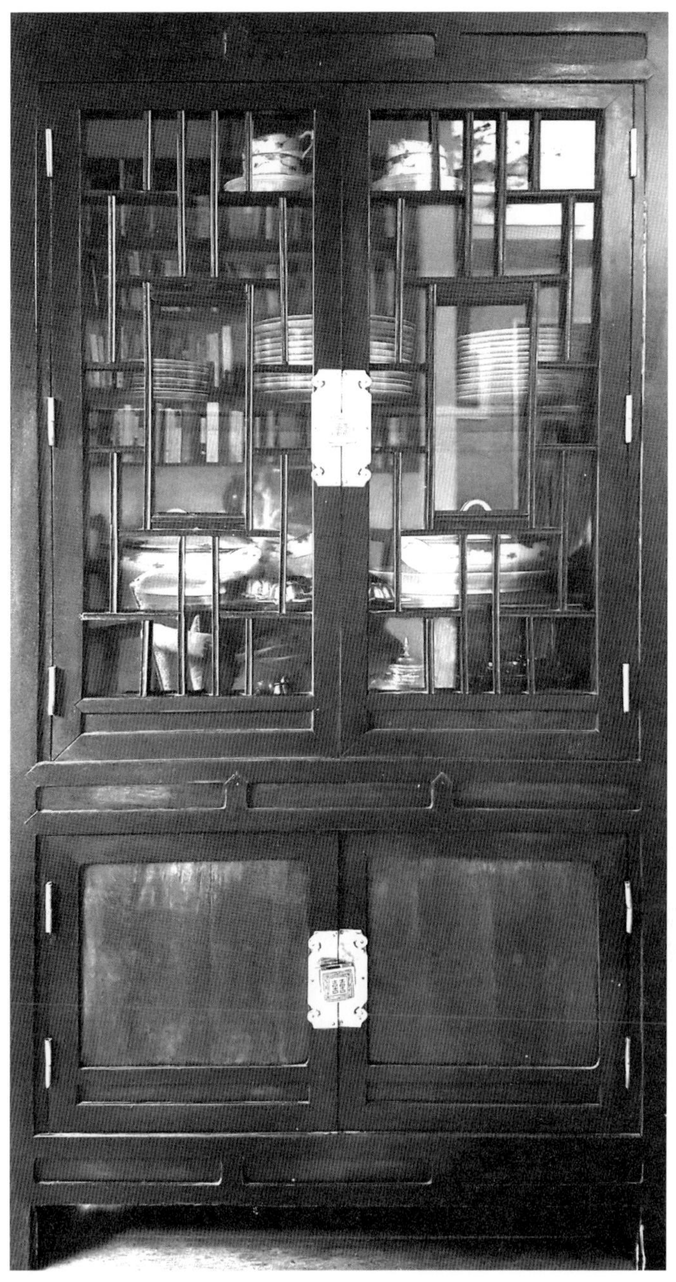

그림 4-48. 민비(명성황후)가 제니 에비슨에게 하사하였던 장. 제니 미첼(Jenny Mitchell) 소장. 제니는 에비슨의 셋째 아들 더글러스의 손녀인 낸시의 사촌이다.

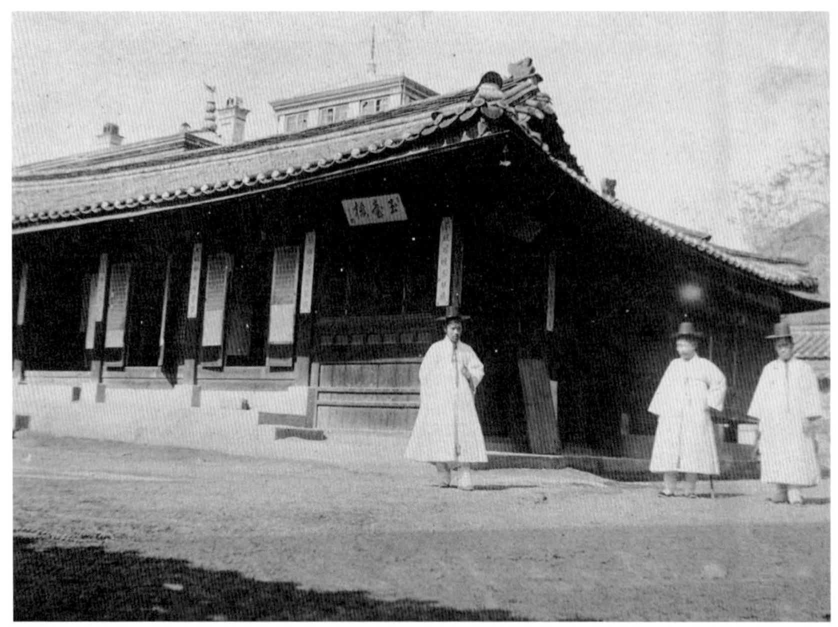

그림 4-49. 민비(명성황후)가 시해되었던 장소. Princeton Theological Seminary 소장

신들의 목적을 성취하기로 했다. 왕비와 시아버지인 대원군 사이의 오랫동안의 반목을 알고 있는 그는 이것을 자신의 목적 달성에 이용하기로 결정하였다.

신중한 술책으로 대원군과 우호적인 관계를 갖게 된 그는 함께 힘을 합치면 왕비를 파멸시킬 수 있다고 제안하였고, 이를 위한 음모를 꾸미기 시작하였다. 공사의 임무는 거사를 실행할 자객단을 만드는 것이었다.[42] 대원군의 임무는 그들이 궁궐에 들어가 그녀의 거처에 접근할 수 있게 하는 것이었다. 그러면 자객단이 나머지 일을 수행하도록 했다. 목표로 했던 사람이 죽었는지 확인하기 위해 일본어와 관습을 가르치며 민비를 수행하였던 일본 여인에게 계획을 알리고 모든 여성 중에 누가 왕비인지를 자객단에게 지목해 주도록 지시를 내렸다고 한다.*

* 자신의 목숨이 위태로울지 모른다고 공포에 떨던 왕비는 자신의 얼굴과 형상이 비슷한 시녀 한 명을 골라 자신과 유사하게 의복을 입혀 모든 면에서 그녀를 모방하도록 가르쳤다고 한다. 이것은 자신의 생명을 앗아 가려는 어떠한 시도

---

42) 미우라는 러시아에 접근을 주도한 민비를 제거할 계획을 세우고 서울에 주둔하던 일본군 수비대 병력과 일본인 낭인배, 경관, 상인 등을 모았고, 해산설로 불만이 있던 훈련대 간부 우범선, 이두황, 그리고 대원군을 접촉하였다.

가 있어도 자신이 탈출하는 동안 대행자를 그녀로 오인해 살해하도록 하기 위해서였다.

왕비 시해와 새로운 내각[43]

실행을 위해 선택된 시간은 1895년 10월 초의 어느 날 밤이었다.[44] 약속된 시간에 미우라 고로는 자객단을 이끌고 궁궐의 한 출입문 근처의 장소로 가서 이 파티에 수행할 한 무리의 조선군을 대동한 대원군과 만났다. 왕과의 관계 때문에 아무 때나 궁궐을 자유로이 출입할 수 있는 대원군은 경비병에게 문을 열어 패거리가 줄을 지어 구내로 들어가게 하라고 명령을 내렸다.

그들이 왕비의 처소에 접근하자 그들이 다가오는 소음에 잠을 깬 호위병이 경보를 울렸고, 왕비는 자신의 신체를 보호하는 임무를 맡은 양반 '민 씨'를 따라 좁은 길 중 하나를 통해 탈출하려 시도하였다. 하지만 그녀를 구별할 수 있게 준비하였던 수단들로 인해 자객들이 그녀를 알아 볼 수 있었고 총을 발사해 그녀를 보호하던 민 씨와 아마도 그녀도 살해한 것으로 보인다.[45]

이때가 자정 무렵인데, 총 소리 때문에 우리 부부가 잠에서 깨어났기 때문에 이것을 알고 있다. 우리는 이 총성이 궁궐 근처에서 난 것 같다고 말을 주고받았으며, 다른 총성이 들리지 않자 다시 잠이 들었다.

외국인들의 국왕 보호대 조직

다음날 아침 우리는 왕비의 시해 소식을 들었고, 당연히 외국인 공동체와 한국인들은 혼란에 빠졌다. 외국 공사관들은 이 사건에 동요를 받고 왕을 보호하기 위해 모든 남자들로 보호대를 조직하였다. 궁궐 내에서 왕이 부를 수 있는 곳에 매일 밤 2명의 외국인을 배치하였다. 그들이 행사할 수 있는 힘 때문이 아니라 그러한 시도를 하려는 것을 목격하는 것 때문에 아마도 그런 모험을 할 사람들을 제지하게 될 것이라고 생각했기 때문이다. 이렇게 하면 그의 생명을 위협하는 어떠한 시도도 일어나지 않을 것이라고 생각하였다.

---

43) 비슷한 내용이 다음의 글에도 실려 있다. Lillias H. Horton, *Underwood of Korea* (New York: Fleming H. Revell Company, 1918), pp. 149~151

44) 에비슨은 착오로 11월이라 적었다. 원래는 10월 10일로 예정했었지만 보다 앞당겨 10월 8일 새벽 궁궐에 침입하였다.

45) 궁궐에 침입할 때 궁내부대신 이경직과 연대장 홍계훈이 이들과 맞서다가 죽었고, 민비는 옥호루(玉壺樓)에서 시해되어 시신이 불태워졌다고 한다.

나도 왕을 보호하기 위해 선택된 외국인 중 한 명이었다. 사건이 일어난 후 왕의 내각은 일본의 명령에 의해 해산되었다. 그리고 일본에 호의적인 새로운 친일 내각이 조직되어 자신들의 의지가 더 빠르게 수행되었다. 내부대신에 임명된 사람이 바로 얼마 전 콜레라가 유행하자 내게 서울의 방역을 위해 맡아달라고 임명했던 유길준이며, 궁내부대신에 임명된 사람이 황제의 형인 이재면이었던 것은 참으로 유감스러웠다. 동생이 왕위에 오르자 마음이 상당히 불편했던 이재면은 아무리 자신이 오래 동안 불쾌감을 가졌다 해도 어떻게 굴욕을 당하고 있는 동생에 대항하는 편에 서게 되었는지, 어떻게 천성적으로 갖고 있는 일본에 대한 반감마저 버릴 정도로 되었는지 안타까울 뿐이다.

거의 모든 외국의 공사들은 일치단결해 민비 시해를 비난하고 새로운 내각을 인정하지 않기로 결정하였다.46) 그들은 왕에게 보내는 서신에서 새로운 내각과 상대하는 것을 거절하겠다고 밝혔다. 이 서신은 왕의 친한 친구이자 북장로교회 선교사인 호러스 G. 언더우드가 전해주도록 요청하였다. 언더우드는 이 역할에 동의하였다. 왕이 궁궐에서 준비한 음식을 먹는 것을 두려워하였기 때문에 적들에 의해 음식에 무언가 섞이지 않도록 그의 음식은 언더우드 집의 부엌에서 준비하고 자물쇠가 채워진 금고에 넣어 언더우드 자신이 왕의 손에 직접 전해 어느 누구도 음식에 해로운 것을 넣지 못하도록 하였다. 왕에게 접근했던 유일한 다른 외국인은 나였는데, 시의(侍醫)의 자격이었다.

춘생문 사건

왕비가 사망했을 것으로 추정된 이후 몇 주일 동안 어느 누구도 그녀의 유해를 발견하지 못하였기 때문에 추종자들은 어떻게든 그녀가 궁궐로부터 탈출하였으며 궁궐 바깥의 모처에 피신해 있을 것이라는 희망을 갖기 시작하였다. 13년 전 그녀는 전 섭정자를 두려워 해 궁궐에서 탈출한 후 여러 달 동안 흔적 없이 사라졌다가 시아버지를 유괴해 청나라로 제거한 후 다시 나타났기 때문에 이것은 상당히 가능성이 있는 것처럼 보였다. 그 당시 시아버지를 청나라에서 상당한 시간 동안 억류하면서 감시하는 동안 그녀는 다시 한 번 조정의 실력자가 되었다. 그래서 그녀의 행방에 대한 아무런 소식이 없이 상당한 시간이 경과한 지금 그녀는 진짜 탈출했으며 일부 측근만이 은신처를 알고 있다는 소문이 퍼졌다.

---

46) 10월 17일 러시아 공사 카를 이바노비치 베베르는 혁명 정부를 인정하는 것을 거부하였다. 10월 31일 호러스 N. 알렌은 훈련대 교관 윌리엄 엠 다이가 궁궐에서 추방되는 것을 거절하였다.

이충구의 방문

하루는 제중원에서 선교사 한 명의 언어 교사로 잠시 활동했던 전직 관리이었던 또 다른 이 씨*47)가 방문해 드디어 그녀의 측근이 은신처를 알아내었다고 내게 확인해 주었다. 그는 왕비의 측근들이 친일 내각의 모든 각료들을 죽이려고 단결하였으며, 왕비를 정당한 신분으로 회복시킨 후 왕위를 보다 공고히 할 것이라고 말하였다.

* 서울에 콜레라가 유행했던 여름에 황후의 충실한 종인 동시에 친척인 이 사람은 필경 내 치료 덕에 병에서 회복되었다.

이 계획48)은 매우 깊은 밤중에 실행될 예정이었다. 그는 궁궐 내의 경비대장이 왕비에게 충성스러우며, 궁궐 바깥의 왕비의 추종자들이 그와 연락을 취하고 있다고 말하였다. 그는 공격대가 궁궐의 어떤 문을 쉽게 통과할 수 있게 하며, 경비병들을 궁궐 구내의 여러 곳에 분산 배치시켜 문제를 일으킬 수 없도록 함으로써 그들 계획의 실행을 도울 것이라는 약속을 했다고 말하였다. 나를 방문한 손님은 공격대를 무장시킬 충분한 라이플은 구하였지만 아직 탄환이 부족하며 목적을 성취할 수 있을 정도로 충분한 양을 모으려 노력하고 있다고 말하였다. 그는 내가 라이플을 소지하고 있다는 이야기를 듣고 갖고 있는 탄약통을 그들에게 넘겨주었으면 하는 기대로 나를 방문한 것이었다. 그는 한복을 입고 있었으며, 두 개의 길게 늘어진 비단 상의를 입고 있었다.

겉 상의의 주름을 뒤로 넘기면서 자신이 모으는데 성공한 상당량의 탄약통을 일시적으로 보관할 수 있도록 속 상의의 자락을 말아 자신의 몸 주위에 큰 주머니를 만

---

47) 이충구(李忠求, ? ~ ?)는 조선 말기의 관리로, 미국인 여자(일반적으로 샤트롱이라고 언급되어 있지만 엘렌 스트롱으로 여겨짐)에게 한글을 가르친 인연으로 서양인과 친밀하게 되어 각국 공사관에 출입하였다. 그는 법부 형사국장과 민사국장을 거쳤으며, 특히 러시아인들과 가까워 아관파천 이후 김홍륙이 고종에게 러시아 공사 베베르가 추천하였다고 속여 경무사에 임명되었다. 1897년 독립협회의 위원으로 선출되기도 하였다. 고종 앞에서도 언사가 패만하였고 공공연히 뇌물을 받는 것을 벌하려고 해도 러시아 공사 때문에 그러지도 못하였다. 김홍륙이 피습 당하자 고종이 이례적으로 경무사인 그에게 3일 이내에 범인을 체포할 것을 명하였고, 이행하지 못하자 파면시켰다. 그는 춘생문 사건에도 깊이 관여했다가 체포되어 종신 유배형을 받고 신지도에 유배되었다가 1906년에 석방되었고 중추원 찬의와 경상북도 관찰사를 지냈다.

48) 을미사변에 대한 반동으로 11월 28일 새벽에 일어난 춘생문 사건(春生門 事件)을 말한다. 민비 계열의 친미, 친러파 관리와 군인들은 을미사변 이후 친일 정권에 포위되어 불안과 공포에 떨고 있던 고종을 궁 밖으로 나오게 하여 친일 정권을 타도하고 새 정권을 수립하려 하였다. 이 일에는 이범진, 이윤용, 이완용, 윤웅렬, 윤치호, 이하영, 민상호, 현흥택 등의 관료와, 친위대 제1대대 소속 중대장 남만리, 제2대대 소속 중대장 이규홍 이하 수 십 명의 장교가 가담하였다. 또한 언더우드, 에비슨, 헐버트, 다이 등 외국인 선교사, 교사 및 교관, 그리고 미국 공사관 서기관 알렌, 러시아 공사 베베르와 같은 구미 외교관들도 직, 간접으로 관련되었다.

든 것을 보여주었으며, 이 탄약통은 그들이 이미 확보하고 있는 물량에 더해질 것이었다. 나는 라이플을 갖고 있었으나 윈체스터 사냥총에 불과하였다. 따라서 내가 갖고 있는 탄환은 그들의 군사용 라이플에 사용할 수 없어 그에게 아무런 소용이 없었다.

그러자 그는 바로 그날 자정에 왕을 구하려는 계획이 진행될 것임을 말하였다. 그는 선교사들과 다른 외국인들이 왕의 친구임을 알고 있기 때문에 내가 그들에게 이 거사에 대해 이야기해도 좋다고 말하였다. 그리고 만일 왕의 지지자들에 의해 궁궐이 탈환되는 것을 보고 싶다면 지정된 시각에 특정 장소에서 약속을 하면 될 것이라고 말하였다. 그 또한 만일 내가 관심이 있다면 자기가 알기로 왕가에 동정심을 갖고 있는 여러 외국 공사들에게도 이 정보를 전해 줄 것을 제안하였다.

외국 공사들에게 알리다

손님이 자리를 뜬 후 아내에게 이 사건에 대하여 이야기하러 집으로 갔다. 마침 고종의 시의를 역임하였고 지금은 미국 공사관의 직원인 알렌의 부인이 놀러와 있었다. 그 두 사람에게 내가 방금 들은 것을 이야기해 주었다. 그리고 미국 공사관으로 가서 공사 존 M. B. 실에게 이 사건에 대해 보고하였다. 실 공사는 방금 궁궐에서 황제의 사촌인 뚱뚱한 왕자49)로부터 무엇이 일어날 것인지 듣고 돌아온 언더우드로부터 그것을 들어 알고 있었으며, 어떻게 대처해야 하는 가를 여러 공사들과 상의하러 알렌을 벌써 보낸 상태였다.

그 다음에 나는 영국 공사관에 갔는데 러시아 공사인 카를 이바노비치 베베르50)가 영국 영사 월터 씨 힐리어 경51)과 논의 중인 것을 보았다. 그들은 그렇게

---

49) 이재순(李載純, 1851~1904)은 조선 말기의 문신으로 전주 이 씨이었던 관계로 1868년 종친 정시 문과에 을과로 급제하였다. 1888년 이조 참판을 거쳐, 1892년 한성부 판윤, 형조 판서, 1893년 예조 판서, 1894년 다시 형조 판서를 지냈으며, 1895년 7월 특파 대사로 일본에 파견되었다. 그해 11월 춘생문 사건을 일으켰다가 체포되어, 100대의 태형과 징역 3년의 형을 언도받았으나 종친이었기 때문에 징역은 면제받고 3년의 향리방축의 벌을 받았다. 하지만 1896년 2월 징계가 풀려 궁내부대신에 임명되었고, 1902년 전권 대사로 유럽 각국을 방문하였다.

50) 카를 이바노비치 베베르(Karl Ivanovich Weber)는 1884년 러시아의 톈진 주재 영사로 근무할 때 전권 대사의 자격으로 한국을 방문하여 조·러 수호 통상 조약을 체결하였다. 그는 1885년 한국 주재 대리 공사 겸 총영사의 자격으로 다시 내한하여 조·러 수호 통상 조약을 비준하였다. 1884년 갑신정변 이후 영국과 일본을 견제하여 러시아의 세력 확대를 도모하였다. 1894년 청나라 주재 러시아 대리 대사로 전임되었다가 동학 농민 운동 때 다시 내한, 청일전쟁 이후의 삼국간섭에 중요한 역할을 하였다. 1896년 아관파천을 성사시켜 친러 내각의 조직에 주동적인 역할을 하였으며, 1897년 멕시코 주재 공사로 전임되었다.

51) 영국은 1882년 한영 수호의 교섭이 시작되던 1882년부터 거문도의 조차를 제의하였다. 그런데 1884년 갑신정변이 실패로 끝난 후 한국의 조정이 한·러 밀약을 체결한다는 소문이 나돌자 영국은 러시아의 선점을 막고 러시아를 견제하기 위하여 1885년 4월 15일 거문도를 점령하였다가 1887년 2월 27일 철수하였다. 월터 씨 힐리어(Walter C. Hillier, 1849~1927)는 1889년 5월 6일 총영사로 부임하여 아관파천 직후인 1896년 10월 27일까지 7년 동안 한국에 체류하였다.

말하지 않았지만 아마 이 문제를 논의하는 것 같았다. 그들은 관심을 갖고 내 이 야기를 들었다. 그러더니 순전히 한국 국내 사정이기에 아무런 책임이 없으며 간 섭할 필요가 없다고 결정하였다. 하지만 그들은 이 이야기가 한국 정세의 전개에 있어 아주 중요한 것이었기에 자신들에게 보고해준 것에 대해 감사해 하였다.

그 다음에 나는 언더우드의 집으로 갔다. 그는 자신이 궁궐에 있을 때 이 일 에 관해 들었던 것에 상당히 흥분되어 있었다. 그는 왕으로부터 전갈을 들었는지 물어보았다. 나는 듣지 못했다고 말하였다. 그는 "이것 참, 난 왕이 시종 한 명에 게 당신의 집으로 가서 왕이 당신을 만나고 싶어 한다고 말하라고 지시하는 것을 몰래 엿들었습니다."하고 말하였다. 시종은 의심할 여지없이 무슨 일이 일어날 예 정인지 모두 들었고, 왕의 전갈을 내게 전달하는 대신 자신의 안전을 위해 도망가 버렸던 것이다.

그런 상황에서 내가 무엇을 해야 하는지에 관해 언더우드는 어떠한 조언도 해 주지 않았다. 하지만 나를 만나고 싶어 한다는 것을 알게 된 지금 나에게 요청하 고 싶은 것이 무엇인지 알아보기 위해 왕을 알현하러 가야한다고 말하였다. 그날 다시 궁궐로 들어 갈 것인지 물어보자 그는 돌아간다고 약속을 하지 않았지만 내 가 간다면 따라 가겠다고 말하였다.

그래서 우리는 함께 가기로 결정하였고 밤 8시 어떤 문에서 만나기로 하였다. 나는 저녁을 먹고 계획을 준비하러 집으로 갔다. 집으로 가는 길에 왕의 친한 친 구이며, 젊은 한국인들을 정부에서 등용키 위해 왕이 설립한 육영공원의 교사였지 만 최근 미국의 북감리교회에 합류한 호머 B. 헐버트52)를 만났다.

나는 그에게 이 일에 관해 무엇이 진행되고 있는지 알려주었다. 그는 관심을 나타내었다. 항상 가장 열정적인 인물이었던 그는 흥분하였으며 우리가 받아들인 다면 기꺼이 함께 가겠다는 입장을 표명하였다.

국왕 알현

그날 밤 저녁 식사를 마친 후 아내는 여러 건물로 둘러싸인 공간이 있는 거주 지구의 외문까지 나를 바래다주었다. 그녀는 상당히 불안해하며 밤 인사를 건넸다. 하지만 내가 그 일을 직무로 느낀다는 것을 알았기에 내가 하고 있는 일에 아무런 반대를 하지 않았다. 궁궐로 가는 중에 실 공사가 보낸 문지기 겸 병사인 한국인

---

52) 호머 B. 헐버트(Homer B. Hulbert, 1863~1949)는 1886년 7월 4일 내한하여 9월 23일 개교한 육영공원 의 교사로 1891년까지 재직하다가 계약이 끝나면서 귀국하였다. 육영공원은 정부의 재정 부족과 학생들 의 열의 부족 등의 이유로 1894년 폐교되었다. 헐버트는 1893년 10월 감리교회 선교 출판사의 책임자 로 선임되면서 다시 방한하였다.

을 대동한 언더우드를 만났다. 하지만 우리가 궁궐의 대문에 도착할 때까지 헐버트는 도착하지 않았다. 우리는 이 문이 야간에는 닫혀 잠겨 있음을 알게 되었다. 그래서 문지기에게 통과하게 해달라고 요청하였지만 그는 우리를 위해 문을 열어줄 수 없음을 밝혔다.

언더우드는 외무대신의 전령으로, 나는 황제의 시의로 어느 때나 통과할 수 있는 권리를 갖고 있다는 것을 문지기가 알고 있다는 것을 아는 우리는 이것이 이상하였다. 그러나 수문장은 통상적인 관습대로 열쇠들을 이미 왕에게 보냈기 때문에 우리들을 들어가게 할 수 없다고 거듭 말하였다. 그러자 언더우드가 미국 공사의 명함을 제시하였고, 문지기는 태도를 바꾸었다. 그는 문을 열어 우리가 통과하게 한 후 빠르게 다시 닫았기 때문에 마치 방금 열쇠에 관해 이야기한 것을 잊은 듯하였다. 우리는 이 문에서부터 조용히 왕의 거처까지 반마일 이상을 걸었으며, 입궐을 알리자 왕은 즉시 우리를 영접하였다.

나는 그가 어떤 병으로 진찰을 받기를 원할 것으로 생각하고 약병들을 갖고 갔다. 그의 건강에 관해 문의한 후 나는 약물을 그의 손에 쥐어주며 어떻게 사용하는지를 가르쳐 주었다. 시국이 어지러웠기 때문에 나는 항상 내복약을 누구도 변경시키지 못하도록 인편으로 보내었다. 혹시라도 왕이 사망하면 내가 그에게 독약을 준 것으로 뒤집어쓰기 때문이었다.

이런 격식이 끝나고 작별 인사를 하자 그는 우리가 집으로 돌아갈 지 혹은 밤이 늦어(약 10시) 밤새 궁궐에 남아 있을 지 물어보았다. 그가 왜 이런 질문을 하는지 이해했던 우리는 집에 돌아가야 하지만, 왕이 원하면 남겠다고 말하였다. 그는 우리에게 불편을 끼치게 하고 싶지 않지만, 너무 불편하지 않다면 남아있으면 좋겠다고 대답하였다. 우리는 그의 요청을 받아 들였고, 근위대의 훈련과 관계있는 윌리엄 M. 다이* 장군과 다른 두 미국 관리의 숙소까지 갔다.[53]

* 다이 장군과 조교인 F. H. 닌스테드 대령은 퇴역 미군이다. 조선 정부는 궁궐 수비대를 미군 방식대로 훈련시켜달라고 이들을 고용하였다. 또 다른 미국 장교인 샤를 르장드르[54] 장군은 궁궐 내부의 일에 대한 고문으로 고용되었다.

---

53) 군사 모험가였던 프랑스 태생의 샤를 르장드르(Charles W. LeGendre, 1830. 8. 26~1899. 9. 1)는 미국으로 귀화하였다. 1872년부터 1875년까지 일본 외무성의 고문으로 활동하면서 일본의 영토 확장을 고취시켰다. 고종은 위안스카이와 청나라를 견제하기 위해 그를 고문으로 고용하였지만 만족할 만한 결과를 얻지 못하였다.

54) 1882년의 임오군란으로 신식 군대 양성이 좌절된 조선 정부는 장교 양성과 군대의 근대식 훈련을 위해 미국에 군사 교관을 보내 줄 것을 요청하였다. 1888년 4월 수석 교관 다이(William M. Dye), 조교관 E. H. 커민즈(E. H. Cummings), 존 G. 리(John G. Lee)와 일본의 미국 영사관에 근무하던 F. J. H. 닌스테드(F. J. H. Nienstead) 등 4명의 미국인 교관이 내한하였다. 조선 정부는 1888년 2월 6일 연무공원(鍊武公院)을

장군의 방으로 돌아온 직후 우리는 숨을 헐떡이며 갑자기 나타난 헐버트를 보고 깜짝 놀랐다. 그는 자신이 예기치 않게 억류되었으며, 그래서 약속한 대로 우리를 만나지 못했다고 말하였다. 그는 방금 들어간 두 미국인과 동행하기로 되어 있었으나 늦게 도착하였다고 문지기에게 말하면서, 그들과 합류할 수 있게 들어갈 수 있게 해 달라고 요청하였다고 한다. 이에 문지기는 불가능한 일이라고 말하였고 말다툼이 이어졌지만, 결국 속여서 안으로 들어 왔다. 그는 문을 통과하여 보이지 않는 곳에 숨었지만, 문지기들이 그를 따라와 내쫓을까봐 발꿈치를 들고 나머지 거리를 그가 할 수 있는 한 빠르게 달려 왔다.

얼마 후 문을 허술하게 잠근 후 떠나기로 하였던 한국인 수문장이 찾아와서는 우리가 도착하였다는 이야기를 들었다며 예의를 표시하고 싶다고 말하였다. 하지만 그가 왜 찾아 왔는지 진정한 의도를 몰랐고, 무슨 일이 일어날지 우리가 알고 있다는 것을 들어내는 것을 원하지 않았기에 우리는 응대하지 않았다. 그러자 오래지 않아 그는 우리를 떠났다.

닌스테드 대령은 만일 갖고 온 무기가 있으면 그것이 제대로 있는지 살펴보는 것이 좋을 것이라고 제안하였다. 언더우드와 나는 뒷주머니에서 리볼버 권총을 뽑았지만 헐버트는 유감스럽게도 서두르는 중에 그것을 생각하지 못했다고 털어 놓았다. 이에 대령은 만일 필요하게 되면 자신이 갖고 있는 총신이 매우 짧은 라이플을 사용할 수 있도록 빌려주겠다고 말하였다. 그것을 사용할 필요가 있으리라 예상하지는 않았지만 우리는 준비를 위해 무기를 닦고 기름칠을 하였으며 장전하였다.

자정 무렵 연이은 라이플 총성이 들렸고, 우리 5명은 왕의 처소로 달려가기 시작하였다. 우리가 불과 2시간 전에 국왕을 만났던 구역으로 가는 대문에 다가가자 보병 중대가 뜰에서 외부를 향해 두 줄로 정렬하고 있었다. 그들은 어느 누구도 그들 사이를 지나 문으로 들어가지 못하도록 두 줄 사이에 총검이 장착된 라이플을 교차시키려는 행동을 하고 있었다. 하지만 아직 대형을 완성하지 못하였다.

그래서 언더우드는 이 틈을 이용해 아직 느슨하게 정렬된 총검 사이를 통해 내달렸다. 나는 그의 뒤를 바로 붙어 따라갔고 헐버트는 내 뒤에 바짝 붙어 있었기에 그들이 무슨 일이 일어났는지 알아채기 전에 우리는 문을 통과하여 왕의 거처로 이르는 계단을 뛰어 올라 갔다.

우리가 외부의 계단을 뛰어 올라갔을 때 "외국인을 불러라, 외국인을 불러라!"

설치하였지만 조선 정부의 재정난과 학생들의 열의 부족으로 사기가 크게 저하되었다. 1894년 7월 23일 일본군에 의해 경복궁이 점령될 때 무장 해제당하고, 보유하던 신식 무기도 빼앗긴 채 형식적으로만 존재하다가 12월 17일 군무아문에 흡수되었다. 이후 미국인 교관들은 시위대를 포함한 궁궐 수비대의 일반 군인들을 훈련시켰다.

하는 그의 울부짖음을 들었다. 우리는 그의 방으로 들어가 "여기 대령하였습니다."
라고 말하자 상당히 안정되었다. 그는 우리에게 그의 내실로 가자고 재촉하였다.
하지만 그의 처소 앞에 있는 현관이 상황의 전개를 보다 잘 관찰할 수 있는 곳이
었기에 그곳에 있는 것이 가장 좋겠다고 말하였다. 그곳에서 우리는 각자 생각대
로 행동하였다.

미국의 추수감사절 전날이었던 그날의 공기는 상당히 쌀쌀하였다. 우리는 왕에
게 가기 위해 서두르는 와중에 외투를 두고 왔기 때문에 춥게 느껴졌다. 조선군
병사들이 우리에게 악의가 없음을 알고 나는 우리가 방금 돌진해 왔던 문으로 걸
어가 근처에 있는 사람과 대화를 나누었다.

그는 마침 제중원의 환자이었기에 나를 알아보았다. 그래서 나는 그 밤중에 그
곳에 서있는 것이 춥지 않은가 물어보았더니 춥다고 대답하였다. 나는 그들에게
약간의 따뜻한 커피를 준비해 주겠다고 말하였다. 그는 내게 고마움을 표시하였고,
나는 뒤쪽으로 큰 현관으로 돌아와서 발견한 하인에게 커피를 만드는 법을 지시해
문에 있는 사내에게 가져다주라고 하였다. 그곳에서 나는 이가 딱딱 맞부딪쳐서
소리가 날 정도로 떨고 있는 헐버트 씨를 만났다. 그는 "나는 추운지 무서운지 모
르겠지만, 지금 세상에서 어떤 곳보다 이곳이 좋습니다."라고 말하였다.

나도 너무 떨었기 때문에 우리의 방에서 외투를 입지 않고 온 것이 실수이었
던 것을 알았다. 하지만 하인을 발견하고 그것을 가져오도록 보냈다. 바로 그때 구
내를 돌아보고 온 언더우드는 상당히 추워하였다. 우리는 사실 추운 것이 아니라
무서운 것인지 모른다고 서로 이야기를 나누었다.

왕을 구하려는 사람들이 들어오려는 문에서 그리 멀리 떨어져 있지 않았다. 우
리는 그들이 문을 열려고 노력하는 소리를 들을 수 있었다.

수문장은 문을 느슨하게 잠그고 병사들을 궁궐의 넓은 마당에 흩어 놓겠다고
약속하였다. 하지만 문은 이중으로 잠겨있었고 많은 수의 병사들이 그들을 방어하
고 있었다. 그렇다, 마지막 순간에 수문장은 배신하여 왕래했던 모든 밀서를 내각
으로 넘겼던 것이다.55) 화가 난 일부 공격자들은 동료들의 도움으로 담 위로 올라
가 안으로 뛰어 내렸으나 문지기 위에 떨어져 모두 포로가 되었다. 그 때는 달빛
이 밝은 밤이었기에 눈에 빛이 번쩍이었고, 침입자들은 안에서 무슨 일이 진행되

---

55) 11월 28일 새벽에 남만리와 이규홍 등의 중대장은 800명의 군인을 인솔, 안국동을 경유하여 경복궁의
   동문인 건춘문을 통해 궁궐로 들어가려 하였다. 하지만 이 계획에 협력하기로 약속하였던 친위대 대대
   장 이진호가 배신하여 서리 군부대신 어윤중에게 밀고하였다. 건춘문을 통해 들어가는 것이 여의치 않
   자, 삼청동 쪽으로 올라가 경복궁 동쪽의 좁은 춘생문에서 담을 넘어 궁궐로 들어가려 하였다. 하지만
   미리 준비하고 있던 친위대의 즉각적인 반격과, 어윤중의 현장 지휘 등으로 일부가 체포되고 나머지는
   도주하였다.

고 있는지 볼 수가 없었지만 반대 방향을 보고 있는 문지기들은 공격자들을 분명히 볼 수 있어 그들을 잡는 것은 쉬운 일이었다.

오래지 않아 바깥에 있는 사람들은 사태를 파악하고 그리 멀지 않고 경비가 심하지 않은 다른 문으로 몰려갔다. 그들은 그 문을 통해 난입하였으나 강한 군사력과 싸우고 있음을 발견하고 모두 달아났다. 그들의 지도자는 한국의 법이 그들에게 미칠 수 없는 외국인 집으로 도망쳤다.*

* 강대국이 타국에 거주하는 자국민들의 권익을 보호하기 위해 실시하는 치외법권은 외국인은 체류하는 나라의 법이 아니라 자신의 나라의 법의 적용을 받으며, 그들이 갖고 있거나 사용하고 있는 재산의 경우도 동일하다는 것을 의미한다.

이 동안 하인은 왕의 처소 문에 서있는 문지기 병사에게 커피를 타주었고, 우리의 외투를 가져다주었다. 우리는 곧 따뜻해졌고 떨지 않게 됐다. 그래서 우리 셋 모두가 몸을 떨었던 것은 아마도 11월 말의 추위와 관계가 있었던 것 같았다!

우리가 있는 담 바로 너머에서 사격이 일어나고 소란한 동안, 크게 겁이 난 왕과 왕세자는 우리가 있는 곳에 와서 그들의 내실로 들어올 것을 청하였다. 그러는 바로 그때 내각 대신들이 모습을 나타내었다.

총리대신은 왕에게 자신들은 보다 안전하다고 생각되는 궁궐의 다른 곳으로 가고 있으니 같이 가자고 간청하였다. 왕은 우리 쪽으로 고개를 돌려 그가 무엇을 해야 하는지 물어 보았다. 언더우드는 우리가 왕에게 무엇을 해야 하는지 조언할 위치에 있지 않지만 우리 외국인들은 이곳에 그대로 있을 것이며, 만일 왕이 우리와 함께 있으면 아무런 해가 없을 것으로 생각한다고 말하였다. 그러자 총리대신은 왕의 팔을 붙잡고 우리로부터 떨어트리려 하였다. 하지만 왕은 내 팔을 잡았다. 군부대신은 언더우드를 붙잡고 있는 왕세자를 잡아 우리에게서 떼어 놓으려 하였다. 하지만 왕과 왕세자는 우리를 잡고 있었다. 우리는 아주 굳게 서 있었다. 그것은 영화의 훌륭한 한 장면이었다!

총리대신은 무슨 일로 우리 외국인들이 그들의 왕을 억류하고 있어야만 하며, 왜 그가 해야 하고 하기를 원하는 일을 하지 못하게 하느냐고 물었다. 언더우드는 우리가 그를 억류한 것이 아니라 그들이 우리를 붙잡고 있는 것이며, 왜 총리대신이 군주를 억류하며 원하지 않는 것을 강제로 하도록 하려는지 물어보았다. 그들은 왕과 왕세자를 우리로부터 떨어트리려 몸싸움을 벌였다. 그 동안 왕은 이를 딱딱 맞부딪혔다. 그는 말했다. "짐은 춥고 두렵다. 나는 이 세상의 어느 곳 보다 지금의 이곳에 더 있고 싶도다."

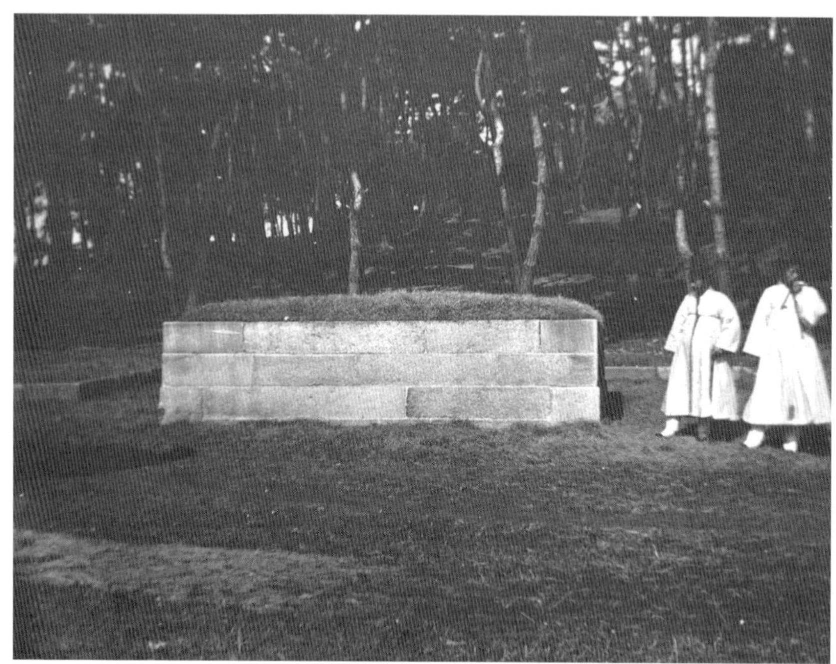

그림 4-50. 민비(명성황후)의 가묘. Princeton Theological Seminary 소장

그래서 우리는 그곳에 서서 왕이 우리와 함께 체류할 것이니 내각대신들은 자신들이 원하는 어느 곳으로 가도 좋다고 말하였다. 그러자 통치자를 잡았던 것을 풀고 즉시 떠났다. 우리가 가는 것을 허락하지 않은 왕과 왕세자는 우리들을 자신들의 침실로 끌고 가서 자신들 옆의 방석 위에 앉게 하였다. 이럭저럭하는 사이 담 반대편에서의 소란이 줄어들더니 곧 중단되었다. 우리는 왕을 지지하는 사람들의 노력이 실패했음을 알게 되었다.

바로 그때 헐버트는 그 흥분의 시간동안 생각하지 못하던 무엇인가를 깨달았다. 닌스테드 대령이 건네 준 리볼버 권총은 벨트에 묶여 있는 것이어서 헐버트는 그의 의복 바깥 허리에 급하게 차야했던 것이다. 따라서 왕이 있는 곳에서는 어떠한 종류의 무기도 몸에 지녀서는 안 되는 엄격한 규칙이 있음에도 왕이 있는 곳에 리볼버 권총을 차고 앉아 있었던 것이다. 헐버트는 갑자기 용서를 구하며 밖으로 나가 리볼버 권총, 혁대, 그리고 모든 것을 제거하고 보이지 않도록 그의 외투 밑에 다시 찼다. 우리는 왕이 이것을 눈치 챘는지 결코 알지 못한다. 만일 왕이 알았더라도 의심할 여지없이 자신을 보호하기 위해 주변에 최소한 1개의 리볼버 권총이 있다는 사실이 기뻐 현명하게도 말하지 않았을 것이다.

잠시 후 외부의 소란이 완전히 잠잠해졌을 때 나는 옆에 앉아 있는 왕이 피곤해 함을 알아채고 그의 머리를 내 팔에 숙이고 쭉 뻗고 잠시 눈을 붙일 것을 권하였다. 그는 그렇게 했으며 이 자세로 동이 틀 때까지 곤한 잠을 잤다.

아침 7시경 내각 대신들은 상당히 다른 마음 자세로 돌아왔다. 총리대신은 넙죽 기어서 왕 앞에 나타나 왕권에 대한 그의 복종 예식을 끝낸 후, 세 외국인 앞에서 겸손하게 머리를 숙였고 자신들이 잘못하였다며 지난 밤 자신과 관련자들이 보인 무례함에 사과를 하였다. 그리고 이미 아침이 됐고 우리가 피곤할 것이라는 사실을 환기시키면서, 만일 우리가 그의 사과와 자신들이 왕을 괴롭히지 않을 것이라는 보증을 받아들인다면 우리를 기꺼이 풀어 주겠다고 말하였다. 그리고 각각에게 군대 호위병을 제공해 집까지 안전하게 도착하게 할 것이며, 이것은 우리들이 왕에게 했던 것에 대한 그들의 감사의 표시가 될 것이라고 말하였다. 우리가 추수감사절 날 아침 식사를 위해 제 시간에 돌아오자 우리의 부인들은 진정한 안도감으로 우리를 맞았다.

Oliver R. Avison, Edited by Hyoung W. Park, *Memoires of Life in Korea* (Seoul: The Korean Doctors' Weekly, 2012), pp. 273~285

Increase in the Power of Japanese after the China-Japan War

The China-Japan war, fought in 1894~95, destroyed the last vestige of China's claim to suzerainty over Korea which thus became an independent sovereign state, but during the process the Korean royal family suffered much. Though the King and Queen feared the Japanese and realized the Japan's war with China was but a preliminary to the seizure of Korea the timid and peace-loving King was inclined to follow the easy way of submission but his Queen, endowed with the first spirit of her family, used all her native strategy and stubbornness to oppose each step of their program. Realizing that she was to be their greatest problem, they ordered the King to deprive her of all right to interfere in governmental matters. Though he unwillingly did this she still found ways of exercising her influence through her rich and powerful relatives. They then compelled him to deprive her of all the rights and privileges of her position as Queen by reducing her to the rank of an ordinary peasant and practically making her a prisoner in her home. To get rid of her relatives in the country they brought about the banishment to China of all the chief men of the Mins.

The King was kept on the throne merely as an agent forgetting their orders out to the people through the only one whose authority all Koreans would recognize. When their war with China ended victoriously the Japanese declared the complete independence of Korea which thus became an Empire and its ruler an Emperor. This was in accordance with Oriental custom where the titles of King and Kingdom distinguish a state of at least partial vassalage while Emperor and Empire were used to designate the ruler and country heaving complete sovereignity. One of the first acts of the Emperor was to restore the former Queen at her full rank and she became the Empress.

This change to Empire status necessitated a change of color from red (the color for a kingdom) to yellow (the color for an Empire), not only of the clothing of the Emperor and Empress but also of the whole paraphernalia of, the court. But neither the change in color nor in status changed in any way the natural dispositions of the heads of the Empire. The Emperor had the same neutral characteristics of the late King - he was still a follower rather than a leader; the Empress was still as impetuous and determined as before and it was not long before she began to resume her former place of influence. One by one, her exiled relatives quietly returned and received reappointment to positions in the government where they could again take part in shaping the destiny of their country.

The Japanese saw all this with alarm. Though they had nominally restored the country's independence they had told the Emperor he must take their advice in all his dealings with foreign powers - in fact, they had kept to themselves the right to handle all the foreign relations of the country, thus restoring independence with one hand, taking it away with the other. The Empress, of course, could not oppose these schemes directly but she did use every indirect method her fertile mind could devise to put obstacles in the way of their accomplishment. An onlooker was reminded of how troublesome a little mosquito can be to a big man till at length he determines to do away with the mosquito so he can with greater ease carry out the work he has in hand. So at last this big man who had in mind the ultimate absorption of Korea resolved to get rid of the little Empress who was hindering his plan by her continual pecking. A new ambassador, Count Miura was sent to represent Japan in Korea and completely enforce the purposes of his country, even though it involved the killing of the empress. Knowing of the long-standing enmity between her and the former regent, her father-in-law, he decided to use this as a means for the accomplishment of his purpose.

By careful management he established friendly relations with the Tai Won Kun and then suggested to him that they could, working together, destroy the Empress and a plot for doing this was concocted. The role of the Minister was to provide a body of assassins to do the job and that of the Tai Won Kun was to make it possible for them to gain entrance to the palace and access to her apartments. Then they, the assassins would do the rest. It is said that, in order to make sure the right person would be destroyed, a Japanese woman who had been attached to her entourage as a teacher of the Japanese language and customs was made aware of the plan and instructed to indicate to the assassins which of all the women was the Empress.[56]

Assassination of Queen and new Cabinet

The time chosen for the deed was a night in early November, 1895. At the time appointed Count Miura led the assassins to the place of meeting near one of the palace gates where he was joined by the Tai Won Kun with a band of Korean soldiers who were to attend the party. The Tai Won Kun, whose relation to the King gave him free entrance to the palace at all times, ordered the guard to open the gate and allow the party to file into the grounds. As they approached the apartments of the Empress the noise of their coming aroused her guard who gave the alarm and she, closely followed by the Korean noble, Min whose duty was to guard the person of the Queen, attempted to escape through one of the narrow alleys but the means taken for her recognition enabled the assassins to distinguish her and the shots fired killed her protector and presumably her also.

---

56) It is said that the Queen, fearing her life might be in danger had selected one of her entourage who resembled her in face and figure, dressed her in robes like her own and taught her to imitate her in all her ways so that in case of any attempts to take her life her substitute might be taken for her and killed while she made her escape.

This was about midnight as I know because my wife and I were awakened in our home by the noise of the shots. We remarked to each other that the reports seemed to come from the vicinity of the palace, and then, as no other shots were heard, we went to sleep again.

The next morning we received news of the assassination which of course stirred the whole foreign community as well as the Koreans of the city. The foreign legations were so disturbed by the affair that they organized all the men of the community for the protection of the Emperor. It was felt that if two foreigners were placed in the palace every night to be within call of the Emperor, no attempt would be made on his life, not because of any force they could exert, but because their witness to the making of such an attempt would probably deter those who might otherwise have made the venture.

I was one of this group of foreigners chosen to protect His Majesty. After the affair had occurred the Emperor's Cabinet was disbanded by direction of the Japanese and a new cabinet, favorable to them was formed so that their will might be carried out more readily. I regret to say the man who became Minister of Home Affairs was the Hon. Yu Kil Choon, the very man who, so short a time before, had commissioned me to take charge of the city during the epidemic of Asiatic Cholera, and the one put in charge of palace affairs was the Hon. Yi Chey Myun, the older brother of the Emperor, who, pragued at the elevation of his younger brother to kingship, as already brother can readily conceive how this feeling of irritation during a long period of years had prepared him to take sides against the younger brother when he was being humiliated and how his natural dislike of the Japanese might not be strong enough to cause him to throwaway such an opportunity to indulge this feeling.

The ministers of nearly all the foreign states untied in condemning the murder and decided not to recognize the new cabinet. They refused to deal with it in their communication with the Emperor, and asked the Rev. Dr. H. G. Underwood, Presbyterian missionary and close friend of the Emperor, to carry their messages to and from His Majesty. He agreed to do this and, as His Majesty was afraid to eat food prepared in the palace, lest it should have been tempered with by his enemies, his food was all prepared in the Underwood kitchen, placed in a locked cashbox, carried to the palace and delivered into the Emperor's own hands by the missionary himself, to make sure that no one could put anything harmful into it. The only other foreigner who had access to His Majesty was myself as his physician.

The Incident of Choonsaeng Gate

As no one, during the several weeks following the supposed death of Her Majesty, had been able to find any traces of her remains, her friends began to hope that, in some way, she had made her escape from the palace and found refuse in some home outside. This seemed quite possible because thirteen years before she, under fear of the ex-regent had fled from the palace and totally disappeared for several months only to appear again after having arranged for the kidnapping of her father-in-law and his removal to China where he was held under surveillance for a considerable time, while she once more became the leading figure in the government of Korea. So now, when a considerable period had elapsed without any news of her whereabouts, a rumor was spread that she had really escaped and that her place of hiding was known to some of her friends. One day a former magistrate, another Yi, who had for a time acted as language teacher to one of the missionaries in the Royal Korean Hospital, called on me to assure me that at last her friends had learned where she was. He said they had banded themselves together to kill all the members of the pro-Japanese Cabinet, and, after restoring the Empress to her rightful position they would set His Majesty more firmly on his throne.

This project[57] was to be carried out that very night. He said the captain of the guard within the palace was loyal to the Empress and that her friends outside had been in communication with him. He had assured them he would help them to carry out their plans by seeing to it that the attacking party would find easy entrance through a certain gate in the palace wall and that he would have the guards so scattered in various other parts of the grounds that they could cause no trouble. My visitor added that though they had obtained enough rifles to arm the attackers, they were still short of ammunition and he was now trying to gather

---

57) During the proceeding summer when Cholera was rife in the city this faithful servant and cousin of her Majesty had survived an attack of the disease but had recovered, Perhaps because of my treatment.

enough to enable them to accomplish their purpose. Having heard that I was the possessor of a rifle he had called on me hoping that I would turn over to them my supply of cartridges. He was dressed in Korean costume and was wearing two long flowing silk coats.

Throwing back the folds of the outer coat he showed me that the skirt of the inner coat had been turned up so as to form a big pocket or sack all around him, temporary pocket held the rather heavy load of cartridges he had succeeded in collecting and, which were to be added to the supply they already had. I did own a rifle but as it was only a Winchester hunting gun the ammunition I had could not be used in their military rifles so it would be of no use to him. He then told me the plot to relieve His Majesty was planned to take place at midnight of that very day and as he knew the missionaries and other foreigners were friends of the Empress I was at liberty to tell them about it and to say that if they wished to see the palace recaptured by the King's friends they could do so by going to a certain place at the time specified. He also suggested that if I cared to do so I might convey the information to the various foreign ministers who were, he knew, in sympathy with the royal family.

When my guest left I went to tell my wife about the affair and found the wife of Dr. Allen, former physician to the King and now a member of the United States Legation Staff, calling on her, so I acquainted them both with what I had just heard. Then I went to the United States Legation to report the matter to Mr. Sill, United States Minister. He had heard of it from Mr. Underwood who had just returned from the palace where a cousin of the Emperor, the fat prince, had informed him of what was to take place and Mr. Sill had sent Dr. Allen out to consult with the various Legation Ministers as to what they thought should be done. I then went to the British Legation where I found the Russian Minister, Mr. Weaber, in conference with Sir Walter Hillier, the British Consul. Possibly they were consulting over this very matter though they did not say so. Though they listened with interest to my story they decided it was a purely Korean affair for which they had no responsibility and there was no need for them to interfere. However, they thanked me for reporting it to them as it was a most interesting development in the Korean situation.

Then I went to Dr. Underwood's home and found him quite excited over what he had heard of the affair while he was in the palace. He asked me whether I had had a message from the Emperor and I said I had not. "Well," he said, "I overheard the Emperor directing one of his chamberlains to go to your house and tell you that His Majesty wished to see you.

Doubtless, the chamberlains had all heard of what was to occur and this one had taken the opportunity to flee to safety instead of delivering the King's message to me.

Dr. Underwood did not care to give me any advice about what I should do under such circumstances but I said that, as I now knew I was wanted, I should go to see what His Majesty wanted to ask me. When I asked him whether he was going in again that day, he replied that he had made no promise to return but would accompany me if I went.

So we decided to go in together and, having arranged to meet at eight p. m. at a certain palace gate, I left to go home for the evening meal and make my preparations for the enterprise. On my way, I met Mr. H. B. Hulbert, a close friend of the Emperor and a former member of the staff of the English Language School established by the King for preparing young Koreans for government positions but had recently joined the American N. E. Mission, and knowing he would be interested in what was going on I told him of it. He was interested and also excited for he was and still is a most intense person and he declared he would go with us if we would take him.

That evening after dinner my wife accompanied me to the outer gate of our compound, the oriental name for an enclosed space with several buildings on it, and bade me goodnight with considerable trepidation, but without expressing any opposition to what I was doing for she knewl felt it was in the line of my duty. On my way to the palace, I met Mr. Underwood accompanied by a Korean, half gateman and half soldier, whom U. S. Minister Mr. Sill had sent with him but Mr. Hulbert had not arrived even when we reached the great gate of the palace grounds. We found this closed and locked for the night and when we asked the guard for admittance he declared he could not open the gate for us. This seemed strange for both of us were known to the guards who knew that we had the right to admission at any time, Dr. Underwood as the messenger of the Foreign Ministers and I as physician to the Emperor. But the guard continued to say it was impossible to let us in because the keys had already been sent to His Majesty in accordance with the usual custom. Dr. Underwood produced the official his attitude. He seemed to forget what he had just said about the keys for he opened the gate and allowed us to pass in, quickly closing it again. We walked quietly over the half mile between this gate and the Emperor's apartments and when we were announced His Majesty at once received us.

I had taken a bottle of medicine with me supposing he might want to consult me about some illness. After enquiring as to his health I placed the medicine in his hands and instructed him how to use it. Because of the disturbed conditions of the times I always delivered his medicine to him in person so as to make it impossible for anyone to tamper with it and then, in case of his death, charge me with having given him a poison.

When those formalities had been completed and we were bidding him good-night, he asked whether we were returning to our homes or whether, in view of the lateness of the hour (about 10 p. m.) we would remain in the palace through the night. As we understood what was behind his question, we said that though we had expected to go home, we could remain if His Majesty desired us to do so. He replied that though he did not want to discommode us, he would be pleased to have us remain if it would not be too inconvenient. We accepted his invitation and went to the quarters of General Dye and the two other American officers who were connected with the training of the palace guard.[58]

Soon after our return to the General's rooms we were surprised at the sudden appearance of Mr. Hulbert out of breath. He said he had been unexpectedly detained and so had failed to meet us at the gate as he had said he would. He had told the guard at the gate that he was to have accompanied a party of two Americans who had already come but he had been late in arriving. He asked to be admitted so he could join them. Though the guard declared this to be impossible and much argument had ensued, he had, in the end bluffed his way in. When he got through the gate and out of sight, he began to fear they might realize they should not have let him through and might run after him and force

---

58) General Dye, a retired officer of the American Army with Colonel Nienstead also of that army, as his assistant, was employed by the Korean government to train the soldiers of the palace guard according to American Army methods while another American officer, General LeGendre was employed as adviser to the government in regard to the internal affairs of the palace.

him out, so he took to his heels and ran the rest of the way as fast as he could.

Shortly afterwards the Korean Captain of the Guard, the one who was to leave the gate but lightly fastened, called onus, saying he had heard of our arrival and had come to pay his respects to us. Not knowing the real object of his call and not wanting to disclose our knowledge of what was to happen, we made no reference to it and ere long he left us.

Then Colonel Nienstead suggested that if we had brought any weapons with us it would be well to see they were in good shape. Underwood and I each produced a revolver from our hip pockets but Hulbert regretfully confessed that in his hurry he had not thought of it so the Colonel said he would lend him his as he had a very short rifle that he could use if it became necessary. As a matter of precaution we cleaned and oiled our weapons and loaded them, though we had no real expectation there would be any need to use them.

About midnight we heard the report of a rifle shot followed by other and the five of us started on the run for the Emperor's quarters. As we approached the gateway to the compound where we had seen him but two hours before, a company of soldiers was forming in a double line from the gate outward. They were just in the act of crossing their bayoneted rifles between the two lines so as to prevent anyone's passing through them and entering the gate but as they had not yet had time to complete the formation, Underwood took advantage of the moment to press his way through the, as yet, loosely held bayonets while I followed him closely and Hulbert pressed on behind me so that, before the soldiers had time to realize what was happening, we had passed through the gate and were rushing up the steps to the Emperor's rooms. As we ran up the outer steps we heard his crying out, "Call the foreigners, call the foreigners!" We ran into his room saying, "Here we are" and he was much relieved. He urged us to go into his inner rooms but we said it would be best for us to remain in the hall in front of his apartments where we could better watch developments. There each of us followed his own bent in moving about.

It was the night before American Thanksgiving Day and the air was quite chilly. We had left our overcoats behind in the hurry to get to His Majesty and felt cold. Realizing that the Korean soldiers had no evil thought toward us, I walked to the gate through which we had just rushed and entered into conversation with the man nearest it.

He recognized me for he had been a patient in our hospital so I asked him whether they were not cold standing there at that time of night and he said they certainly were so1 said I would have some hot coffee prepared for them.

He thanked me. and I made my way back to the great hallway and found a servant whom I instructed to have the coffee prepared and served to the men at the gate. There I met Mr. Hulbert, shivering where the Korean law could not reach them.[59]

While this was going on the servants had obtained coffee for the soldiers standing guard at the gate of His Majesty's Compound and had brought our overcoats. We soon felt warmer and stopped shivering, so perhaps the coldness of the late November night had something to do with the shaking that had seized all three of us! While the firing and general uproar was going on just over a wall from us, His Majesty with his son the Crown Prince, both greatly frightened, came out to where we were and begged us to go back into their private rooms but just then the members of the cabinet appeared on the scene. The Prime Minister told the Emperor that they were going to another part of the palace which they thought was safer and saked His Majesty to go with them. The Emperor turned to us and asked what he should do for Dr. Underwood said it was not our place to advise him what he should do but we foreigners intended to stay right where we were and thought no harm would come to him if he stayed with us. The Prime Minister then seized the Emperor by the arm to force him away from us but His Majesty grasped my arm. The Minister of War seized the Crown Prince who took hold of Dr. Underwood and there we stood, they tugging at the Emperor and Crown Prince in an effort to separate them from us, while His Majesty until his teeth chattered. He said, "I am either cold or frightened, I don't know which, but there is no place in the world I would rather be, right now, than here."

As I too was shivering, I remarked that we had made a mistake in coming from our rooms without our overcoats, but I would f ind a servant and send him to bring them. Just then Underwood came in from a tour around the compound

---

59) The law of extra-territoriality, which the strongest nations enforced in favor of their subjects who resided in those countries, meant that those foreigners were not subject to local laws but only to the laws of their own lands and that was true also of the property they owned or occupied.

and he was cold. We chatted each others saying may be we were more afraid than cold.

We were not far from the gate where the would-be relievers of their Majesties were to enter and already we could hear the noise of their efforts to open the gate.

Though the captain had promised to have the gate but lightly fastened and the soldiers well scattered over the wide grounds of the palace, they found the gates double-locked and a large company of soldiers defending them. Yes, at the last moment, the captain had turned traitor and turned over the whole correspondence to the cabinet. In a rage some of the attackers, boosted by their comrades to the top of the wall, began to jump down inside only to drop into the arms of the guards and find themselves prisoners. It was a fine moonlight night and as the light shone into their eyes the invaders could not see what was going on inside though the guards, looking in the opposite direction, could see the attackers distinctly so catching them was an easy job.

Ere long those outside learned the true state of things and rushed to another gate not far away which they found but lightly guarded. They broke it in but, finding themselves engaged there also with a superior force, all that could do so fled. Their leaders ran to the homes of foreigners and his son held on to us. We just stood firmly where we were. It would have made a fine scene for a movie film!

The Prime Minister asked us what business we foreigners had to seize their Emperor and keep him from doing what he ought to do and what he wanted to do. Dr. Underwood replied that we had not seized them, they were holding on to us, and went there he asked what kind of a Prime Minister he was to seize his Sovereign and try to compel him to do what he did not want to do. So there we stood until His Majesty said he would stay with us and the Cabinet members could go wherever they wanted to do. Then they loosened their hold on their rulers and at once departed while the Emperor and Prince, not letting go of us, practically pulled us into their private rooms and made us sit on the floor cushions beside them. In the meantime the noise on the other side of the wall had been lessened and soon it all ceased and we knew the effort of the King's friends had failed.

Just then Hulbert realized something he had not thought of in the excitement of those hours. When Colonel Nienstead handed him his revolver, it was in a belt and Hulbert had hurriedly buckled it on the outside of his clothing and there he was sitting in His Majesty's presence with a revolver not only on his person but in plain sight, though by a strict regulation, no arms of any kind should be worn in the presence of royalty. Hulbert suddenly asked to be excused and went out of the room where he removed the revolver, belt and all, and rebuckled it under his coat where it could not be seen. We never knew whether His Majesty had noticed it or not. If he had, he wisely refrained from remarking on it, realizing no doubt that he might have had reason for being glad that those around him had at least one revolver which could have been used for his protection.

After a time, when the outside noise had completely subsided, I noted signs of weariness in His Majesty who was sitting next to me, so I drew his head down on my arm and suggested that he stretch out and try to sleep for a while. He did so and in this position remained sound asleep until morning broke.

About seven in the morning the members of the cabinet returned in quite a different frame of mind. The Prime Minister came into the Emperor's presence on his hands and knees and, after finishing his obeisance to royalty, bowed humbly before the three foreigners and apologized for the rudeness he and his associates had shown them the night before, acknowledging that they had been in the wrong. He then drew attention to the fact that morning had already come and we must be tired, If we would accept their apologies and assurances that His Majesty would not suffer at their hands, he would be glad to relieve us and furnish us each with a military escort, not only to make sure of our safe arrival a tour homes but also as an indication of their gratitude for what we had done for their Emperor.

Our wives greeted us with a real sense of relief when were turned in time for breakfast on Thanksgiving Day.

올리버 R. 에비슨 지음, 박형우 편역,
올리버 R. 에비슨이 지켜본 근대 한국 42년 1893~1935. 상
(서울: 청년의사, 2010), 324~327쪽

박성춘과의 만남

1893년 우리가 서울에 도착한 직후 사무엘 에프 무어 목사가 내게 앓고 있는 박성춘을 왕진해 줄 것을 요청하였다.[60] 당시 나는 한국어를 이해하거나 말을 하지 못하였기에 무어 목사가 통역을 해주었다.

집은 가난한 사람의 것처럼 누추하지는 않았다. 하지만 대부분의 다른 집과 유사하게 작았다. 병자가 누워있는 방은 크기가 7×7 피트이었다. 높이도 거의 같았다. 두꺼운 장판지로 덮인 바닥은 9월이었으나 더웠다. 부엌 불의 연기가 굴뚝에 도달하기 전에 방바닥 밑의 통로를 통해 지남으로써 난방이 되었다. 환자는 방바닥의 열이 기분 좋게 느껴지도록 얇고 푹신한 이불 위에 누워있었다. 나는 책상다리를 하고 방바닥에 앉았다. 이 자세는 서양 사람에게 불편하였다. 환자를 진찰하는 의사로서는 더욱 그랬다

환자를 진단하고 처방한 후 무어 목사가 환자에게 약간의 적당한 성경한 구절을 읽게 하였다. 그리고 잠시 얘기를 나누었다. 박 씨의 회복을 위해 무어 목사와 나는 그를 규칙적으로 왕진하였다. 그는 아낌없는 감사를 표시하였을 뿐 아니라 기독교인이 되기로 결심하였다는 말로 무어 목사를 기쁘게 하였다. 곧 상당히 신실해진 그는 만나는 모든 사람들에게 새롭게 발견한 신앙을 말하였다. 그들이 자신과 같이 기독교를 믿도록 열심히 전도하였다.

하지만 한국에서 사회의 최하층 계급으로 멸시받는 계층이었던 백정에 불과하였던 그의 말에 귀를 기울이는 사람은 그리 많지 않았다. 당연히 고기를 먹는 모든 사람들에게 백정은 중요하였다. 하지만 아직도 한국 사람의 대부분은 동물을 죽이거나 고기를 먹는 것을 금하던 불교 신자이었다. 불교의 가장 중요한 교리는

---

60) 박성춘은 당시 장티푸스에 걸려 사경을 헤매고 있었다. 박성춘은 1862년 지금의 종로구 관철동과 종로 5, 6가 근방에 해당하는 관자골에서 출생하였다. 그는 원래 이름이 없었다. 하지만 1895년 4월초 곤당골교회에서 무어 목사로부터 백정으로서는 최초의 세례를 받고 나서 '새봄을 맞아 새사람이 됐다'는 뜻으로 '성춘(成春)'이라 부르게 되었다고 한다. 전택부: 관작골의 박가 성춘. 기독교사상. 1961년 10월호, 76~77쪽.

환생 혹은 영혼의 윤회에 대한 믿음이었다. 이 믿음은 속세에서 자신의 자연적인 육체적 욕망을 극복한 사람만이 도달할 수 있는 영혼의 완성 상태, 즉 불교의 중심적 사상인 열반과 연관돼 있다. 속세에서 열반에 도달하기란 매우 어려운 과정이다. 일생 중 극히 일부의 사람들만 도달한다. 그래서 자연히 환생의 개념을 신봉하게 된 것이다. 영혼은 다른 육신의 형태로 속세로 돌아온다. 다시 인간의 형태를 갖기도 한다. 하지만 더 자주 하등 동물의 어떤 형태를 갖는다. 당연히 환생의 개념이 정립되면서 어느 짐승에 자신의 조상의 영혼이 있을지 아무도 모르기 때문에 모든 짐승이 신성하다는 생각에 도달하게 되었다. 부모나 친한 친구가 희생자일 수 있기 때문에 어느 짐승도 함부로 죽일 수 없었다.

백정이라는 직업을 가진 사람은 짐승을 죽인다. 하지만 그것이 자신들의 친구뿐 아니라 다른 사람들의 친구를 죽이는 것일 수 있기 때문에 불교 신자의 관점에서 보면 그들을 인간으로 취급하기 어려웠다. 그러면 죽은 동물을 먹는 사람들은 대체 무엇이란 말인가? 당연히 그들은 죽은 육신 고기만을 먹는데 왜 안 된단 말인가? 영혼은 다시 심판을 받기 위해 영혼의 세계로 돌아갔다. 이미 죽은 육신을 왜 사용할 수 없단 말인가?

백정은 한국에서 성인임을 나타내는 두 가지의 신성한 표시인 갓을 쓰거나 상투를 트는 것이 허용되지 않았다. 일반 사람들로부터 받아들여질 수 없었던 '인간'이 아닌 우리의 친구 박 씨는 '자신을 반갑게 맞아주는' 자신과 같은 계층의 사람들에게 관심을 돌렸다. 무어 목사는 매주 일요일에 교회에서 한 무리의 한국인들과 예배를 가졌다. 우리들의 친구들은 이 그룹에 속해 있었다. 당연히 그곳의 신자들은 갓이 없는 사람들을 흘겨보았다. 그러나 많은 백정들이 몰려들어 때로 '백정의 교회'라 불리게 되니 당황해하기 시작하였다.[61] 한국에서 교회에 이런 이름이 붙어지다니!

이 교회의 초기 신자 중에는 상류 계층에 속하는 사람들도 일부 있었다. 이들은 기독교 신자가 된 갓을 쓴 대부분의 다른 사람들에 대해 우월감을 갖고 있었다. 그런데 갓을 쓰지 않은 사람들이 합류하자 목사가 이들을 환영하는 것을 보았을 때 기분이 어떠했을까? 당연히 그들은 당황해했다. 교회를 다니고 있지 않은 친구들이 이상한 종교를 믿는다며 비웃는 판에, 멸시받는 백정과 섞여 있는 그들을 조롱한다면 기분이 어떠했겠는가?

그래서 그들은 무어 목사와 면담을 요청하였다. 그들은 어떤 문제도 일으키고 싶지 않았다. 하지만 자신들 가운데 백정들이 들어오는 것은 매우 불쾌하다고 말

---

61) 지금의 을지로 롯데호텔 근처의 위치에 있었던 곤당골교회를 말한다. 1896년 홍문석골교회, 이어 1905년 승동교회로 발전하였다.

했다. 그리고 무어 목사가 그 일에 대해 어떤 조처를 취해 줄 것을 요청하였다.

불쌍한 무어 목사! 그는 하나가 아닌 여러 난관에 봉착해 있었다. 그는 백정을 내쫓고 싶지 않았다. 또한 다른 사람들이 떠나는 것도 원치 않았다. 무엇보다도 교회를 갓 시작한 시점에서, 사회 신분을 기준으로 교인의 자격을 따지는 교회를 원하지 않았다. 하지만 갓을 쓴 사람들이 갓을 쓰지 않은 사람들에 대해 갖고 있는 깊은 강한 반감을 실감하자 크게 혼란스러워 하였다.

나는 예수가 바리새인들이 "비종교적인 죄인"이라고 취급하며 사회적으로 버림을 받고 있던 세리 마태와 그 동료들의 식사 초대에 응함으로써 어느 곳이건 어느 때건 그의 제자들에게 좋은 선례를 보인 것을 깨달았다. 아마 무어 목사도 마찬가지였을 것이다. 이것은 모든 시대의 교회들을 때로 곤란하게 만들었던 '종교에서의 민주주의의 문제'이었다. 그러나 어느 교회도 아직 해결하지 못한 것이었다.

무어 목사는 상류 계층 사람들과 이 건을 두고 상의를 하였다. 그는 만민은 동등하게 하나님의 아들이고 따라서 서로 형제인데, 백정 신자를 교회에서 나가라고 요청하는 것은 이 위대한 원칙을 어기는 것이라는 것을 그들이 분명하게 이해할 수 있도록 노력하였다. 그리고 "백정은 교회에서 나가지 않을 것이다!"라는 말로 마무리하였다. 비록 이것이 그들의 자부심에 큰 타격을 준 것은 사실이었다. 하지만 그들은 교회에 남기로 결정하였다. 후에 그 교회는 성장해 번성하였다. 이와 같이 한국 교회에서는 선교가 갓 시작될 때부터 민주주의의 원리가 확립되었다. 이전과 달리 백정은 동포들과 전혀 새로운 관계가 설정되었던 것이다.

백정의 인권

1895년 유행한 콜레라에 대한 방역 사업이 선교사들의 연합으로 큰 성과를 거두자 조선 정부는 선교사들에 대해 호의적인 태도를 보였다. 그러자 무어 목사는 내게 와서 정부에 대해 시혜를 부탁할 수 있는 절호의 기회일지도 모른다고 말하였다.

"무슨 말씀입니까?" 내가 물었다.

"글쎄요, 나는 처지가 너무 불쌍한 백정들을 생각하고 있습니다. 왜 정부에게 백정이 다른 사람들처럼 상투를 틀고, 갓을 쓰게 허용하는 규칙을 통과시키도록 요청하지 않습니까?"하고 그가 말하였다.

그것은 나를 주저하게 했다. "당신은 대단한 시혜를 요청하고 있다는 것을 알고 있겠지요. 그렇게 당신이 내 영향력을 과대평가하는 것이 두렵습니다."

그러나 그는 계속 고집했기에 나는 양보할 수밖에 없었다. 함께 유길준 대신에게 편지를 쓰기로 했다. 편지의 내용은 다음과 같았다.

각하

한국의 백정이 살아가면서 겪는 큰 어려움에 대해 새삼 주의를 환기시킬 필요는 없을 것 같습니다. 그들은 사회의 유용한 구성원이며 다른 사람들에 비해 지능이 떨어지지 않습니다. 하지만 성인의 상징인 상투를 틀고 갓을 쓰는 명예로운 관습은 허용돼 있지 않습니다.

우리는 도량이 넓고 자유를 존중하는 많은 사람들이 정부의 요직에서 근무하고 있는 지금 이러한 현실이 교정되기를 감히 희망하고 있습니다.

우리는 한국에 있는 모든 서양인의 견해를 대변합니다. 오랫동안 고통을 받는 집단에게 그런 정의로운 조치가 이루어지는 것을 국민들 모두가 크게 기뻐할 것이라는 것을 확신합니다.

근계

유 대신은 이 제안에 감사해 하였다. 그리고 즉시 방방곡곡에 새로운 법을 알리는 공고를 게시할 것이라고 우리에게 답장을 보냈다. 우리는 크게 기뻐하였다. 우리의 제안은 받아들여졌다. 그리고 공고대로 실행되었다.[62] "이제부터 백정은 사람으로 대우받을 것이다. 그들은 한국인의 일반적인 풍속에 따라 상투를 틀고 갓을 쓸 수 있다."

그 일이 있고 그리 오래되지 않아 양반처럼 당당하게 길을 걸어 내려오는 잘 차려 입은 한국인을 보았다. 가까이 가서 보니 내 오랜 친구인 백정 박 씨가 평생 처음, 인간으로서 길을 따라 걸어오는 것임을 알 수 있었다. 나는 그가 갓을 쓰고 있는 것에 대해 어떤 생각을 하는지, 무엇이 그에게 이런 큰 명예를 가져다주었는지를 알고 있는지 궁금했다. 그것은 하나님은 아버지요 모든 인류는 형제라는 개념이 한국인 마음에 자리 잡기 시작했기 때문이 아닐까?

이런 일을 경험한 나는 이전보다 더 강하게 선교 사업이 사람을 만드는 일이라는 것을 알게 되었다. 내가 한국에서 활동하는 진정한 이유가 그들이 하나님을 아버지로, 다른 사람들을 형제로서 알게 하는 것에 있음을 깨달은 나는 상당히 감

---

62) 갑오개혁을 통해 천인들의 해방이 선포되었다. 하지만 신분 차별은 제도적, 관습적으로 여전하였다. 백정들은 신분 해방을 위하여 1895년부터 1896년까지 박성춘을 비롯하여 자신들에게 우호적이었던 무어 목사, 에비슨 등 서양 선교사들과 힘을 합해 백정의 신분 해방을 촉구하는 탄원서를 여러 차례 조정에 냈다. 이중 대표적인 것이 콜레라 유행이 수습된 직후인 1895년 10월 에비슨이 내부대신 유길준에게 보낸 지방 백정들의 해방을 촉구하는 탄원서이었다. 이러한 노력의 결과 1896년 2월 백정들도 평민들과 같이 갓을 착용할 수 있게 되었다. 나중에는 호적에도 오를 수 있게 되었다. 박형우, 홍정완, 박서양의 의료활동과 독립운동. 의사학 15 (2006), pp. 237~250

격하였다.

당연히 이것은 박 씨 인생의 발전에 있어 큰 걸음이 되었다.[63] 시간이 흘러 그는 은행가가 되었다. 그리고 종교적 열의로 결국 교회의 인정된, 저명한 지도자가 되었다. 그가 다니는 교회에서 장로를 선출할 때 어떤 사람들은 박 씨를 선출해야 한다고 제안하였다.[64] 하지만 더 보수적인 사람들이 백정 출신의 박 씨가 다른 사람들을 지도하는 것은 적절하지 않다고 주장하였다. 이 바람에 다른 사람이 장로로 선출되었다. 후에 또 다른 장로를 선택할 때 다시 박 씨의 이름이 거론되었다. 하지만 아직도 반대가 많았다. "박 씨가 장로가 되는 것은 적절치 않습니다. 더 기다립시다. 하지만 집사가 필요하니 그를 집사의 직으로 선출합시다."라고 한 사람이 말하였다. 교회 직분의 특성상 장로는 교회의 지도자며, 집사는 일꾼이라고 말할 수 있다. 그래서 박 씨는 집사가 되었다.

개종한지 21년 후 그는 서울에서 가장 큰 장로교회의 장로로 선출되었다.[65] 교회에서조차 편견을 없애는 것이 얼마나 더딘가! 나는 그의 장립식에 참석하였다. 장립 서약이 집행되는 동안 나는 다른 사람들과 함께 손을 그의 머리 위에 얹었다. 그 순간 나는 다시 한 번 그가 개종하던 날, 무어 목사가 "백정은 교회를 떠나지 않는다."고 말하였던 날, 그리고 그가 상투를 처음 틀고 갓을 써 인간이 된 날을 기억하는지 궁금하였다. 나는 그가 자신의 인생에서 중요한 단계들을 결코 잊지 않을 것이라고 생각한다.

---

63) 세례를 받은 박성춘은 1898년까지 무어 목사와 함께 백정의 해방 운동, 계몽 운동, 전도 운동을 적극 전개하였다. 박성춘은 1898년에 일어난 독립협회 운동에 적극 참여하여 66명의 총대위원의 한 사람이 되었다. 1898년 10월 29일 서울 종로에서 열린 만민공동회에서 관민합심을 요구하는 연설을 하기도 하였다.
64) 승동교회를 말한다.
65) 박성춘은 1911년 12월이 되어서야 승동교회의 장로가 되었다. 이후 오랫동안 경충노회의 재정위원으로 활약하다가 1922년 6월 12일 사망하였다.

Oliver R. Avison, Edited by Hyoung W. Park, *Memoires of Life in Korea* (Seoul: The Korean Doctors' Weekly, 2012), pp. 165~171

Encounter with Mr. Pak, the Butcher

Soon after our arrival in Seoul in 1893 the Rev. S. F. Moore asked me to visit a sick Korean man, a Mr. Pak. As I could not then either understand or speak the Korean language Mr. Moore interpreted for us.

The home was not that of a poor man but like most others it was small. The room in which the sick man lay was about seven by seven feet square and of about the same height inside. The floor, covered with thick oilpaper, was warm even though it was only September, being heated by the smoke from the kitchen fire which passed through channels under the floor before it reached the chimney and the patient was lying on a thin padded quilt which allowed the heat of the floor to be comfortably felt. I sat on the floor, cross-legged, not a very convenient posture for a Westerner and very inconvenient for a doctor when examining a patient.

After making my diagnosis and prescribing for the patient I gave way to Mr. Moore who read some appropriate verses of scripture to the man and talked with him for a short time. We visited him regularly until he had recovered. He was not only profuse in his thanks but made us both happy by telling us he had decided to become a Christian. He was in earnest too for as soon as he could go out he told all with whom he came into contact of his newly found faith and urged them to do as he had done.

Not many listened to him for he was only a butcher and in Korea the butchers are a despised class - they are at the very bottom of the social scale. Of course they are important to all who eat meat but most of the people in Korea were Buddhists and, as such were forbidden to kill animals or eat their flesh. One of the most important tenets of that religion is the belief in reincarnation or the transmigration of souls. This belief is associated with the central Buddhistic idea of Nirvana which is a state of spiritual perfection attained only by an individual who, during his earthly life, has overcome all his natural physical desires. He is perfectly negative because his positive qualities have all been overcome. As the attainment of Nirvana on earth is a very difficult process, few, if any, reach it during one lifetime and so the idea of reincarnation follows naturally. The soul is sent back to earth in another body, Perhaps again in human form but more often in the form of one of the lower animals. No one on earth knows whether one of those animals has in it the soul of an ancestor, so, just as naturally as the idea of reincarnation grew up, there came the idea of the sacredness of all animal life. No animal may be killed for in so doing a parent or dear friend may be the victim.

Now as butchers kill animals as a matter of business they may be killing not only their own friends, but also the friends of others, and so, from the Buddhist point of view, they are not fit to be regarded as men. But what of these who eat the killed animals? Well they eat only dead bodies, do they not? The souls have already gone to the world of spirits to be judged again so why not make use of the bodies that are already dead?

A butcher was not allowed to wear a hat or a topknot, the two most sacred signs of manhood in Korea, and our friend Pak not being a man, could not win a hearing from the people generally so he turned his attention to men of his own class who "heard him gladly". Mr. Moore had a group of Koreans meeting in church every Sunday and our friend allied himself with this group. Of course, its members looked askance at the coming into their midst of a man without a hat and this turned into consternation when the butcher's friends began to come to their meetings in such numbers that the group was often referred to as "the butcher church." What a name for a church in Korea!

The original group included some who belonged to the "upper classes" and felt themselves superior even to most of the men with hats or without them who had become Christians, but what were their feelings when they saw these hatless men coming into their midst and being welcomed by their pastor? They were of course embarrassed. If their friends outside laughed at them for taking up with the strange religion how much more did they jeer at them for mingling with the despised butchers?

So they interviewed Mr. Moore. They told him they did not want to cause him any trouble but he could see for himself that the corning into their midst of the butchers placed them in a very disagreeable position. Would he not do something about it?

Poor Mr. Moore! He was facing not one dilemma but several. He did not want to send the butchers away and he did not want the others to leave. Above all, he did not want the Christian church, at its very beginning, to recognize social status as a test of membership but he could not help realizing the deep repugnance the wearers of hats felt toward those without them and he was greatly disturbed.

It reminded me, and perhaps Mr. Moore remembered it too, that Christ accepted an invitation to dine with the socially outcast Matthew, the taxgatherer and his friends whom the Pharisees called "the irreligious and sinners," and thus set an example to his followers everywhere and at all times. After all, it was a question of democracy in religion such as has often troubled the church throughout the ages but on which no church court has yet ruled.

Mr. Moore discussed the matter with his aristocratic friends and tried to make it plain to them that all men are equally the sons of God and therefore brothers of each other and that it would be a violation of this great principle to ask the believing butchers to stay away from the church and he ended by saying "the butchers are not going!" Though this was a great blow to their pride they finally decided to stay and that church grew and prospered. The principle of democracy was thus established in the Christian church of Korea from almost its very beginning and the butchers found themselves in an entirely new relation to their fellow men.

Human Rights of the Butchers

In 1894-95 the China-Japan war was fought and, as had always been the case in such war, Korea, lying between the two warring countries, became the main battle ground though, at the very end, the Japanese entered Manchuria to complete their victory over China. Then, as is not uncommon even yet, war was followed by an epidemic, in this case Asiatic cholera. It first broke out in Manchuria but moved gradually south into Korea. Cholera is not endemic in 168 Korea - that is, it is not native to the country. It always has to come in afresh from outside.

Koreans had suffered from it many times in the past and were very much afraid of it as it always took a heavy toll of a people who knew neither how to prevent it nor how to cure it. As it could advance no faster than men could travel, because its contagion had to be carried by people, we had time to make some preparation before it could reach Seoul but every day we heard of its attacking people along the main highway from the north and every day fear grew stronger among the people.

The Minister of Home Affairs, Hon. Yu Kil Choon, called me to his office for a consultation as to the preventive measures to be taken and then asked me to take full charge of everything connected with prevention and treatment in and around Seoul. He gave me a posse of policemen with full authority over them and supplied me with funds for the work. Naturally I felt a heavy responsibility had been put on me for this was to be my first experience with this dreaded disease.

The King too was greatly alarmed. He called me to the palace to ask me about it and then begged me to remain in the palace so as to be near him all the time. Now what was I to do? Ordinarily the King's word is final and a request is an order but this time it could not be for I had promised to superintend the work for the whole city. I explained this to him and told him I would place in the palace one of the young Korean men I had been instructing in the hospital and give him a supply of medicines to administer to any suspected cases until I could myself reach there and also promised to spend every other night in the palace near him. He agreed to this and so that matter, which might have caused a good deal of trouble, was comfortably arranged. Mr. Moore had had to choose between sending away the butchers and risking the loss of the gentry who were attending his church and now I had had to risk offending the King by telling him I could not accede to his demand as I must also care for the common people in the great city. I told his Majesty there were others needing care as well as he, and again this democratic principle prevailed, for the King saw the point and accepted my solution of the problem. Autocracy had received another jolt, a gentle one you may say, and the greater value of the mass had been maintained as against the lesser value of the few. "There are others, Your Majesty!"

The young man whom I sent into the palace was very faithful and won the praise of the King and his courtiers. Fortunately no cases of the disease developed within the palace walls

I also kept my part of the agreement. Though it was often very late at night when my work in the city allowed me to leave it, I got to the palace every other night. The other nights I spent with my family at our summer home in Han Kang, about three miles from the city, having to walk there generally long after darkness had set in. Naturally my wife was always anxious till I got there for she had the responsibility of caring for our four young children under very difficult conditions.

Going back now to the epidemic itself and to the preparations we were making to handle it, we learned each day that cases were developing nearer and nearer to the capital and the interval was used to organize the whole missionary group in the city into a cholera-fighting squad. Practically all other work was laid aside while the doctors and nurses coached lay workers in the methods to be adopted in caring for the patients, avoiding the contagion of themselves, visiting stricken homes to persuade the people to send their sick ones to the special hospitals set up for the occasion and in doing all that was possible in the way of disinfecting the homes from which cases were removed. Korean helpers for the hospitals had to be secured and trained to serve both as assistant nurses and servants. Directions for reaching the hospitals had to be posted in various parts of the city.

The popular idea was that this disease, like so many others, was caused by the entry into the patient of an evil spirit that could only be avoided or removed by placating it with gifts, sacrifices and worship and this idea, of course, had to be eradicated before much progress could be made towards either prevention or cure. This spirit was supposed to have the form of a rat and had two Korean names; Kwayjil, evil spirit disease, and Chwee Tong, rat disease.

At the end of seven or eight weeks of very strenuous work, the epidemic began to subside and soon thereafter we were able to reopen our other hospitals and the schoolteachers and evangelists resumed their regular lines of work. While much of our effort appeared to have had little result sofar as saving life was concerned, some headway had been made towards giving the people a different idea of the causes of such diseases. The effectiveness of our methods of prevention had been proved by the fact that not one of the workers, who for so long had been in constant contact with the patients, had taken the disease. That alone was worth all the hard work of those weeks. Years of mere explanation would not have been as effective.

We, too, had learned several lessons, one of which was the value of cooperation among ourselves. We had also gained much practical knowledge of how to handle such epidemics and also much of what not to do. We had learned the uselessness of giving the people orders the purpose of which they could not understand and therefore generally refused to carry out. We had also awakened to the fact that we must prepare for an epidemic before it comes and that education of the masses along sanitary lines must not be neglected if such diseases were to be avoided or controlled. The Government, through the Minister of Home Affairs, expressed its gratitude to us and sent a present to each of the foreigners who had participated in the work.

The attitude of the Government and those evidences of its good will led Mr. Moore to come to me with the suggestion that this might be an opportune time for me to ask a great favor from it.

"What are you thinking of?" I asked.

"Well," he said, "I am thinking of the poor butchers whose condition is so pitiable. Why not ask the Government to pass a regulation permitting the butchers to do up their hair and wear hats like other men?"

That staggered me and I said, "You believe in asking a great deal when you are at it. I fear you overestimate my influence."

But he persisted so I gave in and suggested that we join in addressing a letter to Mr. Yu. The letter was as follows:

> Your Excellency,
>
> It is not necessary to draw your attention to the great disability under which the butchers of Korea live. Though they are useful members of society and not behind other men in intelligence they are not permitted the honorable custom of putting up their hair in topknots and of wearing hats, the symbols of manhood in Korea. We are venturing to hope that this condition may be remedied now when so many broadminded and liberal men hold positions in your government.
>
> We assure you that we represent the views of all the foreign residents in

Korea and that all will be greatly pleased to see such an act of justice done to
this long-suffering group of your people. We are, dear sir,
   Your obedient servants

We were much pleased to receive a reply from Mr. Yu saying they were grateful for the suggestion and would have notices posted at once throughout the country proclaiming the new law. That was done and the notice said in effect "From this time butchers are to be regarded as men. They are hereby permitted to dress their hair and wear hats according to the general custom of Korean men."

Not long after that I saw a well-dressed Korean coming down the street with the stately tread of a gentleman and as we approached each other I recognized my old friend, Pak, the butcher, walking along the street for the first time in his life - a MAN. I found myself wondering what he was thinking about under his hat and whether he realized what had brought to him this great privilege. Was it not due to a recognition, beginning to take hold of the minds of Koreans, of the Fatherhood of God and the Brotherhood of all men.

Then I realised more strongly than before that the work of missionaries is the making of men. It thrilled me as I recognized that this was really the reason for my being in Korea to make men by bringing them into right relations with God the Father and other men their brothers.

Of course, this was a big step in Pak's upward move. As time passed he became a banker and his religious enthusiasm led to his becoming a recognized leader in the church. However when an elder was to be elected in his church and some one suggested that Mr. Pak be chosen, a more cautious man said they must not forget that Pak had been a butcher and it was not fitting that he should be made a ruler over the rest of them and so another was chosen. Later on another elder was to be named and again Pak's name was mentioned but again objection was made. "Let us wait longer," said one, "for it is not seemly. We need a deacon - let us elect him to that off ice." To those of you who do not understand these distinctions in church officers we may say that an elder is a ruler in the church while a deacon is a worker. So Mr. Pak became a deacon. Not till twenty-one years after his conversion, was he elected to the eldership but then he became an elder in the largest Presbyterian church in the capital. How slowly prejudice dies even in the Christian church! I was present at his ordination and, along with others, Placed my hand on his head while the ordination vow was being administered and, once again, I wondered whether he was remembering the day when he was converted, the day when Mr. Moore said, "the butchers are not going," and the day when he first put up his topknot and donned his hat and thus became a man. I think he never forgot those important steps in his life.

20100000

올리버 R. 에비슨 지음, 박형우 편역, 올리버 R. 에비슨이 지켜본 근대 한국 42년 1893~1935. 하 (서울: 청년의사, 2010), 332~334쪽

한국의 여름 휴양소

사실 한국의 여름 휴양지는 나 한 사람보다는 여러 사람이 설명해야 한다. 그곳에는 여름 휴양지가 많으며 형태가 다양하다. 각 휴양지로 놀러 간 사람들은 자신이 가장 좋은 곳을 선택하였다고 생각한다.

내가 처음으로 여름을 보낼 곳을 선택하였던 경험은 흥미로웠다. 그때는 우리가 내한하고 첫 여름을 맞은 1894년이었다. 서울에 거주하는 대부분의 외국인들은 7월과 8월에 서울로부터 멀리 떠나야 한다고 생각하였다. 이 두 달에는 비가 많이 오고 기온이 높았다. 이런 환경은 자신들의 고향에서 익숙하였던 현대적 위생 방법이 없는 한국의 도시에서 거주하는 사람들이 병에 걸릴 위험을 크게 높였다. 그들을 쇠약하게 하고 건강과 생명을 위협하였다. 특히 애가 있는 사람들에게는 더 안전하고 편안한 곳을 찾는 것이 필요하였다.

어떤 가족들은 여름 휴양지로 이미 설비가 잘 돼 있는 일본의 산으로 갔다. 어떤 가족은 중국에서 휴식을 취하려 하였다. 하지만 대부분의 외국인들은 여러 가지 이유로 한국에 남아있어야 했다. 이들 중에는 내 가족이 포함되어 있었다. 그때 우리는 4명의 작은 아이가 있었다. 우리 부부는 건강이 좋지 않았기 때문에 어떤 특별한 주의가 필요하였다. 내가 작은 병원(제중원)의 업무에 묶여 있었기 때문에 우리는 서울 외곽에서 매일 서울로 출근할 수 있고 좀 더 위생적인 곳을 찾아야 했다. 한국에 남아있는 많은 사람들은 산속의 절로 들어갔다. 하지만 우리 가족은 그런 힘든 여행을 하기가 불가능하였다.

한강

내 친구인 언더우드 목사는 밀러 목사와 상당히 비슷한 처지여서 우리 셋은 함께 서울 주위를 반원형으로 흐르는 한강 둑의 부분 중에서 도심에서 약 3 마일 정도 떨어진 적당한 장소를 찾았다. 도심으로부터 그 정도의 짧은 거리는 우리가 매일 출근하기에 적당하였다. 그곳은 시원해야 하고, 수영을 하거나 배를 타려면 물 근처이어야 했다. 상당히 오래 찾은 결과 적당한 한 곳을 발견하였다. 언더우드

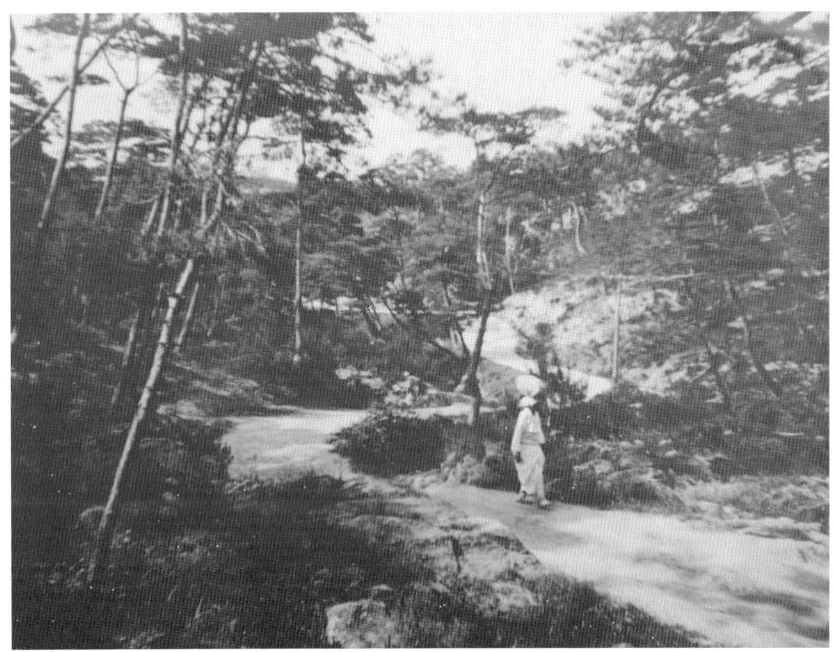

그림 4-51. 한강변의 여름 휴양소로 가는 길 (1919년 촬영). Princeton Theological Seminary 소장

가 대표로 나서 여러 주인과 흥정을 하였다. 오래 되지 않아 우리는 땅을 살 수 있었다.

우리 각각은 1/3씩의 권리를 갖는 세 명으로 이루어진 일종의 회사를 만들었다. 모든 법적 절차를 밟았다. 각각은 경비를 동등하게 지불하였다. 한 사람에 하나씩 세 건물을 지을 터를 마련하였다. 각자는 여름 집을 지었다. 정원을 꾸몄다. 나머지 대지는 모두의 공동으로 사용하였다.

하지만 대지와 관련해 법적인 문제가 발생하였다. 주민들이 불쾌한 반감을 보여 우리늘은 상낭히 걱정하였다. 우리는 조속히 별장을 계획하였다. 8월에 만들어져 사용할 수 있었다. 이것은 우리가 부산에 도착해 낳은 막내 더글러스가 장 문제로 생명이 위태로웠고 우리 부부도 모두 병을 앓고 있었기에 빠른 것이 아니었다.

우리가 그곳으로 갔던 첫 날 나는 배를 임대하여 가족과 함께 강을 거슬러 여행하였다. 여행의 결과는 거의 기적 같았다. 그날 밤 우리 모두는 잠을 잘 잤고 매일 비슷한 여행을 한 결과 건강이 회복되었다. 우리는 도시로부터 빠져 나온 것이 진정으로 가족의 절반의 생명을 구하였다는 생각이 들었다.

내가 매일 병원을 출근해야 된다는 생각에 말을 타고 출퇴근하는 것이 가장

쉬운 방법인 것으로 생각되어 말을 구입하
였다. 그러나 경험해보니 4인교를 사용하는
것이 더 좋았을 것이라는 사실을 알게 되
었다. 울퉁불퉁한 길을 따라 말이 터벅터벅
걷고 언덕을 오르내리는 것이 내 몸에 충
격을 주어 나는 점점 말을 타고 여행을 할
수 없게 되었다. 한 여름 서울에 몇 개월
체류한 것처럼 쇠약해졌다. 하지만 가을이
돼 점차 서늘해지자 우리는 회복되었다. 걱
정을 덜고 도시에서 우리 사업을 할 수 있
게 되었다.

우리는 이 강변 별장을 몇 년 동안 사
용하였다. 우리 애들은 그곳을 너무 좋아하
여 모두들 지금도 한강에서의 여름이 어렸
을 때의 가장 즐거운 기억이라고 이야기한
다. 큰 두 애는 그곳을 떠난 지 40년이 되
었는데도 말이다.

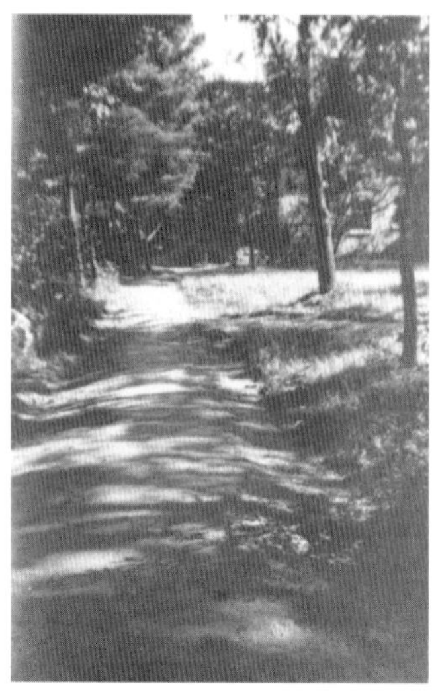

그림 4-52. 에비슨 별장에서 언더우
드 별장으로 가는 길 (1919년 촬영).
Princeton Theological Seminary 소장

Oliver R. Avison, Edited by Hyoung W. Park, *Memoires of Life in Korea* (Seoul: The Korean Doctors' Weekly, 2012), pp. 414~416

Foreigner's Summer Resorts of Korea

Really the summer resorts of Korea should be described by several persons rather than by one. There are many of them and they are all different in kind. As is usually the case the occupants of each think they have chosen the most desirable place.

My first experience in selecting a place in which to spend the summers was an interesting one. It was in 1894, the first summer after our arrival. Most of the foreigners in Seoul felt it necessary to go away from the city in July and August for those were the months of the rainy season and of the highest temperatures, both of which facts greatly increased the danger of sickness to those who resided in the city where the lack of those modern sanitary measures to which they had been accustomed in their homelands debilitated them and menaced both health and even life. Especially was it necessary for those who had children to seek a summering place away from the cities.

Some families went to the mountains of Japan where summer resorts had already been established, others sought immunity in China, but the majority of the foreigners, for various reasons, had to remain in Korea. Among these my family had to be counted. We then had four small children and as both my wife and I were in poor health some special precautions must be taken. As I was tied up to the care of the little hospital - the Royal Korean Hospital or Chayjoongwon we were compelled to seek a temporary place out of the city but near enough for me to make a daily trip to the hospital. Many of those who remained in Korea went to Buddhist temples in the mountains but the difficulties of such travel made that impossible for our family.

The River Han

My friend Rev. H. G. Underwood was somewhat similarly situated, as was the Rev. F. S. Miller, so we three got together and set out in search of a suitable location on the bank of the River Han which ran in a semicircle around the city at a distance of about three miles. That short distance from the city fitted in well with our need to make daily trips and it was also a fond for us to be near a body of water for the sake of coolness and the facility for bathing and boating. After a rather prolonged search we found a place on the river named Han Kang that suited us exactly. Mr. Underwood was deputized to deal with the several owners and ere long we became landowners.

We formed a company of three members, each having a third interest, and attended to all legal requirements. Each paid an equal share of the cost and then three building sites were laid out, one for each. Each built his own summer house and each was allotted a garden plot. The rest of the ground was to be used in common by all. Legal matters and unfortunate local animosities caused us much concern, but as these are referred to in another section, they may be passed over here. We hurriedly planned our cottages and by August they were built and ready for occupation. It was none too soon for our youngest child, Douglas, the one born in Pusan soon after we arrived there, was like to die with intestinal trouble and my wife and I were both ill with the same trouble.

The very first day after we moved out there I hired a boat and took the family for a trip up the river and the result was almost like a miracle. All slept well that night and each day a similar trip was followed by improvement and we felt that the change from the city had really saved the lives of half the family.

Feeling I must visit the hospital every day I bought a horse on which to ride there and back thinking that offered me the easiest method of travelling but experience proved it would have been better for me to have used a swinging sedan chair with four men to carry it. The jog trot of the horse along the rough paths and up and down the hills shook me so much that I found myself less and less able to make the trips, weakened as I had been during the preceding hot months in Seoul. However, the coming on of the fall months with their gradually increasing coolness restored us so that, at the mid of the summer, we were able to carry on our work in the city with less distress.

We used this river beach for years and our children grew to love it so much that even now all of them still speak of these summers at Han Kang as the most pleasant memories of their early days although the f irst two to leave there did so forty years ago.

제4장
1896년

　1896년은 한국은 정치적, 사회적으로 큰 격변기이었다. 우선 양력이 채택되고 단발령이 실시되었으며, 왕이 러시아 공사관으로 피신하는 아관파천이 일어났다. 이런 와중에 에비슨은 후에 대한민국의 대통령이 된 이승만의 머리를 잘라 주었고, 자신이 치료해 준 백정들도 갓을 착용할 수 있게 되는데 있어 큰 역할을 하였다.

　9월에 개최된 연례회의에서 에비슨은 병원과 관계된 여성들을 위한 숙소의 필요성을 강조하였으며, 병원 부지 내 숙소가 실제적으로 완성되었음을 보고하였다. 또한 모든 한국어 시험을 통과하였다.　1월 중순에는 언더우드와 함께 처음으로 지방 전도여행을 떠났다.

　The year of 1896 was a period of political and social upheaval in Korea. First of all, the Government decided to adopt the Julian calendar, and issued an ordinance prohibiting topknots. In February, the King escaped to the Russian Legation in Seoul (A-gwan-pa-chun, Korea Royal Refuge at the Russian Legation). Mr. Syngman Rhee, who Dr. Avison cut his topknot, later became the President of Republic of Korea, and Dr. Avison also played a major role in enabling the butchers to wear the "Gat", a Korean traditional hat made of bamboo and horsehair.

　At the Annual Meeting held in September, Dr. Avison emphasized the necessity of residence for the women workera related to the hospital, and reported that his residence in the hospital compound was practically completed. Also he passed all the Korean language examinations by the Korean Mission. During January, with Mr. Underwood, Dr. Avison had an itinerating trip to country village.

편집자 단신.

The Canadian College Missionary (토론토) 6(1) (1896년 1월호), 3쪽

편집자 단신

우리는 갖고 있는 다음과 같은 내용의 편지에서 위 문장에서 표시된 것과 같은 전망을 알고 있다.

궁내, 1895년 5월 26일

친애하는 에비슨 박사님,

폐하께서는 박사님이 오늘 4시 30분 진료해 주시면 대단히 기뻐하실 것입니다. 감사합니다.

안녕히 계세요.
이학근

한국에서 기독교의 영향은 1895년 궁궐에서 보낸 편지에 담긴 사실로 알 수 있다. 오래전 바울이 행했던 것 같다고 이야기하는 것이 좋지 않겠는가? "너희가 알지 못하고 위하는 그것을 내가 너희에게 알게 하리라?"[66] 우리는 예수의 출생으로부터 시간을 계산하는 것을 한국 정부 뿐 아니라 모든 나라들의 정부가 시간 뿐 아니라 정의롭게, 그리고 일생 중 우리가 사랑하고 모시기를 애쓰는 주님과의 모든 관계를 갈구하는 그런 때의 표시로 받아들이지 않겠는가? 하나님께서 하늘에서와 같이 땅에서도 이루어지실 때가 조만간 올 것이다.

---

66) 사도행전 17:23

Editorial Notes.

The Canadian College Missionary (Toronto) 6(1) (Jan., 1896), p. 3

Editorial Notes

We see such an outlook as that indicated in the above paragraph, in a letter in our possession, which reads as follows: -

Palace, May 26th, 1895.

My Dear Dr. Avison, -

His Majesty will be very much pleased if you can call upon him, professionally, at 4½ o'clock to-day. I have the honor to be,

Yours very truly,
Y. Hak Kenn.

The influence of Christianity in Corea is seen in the fact that a letter sent from the King's Palace bears as date the year 1895. Might we not well say as did Paul long ago: "Whom ye ignorantly worship, him declare we unto you"? May we not take this counting of time from the birth of Christ as an indication of the time when not only the government of Corea, but the governments of all lands, will calculate, not only time, but also justice, and all relations of life in relation to Him whom we love and strive to serve? May the time soon come when God's will shall be done upon earth, even as it is in heaven.

제임스 E. 애덤스(부산)가 프랭크 F. 엘린우드
(미국 북장로교회 총무)에게 보낸 편지 (1896년 1월 1일)

(중략)

브라운 박사는 특별 목적의 기부로 건물을 건축하였습니다. 그의 부부는 자신들이 살고 있는 곳 근처에 병원이 있는 것을 바라지 않았으며, 이곳에서 약 3 마일 떨어진 곳에 세우기로 결정하였습니다. 브라운 박사는 대단히 빠르게 불붙는 열정을 가진 사람 같습니다. 그때 쯤 에비슨 박사와 마펫 씨가 마침 이곳에 있었으며, 저녁 식사 자리에서 마펫 씨는 건물이 선교지부 다수의 의견에 따라 위치해 있어야 한다는 의견을 내었습니다.

(중략)

James E. Adams (Fusan),
Letter to Frank F. Ellinwood (Sec., BFM, PCUSA) (Jan. 1st, 1896)

(Omitted)

The building was erected by Dr. Brown with money from a special bequest for that purpose. Both he and Mrs. Brown did not wish to have the hospital near their residence & decided to put it where it is about three miles from here. It seems that Dr. Brown was a very quick fiery tempered man. Dr. Avison and Mr. Moffett happened here about that time and at the dinner table Mr. Moffett suggested that the building should be located according to the opinion of the majority of the station.

(Omitted)

새뮤얼 F. 무어(서울)가 프랭크 F. 엘린우드
(미국 북장로교회 총무)에게 보낸 편지 (1896년 1월 8일)

한국 서울
1896년 1월 8일

친애하는 엘린우드 박사님께,

　　박사님은 한국의 정치 상황에 대해 이야기해 달라고 요청하고 있습니다. ……
이곳에서는 일반적으로 왕비의 제거 문제에서 대원군은 고양이의 발톱이었다고 알
려져 있습니다. …… 왕비가 사망한 후 왕은 자신의 왕궁에 갇힌 죄수나 다름없었
으며, 많은 날 동안 그도 조만간 죽임을 당할지 모른다고 두려워하였습니다. 그의
요청에 따라 한두 명의 미국 선교사가 매일 밤 그의 거처 근처의 방에서 잠을 잤
습니다. 왕은 그들의 존재가 자신을 보호할 것으로 느꼈습니다. 어느 날 왕을 지지
하는 한국인들이 왕궁으로 쳐들어갈 계획을 짰습니다. 그들은 내각의 구성원들을
죽이고 왕권을 회복하기를 바란다고 천명하였습니다. 이때까지 미국 공사관은 현
정부를 승인하지 않았으며, 매일 왕을 방문하여 우의과 후원을 보장함으로써 그를
달래었습니다. 추수감사절 전날 밤 왕궁에 대한 공격 계획을 구상했던 무리의 지
도자는 일본 공사에게 자신들의 의도를 알리는 편지를 보냈습니다. 그 계획은 많
은 외국인들에게 알려졌고, 그날 밤 공격이 계획되었습니다. 왕은 몸이 다소 좋지
않아 에비슨 박사의 왕진을 요청하였습니다. 미국 공사는 왕의 생명을 염려하며
자신의 출입증과 하인을 언더우드 박사에게 주며 궁궐로 가서 할 수 있는 대로 왕
을 보호하라고 요청하였습니다. 후에 헐버트 씨가 소문으로 무엇인가 듣고 궁궐로
갔습니다. 궁궐 대문은 닫혀 있었지만 하인이 갖고 간 미국 공사의 출입증으로 들
어갈 수 있었습니다. 자정 쯤 총소리가 났고, 세 명의 선교사들은 왕의 거처로 뛰
어 들어가 외국인을 찾고 있는 그를 발견하였습니다. 박사님께서 아시는 것처럼
그 공격은 성공하지 못했고, 그 무리들은 궁궐로 들어가지 못했습니다. 그러나 왕
과 왕세자는 대단히 무서워했고, 에비슨 박사는 자신의 팔에 왕을 기대게 하였는
데, 왕이 그들을 가게 하지 않았기에 한 동안 그렇게 있었다고 합니다.

(중략)

Samuel F. Moore (Seoul),
Letter to Frank F. Ellinwood (Sec., BFM, PCUSA) (Jan. 8th, 1896)

Seoul, Korea

Jan. 8, 1896

Dear Dr. Ellinwood: -

You ask me to tell you something of the state of Korean politics. ...... It is generally believed here that the Tâ Won Kun was a cat's paw in the matter of the Queen's removal. ...... After the Queen's death the King was virtually a prisoner in his own palace, and for many days feared that he also might soon be slain. At his request one or two of the American missionaries slept every night in a room near his own. The King felt that their presence would be a protection. One night an attack upon the palace was planned by a party of Koreans favorable to the King. They professed a desire to kill the members of the cabinet and restore the King to actual power. Up to this time the Am'n legation had not recognized the present Gov't but had daily visited the King and sought to comfort him by assurances of friendship & support. The leaders of the party which planned the attack on the palace the night before Thanksgiving wrote a letter, it is said, to the Japanese Minister telling him of their intentions. It was known to a no. of the foreigners that the attack was to be made that night. The King sent for Dr. Avison, being somewhat indisposed. The U. S. Minister, fearing for the life of the King, gave his card & servant to Dr. Underwood & asked him to go & do what he could to protect the King. Later Mr. Hulbert, hearing that something was in the air, went in himself to the palace. The palace gates were locked but the U. S. Minister's card carried by his servant secured an entrance. About midnight there was a noise of guns when the three missionaries ran to the King's apartments & found him calling for the foreigners. As you know, the attack was unsuccessful, & the party did not gain entrance to the palace. But the King & Crown Prince were very much frightened and Dr. Avison held the King in his arms, 'tis said, for a long time as he would not let them go away.

(Omitted)

올리버 R. 에비슨(서울)이 프랭크 F. 엘린우드
(미국 북장로교회 총무)에게 보낸 편지 (1896년 1월 10일)

한국 서울
1896년 1월 10일

신학박사 F. F. 엘린우드 목사

안녕하십니까,

　박사님께 편지를 써야 할 때가 오래 지났지만 저는 무척 바빠 모든 서신을 젖혀두고 있습니다. 저는 박사님께서 지난 몇 달 동안 한국의 소식, 특히 궁궐에서 일어난 지난 사건에 여러 선교사들이 관련된 것으로 일본 신문에 오르내리는 것에 다소나마 불안하셨을 것으로 생각합니다. 저는 여러 분쟁에 대한 완전한 보고서가 이미 박사님께 발송되었고, 그래서 이제 사실을 인식하고 계실 것으로 믿고 있습니다. 10월 8일 일본 군대와 일본이 훈련시킨 병사가 합동으로 궁궐에서 일으킨 폭동에 의해 추정하건데, 혹은 분명히 왕비가 살해되었고, 이것은 그녀를 상당히 존경했던 거의 모든 외국인들 사이에 분노를 일으켰습니다. 모든 외국 공사관 역시 사건에 대해 대단히 용서하지 않았으며, 수 주일 동안 그렇게 권력을 장악한 정부의 인정을 거절하였습니다. 그중에서 미국 공사는 이러한 강탈에 대해 저항하는 데 앞장섰으며, 왕이 사건에 대해 매우 단단히 놀랐기 때문에 몇몇 외국인들이 항상, 특히 밤에 그의 근처에 있도록 요청하였습니다. 따라서 우리는 모두 이 역할을 차례로 수행하였으며, 특별한 위험이 염려되었을 때 여러 번 수행하였고 우리들 중 많은 사람들이 함께 가서 위협하는 소요가 지나갈 때까지 남아 있었습니다.

　지난 사건에서 반대 세력이 대항했을 때 저는 당시 몸이 좋지 않았던 폐하로부터 호출을 받아 궁궐에 있었습니다. 그날 밤 일이 터질 것이라는 보고가 있었고, 만일 일이 터진다면 폐하 옆에 일부 외국인이 있는 것이 현명하다고 생각되었기 때문에 미국 공사의 요청으로 언더우드 박사와 헐버트 씨 역시 그곳에 있었습니다. 언더우드 박사와 저는 저녁에 왕을 알현하였으며, 그는 우리가 밤새 궁궐에 체류할 수 있는지 요청하였습니다. 공교롭게도 그 날 밤 실제 공격이 있었고, 그래서 우리는 양측에 어떠한 역할이나 반대가 없었지만 그 일에 연루되었습니다. 소동의 첫 신호는 12시 30분 직전에 들렸으며, 언더우드 박사, 헐버트 씨와 저는 즉시 왕의 처소로 들어갔는데, 정부의 여러 관료들에 둘러 싸여 흥분된 울부짖음으로 우리를 부르는 왕을 발견하였습니다. 다이 장군, 닌스테드 대령 및 르장드르 장군은 왕의 처소 출입구 근처에 정렬하고 있던 병사들과 함께 있었습니다.

우리는 밤새 왕과 왕세자와 함께 있었습니다. 그들은 우리를 가지 못하게 하고 그들 옆에 앉게 하였으며, 우리의 손을 잡고 날이 밝아지고 모든 것이 조용해 보일 때까지 달라붙어 있었습니다. 우리들 중 누구도 공격이 일어날 것이라 생각하지 않았습니다. 그런 소문들이 이전에 있었고 아무런 일도 일어나지 않았는데, 우리도 이 소식을 거의 신뢰할 수 없는 것으로 취급하였습니다. 그 시도가 완전히 실패하였기 때문에 그 결과로 충신들의 희망은 처참하였으며, 친일파들은 그 결과로 확고한 자리를 차지하게 되었습니다. 일본인들은 외국인들을 비난하며 사태의 모든 것들을 외국인과 명백하게 연결시켰으며, 그렇게 함으로써 먼지를 일으켜 왕비의 사망 소문과 왕의 실제적 연금의 결과를 낳은 10월 8일의 공격과 자신들의 수치스러운 연관을 덮으려 하였습니다. 스트롱 양의 교사 역시 연루되어 감옥에 갇혔고, 종신형에 처해져 생전에 나올 수 없게 되었습니다.

모든 외국인들이 친일파들이 권력을 잡는 책동에 대해 공개적으로 비난한 것으로 알려져 있었기 때문에 분명 외국인을 이 사건과 연결시키는 상당한 정황 증거가 분명 있었습니다.

저는 만일 박사님께서 일본 신문의 기사나 요약을 보고 믿으신다면 박사님께서는 한국에 매우 처량한 선교사들이 있다고 결론을 내리실 것을 의심하지 않습니다. 그러나 우리는 박사님께서 서울로부터 직접 소식을 들으실 때까지 그 신문들에 실린 제멋대로의 기사에 대해 다소의 신뢰만 보이실 것이라고 확신하고 있습니다. 이제 만일 충신들의 이야기가 옳다면 왕비는 아직 살아서 그들이 성공 가능성이 있을 때 궁궐로 다시 들어가기를 기다리고 있을 것입니다. 그들은 자신들에 공감한다고 고백하였으며, 그들에게 자신이 지휘하고 있는 거의 모든 군대로 도울 수 있다고 이야기하였던 궁정 수비대의 지휘자와 연락을 취하였습니다. 그들은 밤에 어느 궁궐의 문으로 행진하였으며, 통과를 요구하면 그는 문을 열어 그들이 바로 들어가도록 했어야 했습니다.

하지만 그는 그들의 계획을 권력을 잡고 있는 사람들에게 노출시켰으므로 그들을 파괴로 이끌었을 뿐인 것 같았습니다.

Seoul, Korea,
Jan 10/ 96

Rev. F. F. Ellinwood, D. D.

Dear Sir -

The time has long passed when I should have written you but my time has been so fully occupied that all my correspondence is behind. I presume you have been more or less disturbed by the news from Korea during the last few months and perhaps more especially as the names of several of your missionaries have been bandied about in the Japanese papers as being connected more or less with the last affair at the Palace. I believe full reports of the several troubles have been already sent you so now are aware of the facts. The raid in the Palace of Oct. 8th by the combined Japanese and Japan trained soldiers, resulting in the supposed, and possibly certain murder of the Queen roused the indignation of almost all foreigners who had learned to regard her with a considerable degree of respect. All the foreigner legations also were exceedingly <u>inceused</u> over the affair and for several weeks refused to recognize the government that had thus seized the power. The American Minister amongst other took a leading part in protesting against this usurpation and as the King was very much alarmed over the affair had requested that a few foreigners remain near him all the time and more especially at night. We, therefore, all took our turn in this work, and several times, when special danger was apprehended, quite a number of us went together and remained until the threatened trouble pasted over.

On the occasion of the last attack when a counter mover was made by the opposite party, I was in the palace, having been summoned there by His Majesty who was at the time indisposed. Dr. Underwood and Mr. Hulbert were also there by the request of the American Minister, because it was reported that there would be trouble there that night and it was thought wise that some foreigners should be near His Majesty if any disturbance should take place. Dr. Underwood and I both saw the King during the evening and he asked us if we would remain all night in the palace. As it happened, an attack really did take place that night, and so we got mixed up in it, although we took no part for or against either party. The first signal of disturbance was heard just before 12:30 and Dr. U., Mr. H. and I immediately hastened to the King's quarters and found him surrounded by several members of the government, while he was excitedly crying out for us to be called. Gen. Dye, Col Nienstead, and Gen. LeGendre remained with the soldiers who were formed in line around the King's gate.

We remained with the King and Crown Prince all night. They would not let us go but made us sit down, beside them, and they held our hand and clung to us till day light came and all seemed quiet. None of us knew that an attack would be made. Such rumors had been about before and nothing had occurred, and we were inclined to treat this report also as being scarcely credible. The result of it was disastrous to the hopes of the loyalist party as they made a complete failure of the attempt, and the pro-Japanese party were more firmly established in consequence. The japanese made everything of the apparent connection of foreigners with the affair to throw blame on them and by thus raising a bring dust to cover up their disgraceful connection with the attack of Oct. 8th which resulted in the supposed death of the Queen and the practical imprisonment of the King. Miss Strong's teacher also was mixed up in the business, and was taken prisoner, barely escaping with his life, being condemned to imprisonment for life.

There was certainly a good deal of circumstantial evidence to connect foreigners with the affair, especially as it was known that all openly condemned the maneuver in which the pro-Japanese party had seized power.

I doubt not if you see & believe extracts from the Japanese papers you will about conclude that you have a very wicked body of missionaries in Korea, but we rest in the confidence that you will slight credence to wild stories in those papers until you have a chance to hear directly from Seoul. It turns out now that if the story of the loyalist is correct, the Queen was still alive and waiting to reenter the palace when they should have succeeded. They had been in communication with the leader of the Palace guards who professed to be in sympathy with them and who told them he could depend upon almost all the troops under his command to help them. They were to march during the night to one of the Palace gates, demand admission and he would arrange that the gates should be opened and they should walk right in.

However he seems to have been only leading them on to their destruction for he revealed all their plans to those in power, as fast as they were made known to him.

회의록, 한국 선교부 서울 지부 (미국 북장로교회) 1891~1921
(1896년 1월 20일)

한국 서울
1896년 1월 20일

서울 지부의 정기 월례회의가 에비슨 박사 사택에서 열렸으며, 의장이 예배를 인도하였다.

(중략)

다음의 청구가 낭독되었고 승인되었다.

……

    O. R. 에비슨 박사　　266.00 달러

(중략)

Minutes, Seoul Station, Korea, 1891~1921 (PCUSA) (Jan. 20th, 1896)

Seoul, Korea.
Jan. 20th, 1896.

The regular monthly meeting of the Seoul Station was called at the house of Dr. Avison, the chairman leading the devotional exercises.

(Omitted)

The following orders were read and approved: -

……

    Dr. O. R. Avison　　$ 266.00

(Omitted)

릴리어스 H. 언더우드(서울)가 프랭크 F. 엘린우드
(미국 북장로교회 총무)에게 보낸 편지 (1896년 1월 20일)

(중략)

이제 다른 문제로 넘어가겠습니다. 우리 집 옆의 부지는 알렌 박사가 살다가, 후에 도티 양이, 그리고 에비슨 박사가 잠시 살았는데, 만일 선교본부가 승인을 한다면 알렌 박사에게 팔릴 것입니다.

(중략)

지금 언더우드 씨와 에비슨 박사는 4~5주일 예정으로 지방에 가 있습니다. 그들은 송도, 곡산, 장연을 사역의 중심지로 만들려고 하지만, 다른 많은 곳에도 들러 책과 의약품을 배포할 것으로 예상됩니다.

(중략)

Lillias H. Underwood (Seoul),
Letter to Frank F. Ellinwood (Sec., BFM, PCUSA) (Jan. 20th, 1896)

(Omitted)

Now to move to other matters. The property next door to us, was Dr. Allen's, afterward Miss Doty's and for a while Dr. Avison's, has been sold to Dr. Allen, if the Board gives its consent.

(Omitted)

Mr. Underwood and Dr. Avison are now in the country to be gone four or five weeks. They intended to make Song Do, Kok San, and Chang Yun the principal centers of work, but also expected to stop at many other places dispersing of books and medicines.

(Omitted)

올리버 R. 에비슨(서울)이 프랭크 F. 엘린우드
(미국 북장로교회 총무)에게 보낸 편지 (1896년 1월 21일)

송도, 1896년 1월 21일

저는 서울에서 너무 바빠 이 편지를 끝내지 못하고 지방에 갖고 내려 왔으며, 이곳에서 약간의 시간을 낼 수 있습니다. 저는 언더우드 박사와 6주 동안의 여행을 하고 있는 중입니다. 서울의 사업은 번창하고 있으며, 지금이 연중 제가 떠날 수 있는 가장 편한 때이기 때문에 지방 여행을 하는 것이 좋다고 생각하였습니다. 기간에 상관없이 저의 첫 여행입니다. 아직까지는 고무적입니다. 우리는 떠난 지 5일이 되었습니다.

안녕히 계십시오.
O. R. 에비슨

Oliver R. Avison (Seoul),
Letter to Frank F. Ellinwood (Sec., BFM, PCUSA) (Jan. 21st, 1896)

Song Do, Jan, 21/ 96

I was so busy in Seoul that I did not get this finished and brought it into the country with me but find as little time here. I am now on a trip of 6 weeks with Dr. Underwood. Work in Seoul is prospering and as this is the easiest time in the year for me to get away I thought I would take advantage of it to take a trip into the country - my first one of any length. It is promising well so far. We have now been out 5 days.

Sincerely
O. R. Avison

제니 에비슨(서울)이 프랭크 F. 엘린우드
(미국 북장로교회 총무)에게 보낸 편지 (1896년 1월 27일)

한국 서울
1896년 1월 27일

F. F. 엘린우드 목사

안녕하십니까,

　　박사님께서는 [에비슨] 박사의 편지 종결부에서 그가 지방에 있다는 연필로 쓴 짧은 언급을 보시게 될 것입니다. 그는 이달 16일에 언더우드 박사와 함께 떠났습니다. 그는 이전에 어떠한 여행도 할 수 없었습니다. 서울의 모든 사역은 궁중에서 사건이 일어난 후 다소 혼란스러웠습니다. 여성들은 한동안 거의 발길을 끊었으며, 많은 남성들은 대단히 줄어들었지만 일들은 이전과 거의 유사한 상태입니다.

　　병원 사역은 전국에 잘 알려지고 있습니다. 상당히 자주 이웃 사람들이 와서 이런 저런 이야기를 하며, 내가 그것을 해야 한다고 권하였습니다. 그는 이곳(병원)에 입원하였으며 여행 중 만날 것으로 예상하였던 여러 명의 이름을 갖고 갔으며, 실망하지 않았습니다. 이곳의 한국인 양반인 염 씨로부터 송도에 살고 있는 그의 _____에게 보내는 소개장을 받았습니다. 그들은 그를 방문하였으며, 그가 이전에 병원의 환자이었다는 것을 알고 즐거운 감동을 받았습니다. 그는 대단히 골치 아픈 종기 때문에 치료를 받았습니다. 그는 대단히 지체가 높은 양반이며, 그는 집을 부분적으로 미국식으로 꾸몄습니다. 그는 자신과 함께 읍(邑)에 머물도록 그들(에비슨 박사 일행)을 초청하였습니다. 그들은 그에게 감사를 표했지만 그의 친절한 초청은 거절하였습니다. 만일 그들의 임무를 알았다면 틀림없이 그는 흔쾌하게 그들을 초청하지 않았을 것입니다. 그들은 체류하는 동안 여인숙으로 돌아갔지만 그것도 잠시 뿐, 그는 그들을 방문하여 읍에 머무는 동안 자신의 손님이 되어야 한다고 고집하였습니다. 그들은 다시 감사해 하였고 전도 일로 나온 자신들을 그곳에 있게 하는 것이 그에게 즐겁고 편하지 않을 것이라고 말을 하였지만, 그는 그들이 바로 자신의 집에서 전도를 하고 서적을 팔며 약을 나누어주고 원하는 무엇이든 할 수 있다고 안심시켰습니다. 그래서 그들은 그를 따라갔으며, 비단으로 장식되어 있고 카펫이 깔려 있는 16x16 피트 크기의 방에서 좋은 모임을 가졌습니다. 한국인의 마음에 그런 일이 있다고 누가 생각할 수 있겠습니까?

하나님은 남녀들이 예수의 교리가 무엇인지 문의하도록 이끌고 계십니다. 그 큰 집에서 열린 모임에 참석했던 남성은 대부분 양반일 것이지만, 그들도 문에서, 그리고 시장에서, 때로는 함께 때로는 떨어져 전도를 하고 있었습니다. 저는 한국의 전망이 좋다고 믿고 있습니다. 저는 사람들이 자신들 마음속에 있는 걱정을 제거할 때까지 이 교리에 대해 탐구하는 것을 중단하지 않고, 그들의 영혼이 평화롭게 되도록 기도드립니다. 저는 이 여행이 지방과 사람에 대한 박사의 지식을 넓혀 주기에 상당한 도움이 될 것이며, 결국 병원 사역에서 그가 더욱 유용해질 것이라고 생각합니다.

제이콥슨 양은 간호부서에 커다란 도움이며, 우리에게는 한국인 조수내지 소년이 갖고 있는데 그는 대단히 훌륭하게 일을 하고 있습니다. 우리에게는 훈련을 시키고 있는 여성들도 있습니다. 아버클 양은 거의 전적으로 전도 사역을 할 것이며, 이곳에서 여성들에 대한 사역은 끝이 없습니다. 제가 할 수 있는 사역은 근처에 많이 있습니다. 제가 말을 조금 더 잘하게 되면서 매일 저의 집을 보러 오는 사람들 외에도 병원에는 항상 여성들이 있습니다. 저는 이곳에 온 이래 상당히 아팠고, 영어를 가르치는 것은 물론 다른 많은 일들을 해야 할 필요가 있는 작은 아이들을 갖고 있기 때문에 한국어를 배울 기회를 거의 갖지 못하였습니다. 아이들은 지난 7월에 걸린 백일해에서 이제 겨우 회복되었습니다.

저는 아마도 평생 함께 살기를 기대하는 사람들 중에서 저를 ____하게 할 언어를 충분하게 습득하고 싶은 뜨거운 바람을 항상 갖고 있습니다. 저는 아이들이 하는 것처럼 이야기할 수 있었으면 좋겠습니다. 그들은 꽤 자주 책을 들고 예수에 대해 이야기를 할 어린 소년 혹은 소녀를 찾습니다. 그들은 거의 모든 이야기를 한국어로 번역할 수 있습니다. 저는 하나님의 도움으로 제가 아이들이 그리스도 십자가의 진정한 선교사가 될 수 있게 양육할 수 있도록 기도를 드립니다. 저는 그들에 대해 높은 희망이나 목표를 갖고 있지 않습니다. 그들이 우리보다 두 배 이상 유용해졌으면 좋겠습니다. 우리는 이 사람들의 마음속에 우리가 그리스도의 추종자인지 아닌지 아무런 의문을 남기지 않고 살아 갈 수 있도록 아마도 다른 어떤 ____보다도 더 인내를 위한 고국의 여러분들의 기도를 필요로 하고 있습니다.

하나님께서 이곳의 우리 사역에 은총을 내리셔서 우리의 노고가 헛되지 않도록 기도 드려 주십시오.

안녕히 계십시오.
제니 에비슨

추신: 빈튼 박사가 [에비슨] 박사의 부재중에 대신 일을 하고 있습니다. 이렇게 길게 편지를 쓴 것을 용서해 주십시오. 그는 저에게 길건 짧건 편지를 쓰도록 요청하였으며, 그는 돌아와서 쓰겠다고 하였지만 제가 쓰기 시작하였을 때 그렇게 많이 쓸 예상을 하지 못하였습니다. 저는 화이팅 박사가 오는 환자들로 대단히 바쁘다는 것을 말씀드려야겠습니다.

J. A.

Jennie Avison (Seoul),
Letter to Frank F. Ellinwood (Sec., BFM, PCUSA) (Jan. 27th, 1896)

Seoul, Korea,
Jan 27/ 96

Rev. F. F. Ellinwood

Dear Sir -

You will see by the short pencil written note at the conclusion of Dr's letter that he is in the country. He left with Dr. Underwood the 16th of this month. He has never been able to take a trip of any length before. All work in Seoul was more or less disturbed after the trouble at the Palace. The women stopped coming almost altogether for a short time and the number of men were very truncated but things are pretty nearly as they were formerly were.

The hospital work is becoming known well over the country. Quite frequently men come saying so & so from our neighborhood, come here since <u>cared</u> and recommended that I should do the same! He took several names with him of men who had been here & who be expected to meet in his journey & he had not been disappointed. Having received from Mr. Yum, a Korean gentleman here, a letter of introduction to an ______ of his living in Song Do. They went to call on him and were pleasantly impressed to find in him a former patient at the Hospital. He had been cared of a very troublesome abscess. He is a very high Yang ban (gentleman), has his house partly furnished in American style. He invited them to remain with him while they were in the city. They thanked him but decline his kind invitation. No doubt thinking if he knows their mission he would not be so ready to invite them. They went back to the inn while they had been staying but were only there a short time when he called in them & insisted that they should come & be his guest while they remained in the city. They again thanked but said as they were out on an evangelists _____ it might not be pleasant & convenient for him to have them there, but he assured them that they could preach & sell books & dispense medicines & do anything they desired right at his house, so they went with him & were having good meeting in a room 16x16 feet, tapestry, carpeted &c &. Who would think of such a thing in the heart of Korea?

God is leading men & women to inquire what this Jesus doctrine is. The men who attended the meetings in that large house would be mostly Yangban or gentlemen but they were out preaching at the gates also & on the market places, sometimes together & sometimes separate. I believe the prospects for Korea are good. I do pray that the people may not cease inquiring about this doctrine until the burden of their hearts has been removed and they have caught & joined _____ a peace for their souls. I think this trip will do Dr. a great deal of good as it will broaden his knowledge of the country and of the people & in turn make him more than ever useful in the Hospital work.

Miss Jacobson is a great help in the nursing department & we have a native assistant or a boy who is doing very good work. We have a woman also in training. Miss Arbuckle's will be almost all evangelistic and that work among the women here is unlimited. As for my work it lies very near when I am able to do it. As soon as I can talk a little better there are always women in the Hospital besides those who come to see in my own home from day to day. I have had very little opportunity to study the language having been ill a good deal since coming here & having little children which require teaching English as well as a great many other things to be done for them. They have only just got over the whooping cough which they took last July.

I have always had a burning desire to attain sufficient of the language to make myself ____able among the people with whom I expect to live perhaps my life time. I wish I could speak as the children do. They quite frequently take their books & go into the words to tell the ____ seek little boy or girl about Jesus. They can translate almost any story into Korean. I do pray that I with God's help may be able to so bring up my children that they may be true missionaries of the cross of Christ. I have no higher hope & aim for them. May they be more than doubly as useful as we can be. We need your prayers, the home prayers for patience perhaps more than any other __tice, that we may able to live before this people in such a way as to leave no doubt in their minds as to whether we are Christ followers or not.

Please pray for God's blessing on the work here that our efforts may not be in vain.

Yours in Christ,
Jennie Avison

P. S. Dr. Vinton is taking Dr's work while he is away. Please excuse my writing at such a length. He asked me to write a note long or short to him & he would write when he returned but I did not expect to write so much when I started. I should have said Dr. Whiting is very busy has all the case attend to.

J. A.

프랭크 F. 엘린우드(미국 북장로교회 총무)가
새뮤얼 F. 무어(서울)에게 보낸 편지 (1896년 1월 29일)

1896년 1월 29일

친애하는 무어 씨,

　귀하의 11월 22일자 편지에서 부인이 병을 앓고 있다고 알게 되어 대단히 유감스러웠습니다. 귀하의 설명을 보면 나는 그것이 특별히 걱정스러운 것이 아니라고 생각하고 있습니다. …… 아마도 에비슨 박사가 이미 귀하께 출산 및 그에 따라 부수된 육아(育兒)의 과중한 긴장이 이유일 것이라고 알렸을 것입니다.

(중략)

Frank F. Ellinwood (Sec., BFM, PCUSA),
Letter to Samuel F. Moore (Seoul) (Jan. 29th, 1896)

January 29th, 1896.

My dear Mr. Moore: -

　Wc were very sorry to learn by your letter of Nov. 22nd that Mrs. Moore was suffering from illness. From the description which you give of it I am inclined to think that it was not particularly alarming. …… Perhaps Dr. Avison has already indicated to you that so heavy a strain of maternity with the added cares incident thereto will have been the cause.

(Omitted)

18960200

릴리어스 H. 언더우드, 한국의 여성 사역.
The Korean Repository 3(2) (1896년 2월호), 63~65쪽

(중략)

1890년 병으로 선교부의 여의사가 일을 하지 못하게 되었을 때, 헤론 박사, 후에 빈튼 박사, 그리고 다시 에비슨 박사가 수천 명의 여성 환자를 진료하고 치료하였다.

헤론 부인은 남편이 사망한 얼마 후에 토요일에 바느질 및 성경 강습반을 조직하였으며, 얼마 후 매주 정기적으로 한국인 여성들을 방문하였다. 도티 양은 1890년에 도착하여 기포드 부인의 학교 업무에 참여하였다. 베어드 부인은 1891년 2월에, 빈튼 부인은 1891년에 왔으며, 곧 이어 브라운 박사 부인, 무어 부인, 아버클 양, 스트롱 양, 스월른 부인, 밀러 부인, 그리고 남장로교회 선교부의 여성들은 레이놀즈 부인, 전킨 부인, 데이비스 양 및 테이트 양이 왔다. 우리 선교부는 1893년 이곳에 도착한 에비슨 부인, 어빈 부인, 리 부인 및 어머니인 웹 부인, 그리고 다음해와 작년에 화이팅 박사 및 제이콥슨 양을 환영하였다. 가장 최근에 남장로교회 선교부로 보강된 사람은 드루 부인과 벨 부인이다.

(중략)

Lillias H. Underwood, Woman's Work In Korea.
The Korean Repository 3(2) (Feb., 1896), pp. 63~65

(Omitted)

When sickness deprived the mission of a woman physician in 1890, Dr. Heron and later Dr. Vinton - followed again by Dr. Avison - received and treated thousands of women.

Mrs. Heron, some time after the death of her husband, instituted a Saturday sewing and Bible class, and somewhat later a series of regular weekly visits among Korean ladies. Miss Doty arrived in 1890 and joined Mrs. Gifford in the care of the school. Mrs. Baird came in February, 1891, Mrs. Vinton in 1891, and in quick succession were followed by Mrs. Dr. Brown, Mrs. Moore, Miss Arbuckle, Miss Strong, Mrs. Swallen, Mrs. Miller; and also by the ladies of the Southern Presbyterian Mission, Mrs. Reynolds, Mrs. Junkin, Miss Davis and Miss Tate. Our own mission was reinforced later by Mrs. Avison, who arrived here in 1893, Mrs. Irvin, Mrs. Lee and her mother, Mrs. Webb; the following year and last year we greeted Miss Dr. Whiting and Miss Jacobson. The latest reinforcements to the Southern Presbyterian Mission are Mrs. Drew and Mrs. Bell.

(Omitted)

지방의 분위기.
The Korean Repository 3(특별호) (1896년 2월), 94쪽

지방의 분위기. - 단발령의 강화 때문에 일어난 지방의 폭동은 상당히 전반적인 것 같다. 에비슨 박사와 함께 지방에 체류 중인 언더우드 박사가 11일 자로 보낸 다음 편지는 중요한 정보를 담고 있다.

(중략)

The Feeling in the Country.
The Korean Repository 3(Special Suppl.) (Feb., 1896), p. 94

The feeling in the Country. - The uprisings in the country on account of the enforcement of the law against the top-knot seems to have been quite general. The following letter from Rev. Dr. Underwood who, with Dr. Avison, was in the country on the 11th, contains important information: -

(Omitted)

회의록, 한국 선교부 서울 지부 (미국 북장로교회) 1891~1921
(1896년 2월 17일)

한국 서울
1896년 2월 17일

서울 지부의 정기 월례회의가 에비슨 박사 사택에서 개최되었으며, 찬송, 의장
에 의한 성경 봉독 및 기도로 개회하였다.
(중략)

다음의 청구가 낭독되었고 승인되었다.
……
    O. R. 에비슨 박사   302.00
(중략)

Seoul, Korea.

Feb. 17th, 1896

The regular meeting of Seoul Station was held at the house of Dr. Avison and opened with singing, Scripture reading, and prayer by the chairman.

(Omitted)

The following orders were read and approved: -

……

Dr. O. R. Avison $ 302.00

(Omitted)

한국으로로부터. *The Rideau Record* (스미스 폴스) (1896년 2월 20일)

한국으로로부터.

O. R. 에비슨 박사는 왕궁이 공격을 받았을 때 그곳에 있었다.

박사가 장인인 이 마을의 S. M. 반스 씨에게 보낸 편지에는 극동에서 최근 일어난 반란의 많은 사건들이 생생하게 기술되어 있다. - 일부 발췌

한국 서울,

1895년 12월 29일

저는 장인께서 이 나라가 다소 혼란스럽다는 소식을 신문에서 읽으셨을 것으로 생각합니다. 여태까지 사건은 상당히 걱정스럽습니다. 왕비가 사망하였다고 공식적으로 선언하였기 때문에 나라는 슬픔에 빠져 있지만, 저는 분명하게 알려진 것은 아무 것도 없다고 생각하며 소문이 정확하다면 그녀는 언젠가 살아서 나타날지도 모릅니다. 저는 스미스 폴스 신문에서 왕이 다른 부인을 얻었다고 언급한 단신을 읽었습니다. 그것은 그렇지 않습니다. 저는 며칠마다 왕과 왕의 모친을 진찰하기 위해 궁궐에 가는데 다른 부인을 얻었다는 이야기가 없습니다. 한때 정부는 다른 왕비를 얻는다고 이야기하였지만 그것이 다이었습니다. 지금 장인께서는 어떻게 선교사들이 나쁜 행동을 하였으며 반란을 이끌었다는 등에 대해 들으실 것으로 생각합니다. 장인께서는 신문 기사가 항상 부풀린다고 생각하셔야 하며, 그렇지 않으면 대단히 오도될 것입니다.

제가 최근 편지에서 궁궐에 어떠한 공격이 가해지는 경우 외국인들이 왕의 근처에 있기 위해 궁궐로 간다는 것을 말씀드린 것을 기억하실 것입니다. 이것은 모종의 새로운 사태가 일어날 것으로 예상되어 특별히 궁궐로 초청된 모든 외국인 영사와 많은 외국인들이 모였던 11월 26일 화요일까지 유지되었습니다. 그때까지 저는 종종 다른 사람들과 궁궐에 있었지만 사건이 시작된 이래 왕을 보지 못하다가 그날 그는 저에게 자신을 진료하러 궁궐로 오도록 특별한 전갈을 보냈습니다. 그날 오후 내각이 소집되었고 왕비의 신분을 이전의 신분으로 올렸으며 각료 두 명을 면직시켰다. 다음 날 오후 한 한국인이 나를 방문하여 그날 밤 왕궁을 공격하여 정부를 전복하고 왕에게 이전의 힘을 되찾게 할 것이라고 말하였습니다. 저는 그것을 거의 믿을 수 없었으나 즉시 영국 및 미국 공사관으로 가서 제가 들은

것을 이야기하였지만, 단순한 소문으로 취급되었고 다른 많은 보고들처럼 심각하지 않은 것으로 판명될 것이라고 예상되었습니다. 직후 저는 방금 궁궐에서 돌아온 언더우드 박사를 만났는데, 그는 저에게 왕이 즉시 들어오라는 전갈을 보냈다고 말하였기에 저는 차를 가지러 집으로 갔고 저에게는 항상 통역이 있었고 궁궐에는 영어를 구사할 수 있는 사람이 없었기 때문에 언더우드 박사와 저는 함께 가기로 하였습니다. 그때는 이미 어두워졌기에, 그리고 특별히 날이 밝기 전에 그곳에서 사건이 터질 것이라고 알려졌기 때문에 더욱 우리는 밤을 그곳에서 보내기로 하였습니다. 우리는 밤 9시 경에 왕을 뵈었는데, 그는 우리가 밤새 남아 있을 수 있는지 요청하였고 우리는 그렇게 하겠다고 말씀드리고는 궁궐 호위대를 지휘하는 미국인 다이 장군과 그를 보조하는 닌스테드 대령의 숙소로 돌아갔습니다. 오래지 않아 다른 선교사인 헐버트 씨가 우리와 함께 밤을 보내기 위해 왔습니다. 우리는 11시까지 앉아 이야기를 나누고 신문을 읽었으며, 약간의 간식을 먹고 자정 경에 언더우드 박사가 잠을 자기 위해 누웠습니다. 나머지는 새벽 0시 30분 직전까지 아무 일도 일어나지 않을 것이라고 생각하고 이야기와 웃음으로 보냈는데, 연발권총 두세 정의 소리가 들렸습니다. 우리는 문으로 뛰어갔는데 그것은 반복되었고 우리는 모자를 쥐고 왕의 처소 방향으로 뛰어 갔는데 호위병들이 모든 방향에서 같은 곳을 향해 뛰는 것을 볼 수 있었습니다. 언더우드 박사, 헐버트 씨와 저는 서둘러 그들이 대열을 정비하기 전에 모여 있는 군인들을 통과하였으며, 곧 왕의 처소 안마당으로 들어가는 대문에 도착하였습니다. 두 명의 군인이 이미 그곳에 도착하여 대문 앞에서 총검을 교차한 상태로 있었지만 우리는 그들이 우리가 무엇을 하는지 알아채기 전에 그들을 스쳐 통과하였으며 이내 왕의 처소 마루에 도달하였습니다. 우리가 그곳에 도달하였을 때 그는 막 외국인들을 부르고 있었으며, 그는 우리가 안으로 들어와 자신과 함께 앉기를 원하였지만 우리는 복도를 왔다 갔다 하고 마당에 있는 것이 최상이라고 생각하였기 때문에 거절하였습니다.

거의 2시간 동안 더 이상 아무 일도 일어나지 않았습니다. 이때 내각의 거의 전원이 왕과 함께 있었으며, 저는 그들이 상당한 의심의 눈초리로 보고 있다고 생각합니다. 2시 종을 들은 직후 담 밖에서 소동이 시작되었습니다. 많은 군중들이 대문 하나에서 들어가는 것을 허용해 줄 것을 요구하고 있다는 전언이 왔습니다. 하지만 그들은 들어오지 못하였고 여러 대문에서 이런 시도가 있었습니다. 결국 궁궐 주벽 속의 우리가 있던 곳 근처에 있는 문에서 시끄러운 갈채 소리가 들렸는데, 그곳에 입구가 만들어져 많은 군중들이 바로 왕의 처소를 압도하는 것 같았습니다. 우리는 어느 측으로부터도 어떠한 직접적인 위해를 두려워할 필요가 없었지만, 그들의 싸움이 왕을 차지하기 위한 것이기 때문에 그들이 왕의 처소에 도달하려는 길 도중에 우리가 있다는 것이 우리의 유일한 위험이었으며, 무엇이 일어날지 알 수 없기 때문에 우리가 싸움에 끼어드는 것과 다름없다는 것을 인식할 기회를 가졌습니다. 큰소리가 시작되었을 때 왕은 우리에게 자신의 방으로 들어올 것을 요청하였고 우리가 자신의 곁에 머물도록 간절하게 바랐습니다. 왕은 저의 손을 잡고 무슨 일이 일어나고 있으며, 자신이 어디로 가야하는지 물어보았으며, 왕세자는 언더우드를 잡았으며 헐버트 씨는 그들 뒤에 서 있었습니다. 내각의 대신들은 왕과 왕세자를 그들로부터 떼어내어 다른 곳으로 데려 가기를 원하였고, 그들을 떼어내기 위해 당기려 하였지만 왕과 왕세자는 우리에게 매달려 우리가 그들과 함께 머물러 주도록 사정하였습니다. 우리는 왕과 왕세자에게 그들이 있는 곳에 남아 있도록 조언하였고, 그래서 그들은 다른 곳으로 가는 것을 거절하고 우리를 데리고 자신들의 방으로 돌아가 우리가 그들과 함께 앉도록 하였습니다. 처음으로 우리는 왕이 있는 앞에서 앉았고 아마도 그렇게 하였던 첫 외국인이었을 것입니다. 소음은 점차 작아져 담장의 다른 부분에서 여러 번 반복되는 정도로 되었지만 출입구가 안심할 정도가 아니어서 우리는 아침이 될 때까지 왕 및 왕세자와 함께 남아 있었습니다. 매우 피곤했던 왕은 밤에 한 동안 자신의 머리를 바닥에 앉아 있는 저의 무릎에 베었습니다. 왕의 형제와 조카, 총리대신 및 내각의 몇몇 대신이 방에 있었습니다. 그들은 밤에 우리가 자신들이 있는 곳에 남아 있으라고 조언한 것에 대해 여러 번 감사해 하였으며, 왕에 대한 우리의 헌신에 사의를 표명하였지만, 그 순수함에 대해서는 미결 문제로 놔두어야 할 것 같습니다. 그것은 한 달 전이었으며, 이후 대문들은 저를 제외한 모든 외국인들에게 닫혔습니다. 저는 폐하를 대단히 자주 진료하였으며, 최근 2주일 동안에도 왕대비를 진료하였고 양쪽 눈이 백내장으로 거의 실명 상태이기 때문에 수술을 해야만 할지 모르겠습니다. 그들은 공격이 있은 후 1주일 내지 10일 동안 대단히 많은 사람들을 체포하였는데, 죄수 중 한 명은 우리 선교사 중 한 명의 어학 선생입니다. 그들은 우리의 다른 선교사를 가르치고 있는 친구들도 체포하려 시도하였지만, 그는 이것을 눈치채고 집으로 가지 않고 밤중에 서울을 탈출하였습니다. 그는 제가 아는 한 그 사건과 아무런 관련이 없었습니다. 죄수들은 감옥에서 무자비하게 취급을 받았지만, 여태까지 아무도 처단되지는 않았습니다.

궁궐의 첫 번째 공격과 관련이 있었던 일본인들은 왕비가 살해당하였다고 추정된 그날 밤 외국인이 궁궐에 있었고, 왕에게 상당한 공감을 보였다는 사실을 작의적으로 이용하여 우리를 그 사건과 연계시키려 노력하였는데, 심지어 도심의 가장 번화한 곳에 그것을 사실인 양 알리고 사람들에게 선교사들을 조심하라는 내용의 벽보를 붙였습니다. 그러나 우리는 우리 방식의 방침을 계속하여 왔으며 그런 행동에 의해 아무런 해를 입을 것으로 예상하고 있지 않습니다. 잘 상상할 수 있는 것처럼 일이 그렇게 형편없이 처리되었기 때문에 아마도 만일 외국인들이 그것을 기획하는 수단을 가졌더라면 더 성공적이었을 것입니다.

저는 내일 다시 궁궐로 가서 왕과 왕대비를 진찰합니다. 이곳에서 다음에 어떤 일이 일어날지 아무도 모릅니다. 남쪽 지방에서 큰 소요가 일어났다는 소식이 우리에게 왔으며, 어제 우리는 유사한 소요가 북쪽에서 일어났음을 들었지만 그런 소문은 신뢰성이 없으며 우리는 사태의 추이를 기다려야 합니다.

며칠 전 저녁 지난 여름에 콜레라 방역 사업에 역할을 했던 모든 사람들에게 나누어 주기 위해 정부가 이곳으로 여러 뭉치의 선물을 보냄으로써 이런 모든 소동 중에 즐거운 잠시의 휴식을 가졌습니다. 각 사람은 금색 문자로 (1) 이름, (2) 지난 여름 우리의 휘장으로 사용되었던 십자가 및 태극기, (3) 한국 내부라는 단어가 새긴 은제 잉크스탠드를, 또한 훌륭한 흰 밀짚으로 만든 하나 이상의 돗자리와 하나 이상의 훌륭한 한국 비단, 그리고 콜레라가 유행하였을 때 환자를 돕고 전염병을 진정시키는데 그 혹은 그녀가 수고를 아끼지 않았는지, 그리고 감사함을 충분하게 표현할 수 없다는 등의 내용이 담긴 편지와 함께 받았습니다. 요컨대 그것들은 생각할 수 있는 가장 멋지고 가장 적합한 선물이었으며, 모두는 그것에 기뻐하였습니다. 저는 일의 책임을 맡았다는 사실 때문에 잉크스탠드 뿐 아니라 6개의 돗자리와 두 필의 비단을 받았으며, 에비슨 부인은 자신들이 회의 장소로 우리 집을 사용하게 해준 것에 감사하는 편지와 함께 2개의 돗자리와 2필의 비단을 받았습니다. 우리는 이 돗자리들을 보관하여 집으로 돌아갈 때 가져가거나 기회를 갖게 되면 하나를 보내겠습니다.

1895년 12월 30일

편지를 쓰기 시작한 이후 제가 어제 죽었다고 이야기하였던 죄수 중 세 명이 어제 사형되었고, 오늘 세 명의 죄수가 더 집행될 것이라는 소식이 어제 밤 왔습니다. 저는 오늘 궁궐에 있었으며, 신정 3일 후에 다시 갈 예정입니다. 한국인들은 자신들의 새해를 우리의 것과 같이 만들고 그들의 한 달을 우리의 한 달과 같게 만들기 위해 1896년 1월 1일부터 자신들의 달력을 변경합니다. 지금 한국인들은 머리카락을 잘라야 한다는 소식에 상당히 흥분하고 있습니다. 이것은 아직 분명하게 시작되지 않았습니다. 나라의 상태가 금하지 않는다면 언더우드 박사와 저는 신자들이 있는 몇 개 마을과 도중의 모든 곳을 방문하기 위해 새해가 시작된 직후 내륙으로 500 마일의 여행을 떠날 것입니다. 이곳의 여행은 느리기 때문에 우리는 최소한 1달은 떠나 있을 것으로 예상하고 있습니다. 러시아 공사의 부인인 베베르 부인이 오늘 와서 아이들에게 약간의 장난감을 주었습니다. 오래지 않아 러시아가 사태를 장악할 것 같습니다.67)

1896년 1월 4일

6명 대신 또 다른 5명의 사람이 처형되었고, 4명은 내륙으로 유배되었으며, 나머지 죄수들은 석방되었습니다. 대단히 많은 사람들이 머리카락을 잘랐으며, 그것이 자신들의 주요 국가적 특색을 파괴한다고 상당히 애석해 하고 있습니다.

우리는 즐거운 새해를 가졌습니다. 언더우드 박사와 저는 언제 내륙으로 떠날지 아직 결정하지 못하였지만 아마 모든 일이 잠잠해지면 며칠 내로 떠날 것입니다.

안녕히 계십시오.
O. R. A.

From Korea. *The Rideau Record* (Smiths Falls) (Feb. 20th, 1896)

From Korea.

Dr. O. R. Avison at the King's Palace When it was Attacked

Many Incidents of the Late Uprising in the Far East Vividly Described
By the Dr. in a Letter to His Father-in-Law Mr. S. M. Barnes of This Town -
Some Extracts.

Seoul, Korea,

Dec. 29, '95

I presume you have read in the papers more or less disturbing news of this country. So far things are considerably upset. The nation has gone into mourning for the queen who has officially been declared to be dead but of this nothing is

---

67) 에비슨이 예견한 대로 고종과 왕세자는 1896년 2월 11일부터 러시아 공사관으로 파천한 아관파천이 일어났으며, 1897년 2월 20일 경운궁으로 환궁하였다.

definitely known I think and she may turn up alive some day if rumors are correct. I read a note in a Smith's Falls paper saying the king had taken another wife. That is not so. I go to the palace every few days to see the king and his mother and there is no word of another wife. The government at one time spoke of his getting another queen but that was all. I suppose before now you will have heard how the missionaries have been misbehaving and leading a rebellion, &c. You must always take newspaper reports with a good deal of salt or you will be very much misled.

You will remember what I said in my last letter about the foreigners going so much to the palace in order to be near the king in case any attack should be made on the palace. This was kept up till Tuesday, Nov. 26th, when there was a gathering of all the foreign consuls at the palace, together with a number of foreigners besides, who were specially invited to be present when it was expected some new developments would take place. Up to that time I had not seen the king since the beginning of the trouble although I had been at the palace frequently with others, but on that day he sent a special message for me to go to see him professionally. On that afternoon the cabinet met and raised the queen to her former rank and dismissed two of their members. The next afternoon a Korean called on me and said that an attack would be made on the palace that night and an attempt made to upset the government and restore the king to his former power. I at once although I could scarcely believe it, went to the British and American legations and told them what I had heard but it was regarded as a mere rumor and it was expected that it would turn out to be nothing serious as so many other reports had done. Shortly afterwards I met Dr. Underwood who had just returned from the palace and he told me the king had sent a message for me to go at once, so I came home to get tea and Dr. Underwood and I arranged to go together as I had always had an interpreter with me and there was no one then at the palace who could speak English. It was already dark and so we arranged to spend the night there, more especially as it had been stated there would be trouble there before morning. We saw the king about nine o'clock and he asked us if we would remain all night and we said we would, so we went back to the rooms occupied by the American Gen. Dye who commanded the Palace Guards and Col. Nienstead who assisted him. Soon afterwards another missionary Mr. Hulbert, came in to spend the night with us. We sat and talked and read papers till eleven o'clock and then had some refreshments and about twelve o'clock Dr. underwood lay down to take a sleep. The rest of us sat talking and laughing scarcely expecting that anything would happen, until just before half past twelve we heard a sound like the report of two or three revolvers. We ran to the door and it was repeated, so seizing our hats we made a run in the direction of the king's quarters and found the guards running from all directions towards the same place. Dr. Underwood, Mr. Hulbert and I hurried through the gathering company before they had formed their ranks and were soon at the gates going into the king's courtyard. Two soldiers had already reached there and were just crossing bayonets in front of the gate, but we brushed past them before they realized what we were doing and were soon at the floor of the king's room. He was just calling for the foreigners when we got there and he wanted us to in and sit with him but we declined, thinking it best to walk up and down the hallway and in the courtyard.

Nothing further occurred for about two hours. Nearly all the members of the cabinet were with the king at this time and I presume they regarded us with a good deal of suspicion. Shortly after two o'clock sounds were heard outside the wall and the excitement began. Word was brought in that a large company of citizens were demanding admittance at one of the gates. They however did not get in and an attempt was made at several of the gates. Finally a loud cheer was heard at a gate near to where we were within the main wall of the palace but still outside of the enclosure where we were and it seemed as if an entrance had been made and a large body of men were bearing straight down upon the king's quarters. We had no need to fear any direct violence from cither side, our only danger would be in our being in the midst of the racket should they reach the king's quarters, for the fight would be for possession of his person, but as we could not tell well what would occur we had the chance to realize what it feels like to enter into a battle. When this shouting began the king called us into his room and begged us to stay by him. He seized my hand and asked what was going to occur and where he should go and the Crown Prince seized Underwood's while Mr. Hulbert stood behind them. The members of the cabinet wanted him to flee with them to another place and tried to drag them away but they clung to us and begged us to stay by them. We advised them to remain where they were and so they refused to go and went back into their own room taking us with them and making us sit down with them - the first time we had ever sat in the king's presence and probably the first time any foreign gentleman had done so. The noises gradually died away only to be repeated several times at other parts of the wall but an entrance was not effected and we remained with the king and Crown Prince till morning. During a good part of the night the king, who was very tired, lay with his head on my knees as I sat on the floor. The king's brother and nephew, the prime minister and several of the other members of the cabinet were also in the room. They thanked us many times during the night for advising them to remain where they were, expressing their gratitude for our devotion to their king, &c., the sincerity of which however may be regarded as an open question. That was a month ago and since then the gates have been closed to all foreigners except myself. I have been in attendance upon his majesty very often and during the last two weeks have also been in attendance upon his mother and may have to operate upon her eyes as she is nearly blind with cataract in both eyes. They made a great many arrests during the week or ten days following the attack, one of the prisoners being the teacher of one of our missionaries. They tried to get hold of a friend of his who was teaching another of our missionaries but he got wind of it and did not go home but escaped in the middle of the night from the city. He did not have anything to do with the matter so far as I know. So far none of the prisoners have lost their lives although it is understood that they have been cruelly treated in the prison.

The Japanese who were implicated in the first attack upon the palace when it was supposed the queen was murdered have taken advantage of the fact that foreigners were in the palace that night and that they have showed so much sympathy with the king, to try to connect us with the affair, even going so far as to put up posters in the most prominent places in the city telling it as a fact and advising the people to beware of the missionaries, but we have kept on the even tenor of our way and do not expect to be in any way harmed by such action. Probably if foreigners had had a hand in planning it, it would have been more successful, for it was about as badly managed an affair as can well be imagined.

I do again to the palace to-morrow to see the king and his mother. What will be the next move here we do not know. Russia is supposed to be about to do something but no one knows what. Reports come to us of great uprisings in the south and yesterday we heard of similar risings in the north but such rumors are not reliable and we must await developments.

In the midst of all this turmoil a pleasant break occurred a couple of evenings ago when several loads of presents arrived here from the government for distribution amongst all who took part in the cholera work last summer. Each person received a silver inkstand having engraved upon it in gold letters (1) his name, (2) the cross and Korean flag which had been our badge last summer, (3) the words Korean Home Office, also one or more mats made of fine white straw having the same design worked in it in colors, and one or more webs of fine Korean silk, accompanied by a letter setting forth how he or she had during the cholera epidemic spared noeffort to help the sick and stay the plague, and saying they could not sufficiently express their thankfulness, etc. Altogether they form one of the nicest and most suitable souvenirs that could be imagined and all are delighted with them. I received six mats and two webs of silk as well as the inkstand in view of the fact that I had charge of the work and Mrs. Avison got two mats and two webs of silk with a letter of thanks for having allowed them to use our house as a place of meeting. We will try to keep these mats will we go back home or send one to you if we git a chance.

Dec. 30. '95.

Since writing last night word has come that three of the prisoners I spoke of were killed yesterday and three more were taken out to-day to be executed. I was at the palace to-day and am to go again about three days after New Year's. The Koreans are changing their calendar so as to make their new year begin with ours and their month the same as ours, beginning with Jan. 1st, 1896. There is great excitement just now too over the report that they must cut their hair. This is not definitely started yet. Unless the state of the country forbids it Dr. Underwood and I will start for a trip of 500 miles through the interior soon after New Year's to visit some towns where there are Christians and also all the places on the way. We expect to be away at least a month for travelling is slow here. Mrs. Waeber the wife of the Russian minister was in to-day and brought the children some

Christmas toys. It looks as if Russia might take a hand in things before long.

Jan. 4, '96

Altogether five men were executed instead of six, four were banished to the interior, and the rest of the prisoners were set free. A great many have cut their hair and there is much lamenting over it as it destroys their chief national peculiarity.

We had a pleasant New Year. Dr. Underwood and I have not decided yet what day we will start for the interior but probably within a few days if everything stops quiet.

Yours etc,
O. R. A.

우리 선교사로부터.[68]

The Canadian College Missionary 6(3) (1896년 3월호), 35~39쪽

우리 선교사로부터

원산
1896년 1월 25일

친애하는 스미스 박사님,

(중략)

저는 1년 넘게 에비슨 박사로부터 소식을 듣지 못하였습니다. 박사님이나 이사회의 다른 회원들은 그로부터 소식을 듣고 있습니까? 그에게 두 번 편지를 보냈지만 제가 최근 편지를 보낸 것이 그리 오래되지 않았기 때문에 조만간 그로부터 소식을 들을 수 있을지도 모릅니다. 만일 그가 원산을 방문할 가능성이 없다면 제가 그를 만나러 서울로 가는 것이 좋은 생각일 것이라고 생각합니다. 서울은 제가 계획하였던 순회 전도 여행의 경로가 아니지만, 특히 모트 씨에게 도움을 줄 수 있다면 제가 그(에비슨 박사)를 만나러 서울로 가는 것이 좋은 방안일 것이라고 생각하고 있습니다.

(중략)

---

68) 원산에서 활동 중이던 로버트 A. 하디가 자신을 파송하였던 캐나다 대학 선교회의 총무-회계이었던 스미스 박사에게 보낸 편지이다.

From Our Missionary.

The Canadian College Missionary 6(3) (Mar., 1896), pp. 35~39

From Our Missionary

Gensan,

Jan. 25, 1896

My Dear Dr. Smith, -

(Omitted)

I have not heard from Dr. Avison for over a year. Do you or any other member of the Board hear from him? I have written him twice, but as it is not long since my last letter was mailed, I may hear from him soon. If there is no probability of his making a trip to Gensan, I think it would be a good idea to go to Seoul to see him, especially if I can at the same time render Mr. Mott any service, although Seoul is a good way out of the line of my intended itinerant trips.

(Omitted)

18960309

회의록, 한국 선교부 서울 지부 (미국 북장로교회) 1891~1921
(1896년 3월 9일)

한국 서울
1896년 3월 9일

서울 지부의 특별회의가 에비슨 박사 사택에서 개최되었다.
(중략)

Minutes, Seoul Station, Korea, 1891~1921 (PCUSA) (Mar. 9th, 1896)

Seoul, Korea.
March 9th, 1896

A special meeting of Seoul Station was held at the house of Dr. Avison.
(Omitted)

프랭크 F. 엘린우드(미국 북장로교회 총무)가
올리버 R. 에비슨 부인(서울)에게 보낸 편지 (1896년 3월 9일)

1896년 3월 9일

친애하는 에비슨 부인,

나는 귀하의 매우 고무적인 1월 27일자 편지에 진정으로 감사를 드리고 싶습니다.[69] 나는 너무도 많은 문장에 표시를 했고, 많은 동료들에게 돌릴 것인데 귀하의 관점에서 한국의 일에 대한 생생한 묘사가 관심을 끌 것이라고 확신하기 때문입니다. 나는 귀하에게 딸린 4명의 어린 아이들을 돌봐야 하는 예외적인 상황이라는 사실에도 불구하고 귀하가 보여준 진정한 선교사 정신에 기뻐하고 있습니다. 하나님께서 아이들에게 은총을 내리소서! 그들이 언어를 잘 익혔고 이미 전도자인 것에 기쁩니다. 왜 어린아이들은 언어를 습득하는데 우리 어른들을 능가하는지요!

나는 귀하의 편지를 내 딸에게 주면 그녀가 한 젊은 여성 선교 모임에서 낭독할 것입니다.

귀하와 남편이 영혼들을 그리스도에게 이끄는데 더욱 성공적으로 만들 준비를 하겠다고 귀하가 표현한 열망에 분명 환호를 보냅니다.

나는 이 편지와 함께 에비슨 박사께도 편지를 보내며, 하나님께서 두 분이 할 수 있도록 한 위대하고 훌륭한 사역을 더욱 더 기뻐합니다.

화이팅 씨, 제이콥슨 양 및 아버클 양에게 안부를 전합니다.

안녕히 계세요.
F. F. 엘린우드

---

69) Mrs. Oliver R. Avison (Seoul), Letter to Frank F. Ellinwood (Sec., BFM, PCUSA) (Jan. 27th, 1896).

Frank F. Ellinwood (Sec., BFM, PCUSA),
Letter to Mrs. Oliver R. Avison (Seoul) (Mar. 9th, 1896)

March 9th, 1896

My Dear Mrs. Avison: -

I want to thank you heartily for your very encouraging letter of January 27th. I have marked away so many passages and shall pass the letter around among my colleagues, for I am sure they will be interested in looking at the graphic picture which you give of Korean matters from your standpoint. I rejoice in the real missionary spirit which you show notwithstanding the fact that you have unusual cares in four little children who are depending upon you. God bless the little tots! I am glad that they have the language as well and are already preachers. Why is it that the little people so outstrip us older ones in acquiring the language!

I shall give your letter to my daughter who will read it in one of the young women's missionary meetings.

The aspirations which you express after that preparation which shall make you and your husband more and more successful in winning souls to Christ are certainly cheering.

I am sending with this also a letter to Dr. Avison, and I rejoice more than ever in the great and good work which God is enabling you both to do.

With kind regards to Mr. Whiting, Miss Jacobson and Miss Arbuckle.

Very sincerely yours,
F. F. Ellinwood

프랭크 F. 엘린우드(미국 북장로교회 총무)가
올리버 R. 에비슨(서울)에게 보낸 편지 (1896년 3월 9일)

1896년 3월 9일

친애하는 에비슨 박사님,

나는 1월 10일자 귀하의 훌륭한 편지와 10월 1일 이래 한국을 휩쓸고 지나간 소란에 대한 분명한 설명에 감사드립니다.[70] 우리 선교사들이 단순히 왕에 대한 공감을 보여준 것에 대해 나는 그렇게 하도록 한 취지에 전적으로 동의하며, 나는 사건들에 대해 전체적으로 웬만큼 분명하고 정확하게 알게 되었으며, 선교부나 개인들에게 보낸 편지에서 그렇게 표현하였습니다.

왕의 입장은 진정 애처로우며, 내가 의심스러운 유일한 것은 일부 선교사들이 쓴 편지와 기사의 출판입니다. 나는 우리들 중 어느 누구도 일본 측과 일본의 영향에 대해 강하게 비난하지 않는다고 생각합니다. 우리 선교부가 아니라 일본에 있는 한 명으로부터 그러한 편지나 기사가 초래할 수 있는 일으킬 상처에 대해 지적하는 편지를 받았습니다. 당연히 출판된 기사는 상당한 자극이 되었겠지만, 나는 그릇된 비난을 부정하는 것보다 답변을 하지 않는 것이 더 현명할 것으로 믿고 있습니다.

나는 방금 에비슨 부인이 귀하의 편지와 함께 쓴 훌륭한 편지에 대하여 감사해 하는 편지를 썼습니다.

하나님께서 지금쯤 마쳤을 귀하와 언더우드 박사의 사역과 귀하의 한국에서의 원대한 사역에 은총을 내리시기를 기원합니다!

안녕히 계세요.
F. F. 엘린우드

---

70) Oliver R. Avison (Seoul), Letter to Frank F. Ellinwood (Sec., BFM, PCUSA) (Jan. 10th, 1896).

Frank F. Ellinwood (Sec., BFM, PCUSA),
Letter to Oliver R. Avison (Seoul) (Mar. 9th, 1896)

March 9th, 1896

My Dear Dr. Avison: -

I thank you for your good letter of January 10th and for the clear presentation which it gives of the disturbances which have passed over Korea since the first of Oct. As to the part which our missionaries have acted in simply showing sympathy for the King, I for one fully accord with the sentiment which has prompted it, and I have had all along a tolerably clear and correct idea of events and have so expressed myself in letters either to the Mission or to individuals.

The position of the King is truly pathetic and the only thing which has seemed to me questionable has been the publication of letters and articles by some missionary. I think not any of ours, strongly condemning the Japanese party and the Japanese influence. A letter was received from one, not in our mission, in Japan pointing out the injury which such letters or articles were likely to produce. Of course, there has been great provocation in the articles published, but I believe that it will be wiser to refrain even from replies other than the denial of false charges.

I have just written a letter to Mrs. Avison thanking for her excellent letter which accompanied yours.

May God bless you and Dr. Underwood in the work which by this time you are completing, and in your grand service in Korea!

Very sincerely yours,
F. F. Ellinwood

18960316

회의록, 한국 선교부 서울 지부 (미국 북장로교회) 1891~1921
(1896년 3월 16일)

한국 서울
1896년 3월 16일

(중략)

에비슨 박사는 한국 군부(軍部)의 대신이 자신(에비슨 박사)이 담당할 군대 병원 및 의학교의 조직, 그리고 우리 선교본부가 파송할 의료 선교사와 관련하여 진전이 있었다고 언급하였으며, 그 문제는 선교지부에 보고서를 제출하기 위해 에비슨 박사와 연관된 의료 위원회에 회부되었다.

다음의 청구가 낭독되었고 승인되었다.

......

O. R. 에비슨 박사　　248.00 달러

(중략)

Seoul, Korea.

March 16th, 1896

(Omitted)

Dr. Avison having stated that advances had been made to him by representations of the Korean War Department in regard to the organization of a Military Hospital and medical school under himself and medical missionaries to be sent out by our Board, the matter was referred to the medical committee in connection with Dr. Avison, to report to the Station.

The following orders were read and approved: -

......

Dr. O. R. Avison $248.00

(Omitted)

지역 소식. *The Almonte Gazette* (1896년 3월 20일), 8쪽

S. M. 반스 씨는 이번 주에 사위인 한국 서울의 에비슨 박사(이전의 알몬트 주민)로부터 편지를 받았다. 그것은 그곳의 사건, 왕의 공포, 전 내각의 구금, 총리대신의 공개적 처형, 감옥 문을 열고 모든 죄수의 석방 등에 대해 대단히 생생하게 설명하고 있다. 그것은 왕이 옥좌에 다시 올랐고 새로운 내각을 구성했음을 알리고 있다. 통과된 첫 법령 중의 하나는 다음과 같았다. "머리카락 자르는 것을 강요하지 않겠다. 왕은 머리카락을 잘랐다. 다른 사람들은 자신이 좋아하는 방식을 선택할 수 있다." - [리도] 레코드[71]

Local News. *The Almonte Gazette* (Mar. 20th, 1896), p. 8

Mr. S. M. Barnes received a paper this week from his son-in-law, Dr. Avison, (formerly of Almonte) in Seoul, Korea. It gives a very graphic account of the trouble there, of the fright of the king, the arrest of the entire cabinet, the public execution of the prime minister, the opening of the prison doors and the release of all prisoners. It tells of the restoration of the king to the throne and the formation of a new cabinet. One of the first ordinances passed was as follows: "There is to be no compulsion in the cutting of hair. The king keeps his hair cut. Others may do as they like." - [*Rideau*] *Record.*

---

71) Local News. *The Rideau Record* (Mar. 19th, 1896), p. 4.

1896~1897년 한국 선교부 예산 (1896년 4월 1일)

한국 선교부의 예산
1896~1897년

제 I 급. 선교지의 선교사
서울.

봉급: 금화

......

O. R. 에비슨 박사,   1,250.00

......

아동 수당:

......

에비슨 박사, 4명,   400.00

......

(중략)

제VI급. 병원 및 진료소

조수:

빈튼 박사,   80.00 엔
에비슨 박사,   250.00

의약품:

빈튼 박사,   600.00
에비슨 박사,   800.00
언더우드 부인,   150.00
화이팅 박사   150.00

경비:

빈튼 박사 (사무실 경비, 여행 및 기구)   200.00
언더우드 부인 (진료소 난방, 실외 활동)   40.00
에비슨 박사
　음식물,   200.00

연료 및 전기,   175.00

하인,   200.00

2,845.00 엔

제VII급. 사용 중인 자산

세금: 150.00 엔

보험: 300.00

가옥 수리:

  일반,   450.00

  제중원, 특별 예산,   375.00

  담장 및 배수, 일반,   200.00

전기 및 난방,   80.00

1,555.00 엔

(중략)

Appropriation for Korea, 1896~1897 (Apr. 1st, 1896)

Appropriation for Korea

1896~1897

Class I. Missionary on Field

Seoul.

Salaries: Gold

......

Dr. O. R. Avison,   1,250.00

......

Children:

......

Dr. Avison, four,   400.00

......

(Omitted)

Class VI. Hospitals and Dispensaries

Assistants:

Dr. Vinton,	80.00 Yen
Dr. Avison,	250.00

Medicines:

Dr. Vinton,	600.00
Dr. Avison,	800.00
Mrs. Underwood,	150.00
Whiting, M. D.	150.00

Expenses:

Dr. Vinton (Office Expenses, Travel and Instruments)	200.00
Mrs. Underwood (Heating Dispensary, outdoor Work)	40.00
Dr. Avison	
Food,	200.00
Fuel & Lights,	175.00
Servants,	200.00
	2,845.00 Yen

Class VII. Property in Use

Taxes:	150.00 Yen
Insurance:	300.00
House Repairs:	
General,	450.00
Gov't Hospital, Special,	375.00
Walls & Drains, General,	200.00
Lights & Heating,	80.00
	1,555.00 Yen

(Omitted)

회의록, 한국 선교부 서울 지부 (미국 북장로교회) 1891~1921
(1896년 4월 6일)

한국 서울
1896년 4월 6일

서울 지부의 특별 회의가 에비슨 박사의 사택에서 개최되었으며, 의장이 예배를 인도하였다.

에비슨 박사는 지부의 제의를 수용할 수 없음을 언급하는 3월 19일자 페리 양의 편지를 낭독하였다. 동의에 의하여 이 편지는 특별 위원회의 보고서로서 채택되었으며, 위원회는 해산하였다.

2월 17일자 및 2월 25일자 선교본부의 편지가 낭독되었다.[72]

동의에 의해 에비슨 박사의 기도가 있은 후에 지부 회의를 폐회하였다.

S. F. 무어, 의장
C. C. 빈튼, 서기

---

72) Frank F. Ellinwood (Sec., BFM, PCUSA), Letter to the Korea Mission (Feb. 17th, 1896); Frank F. Ellinwood (Sec., BFM, PCUSA), Letter to the Korea Mission (Feb. 25th, 1896).

Seoul, Korea.
April 6th, 1896

A special meeting of Seoul Station was held at the house of Dr. Avison, the chairman leading in devotions.

Dr. Avison read a letter from Miss Perry of March 19th stating her inability to accept the offer of the station to her. This was accepted by motion as a report from the special committee and the committee was discharged.

Board letter were read of dates February 17th, and February 25th.

On motion the Station adjourned after prayer by Dr. Avison.

S. F. Moore, Chairman
C. C. Vinton, Secretary

제임스 E. 애덤스(부산)가 프랭크 F. 엘린우드
(미국 북장로교회 총무)에게 보낸 편지 (1896년 4월 6일)

한국 부산
1896년 4월 6일

친애하는 엘린우드 박사님,

(중략)

　고려해야 할 다른 사항이 있습니다. 한국에서의 생활은 비싸다고 말합니다. 당연히 각 선교사가 13개의 방을 소유하고, 그에 따른 정도의 하인, 물품, 가구, 수리비 등이 필요할 때 그렇습니다. 건물로서의 사택은 최소한 편안해야 하고, 사실 대개는 고국에서 같은 집을 가지는 것보다 더 넓습니다. 지난 연례 회의에서 평온한 제 마음에 유감스럽게도 저는 자산 위원회에 속하게 되었고, 에비슨 박사의 신축 주택의 변경된 계획에 대해 부(不)표를 던질 수밖에 없었습니다. 이전 계획은 너무도 부당한데, 거실, 식당, 응접실 등의 세 방은 16x16 피트 보다 작지 않고, 하나는 15x20 피트이며 세 방을 트면 32x32 피트 크기의 큰 하나의 방으로 될 수 있으며, 게다가 9개의 작은 방과 현관이 있으니, 실제적으로 온실을 짓는 것과 같은 경비가 들어갑니다! 그것은 너무 큽니다! 주님께서 우리에게 은총을 내리시지 않고 고국의 주님의 종들이 불평을 해도 놀랍지 않습니다. 그 계획이 오면 잠시 살펴보아 주십시오. 그것은 의심할 여지없이 검토될 것입니다. 다른 모든 회원들이 그것에 투표할 것이며, 우리는 선교지에서 비판적인 _____ 선교사의 또 다른 ______을 갖게 될 것입니다.

(중략)

James E. Adams (Fusan),
Letter to Frank F. Ellinwood (Apr. 6th, 1896)

Fusan, Korea

Apr. 6th, 1896

My dear Dr. Ellinwood:

(Omitted)

There is another consideration: living in Korea is said to be expensive. Of course it is when each missionary is compelled to run an establishment of thirteen rooms, with servants, supplies, furniture repairs &c. on a necessarily corresponding scale. The houses as an building are at least as comfortable and in fact usually for more spacious than any we could have in the same houses at home. At the last Annual Meeting, unfortunately for my peace of mind, I was put upon the property committee and I have just been compelled to vote in the negative on a change in plan on Dr. Avison's proposed new residence. The old plan was bad enough, but three living rooms - sitting room, dining room, parlor - none less than 16 x 16 ft one 15x20 ft, as so arranged that they could be thrown into one of practically 32x32 ft. besides nine other rooms, a hall, and what is practically amount to a conservatory! It is too much! No wonder the Lord don't bless us and the servants of the Lord at home complain. Just take a look at that plan when it comes. It will doubtless go through. All the other members voted for it, and we shall have another __________ of missionary _____ on the field for critics to _____ at.

(Omitted)

18960408

그레이엄 리(서울)가 프랭크 F. 엘린우드
(미국 북장로교회 총무)에게 보낸 편지 (1896년 4월 8일)

(중략)

웰스 박사와 에비슨 박사가 이야기한 마펫의 건강과 관련하여 저는 그가 이번 여름에 좋은 휴가를 위해 귀국하는 것이 긴요하다고 느끼고 있습니다.

(중략)

Graham Lee (Seoul),
Letter to Frank F. Ellinwood (Sec., BFM, PCUSA) (Apr. 8th, 1896)

(Omitted)

In regard to Moffett's health, from what both Dr. Wells and Dr. Avison say, I feel that it is imperative that he return home this summer for a good vacation.

(Omitted)

회의록, 한국 선교부 서울 지부 (미국 북장로교회) 1891~1921
(1896년 4월 13일)

(중략)

다음의 청구가 낭독되었고 승인되었다.

......

    O. R. 에비슨 박사　　565.85 달러

(중략)

Minutes, Seoul Station, Korea, 1891~1921 (PCUSA) (Apr. 13th, 1896)

(Omitted)

The following orders were read and approved: -

......

    Dr. O. R. Avison　　$ 565.85

(Omitted)

릴리어스 H. 언드우드(서울)가 프랭크 F. 엘린우드
(미국 북장로교회 총무)에게 보낸 편지 (1896년 4월 22일)

(중략)

저는 박사님께서 아버클 양을 만나셨을 것으로 짐작합니다. ...... 개인적으로 결코 저는 그녀와 불쾌한 관계가 아니었지만, 그녀는 병원의 여선교사들이나 에비슨 가족과는 잘 지내지 못하였습니다.

(중략)

용어 문제는 가장 중요하기 때문에 가장 심각한 것입니다. 무어 씨, 에비슨 박사(부분적), 언더우드 씨가 한 편이고,[73] 나머지 모든 사람이 다른 편입니다.[74] 일부다처 문제에서 반대파는 언더우드 씨, 베어드 씨, 마펫 씨, 애덤스 씨, 리 씨; 중도파는 밀러 씨, 게일 씨, 에비슨 박사, 그리고 찬성파는 빈튼 박사, 기포드 씨, 스월른 씨, 무어 씨 등입니다.

(중략)

---

73) 이들은 '텬주'를 지지하였다.
74) 이들은 '하느님'을 지지하였다.

Lillias H. Underwood (Seoul),
Letter to Frank F. Ellinwood (Sec., BFM, PCUSA) (Apr. 22nd, 1896)

(Omitted)

I suppose you have seen Miss Arbuckle. ...... Personally I have never had any unpleasant relations with her, but she did not get in, either with the hospital ladies or the Avisons.

(Omitted)

The term question is the sorest point as it is the most important. Mr. Moore, Dr. Avison (in part) and Mr. Underwood are one side, all the others on the other. Plural wife, against are Mr. Underwood, Mr. Baird, Mr. Moffett, Mr. Adams, Mr. Lee, half way: Mr. Miller, Mr. Gale, Dr. Avison, and in favor: Dr. Vinton, Mr. Gifford, Mr. Swallen, Mr. Moore.

(Omitted)

단신. 독립신문(서울) (1896년 4월 28일), 1쪽

O. R. 에비슨 부인은 며칠 동안 아팠으며, 기분 전환이 그녀를 빠르게 회복시켜 줄 것이라는 희망으로 (한)강 근처의 여름 휴식처로 갈 예정이다.

Brief Notice. *The Independent* (Seoul) (Apr. 28th, 1896), p. 1

Mrs. O. R. Avison has been ill for some days, and she is going to her summering place near the river in hopes the change of air will recuperate her rapidly

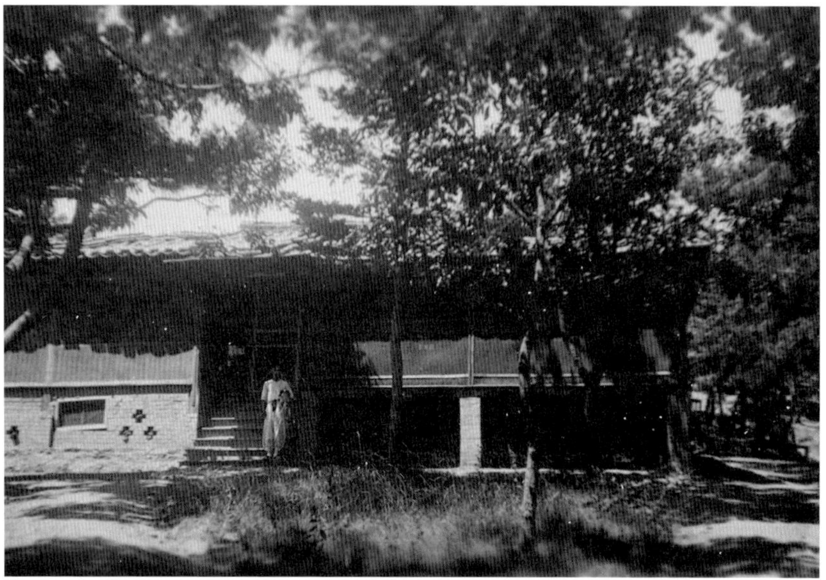

그림 4-53. 한강변에 있던 에비슨의 별장(1919년 촬영). Princeton Theological Seminary 소장

한국의 선교. 1896년 5월 총회에 제출된 미국 북장로교회
해외선교본부 제59차 연례 보고서, 156, 158, 164~165쪽, 1896

한국의 선교

156쪽

서울: 수도, 서해안 근처의 한강 옆에 위치해 있으며, 상업 항구인 제물포에서 내륙으로 25마일 떨어져 있다.; 1884년 선교부가 시작됨; 사역자 - 신학박사 H. G. 언더우드 목사 부부; D. L. 기포드 목사 부부; S. F. 무어 목사 부부; F. S. 밀러 목사 부부; C. C. 빈튼 박사 부부; O. R. 에비슨 박사 부부; S. A. 도티, V. C. 아버클, 엘렌 스트롱, 안나 P. 제이콥슨 및 의학 박사 조지아나 화이팅 양. 강도사 2명; 교사 1명; 전도부인 2명.

158쪽

전도 사역

서울 - …… 최근에 받은 편지는 많은 시간이 번역, 교정 혹은 다른 문서 사역에 많은 시간이 할애되고 있음에도 언더우드 박사에 의해 이루어진 상당한 전도 사역에 대해 언급하고 있다. 회계연도가 마감되려는 중 그와 에비슨 박사는 몇 주일 동안 순회 전도 여행을 하였다.

……

에비슨 박사는 병원 사역과 관련하여 진료에 바빴지만 일요일 아침 예배에 참석하여 영적 치유를 육체의 치유와 결합시켰다. 그는 병원에서 다음과 같은 종교적 사역을 하고 있다.[75]

전도 사업의 결과에 관해 누가 요약할 수 있겠는가? 얼마 동안이건 간에 병원에 입원해 있었던 환자의 거의 대부분이 그리스도에 대한 믿음을 공개적으로 고백했으며, 그들 중 두 명은 곤당골로 가서 예비 신자반에 합류하였다. 고양에서 온 한 젊은이는 문제의 근원을 제대로 파악한 것 같았다. 그는 모든 것을 읽고 파악할 수 있었고, 책에 담긴 모든 찬송가를 불러 만족해했으며, 만일

---

75) 아래 인용된 부분은 다음 보고서의 일부분이다. Oliver R. Avison (Seoul), Dr. Avison's Report (Sept. 3rd, 1895).

내가 저녁에 대화를 나누기 위해 병동에 가지 못하면 거의 확실하게 우리 집으로 왔다. 네 명의 아이들을 돌봄에도 불구하고 아내는 여성을 위해 할 수 있는 일을 하였다.

164~165쪽

의료 사역

서울. - 한국에 있는 제중원의 책임자인 O. R. 에비슨 박사의 보고서는 흥미로 가득 차 있다. 그는 관리들의 신뢰를 얻어 종교적 교육에 가해졌던 이전의 제한들이 모두 제거되었으며, 병원은 전적으로 선교부가 관할해 왔던 것처럼 기독교 교육 및 영향을 온전히 시행하고 있다.

회계연도의 시작에 의학박사 조지아나 화이팅 양이 에비슨 박사를 돕는 의료 인력으로 추가되었으며, 그녀는 여성 병동을 책임지고 있고 안나 P. 제이콥슨 양은 정규 간호사로서 귀중한 사역을 해왔다. 이런 추가 거주자 때문에 병원 건물에 필요한 변화가 이루어졌다. 전체 사역은 완전하게 조직되었으며, 남학교에서 병원 업무를 위해 선발된 젊은 조수들이 완전하게 교육을 받은 의사가 되기 위해 이미 교육을 받고 있다. 일요일 오전에 병동에서 예배를 드리는데, 현수막으로 일반 대중도 초청되고 있지만 당국은 아무런 반대도 제기하지 않았다. 환자들은 개인적인 대화를 위해 어느 정도 병동을 방문한다. 7월에 콜레라가 유행하면서 (한국) 정부는 에비슨 박사에게 환자를 돌보고 가능한 한 전염병의 창궐을 막아주도록 요청하였다. 전부는 아니지만 서울의 많은 선교사들이 휴식과 휴가의 즐거움을 포기하고 이 일을 돕겠다고 자원하여 용감하게 전염의 위험에 맞섰으며, 모든 일은 에비슨 박사의 지시 하에 조직적으로 이루어졌다. 전염병이 유행하는 동안 서울과 주변에서 5,000명이 사망하였고, 선교사들이 진료한 2,000명 이상의 환자 중에서 큰 비율이 회복되었다. 인자하신 하나님의 섭리로 선교사들은 그렇게 노출되었지만 모두 병에 걸리지 않았다. 보편적인 것은 아니지만 대체로 한국에 있는 여러 (선교) 조직의 선교사들은 이렇게 도움이 필요할 때 진심으로 참여하였다. 에비슨 박사는 궁궐을 30번 넘게 왕진하였다. 이러한 봉사에 대한 감사의 표시로 왕실은 300 달러를 하사했는데, 이것은 다른 개인들로부터 받은 것과 함께 선교부의 계정으로 넘겨졌다.

Missions in Korea.

p. 156

Seoul: the capital, near the western coast, on the Han River and twenty-five miles overland from the commercial port, Chemulpo; Mission begun in 1884; laborers - Rev. H. G. Underwood, D. D., and Mrs. Underwood, Rev. D L. Gifford and Mrs. Gifford, Rev. S. F. Moore and Mrs. Moore, Rev. F. S. Miller and Mrs. Miller, C. C. Vinton, M. D., and Mrs. Vinton, O. R. Avison, M. D., and Mrs. Avison, Misses S. A. Doty, V. C. Arbuckle, Ellen Strong, Anna P. Jacobson, and Georgiana Whiting, M. D.; licentiates, 2; teacher, 1; Bible-women, 2.

p. 158

Evangelistic Work.

Seoul. - ...... Letters received recently speak of considerable evangelistic work done by Dr. Underwood, notwithstanding the fact that the larger part of his time is occupied with translating, revising, or other literary work for the mission. Just at the close of the year he and Dr. Avison made a missionary tour of some weeks.

......

Dr. Avison in connection with his hospital work, though busied with his medical work, has attended services on Sunday mornings, thus combining spiritual healing with that of the body. He gives the following account of religious work in the hospital:

As for results of the evangelical work, who can tabulate them? Nearly all the in-patients who were in the hospital for any length of time, publicly professed faith in Christ, and two of them went to Kon Dong Kole and joined the Catechumen Class. One young man from Ko Yang seemed to take right hold of the root of the matter. He read everything he could get hold of. Sang all the hymns in the hymn-book to his evident satisfaction, and if I failed to go into the ward in the evening for a talk, would almost certainly come into the house. Notwithstanding the care of four children, Mrs. Avison has done what she could in work for women.

pp. 164~165

Medical Work.

Seoul. - The report of Dr. O. R. Avison, superintendent of the Government hospital at Seoul, is replete with interest. He has succeeded in inspiring the confidence of the officials to such an extent that the former restrictions placed upon religious instruction are all removed, and the hospital is conducted as fully in the interest of Christian teaching and influence as if it were wholly under the care of the Mission.

At the beginning of the year Miss Georgiana Whiting, M. D., was added to the medical force as an assistant of Dr. Avison, in which capacity she has assumed the full charge of the women's wards, while Miss Anna P. Jacobson has rendered valuable service as a trained nurse. Such changes as were necessary in the hospital buildings for these additional occupants have been made. The work throughout has been thoroughly organized and young assistants, selected from the Boy's School for the work in the hospital, are already being instructed with a view to becoming thoroughly educated physicians. On Sunday mornings a religious service is held in the wards, to which the public are invited by placard, no objection being raised by the authorities. Patients are visited to some extent in the wards for personal conversation. In the month of July, upon the breaking out of cholera, the Government called upon Dr. Avison to assist in caring for the sick and, so far as possible, to stay the ravages of the pestilence. Many, if not all, of the missionaries in Seoul volunteered to assist in this work, waiving the rest and enjoyment of a vacation and bravely meeting the dangers of contagion, and all working systematically under the direction of Dr. Avison. During the prevalence of the plague, which is supposed to have swept off 5,000 people in the city and its environments, over 2,000 cases were attended by this missionary staff, a large proportion of whom recovered. Through the kindly providence of God, the missionaries, while thus exposed, were all spared from the disease. Generally, if not universally, the missionaries in Korea of different organizations joined heartily in earnest effort in this time of greatest need. Dr. Avison was called, on over 30 different occasions, to visit the palace of the King, professionally. As an expression of gratitude for these kindly services, a royal present of $300 was given which, with sums received from other individuals, was turned over to the account of the Mission.

18960507

단신. 독립신문(서울) (1896년 5월 7일), 1쪽

O. R. 에비슨 부인은 빠르게 회복되고 있다.

Brief Notice. *The Independent* (Seoul) (May 7th, 1896), p. 1

Mrs. O. R. Avison is improving rapidly.

회의록, 한국 선교부 서울 지부 (미국 북장로교회) 1891~1921
(1896년 5월 16일)

한국 서울
1896년 5월 16일

(중략)

언더우드 박사와 에비슨 박사가 가족들과 함께 떠나는 요양 여행의 허락이 승인되었다.

다음의 청구가 낭독되었고 승인되었다.
......
O. R. 에비슨 박사　　348.00 달러
(중략)

Minutes, Seoul Station, Korea, 1891~1921 (PCUSA) (May 16th, 1896)

Seoul, Korea.
May 16th, 1896

(Omitted)

Permission was granted Dr. Underwood and Dr. Avison for health trips to left with their families.

The following orders were read and approved: -
......
Dr. O. R. Avison　　$348.00
(Omitted)

18960609

O. R. 에비슨, 분실(紛失). 독립신문 (1896년 6월 9일), 3쪽

제중원 에비슨 의사의 집에서 영어로 주인의 이름을 새긴 은(銀) 도금 푸딩 접시 하나와 푸르고 흰 쇠로 만든 빵 굽는 접시를 잃어버렸으니 누구든지 이것을 찾게 해 주는 사람은 제중원에 와서 말하면 상급을 줄 것이다.

졔즁원 에비슨 의원의 집에셔 은물 씨은 졉시에 영문으로 쥬인에 일홈을 셕인것 ᄒᆞᄂᆞᆫ ᄒᆞᆫ 고 푸르고 흰 쇠로 ᄆᆞᆫ든 졉시를 일허ᄉᆞ니 누구든지 이거ᄉᆞᆯ 찻게 ᄒᆞ여 주ᄂᆞᆫ 사ᄅᆞᆷ은 졔즁원에 와셔 말ᄒᆞ면 샹급을 주리라

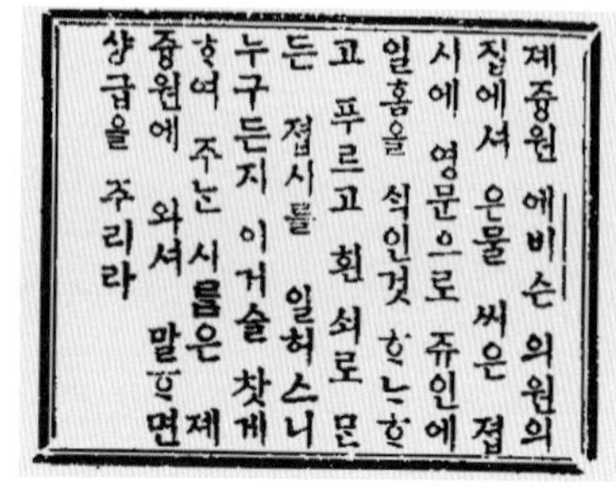

그림 4-54. 에비슨의 분실 광고(한글판)

O. R. Avison, Lost. *The Independent* (Seoul) (June 9th, 1896), p. 3

One Silver-plated Pudding Dish with Dr. Avison's name and inscription on cover, and Blue and White Bake-dish inside. Any one giving information that will lead to recovery of the article will confer a favor upon the owner and receive a reward.

O. R. Avison

LOST.

One Silver-plated Pudding Dish with Dr Avison's name and inscription on cover, and Blue and White Bake-dish inside. Any one giving information that will lead to recovery of the article will confer a favor upon the owner and receive a reward.

O. R. Avison.

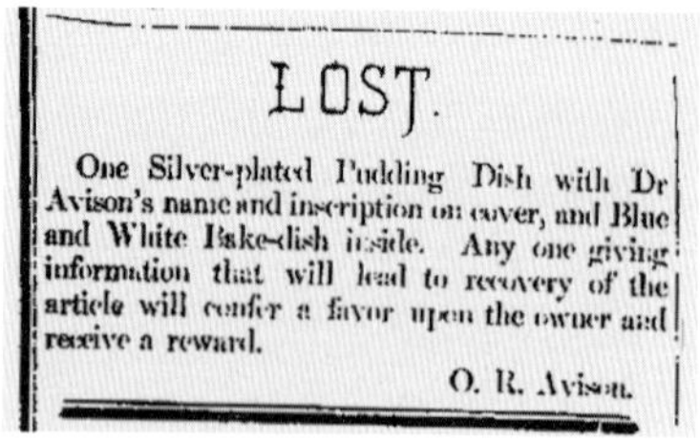

그림 4-55. 에비슨의 분실 광고(영어판)

회의록, 한국 선교부 서울 지부 (미국 북장로교회) 1891~1921
(1896년 6월 15일)

한국 서울
1896년 6월 15일

서울 지부의 정기 월례회의가 제이콥슨 양의 사택에서 개최되었다. 에비슨 박사가 의장을 맡았으며, 예배를 인도하였다.

(중략)

다음의 청구가 낭독되었고 승인되었다.
……
 O. R. 에비슨 박사 478.00

기포드 씨가 기도를 드린 후 폐회하였다.

O. R. 에비슨, 임시 의장
C. C. 빈튼, 서기

Seoul, Korea.

June 15th, 1896

The regular monthly meeting of Seoul Station was held at the house of Miss Jacobson. Dr. Avison occupied the chair and conducted devotional exercises.

(Omitted)

The following orders were read and approved: -

......

Dr. O. R. Avison $478.00

The meeting adjourned after prayer by Mr. Gifford

.

O. R. Avison, Chairman *pro tem*

C. C. Vinton, Secretary

회의록, 한국 선교부 서울 지부 (미국 북장로교회) 1891~1921
(1896년 6월 24일)

(중략)

언더우드 박사는 선교부 재정 위원회를 대신하여 예산에서 총 3,583.33 달러의 삭감을, 서울 지부에 2,140 달러를, 부산 지부에 415.23 달러를, 원산 지부에 457.50 달러를, 평양 지부에 570.60 달러를 배분하는 보고서를 작성하였으며, 서울 지부에 고려해야 할 삭감을 제안하였다. 서울 지부에 할당된 2,140 달러의 삭감을 받아들이자는 동의가 통과되었다.

투표에 의해 삭감 총액의 분배가 다음과 같이 이루어졌다.

......

제VI급	빈튼 박사의 사업	$ 110
	에비슨 박사의 사업	200
	화이팅 박사의 사업	18.75
	언더우드 부인의 사업	24

(중략)

Minutes, Seoul Station, Korea, 1891~1921 (PCUSA) (June 24th, 1896)

(Omitted)

Dr. Underwood, on behalf of the Mission Finance Committee, made a report stating the apportionment of the total cut of $3,583.33 to be for Seoul Station $2,140. for Fusion Station $415.23 for Gensan Station, $457.50, for Pyeng Yang Station $570.60, and recommending a series of specific cuts for the consideration of the Seoul Station. A motion was passed accepting the sum of $2140 as the cut apportioned to Seoul Station.

By vote the following distribution of this sum was then made: -

......

Class VI	Dr. Vinton's work	$ 110
	Dr. Avison's work	200
	Dr. Whiting's work	18.75
	Mrs. Underwood's work	24

(Omitted)

회의록, 한국 선교부 서울 지부 (미국 북장로교회) 1891~1921
(1896년 7월 20일)

한국 서울
1896년 7월 20일

서울 지부의 정기 월례회의가 언더우드 박사 사택에서 열렸지만, 정족수에 미
달하였고 처리할 필요가 있는 업무가 없어 서기는 다음의 청구에 서명하였다.

......

O. R. 에비슨 박사　　328.00 달러
(중략)

Minutes, Seoul Station, Korea, 1891~1921 (PCUSA) (July 20th, 1896)

Seoul, Korea.
July 20th, 1896

The regular monthly meeting of Seoul Station was called to meet at the house
of Dr. Underwood, but a quorum not attending and no other business being
necessary to be transacted, the secretary signed the following orders: -

......

Dr. O. R. Avison　　$ 328.00
(Omitted)

18960800

캐드월러더 C. 빈튼, 한국에서의 그리스도 전도.
The Church at Home and Abroad 20(2) (1896년 8월호), 124쪽

한국에서의 그리스도 전도.
C. C. 빈튼, 의학박사, 한국 서울

......

에비슨 박사와 언더우드 씨는 얼마 후인 1월 중순 상당히 긴 지방 여행을 떠났는데, 도처의 사람들이 불안정과 공포의 처량한 상태에 있고, 누구를 믿어야 할지 모르거나 참으로 목자가 없는 양처럼 보호와 도움을 위해 어느 곳으로 가야하는지 모르고 있었지만, 어느 곳에서나 미국인과 영국인, 특히 선교사들을 그들의 친구들로 환영하는 것을 보았다. 그들은 신자는 아니지만 기독교적 정신의 아름다움을 너무도 높게 평가하여 모든 죄수들에게 주기 위해 기독교 전도지를 많이 갖고 있으며, 만일 그들이 그 좋은 책들을 읽기만 하면 재판정으로 갈 필요가 결코 없을 것이라고 알려주는 독특한 한 명의 관리를 발견하였다. 한문으로 된 성경을 선물하였을 때 그는 그것을 하나님의 말씀으로 여겨 무릎을 꿇고 읽겠다고 대답하였다.

......

Cadwallader C. Vinton, Preaching Christ Through Korea.
The Church at Home and Abroad 20(2) (Aug., 1896), p. 124

Preaching Christ Through Korea.

C. C. Vinton, M. D., Seoul, Korea.

......

Dr. Avison and Mr. Underwood somewhat later, about the middle of January, took rather an extended trip through the country, finding the people everywhere in a pitiful condition of unrest and terror, knowing not whom to trust, or where to turn for protection and help, verily as sheep without a shepherd, but everywhere welcoming Americans and English and especially missionaries as their friends. They found one unique official who, though not a Christian, appreciated so highly the beauties of Christianity that he kept a stock of Christian tracts for presentation to all criminals brought to his preserve, informing them that if they would only read those books they would never need be brought into a court of justice. When presented with a copy of the Bible in Chinese, he said he would read it on his knees as God' s word.

......

18960800

대니얼 L. 기포드, 한국 수도에서의 교육. II.
The Korean Repository 3(8) (1896년 8월호), 307~309쪽

(중략)

미국 북장로교회의 여학교는 번커 부인이 1888년 모은 몇 명의 어린 소녀로 시작되었다. …… 그녀(S. A. 도티 양)에게 1892년 E. 스트롱 양과 V. C. 아버클 양이 합류하였는데, 스트롱 양은 건강악화 때문에, 아버클 양은 제중원에서 간호 업무를 맡기 위해 학교를 떠났다.

(중략)

이제 장로교회 선교부와 연관된 젊은이를 위한 학교로 가보자. 처음 설립된 것은 H. N. 알렌에 의해 1885년 가을에 개교한 의학교이었으며, 이 땅에 도착한 이래 사람들에 공포에 떨게 하였던 골격을 포함하여 적절한 기구를 갖추고 있다. 학교는 제중원에 위치하였다. 의학 교육은 영어를 통해 진행되었으며, J. W. 헤론 및 H. G. 언더우드 등이 도왔다. 알렌 박사가 1887년 미국으로 떠나자 학교의 성격은 영어 교육을 위한 것으로 바뀌었으며, 그렇게 2년 동안 지속되었다.

(중략)

1893년 학교의 책임은 현재의 교장인 F. S. 밀러 씨의 손에 넘어 갔다. …… 교과과정을 살펴보자. …… 먹고 의복을 제공 받는 일부 소년들은 이를 위해 재목을 톱질하며, 다른 소년들은 제중원과 진료소에서 돕고 있으며, 다른 소년들은 청소부의 일을 하고 있다. 병원에서 소년들이 O. R. 에비슨 박사로부터 의학 교육을 받고 있다는 것은 언급할 가치가 있다.

(중략)

Daniel L. Gifford, Education in the Capital of Korea. II.
The Korean Repository 3(8) (Aug., 1896), pp. 307~309.

(Omitted)

The Girl's School of the Presbyterian Mission (north) came into being with a group of little girls Mrs. Bunker gathered about her in 1888. Mrs. Gifford, at that time Miss M. B. Hayden, arrived in the late fall of the same year, and at once took them under her care. She was succeeded in 1890 by Miss S. A. Doty, who, with the exception of one year, has remained the Superintendent of the school ever since. She was joined in 1892 by Misses E. Strong and V. C. Arbuckle, who two years later left the school, the former on account of ill health and the latter in order to take up the work of nursing in the Government Hospital.

(Omitted)

Passing now to schools for youth connected with the Presbyterian Mission, the first to be established was the medical school opened by H. N. Allen in the fall of 1885, with a proper amount of appliances, including a skeleton that has been frightening people ever since its arrival in the country. The school was located at the Government Hospital. The medical instruction was imparted through the medium of the English: and assisting in the school were Dr's. J. W. Heron and H. G. Underwood. On the departure of Dr. Allen to America in 1887 the nature of the institution was changed to that of a school for the teaching of English, and so continued for the space of two years.

(Omitted)

In 1893 the charge of the school passed into the hands of the present Superintendent, F. S. Miller. ...... Some of the lads who are fed and clothed contribute to their support by sawing lumber; others assist in the Government Hospital and the dispensaries; stall others do janitor work. It is worthy of mention that the lads at the Hospital are being given a medical training by Dr. O. R. Avison.

(Omitted)

회의록, 한국 선교부 서울 지부 (미국 북장로교회) 1891~1921
(1896년 8월 17일)

한국 서울
1896년 8월 17일

(중략)

연례회의에 제출할 서울 지부의 보고서는 다음과 같이 배정되었다.

......

의료 사업, 에비슨 박사, 빈튼 박사, 언더우드 부인, 화이팅 박사, 제이콥슨 양

(중략)

다음의 청구가 낭독되었고 승인되었다.

......

O. R. 에비슨 박사   708.00 달러

(중략)

Seoul, Korea.

August 17th, 1896

(Omitted)

Seoul Station's reports to the Annual Meeting were assigned as follows: -

......

Medical work, Dr. Avison, Dr. Vinton, Mrs. Dr. Underwood, Dr. Whiting, and Miss Jacobson

(Omitted)

The following orders were read and approved: -

......

Dr. O. R. Avison   708.00

(Omitted)

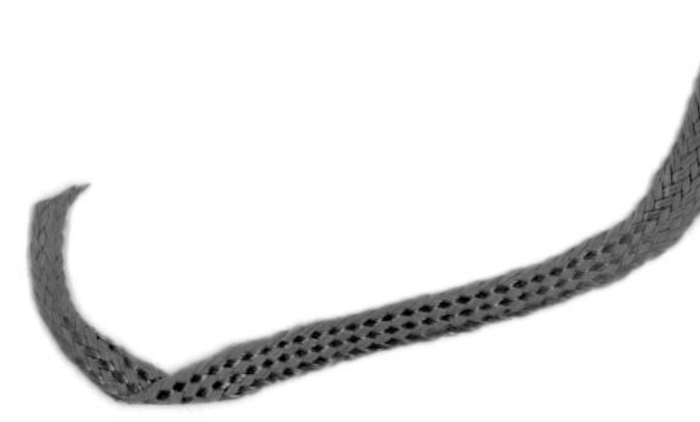

18970900

해외 선교. 단신.

The Church at Home and Abroad 22(3) (1897년 9월호), 188쪽

한국의 의화군

아버지 국왕의 요청에 의해 이 젊은 왕자가 미국을 방문하는 것은 상당한 의미가 있는 사건이다. 왕과 우리들의 선교사인 언더우드 박사 및 에비슨 박사 사이의 잘 알려진 은밀한 관계의 내력은 왕이 자신의 두 번째 아들이 교육을 받기 위해 가능하다면 이 해외선교본부의 보호 아래 미국으로 가야한다고 원하고 있는 신선한 실례(實例)를 보여주고 있다. 세상의 왕국들이 우리 주님과 그리스도의 왕국으로 될 때를 당기기 위해 기도하는 사람들은 이 젊은이가 오는 것은 대단히 특별한 기도의 주제로 만들어야 할 것이다.

Foreign Missions. Notes.

The Church at Home and Abroad 22(3) (Sept., 1897), p. 188

Prince Eui Wha of Korea.

The visit of this young prince to this country, at the instance of his royal father, is an event of much significance. The well-known history of the confidential relations between the king and our missionaries, Dr. Underwood and Dr. Avison, finds fresh illustration in the king's desire that his second son should come to America for his education, to be, if possible, under the wing of the officials of this Foreign Missionary Board. Those who pray for the hastening of the time when the kingdoms of this world shall become the kingdoms of our Lord and his Christ, should make the coming of this youth a subject of very special prayer.

의화군

의화군(義和君, 1877~1955)은 고종의 5번째 아들이며, 어머니는 귀인 장씨이다. 1891년 12월 의화군에 책봉되었으며, 1893년 8월 김사준의 딸과 가례를 올렸다.

1894년 9월 청일전쟁에서 승리한 일본을 축하하는 보빙대사로 임명되었고, 1895년 5월 특파대사로 임명되어 8월부터 영국, 독일, 러시아, 이탈리아, 프랑스 및 오스트리아를 방문하였다. 1897년 대한제국이 창건되면서 의왕에 책봉되었고, 미국 북장로교회의 적극적인 주선으로 1899년 미국으로 유학하였으며 1900년 8월에 의친왕에 책봉되었다. 그는

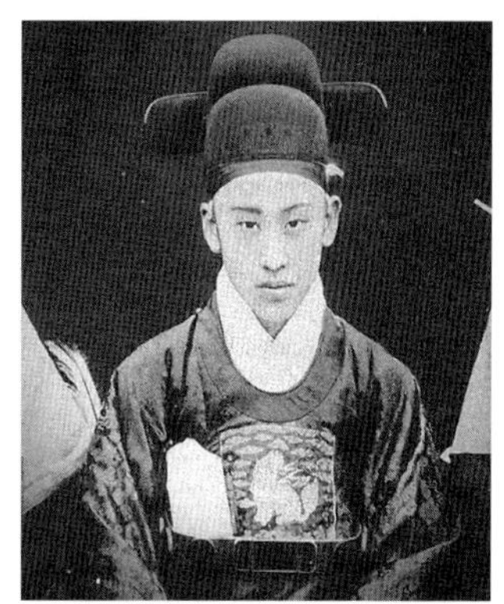

그림 4-56. 의화군

1901년 3월 버지니아 주 로노크 대학에서 수학한 후 오하이오 주 웨슬리언 대학교에서 수학하였다. 1905년 4월 귀국하여 대한제국 육군 부장에 이어 1906년 7월 적십자사 총재가 되었다. 1910년 경술국치 이후 항일 독립투사들과 접촉하여 1919년 상해 임시정부로의 탈출을 모의하였으나 일본 경찰에 발각되어 실패하였다.

18960900

회고와 전망, 한국.
Missionary Campaigner 1(5) (1896년 9월호), 5~6쪽

한국

현재 한국보다 더 기독교 선교사 및 그 후원자들을 끌어들이는 선교지는 이 세상에 없다. 불과 6년 전 기독교 교사에 대한 감정이 대단히 냉혹하였으며, 선교사의 삶은 결코 상당히 안전하지 않았다. 현재 선교사는 자유로이 오가며, 세련된 곳에서는 정중하게 존경을 받고 있다. 이전의 은둔의 나라는 분명 더 이상 그의 가르침을 싫어하지 않고 있다. 왕은 최근에 한국에서 더 많은 '교사'들 - 선교사를 의미함 - 을 보기를 원한다고 말하였다.

전국의 선교 학교에서는 소아들을 가르치며, 그들은 유용한 교사가 되는 방식으로 훌륭한 사역이 진행 중이다. 모든 예에서 기독교 교사와 접촉했던 한국인들은 영적으로 향상되었다. 의료 선교는 밝은 희망으로 가득 차 있다. 최근 제시된 통계에서 한국의 신자는 528명이며, 약 567명의 현지인이 "예비신자"로 등록되어 있다. 선교사들은 팔 도 중 여섯 도에서 활동하고 있다. 한국의 인구는 1,600만 명으로 추산된다. (이미) 한국으로 들어갔고, 그것이 전부이다. - *New York Herald.*

첫 개신교 선교사는 1832년 한국을 방문하였고, 정규 사역은 1884년 시작되었다. 1888년 11월 문학사 제임스 게일이 토론토 기독교 청년회의 대표로 한국에 파송되었고, 1890년 8월 R. A. 하디 박사 가족이 같은 회에 의해 한국으로 파송되었다. 성공한 개업의사이며 토론토 대학교 교수 중에서 가장 인기 있는 교수이었던 O. R. 에비슨 박사는 현재 한국 서울에서 제중원의 책임을 맡고 있는 의료 선교사이다.

Retrospect and Prospect. Korea.

Missionary Campaigner (Toronto) 1(5) (Sept., 1896), pp. 5~6

Korea.

There is no field in the world to-day more inviting to Christian missionaries and their supporters than Korea. Less than six years ago, the feeling against Christian teachers was very bitter, and the life of a missionary was never quite safe. Now the missionary goes and comes at will, and where he is tactful and kindly he is respected. The ex-Hermits of Korea are apparently no longer averse to his teachings. The king has recently said that he desired to see many more "teachers" in Korea - meaning missionaries.

The mission schools throughout the country are doing excellent work in the way of instructing children, who will in turn become useful teachers. In every instance, Koreans who have came in contact with Christian teachers have been bettered spiritually. Medical missions are full of bright promise. According to statistics just presented, the total number of Protestant communicants in Korea is 528, some 567 natives are carried on the rolls as "probationists." Missionaries are maintained in six of its eight provinces. The population of Korea is estimated at 16,000,000. Korea has been entered and that is all. - *New York Herald*.

The first Protestant missionary visited Korea in 1832; regular work was begun in 1884. November, 1888, James Gale, B. A., went to Korea as reprentative of the University of Toronto Y. M. C. A., and in August, 1890, Dr. R. A. Hardie and his family were sent out to Korea by the same Association. Dr. O. R. Avison, a successful practitioner and one of the most popular lecturers of the Medical Faculty of the Toronto University, is now medical missionary in charge of the Government Hospital, Seoul, Korea.

단신. 독립신문 (서울) (1896년 9월 3일), 1쪽

한강에 있는 O. R. 에비슨 박사의 여름 별장에 도둑이 들어 금시계, 옷, 담요 등 귀중품 여러 개를 훔쳐갔다. 탐정이 이 사건의 조사에 착수하였으며, 경무청은 며칠 내에 피의자의 체포를 자신하고 있다.

Brief Notice. *The Independent* (Seoul) (Sept. 3rd, 1896), p. 1

Dr. O. R. Avison's Summer house in Han Kang was entered by robbers who carried away several valuable articles, including a gold watch, dress goods, blankets, etc. The detectives have been set to work at the case and the Police Dep't is confident of catching the culprits before many days.

회의록, 한국 선교부 서울 지부 (미국 북장로교회) 1891~1921
(1896년 9월 21일)

한국 서울
1896년 9월 21일

(중략)

에비슨 박사는 자산 위원회의 지역 위원을 대신하여, 이전에 여학교가 있던 자산의 매도 진행과 관련하여 덜레스 씨로부터 받은 편지에 대한 답신의 초안을 낭독하였다.[76]

(중략)

다음의 청구가 낭독되었고 승인되었다.
……
    O. R. 에비슨 박사   228.00 달러

(중략)

---

76) 윌리엄 덜레스, 주니어(William Dulles, Jr., 1857. 10. 25~1915. 9. 14)는 필라델피아에서 태어나 1879년 뉴저지 대학(College of New Jersey)을 졸업한 후 필라델피아에서 법원 서기, 법률가로 활동하다가 뉴욕으로 가서 철도 관련 업무에 종사하였다. 그는 1889년 6월부터 1897년 4월까지 미국 북장로교회 선교 본부의 재무로 활동하였다. 이후 큰 빌딩의 방연재로 사용되는 망유리의 개발 생산자로 활동하였다.

Seoul, Korea.

Sept. 21st, 1896

(Omitted)

Dr. Avison, on behalf of the local members of the Property Committee, read a draft of a letter prepared in reply to one received from Mr. Dulles respecting the pending sale of the property formerly occupied by the Girls' School.

(Omitted)

The following orders were read and approved: -

......

  Dr. O. R. Avison 228.00

(Omitted)

지역 단신. 독립신문(서울) (1896년 9월 26일), 1쪽

H. B. 헐버트 부인은 목요일 오후의 차(茶)를 대접하였다. 차는 그녀의 멋진 집 앞의 잔디에서 대접되었다. 참석자는 다음과 같다. 베베르 부인, 제이슨(서재필) 부인, 알렌 부인, 번커 부인, 아펜젤러 부인, 그레이트하우스 부인, 에비슨 부인, 레이놀즈 부인, 버스티드 부인, 벨 부인, 폴링 부인, 로스와일러, 커틀러, 화이팅, 웸볼드, 프레이, 루이스, 스트롱, 제이콥슨 양 등.

Local Items. *The Independent* (Seoul) (Sept. 26th, 1896), p. 1

Mrs. H. B. Hulbert gave an afternoon tea on Thursday. Tea was served on the lawn in front of her pretty home. Those present were: Mrs. Waeber, Mrs. Jaisohn, Mrs. Allen, Mrs. Bunker, Mrs. Appenzeller, Mrs. Greathouse, Mrs. Avison, Mrs. Reynolds, Mrs. Busteed, Mrs. Bell, Mrs. Pauling, Misses Rothweiler, Cutler, Whiting, Wambold, Frey, Lewis, Strong, Jacobson and others.

올리버 R. 에비슨, 1896년 10월 회의를 위한 제중원 보고서
(1896년 9월 30일)

지난 해 우리 연례회의는 왕비 시해에 의한 정적과 공포, 그리고 암살자들이 시도한 혁명의 와중에 개최되었으며, 이후 우리는 병원의 환자가 대폭 감소하였음을 보고해야 했다. 말하기 이상하지만 도시의 병원은 심각한 폭동이 일어나면 내원 환자가 갑자기 감소하지만 대중적 견해가 잠잠해지면 다시 증가하기 때문에 정치적 상황을 상당히 정확하게 알려준다. 이런 이유로 연중 우리 병원이 통계는 우리가 기대했던 것보다 적었으며, 다른 이유 때문에 나는 사업에 상당한 개인적 관심을 둘 수 없었다. 올해 여러분들이 알고 있는 원인은 내 집의 건축과 아내의 지속된 병환이었다.

비교적 환자 수가 적은 또 다른 이유는 환자로부터 경비 일부를 받자는 선교부의 바람을 시행하도록 노력했기 때문이다. 필요한 환자를 거칠게 치료하는 것을 피하도록 노력하면서 우리는 어떻게든 지불할 수 있는 것 같은 모든 사람들로부터 약간의 경비를 모으도록 노력하였으며, 이런 이유로 진료 받으러 오는 환자가 분명 감소하였다. 하지만 나는 일에 대해 개인적으로 면밀히 주의를 기울임으로써 어느 정도 극복할 수 있다고 느끼며, 선교부의 승인 하에 내가 믿기로 보다 좋은 상황에서 다음 해에도 계속 시도할 것이다. 남성 진료소의 환자 총수는 4,163명이었으며, 이들로부터 167.68 달러를 받아 환자가 한 번 올 때 마다 평균 4 센트 혹은 1냥을 받았다. 채택된 계획은 약값과 용기의 값을 언급하는 것이었는데, 만일 환자가 용기를 가져 오면 그 값은 빼주었다. 병 값은 4 센트로 일정하게 하였으며, 의약품의 값은 처방비를 고정하고 고려하였는데, 4 센트부터 12 센트, 심지어 20 센트이었지만 대부분은 4 센트였다. 당연히 많은 사람들이 의약품을 무료로 받았으며, 반면 많은 외과 환자들은 의약품을 갖고 가지 않았다.

지난 해에 지적한 것처럼 우리는 입원 업무에서 여러 부서를 정돈하고 청결법을 정립하고 유지하며, 그것을 한국인 조수에게 가르치는 등 많은 노력을 들였다. 이 업무에서 제이콥슨 양은 엄격한 청결 체계를 확립하는데 중요한 역할을 수행하였으며, 그 결과 환자의 성공적인 치료, 그리고 특별히 안전한 수술의 시행에 큰 효과를 나타내었다.

악취가 나던 구시대와 고열은 없어졌으며, 우리의 수술 환자는 거의 예외 없이

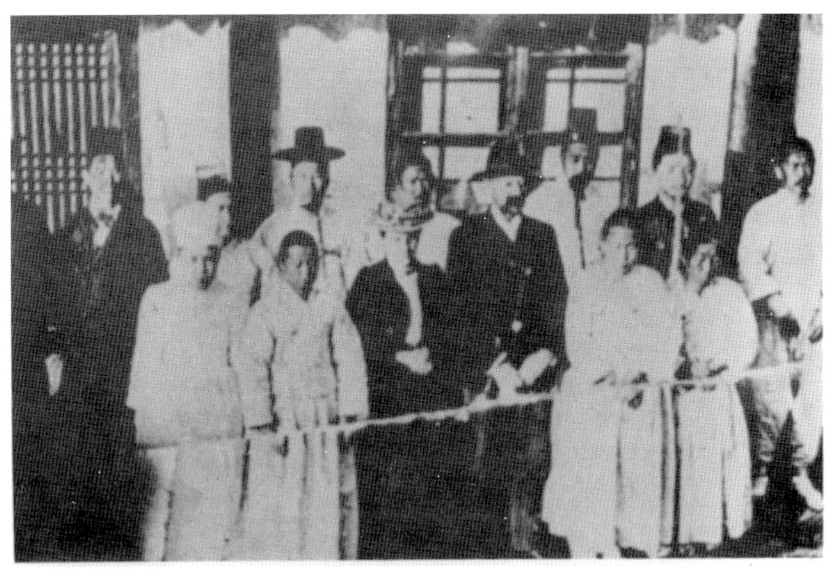

그림 4-57. 구리개 제중원의 직원들

어떠한 열도 나지 않고 치유되었고 오래된 농양 및 불결한 환자가 대단히 만족스럽게 없어졌다.

우리의 수술실은 완전하지는 않지만 우리에게 큰 혜택이었는데, 그것이 없이는 최상의 진료를 많이 시도할 수 없기 때문이다. 약 3개월 전에 제이콥슨 양이 급식과 세탁의 총 책임을 맡았으며, 그래서 현재 그녀는 수간호사의 직책을 수행했다고 말할 수 있다.

당초 의료 위원회가 조언하고 선교부가 승인한 병동의 체계는 아직도 불완전한 상태에 있다. 우리는 하나의 외과 병동, 두 개의 작은 개인 병실, 그리고 무료 환자와 자신의 식대를 지불하는 환자가 함께 입원하는 하나의 일반 병실을 갖고 있다. 우리는 유료 병동과는 다른 무료 병동이 아직 필요하다. 하지만 더욱 더 긴급하게 필요한 것은 환자가 처음 도착했을 때 목욕을 시키고 다른 환자와 함께 깨끗한 병동에 있을 수 있게 준비가 될 때까지 있을 작은 접수방이다. 한 칸 크기의 방이 이 목적으로 사용될 수 있다. 열병 환자를 다른 환자 들 중에 입원시키는 것은 때로 위험하며 이들을 있게 할 공간이 없기 때문에 우리는 또한 작은 열병 병동이 대단히 긴급하게 필요하다. 우리는 연례 회의가 끝나자마자 즉시 마지막에 언급한 두 방들을 꾸미고 싶으며, 무료 병동을 위한 경비는 내년도 예산에서 요청할 것이다. 한 해 동안 남성 입원환자의 수는 129명이었다. 그들 중 많은 사람들은 만성이었으며, 수 주일 동안 입원하였다. 줄곧 평균 약 15명의 환자가 있었다.

개인 병동 두 개에는 주로 정부가 이송한 부상당한 병사가 많이 입원하였다. 이들의 경비는 거의 모두 군부(軍部)가 지불하였다. 나는 정부가 음식, 연료 및 약품비를 지불하며 부상당한 병사의 치료를 위해 기꺼이 우리에게 보내려고 하는 것은 희망적인 징후라고 간주하였다.

의학 조수의 교육과 관련된 문제가 연중 다양한 국면에 대두되었다. 때때로 모든 교육이 허사이었던 것 같았지만, 다른 때에 우리는 고무되었다. 지난 해 우리는 3명의 학교 소년을 교육 중에 있었지만, 가을에 반나절 배울 학생 두 명이 추가되었다. 첫 3명 중 한 명은 가장 희망이 적은 학생이었는데 자리를 떠서 잃고 말았다. 그 다음에 우리는 지방의 어린 신자인 장연 서경조 씨의 아들을 추가하여 모두 5명이 되었는데, 고참 두 명에게는 매달 5.20 달러를, 중간의 두 명에게는 매달 4.80 달러를, 그리고 마지막 학생에게는 음식만 제공하였다. 지난 달 이중 한 명이 행실이 너무 나빠 나는 그를 내보내었으며, 현재 우리는 4명의 학생이 있는데 모두 유용하고 신뢰할 수 있게 될 기대를 주고 있다. 그들 모두는 의학의 전 과정을 이수하겠다는 의도로 공부하고 있으며, 그들이 삶을 이 일을 위해 헌신하고 있다.

내쫓긴 한 명은 다시 배우겠다고 강하게 요청하였지만 최소한 현재 내가 그렇게 할 수 있는 기금이 없다. 두 명의 젊은이가 경비를 내며 입학하였지만 그리 오래 머물지 않았다. 또 다른 학교 소년이 현재 그가 의사가 되기 위해 입학을 요청하고 있다. 그는 음식을 제외하고 자급할 수 있으며, 나는 그런 경우 추구해야 할 과정에 관해 조언을 주고 싶다.

우리는 첫 해를 위해 다음의 과목을 포함하는 교과 과정을 실시하였다.

생리학과 영어는 화이팅 박사가 강의할 것이다.

간호, 붕대 감기 및 안마는 제이콥슨 양에 의해

화학과 약물학 및 약학은 빈튼 박사에 의해

해부학, 기본 현미경학 및 전기학, 단순 피부병, 심장, 폐 및 소변의 검사는 에비슨 박사에 의해

교육 시간은 수술과 마취에 전념하는 수요일을 제외하고 매일 오전 10시부터 12시까지, 매일 오후 5시부터 6시까지, 그리고 한 주에 네 번 저녁 7시부터 8시까지이다.

이러한 계획에 따라 빈튼 박사는 매주 3시간씩 병원에서 교육을 할 것인데, 그가 동의하였으며 나는 선교부에 승인을 요청하였다.

내년에는 상급 조수 중 한 명이 모화관의 진료소에서 일을 하기를 바라고 있으며, 이렇게 되면 그의 봉급은 최소한 부분적으로나마 사적 기금에서 올 것이기에 우리는 학생을 최소한 한 명 더 뽑을 수 있을 것이다.

상당한 시간이 지나면 신뢰할 수 있는 여러 명의 의료 조수를 갖게 되기를 바라고 있는데, 이미 4명이 임상 교육에서 훈련이 진전되어 있고 현재 체계적인 교육을 시작하고 있다.

전도 - 우리는 지난 해 추구하였던 사역 방식, 즉 아침에 병동에서 찬송 부르기 및 기도와 함께 성경 읽기, 환자와의 개인 대화, 종종 부가적으로 찬송 부르기 혹은 일반적인 간곡한 권유, 그리고 남성과 여성을 위한 진료소에서의 주일 아침 설교 예배 등을 동일하게 계속하였다. 한동안 우리는 병동에서 주일학교를 운영하였지만, 소년들이 정동 주일학교로 가기를 좋아하였고 그들이 가는 것이 좋다고 생각하여 우리는 중단하였다. 한강에서 돌아오자마자 우리는 주로 병원의 신자들을 위해 우리 집에서 수요일 저녁 기도모임을 시작하였다. 우리는 찬송을 부르고, 기도를 드리고, 성경의 일부분을 해석하였으며, 나는 신자들의 현재 영적 상태와 한 주 동안의 유혹과 극복에 대해 간증하도록 격려하였다. 우리는 좋은 시간을 가지고 있으며, 나는 개인적으로 그들의 간증에 의해 은총을 받고 있다. 우리 소년 중 세 명이 세례를 받은 공개된 신자이지만, 지난 수요일 저녁까지 네 번째 소년이 항상 침묵하고 있었다. 그는 정동의 학교에 다니고 있었으며, 병원에서 거의 일 년 동안 있었는데, 결코 질문에 대답하지 않고 말을 하지 않았다. 몇 개월 동안 우리는 그가 잘 될지 의심스러웠고 종종 그를 내보낼 생각도 했지만 최근 삼 개월 동안 그는 대단히 변하였다. 그는 자신의 업무에 대단히 성실하였고 외모가 더 총명해졌으며, 지난 수요일 저녁 그는 일어나 그리스도에 대한 자신의 믿음을 간증하였고, 기쁘게도 그에게 주어졌다. 그는 복음을 들은 후 자신의 첫 인상, 그것을 이해할 수 없음, 그리고 매일 복음을 읽고 가르치는 것을 들으면서 점차 알게 된 것에 대해 이야기하였다. 그의 분명한 간증을 듣고 우리 소년 중 마지막 소년이 신자가 되었다는 것은 커다란 기쁨을 가져다주었고, 그것은 지난 몇 개월 동안 그의 태도에서 일어난 변화를 설명해 주었다.

병동에서 진행되는 아침반에서 우리는 네 복음을 최소한 두 번, 사도행전을 두 번, 천로역정을 두 번 훑었으며, 복음고사를 거의 완전하게 훑었다. 현재 우리는 더 많은 말씀, 특히 사도행전과 시편을 간절하게 기대하고 있다.

진료소의 일요일 아침 예배는 중간 정도로 성공적인데, 15~40명의 여성과 우리의 모든 하인 및 조사, 그리고 걸을 수 있거나 병동에서 이동시킬 수 있는 환자들, 다양한 수의 외부인들이 참석한다.

진료소와 관련된 전도사역은 덜 만족스러웠는데, 내가 했어야 할 개인적 관심을 둘 수 없었기 때문이지만 태만에 의해 가지 못한 것이다.

무어 씨의 조사인 전 씨는 최근 두 달 동안 매일 두 시간씩 병원에 와서 대기 중인 환자와 대화를 나누었고, 우리는 진찰실을 운영하는 동안 때로 씨를 떨어트 릴 수 있었다.

기포드 씨의 교사도 한 동안 매일 병원에 왔으며, 입원환자와 외래환자를 가르 쳤고, 기포드 씨와 그의 조사 홍 씨는 연중 일부 기간 동안 일주일에 한 번 왔다. 그리고 게다가 할 일이 많이 남아 있는데, 병원 조수 중의 한 명이 어느 날 저녁 내게 와서 내년의 계획을 이야기하는 중에 그들, 즉 소년들이 내년에 진료가 시작 되기 전에 매일 진료소 환자들과 예배를 드리겠다고 제안을 한 것으로 보아 우리 소년들조차 그 사실을 인식하고 있다. 이것은 내년 중에 사역의 특징 중 하나가 될 것이다.

우리의 전도 및 교육 기능에 새로운 추가가 고려되고 있는데, 길가에 면해 있는 여러 칸의 헛간을 책방 및 독서실로 개조하는 것이다. 이것은 사적 기금으로 이루어 질 것이며, 보수를 받지 않고 책과 퀴닌의 판매로 생계를 유지할, 틀림없는 현지인 신자에게 책임을 맡길 것이다. 이곳은 책, 전도지 및 문구를 팔 것이며, 안락한 방은 통행인들을 불러 들여 그들이 앉아 유용한 책과 신문을 읽고 조용한 방식으로 복음 이야기를 듣게 할 것이다. 이것은 또한 우리 소년들이 휴식을 취할 안전한 곳을 제 공해 줄 것이다. 이를 위해 우리는 언더우드 목사의 후의에 덕을 볼 것이다.

지금까지 여성 진료소는 남성 진료소와 같은 마당에 있었으며, 그 업무는 상당 히 불리한 상황에 있었다. 그러나 이 회의가 끝나자마자 우리는 남성 진료 업무를 이미 비워놓은 건물로 옮길 것이며, 그렇게 되면 부지의 그쪽 전체를 여성 업무에 이용할 수 있게 될 것이고, 그러면 처음으로 [여성 진료가] 거리낌 없이 발달할 기 회를 갖게 될 것이다.

지난 해의 불안한 상황과 다양한 어려움을 고려할 때 그 과의 보고는 훌륭한 결과를 보여 주고 있지만 내년에는 의심할 여지없이 하나님의 은총으로 개선된 상 황에서 이를 능가하게 될 것이다.

순회 전도 - 나는 한국에 온 이래 이런 일을 많이 하지는 못하였지만 지난 겨 울 언더우드 목사와 함께 그가 여러분께 이야기한 황해도 여기저기를 여행하였다. 우리는 모두 1,500리의 내륙 여행을 하며 한 달 조금 넘게 보냈다. 그 여행 중에 나는 약 275명의 환자를 진료했는데, 대부분 약품비를 지불하였다. 방문했던 주요 지점은 송도, 해주, 소래, 장연 및 곡산이었다. 송도에는 사역을 위한 훌륭한 길이 있지만 아직 아무도 가 있지 않다. 그곳은 서울에서 단지 160리만 떨어져있고 길 이 좋기 때문에 언더우드 박사와 나는 그곳에 약간의 책과 의약품을 저장해 놓고 종종 그곳으로 여행하기로 계획을 짰다. 자전거로 하루에 여행할 수 있다. 그래서 우리는 1주일 이내에 그곳으로 여행을 하고 돌아올 수 있으며, 게다가 그곳에서 며칠 동안 일을 할 수가 있다.

언더우드 박사가 장연과 곡산에서의 사역의 상태에 대해 이야기하였으므로 내가 그것을 다룰 필요는 없다. 하지만 나는 해주에 두 명을 주재시키는 것에서 얻어지는 이점에 대해 상당히 인상적이었다고 말할 수 있다. 바다에 가까이 위치한 이곳은 비옥한 지방의 중간에 있으며, 이미 교회의 시작을 위한 작은 중심을 갖고 있다. 그곳에 주재하는 사람은 대단히 넓은 지역을 방문해야 하고, 장연까지의 황해도 지역에 있는 모든 교회를 살필 수 있어야 한다. 만일 이곳의 사역이 종종 송도도 방문하게 하다면 나는 내년에 황해도를 다시 여행하고 싶으며, 한 번 평양을 방문하기를 원한다.

궁궐 사업 - 지난 10월부터 내가 지방에 내려간 1월 중순까지 나는 궁궐을 자주 방문하였는데, 왕비의 서거 이후 처음으로 11월 27일 폐하의 왕진 요청을 받았다. 여러분들이 아는 것처럼 나는 언더우드 박사와 헐버트 씨를 동반하였는데, 궁궐에 대한 공격이 성공하지 못하였던 11월 28일 밤에 그곳에 있었다. 처음에 나는 오후 4시경 공격이 있을 것으로 들었다. 나는 아침에 폐하를 방문하였고, 그날 저녁 6시경 궁궐에서 막 도착한 언더우드 박사를 만났다. 그는 방금 전 공격이 있을 것이라고 들었다. 그는 내게 왕이 그날 저녁 나를 보고 싶어 한다고 알려주었으며, 그래서 우리는 차를 마신 후에 함께 가고 싶었다. 우리는 궁궐 문에 약 7시 45분에 도착하였으며, 닫혀 있는 것을 발견하였으나 수비대와 약간의 대화를 나눈 후 들어갔다. 우리는 다이 장군의 숙소로 바로 갔으며, 우리가 도착하였다는 것을 폐하께 알렸다. 우리는 약 9시 혹은 조금 늦게 왕의 처소로 불려갔는데, 궁내부 대신과 함께 갔다. 우리가 돌아오려고 할 때 폐하는 우리에게 밤에 남아 있을 수 있는지 요청하였고, 우리는 그렇게 하겠다고 이야기하고 다이 장군의 방으로 나와 사태의 추이를 기다렸다. 이후 어떤 일이 일어났는지 자세하게 설명할 필요는 없지만, 우리는 잊기 어려운 밤을 보냈고 나에게는 그 사건의 줄거리와 우리들의 이름이 뒤죽박죽되는 아픔을 가져다주었다. 그날 밤 이후 나는 그곳에 남아 있었던 다이 및 르장드르 장군, 닌스테드 대령을 제외하고 (왕을 만나기 위해) 출입하였던 유일한 서양인이었지만, 폐하는 자신의 상실감을 벌충하기 위해 나를 어떤 때는 하루에 두 번, 어떤 때는 한 번, 그리고 2달 반 동안 결국 격일로 나를 불렀다.

외국인 진료 - 우리의 임무인 한 선교사를 진료한 것 이외에 여러 명의 외국인에 대한 진료 요청을 받았다.

　　매우 가난하고 집이 없는 환자는 죽을 가능성이 있다.

　　그들을 위해 무엇을 해야 하나? 우리가 그들을 입원시켜야 하나? 우리가 그들을 돌려보내야 하나? 냉정한 이성은 "그들을 돌려보내라," 그들은 당신의 손에서 죽을 것이고 당신의 병원에 아무런 신망을 가져다주지 않을 것이며 게다가 병원의 재원을 다량으로 고갈시킨다고 말을 하지만, 그러나 반면에 "너희가 여기 내 형제 중에 지극히 적은 자 하나에게 한 것이" 등등의 말씀이 있다.77) 우리가 더 복 받은 사람들로부터 그들이 사용하는 물품과 의약품 값을 받으려 애쓰지만, 하나님의 은총을 기대하며 우리에게 오는 사람들을 구원하는데 기금을 유익하게 사용하지 않을 것인가? 만일 우리가 그러한 사람들의 육체적 및 영적 복지를 위해 할 수 있는 최선을 다한다면, 병원 안에서 많은 이들이 죽더라도 병원 명성을 하나님께서 돌보아 주신다는 것을 우리는 믿지 못하는가?

　　나병 환자 – 나병 환자와 관련해서도 유사한 질문이 발생하고 있다. 아직 이곳으로 오는 환자의 수가 많지 않지만 그들은 중간 정도의 빈도로, 그리고 대개 멀리서 온다. 그들 중 일부는 비참하지만 초기 상태인 일부는 아직 대단히 혐오스럽지 않다. 그들은 진심으로 도움을 요청하지만 우리는 그들에게 제공할 것이 아무 것도 없다. 논이 딸린 작은 숙소는 오는 사람들을 수용할 곳을 제공해 줄 것이며, 최소한 삶을 더 참을 수 있게 해주고 그들에게 그리스도에 대해서 들을 기회를 줄 수 있을 것이다. 이외에 그들을 위한 우리의 분명한 희망이 있다. 나는 이 두 문제에 대한 선교부의 조언과 도움을 요청한다.

　　숙소 – 연중 나는 우리 집의 건축에 상당한 시간과 정력을 소비했으며, 이제 아시는 것처럼 실제적으로 완성되었고, 상당히 만족스럽게 이 짐을 내려놓고 향후 병원의 업무에서 다양한 의학적 및 영적 문제에 전적으로 관심을 가질 것이다.

　　번역 – 나는 시작했던 일에서 약간의 진전만을 이루었지만, 차기 연도에는 의학 서적의 준비에 진전이 있을 것으로 기대하고 있다.

　　병원의 개선
　　내년에는 다음의 개선을 하고 싶다.

---

77) 마태복음 25:40

1. 전체 부지의 배수 - 토양은 계속 축축하며, 이로 인해 만들어진 독기는 환자와 조사, 하인 뿐 아니라 우리들이 때로 한 번 다양한 형의 말라리아 열에 걸리게 한다. 지금 우리는 식당을 배수하며 전체 부지의 토양을 충분히 건조시키기에 충분한 많은 막힌 배수관이 이곳으로 흘러들어가기를 바라면서 하나의 주요 배수관을 설치하고 있다. 우리는 이 사업의 경비를 은화 50 달러로 추정한다.

2. 사용하지 않는 건물의 여러 칸을 사용한 물품 및 의약품 값을 지불할 수 있는 사람들이 사용할 병동으로 갖추는 것. 이것은 우리가 일반 병동을 무료 환자를 위해 사용할 수 있게 할 것이다. 추정 경비는 110 달러가 될 것이다.

3. 언덕에 있는 우리의 우물을 펌프와 배관을 통해 병원의 우물과 연결시키는 것. 두 진료소, 음식물 조리, 환자의 침구와 의복 세탁, 그리고 병동에서 목욕 및 매일 상처 세척에 사용되는 물의 양은 대단히 많으며, 깊은 우물에서 양동이로 그 물을 긷고 들통에 담아 병원의 여러 곳으로 운반하는 것은 막대하다. 그리고 일이 증가하면서 그 일만을 위해 최소한 한 명을 계속 고용할 필요가 있으며, 그래서 자유롭게 사용할 충분한 물을 얻기 어렵다. 우리는 관을 설치하고 펌프에 연결시키는 경비를 은화 110 달러로 추정하며, 다른 하인을 고용하는 것보다 더 싸고 더 만족스러울 것이다. 우리는 또한 때때로 주 배수로를 흘려보낼 수 있는데, 이것은 병동에서 매일 그곳으로 흘려보내는 문제를 고려할 때 대단히 필요한 일이다.

4. 남성 진료 업무를 다른 건물로 이전하는 것과 부수된 변화에 약간의 예산이 필요할 것인데 85 달러로 추정된다.

5. 병상의 통상적인 마모를 위해 우리는 수리에 50 달러를 추정한다.

총액은 405 달러이다.

남성과 여성을 위한 병원의 경상비는 다음과 같이 추정된다.

음식물	500.00 달러	
연 료	190.00	
하 인	180.00	
의료 조수	300.00	
의약품, 기구 및 붕대	600.00	
화이팅 박사의 요청에 따른 여성과의 특별 예산		
잡비	40.00	40.00
여성 조수	125.00	165.00

은화 1,985.00 달러

특별 예산

1894년 12월 회의에서 우리는 금화 1,000 달러를 요청하였다. 이것은 선교부에 의해 승인되었지만 부주의로 인해 그 액수가 선교부로 보낸 예산표의 은화 항목에 적혔고, 우리는 은화 1,538.46 달러 대신 은화 1,000 달러만을 받았다. 그 실수가 정정될 것으로 예상하고 경비는 사용되었지만 아직 정정되지 않았기 때문에 이제 우리는 그 액수, 즉 은화 538.46 달러를 선교본부에 요청하는 바이다.

나는 병원에 여성들의 숙소(들)를 준비할 필요가 있다는 것을 선교부가 주목하기를 바라고 있다. 화이팅 박사의 방은 특별히 사용하기에 부적절한데, 연결되어 있는 병동과 근접해 있고, 또한 저지대에 위치해 있고 전반적으로 비위생적인 환경에 노출되어 있기 때문이다.

1895년 10월 1일부터 1896년 9월 30일까지

남성과

(1) 진료소

달	신환	총계	진료일	평균 환자수
1895년 10월	170	343	27	127
11월	162	379	25	15.16
12월	129	368	25	14.72
1896년 1월	102	259	26	10
2월	87	187	24	7.54
3월	179	396	27	14.66
4월	192	396	26	15.23
5월	178	306	25	12.02
6월	175	362	26	14
7월	171	357	26	13.5
8월	193	353	24	14.7
9월	274	469	26	18
	2,012	4,163	307	13.56

(2) 왕진 - 25

(3) 전도 여행에서 치료한 환자 - 275

(4) 입원과 -

입원 환자 수   129

병원에서 사망한 환자 수

낫지 않아 퇴원한 환자 수

완치 혹은 호전되어 퇴원한 환자 수

개인 병동의 환자 수
음식비를 지불한 환자 수
무료 환자 수
마취 하에 집도한 수술 건

수입 -
진료소   167.68 달러
병실   117.05
기부   486.00

                          770.73 달러

이것에 덧붙여 우리는 퀴닌 같은 의약품, 그리고 구충산제 같은 다른 흔한 의약품의 판매로 438.35 달러의 수입이 있었는데, 당연히 판매된 의약품의 재구매에 사용하였다. 이것에서 우리는 다소의 이득을 보았으나 산정하지 않았다.

여성과

1. 진료소
2. 왕진 - 102
3. 전도 여행에서 치료한 환자 수 - 자료 없음

달	신환	총계	진료일	평균 환자수
1895년 10월	68	124		
11월	55	107		
12월	50	104		
1896년 1월	85	149		
2월	61	141		
3월	119	252		
4월	110	209		
5월	180	323		
6월	128	330		
7월	112	308		
8월	16	55	휴가	
9월	131	249		
	1,115	2,357		

4. 입원과

입원 환자 수 - 31

병원에서 사망한 수 - 3

낮지 않아 퇴원한 환자 수

완치 혹은 호전되어 퇴원한 환자 수

개인 병실의 환자 수 -

음식비를 지불한 환자 수

무료 환자 수

마취 하에 집도한 수술 건

수입 - 24.90 달러

병원 전체의 통계 요약

남성 진료소	총 환자	4,163
여성 진료소	총 환자	2,351

		6,514

남성 입원환자	129
여성 입원환자	31

	160

남성 왕진	25
여성 왕진	102

	127

전도 여행	275

환자 총수	7,076

Oliver R. Avison (Seoul), Annual Report for Oct. Meeting 1896, Royal Korean Hospital, Seoul (Sept. 30th, 1896)

Our Annual Meeting last year was held in the midst of the hush and horror caused by the murder of the Queen and the revolution attempted by her assassins and we had to report then a marked falling off in the attendance at the hospital. Strange to say, the city hospital form a fairly accurate gauge of the political conditions, for if any serious disturbance occurs the attendance suddenly drops, but only to rise again with the quieting down of public opinion. For this reason our hospital statistics for the year are smaller than we had hoped for, another reason being that I have been unable to devote as much personal attention to the work as it really needs. The causes for this year you are aware of, viz: the building of my house and the prolonged sickness of Mrs. Avison.

Another reason for such comparatively small figures is the fact that I have tried to carry out the desire of the Mission to collect a portion of the cost of the medicine from the patients. While trying to avoid treating any need person harshly, we have endeavored to collect a small fee from all who seemed in any way able to pay it and there was an evident falling off in attendance from this cause. I feel however that this can be to some extent overcome by close personal attention to the work and I shall with the permission of the mission continue the attempt through another year under I trust more favorable circumstances. The total number of male dispensary patient was 4,163 and the amount collected from these was $167.68 being an average of 4 cent or 1 yang for each person each time he came. The plan adopted was to state a price for the medicine and a price for the vessel and if the vessel was furnished by the patient its value was deducted. A uniform price for bottles was fixed at 4 cents and the value of the medicine was taken into consideration in fixing the price of the prescription, the price varying from 4 cents to 12 cents and even 20 cents, the majority being 4 cents. Of course many received medicine free of charge, while many were surgical cases no carrying medicine away with them.

An indicated last year we have put more energy into the inpatient work, in trying to get its various department into good running order, to establish and maintain method of cleanliness and train the Korean helpers in the same. In this work Miss Jacobsen has taken a prominent part establishing a rigid system of cleanliness which has had it effect upon the successful treatment of cases and especially upon the satisfactory conduct of operation.

The old era of bad odors and high fevers has passed our operated case almost invariably heal without any fever and old standing cases of suppuration and dirt yield with the greatest satisfaction.

Our operating room, although far from perfect has been a great boon to us, as without it much of the best work could not have been attempted. About three months ago Miss Jacobsen took full charge of the cooking department and laundry, so she may now be truly said to fill the position of matron.

The system of ward originally advised by the medical committee and approved by the Mission still remains incomplete. We have one surgical ward, two small private wards, and one general ward in which are placed both free patients and those who pay the price of their food. We still need the free ward as distinct from the pay ward. A still more urgent need however is a small reception where we can place patients when they first arrive until they can be given a bath and made fit to be placed in a clean ward with other patient. A one Kan room would serve this purpose. We also very urgently need a small fever ward, as we have no place in which to put a fever patient except amongst others, which is sometimes dangerous. A one Kan room would also serve for this purpose for the present. We hope to put these two last mentioned rooms into shape immediately after the close of the annual meeting and we shall ask for money for the free ward in next year's appropriations. The total number of male inpatients during the year was 129. Many of them were chronic cases and were in for several weeks. There has been an average of about 15 cases in all the time.

The two private ward have been occupied a good deal principally by wounded soldiers sent us by the government. These have nearly all been paid for by the military department. I have regarded it as a hopeful sign that the government has been willing to send its wounded soldiers to us for treatment paying the cost of their food, fuel, & medicine.

The questions connected with the training of medical helpers have come up in various phases during the year. Sometimes it has seemed as if all the teaching had been in vain, while at other times we have been encouraged. Last year we had three of the school boys under training but in the Fall we added two more on half time. One of the first three, fortunately the least hoped one, went off and got and we lost him. We then added a young christian from the country, son of Mr. So Kyung Jo, of Chang Yun, still giving us five in number, paid as follows, the two senior ones $5.20 per month, the two middler ones at 4.80 per month, and the last one his food only. Last month one of these misbehaved so badly that I dismissed him and we at present have four, all of them just now giving promise of becoming useful and trustworthy. They are all studying with the intention of taking a full medical course and devoting their lives to this work.

The one who was dismissed is pleading hard to be reinstated but fund will not permit me to do so now at least. Two young men entered at their own charges but did not remain long. Another of the school boys is now asking for admission in order that he may become a doctor. He can supply all his support except food and I want advice as to the course I should pursue in such cases.

We have instituted a course of studies embracing the following subject for the first year -

Physiology and English to be taught by Dr. Whiting

Nursing, Bandaging, and Massage, by Miss Jacobson

Chemistry and Materia Medica & Pharmacy by Dr. Vinton

Anatomy, Elementary Microscopy & Electricity, Simple Skin diseases, Examination of Heart, Lungs & Urine by Dr. Avison

Study hours embrace from 10 to 12 every forenoon except Wednesday which is devoted to operations and Anaesthetics, from 5 to 6 every afternoon, and from 7 to 8 four evening in the week.

This arrangement will give Dr. Vinton three hours per week at the hospital in teaching, which be kindly consent to and I refer it to the mission for approval.

I hope during the coming year to have one of our senior helpers attend the dispensary at Mohoakoan and this would enable us to put at least one more student on our list as his salary would at least partially come from a private fund.

In the course of time we hope to have ready for service several reliable medical helpers, four being already well advanced in practical training and now making a start in systematic study.

Evangelistic - We have continued the same system of work as we pursued last year, viz, morning bible reading in ward with singing and prayer, personal conversation with patient, with occasionally additional times of singing or a general exhortation, and a Sunday morning preaching service in the dispensary for both, men and women. For a time we carried on a Sunday School in the ward, but the boys like to go to the Chung Dong Sunday School and I think it does them good to go, so we gave that up. As soon as we returned from Han Kang we began a Wednesday evening prayer meeting in our house for the benefit chiefly of the Christians on the place. We have singing, prayers, a short exposition of a portion of the scripture, and I encourage the christians to testify as to their present spiritual condition and the temptation and victories of the week. We have a good time and I am personally blessed by their testimonies. While three of our boys were baptized and open christians, up to last Wednesday evening the fourth one was always silent. He has been in the school in Chong Dong and in the hospital nearly a year, and during that time he has been quite silent, never answering question and making no remark. For many months we were doubtful of his turning out well and often contemplated sending him away but during the past three months he has changed very much. He has become very faithful in his work and much brighter in his appearance, and last Wednesday evening he arose and testified to his faith in Christ, and to the joy it had given him. He told of his first impressions after hearing the gospel, of his inability to comprehend it, and them of the gradual enlightenment as he read the gospel and heard the teaching from day to day. It gave us great joy to hear his clear testimony and to know the last one of our boys had become a believer, and it explained the change in his demeanor during the past few months.

At our morning class in the ward we have gone through the four gospels at least twice, through acts twice, through Pilgrim's Progress twice and have almost completed Pogum Go Sa. We are now anxiously looking for more of the word, especially for the Epistles and the Psalms.

The Sunday morning service in the dispensary is moderately successful, being attended by from 15 to 40 women and by all our servants and helpers and as many of the patients as can walk or be carried from the ward and a varying number of outsides.

The evangelistic work in connection with the Dispensary Clinic has been less satisfactory because I have been unable to give it the personal attention that it should have, but it has not gone by default.

Mr. Moore's helper, Chun, has during the last two months attended every day for two hours talking with the waiting patients, and we have been able to drop an occasional seed while carrying on the clinic.

Mr. Gifford's teacher came every day for a time also and taught both, indoor and out door patients and Mr. Gifford and his helper Hong came once a week for part of the year. And yet a good deal remains to be done, a fact realized even by our boys, for one of them came to me one evening and while talking of the plans for the coming year suggested that they, the boys, hold a religious service with the dispensary patients every day before beginning the clinic. This will form one of the features of the work during the coming year.

A new addition to our evangelizing and educative agencies is contemplated in the fitting up of several Kan of the shed that border on the street as a Book store and Reading room. This will be done by private fund and placed in charge of a tried Christian native who receives and will receive no pay, earning his own living by selling books and quinine. Here will be kept on sale books, tracts & stationery and a comfortable room will invite passers by to sit and read useful books and newspapers, and hear in a quiet way the gospel story. This will also provide a safe place for our boys to spend their leisure moments. For this we shall be indebted to the kindness of Rev. Dr. Underwood.

Up to this time the Women's dispensary being in the same yard as the men's, that work has gone on under serious disadvantages, but as soon as this meeting is over we shall move the men's dispensary work over to the building we have just vacated thus leaving the whole of that side of the property for women's work, and then for the first time, it will have a chance to develop freely.

Considering the disturbed conditions of the past year and the various difficulties labored against, the report of that department shows an excellent result, which however, with God blessing, will doubtless be surpassed during the coming year under the improved conditions.

Itinerating - I have not done much in this line since I came to Korea but last winter in company with Rev. Dr. Underwood I made a tour through Whang Hai Do of which he has told you. We spent a little over a month in the interior travelling in all 1,500 li. During that trip I treated about 275 patients, most of whom paid for their medicines. The principal points touched were Song Do, Hai Ju, Sorai, Chang Yun, and Koksan. At Song Do there is a good opening for work but us yet there is no one to go there. As it is only 160 li from Seoul and along a good road, Dr. Underwood and I planned to put a small stock of books & medicine there and take an occasional trip down there. The journey can be made on a bicycle in one day. So we could inside of a week make the journey there and back and yet have several days there for work.

I need not deal with the condition of the work at Chang Yun and Koksan as Dr. Underwood has spoken of it, but I may say I was much impressive with the advantage that would come from stationing two men at Hai Ju. This place is close by the sea beautifully located in the midst of a fertile country and already has a small nucleus for the beginning of a church. A man stationed there would have access to a very large tract of country and could care for the church in all that part of Whang Hai Do, reaching up to Chang Yun. I would like during the coming year to make a trip again through Whang Hai Do if the work here permits also to visit Song Do occasionally, and I want once to visit Pyeng Yang.

Palace Work - From last October until the middle of January when I went to the country, I visited the palace very often, being first called in professionally by His Majesty after the death of the Queen, on Nov. 27th. As you know I was in company with Dr. Underwood and Mr. Hulbert, present on the night of Nov. 28th when the unsuccessful attack was made on the palace. I first heard of the proposed attack about 4 o'clock in the afternoon. I had visited His Majesty in the morning and met Dr. Underwood that evening about 6 o'clock just as he arrived from the palace. He had just heard of the proposed attack. He informed me that the King wished to see me that evening and so we desired to go together after tea. We arrived at the gates about 7.45 and found them closed, but after a little palaver with the guards were admitted. We went straight to Gen. Dye's apartments, sent word of our arrival to this Majesty and about 9 o'clock or a little later were summoned to his apartment where we were accompanied by the Minister of the household. When we were about to withdraw, His Majesty asked us if we would remain all night which we said we would do and then retired to Gen Dye's rooms to await developments. I need not go into details of what followed, but we spent a memorable night and for me pains got our names mixed up with the story of its events. After that night I was the only Western Foreigner admitted except Gens. Dyes & Le Gendre and Col Nienstead all of whom remained there, but His Majesty tried to made up for his deprivation by sending for me sometimes twice a day and sometimes once a day and finally every other day during the next month and a half.

Foreign Practice - Outside of attendance upon one missionaries which fulls directly into the line of one's duties, I have been called upon to attend several foreigners.

Very poor & homeless patients likely to die -
What shall be done with them? Shall we admit them? As what shall we turn them array? Cold reason says "turn them array," they will die on your hands and bring no credit to your hospital, besides being a heavy drain on its resources, but on the other hand there is the word "Inasmuch as ye have done it into one of the least of these my disciples" etc. Shall we not profitably use the funds in succoring such of these as come to us expecting Gods blessing while we endeavor to collect from more fortunate ones the price of the good and medicine they use? If we do the best we can for the bodily & spiritual welfare of such may we not trust God to take care of the reputation of the hospital, even if many do die within its walls?

Lepers - A kindred question arises in connection with lepers. While the number who come here is not large yet they do come with moderate frequency and generally from a long distance. Some of them are pitiable objects while others in the earliest stages have not yet become so repulsion. They plead earnestly for help but we can offer them nothing. A small dwelling with a field in connection would afford a place to keep such as come and enable us to do something to at least make life more endurable and give them on opportunity to hear of Christ. Outside of this there is our apparent hope for them. I ask the advice and help of the mission in reference to these two questions.

Residence - I have spent a good deal of time and energy during the year in the building of our house which as you know is now practically completed and it is with much satisfaction I lay this burden down and look forward to a year to be spent wholly on the interest of the various medical and spiritual agencies at work in the hospital.

Translation - I have done only a little in advancing the work I had started but during the coming year expect to make progress with the preparation of medical books.

Improvement in Hospital

During the coming year I wish to make the following improvements. -

1. To underdrain the whole compound - the soil is constantly moist and from it rise miasma that cause both patient and helpers & servants as well as ourselves to succumb to various forms of malarial fever every once in a while. We are now laying one main drain to carry off water from the Sik Tang and into this we hope to run a number of blind drains sufficient to thoroughly dry the soil of the whole compound. We estimate the cost of this work at $50.00 silver.

2. To put in shape several Kan of unused building to be used as a ward for those who pay for their good and medicine. This will enable us to use the present general ward for free patients. The estimated cost will be $110.00

3. To connect our well on the hill with hospital by means of a pump and piping. The quantity of water used in the two dispensaries, in the cooking of food, in the washing of bedding and clothing of patient, and in giving of baths and daily washing of wounds in the wards is very great and the work of drawing all that water in bucket out of a deep well and carrying it in pails to the various parts of the hospital is enormous and as the work increase will necessitate the constant employment of at least one servant for that alone, and it is then difficult to get enough water for free use. We estimate the cost of laying piping and

putting on a pump at $110.00 silver and this would be cheaper and more satisfactory than engaging another servant. We could then also flush the main drain out occasionally, a very necessary thing when we consider the kind of matter that will be poured into it every day from the wards.

4. The changes incident to removal of the mens dispensary work to the other building will necessitate some expenditure this is estimated at $85.00

5. For ordinary wear and tear of wards we estimate repairs at $50.00

The total amount being $405.00

The running expenses of the hospital for both men and women are estimated as follows

Food	500.00
Fuel	190.00
Servants	180.00
Hospital boys	300.00
Medicines, Instrument & Dressings	600.00
Special for woman's department subject to Dr. Whiting order :	
Incidentals	40.00 40.00
Female helpers	125.00 - 165.00

Silver --- $1,985.00

Special appropriations

In December meeting 1894 we asked for $1,000.00 gold. This was approved by the mission but by an inadvertence the amount was placed in silver column of estimate sheet that was sent to the Board and we received only $1,000.00 silver instead of $1,538.46. The money was spent, expect very the mistake to be corrected, but as the correction has not yet been made we now ask for that amount from the Board viz $538.46.

I wish to draw the attention of the mission to the necessity of making providing for residence or residences for the ladies at the Hospital. Dr. Whiting's rooms especially being unsuitable for the purpose on account of their nearness to the ward, being connected with them, and also on account of their lowness and general exposure to unhealthful surroundings.

Oct. 1/ 1895 to Sept. 30/ 1896

Male Department

(1) Dispensary

Month	New	Total	Days	Average
Oct. 95	170	343	27	127
Nov.	162	379	25	15.16
Dec.	129	368	25	14.72
Jan. 96	102	259	26	10
Feb.	87	187	24	7.54
Mar.	179	396	27	14.66
April	192	396	26	15.23
May	178	306	25	12.02
June	175	362	26	14
July	171	357	26	13.5
Aug	193	353	24	14.7
Sept.	274	469	26	18
	2,012	4,163	307	13.56

(2) Visits - 25

(3) No. treated on itinerating trip - 275

(4) Indoor Department -

No. of patients admitted   129

No. of patients died in Hospital

No. of patients sent out incurable

No. of patients discharged cured or improved

No. of patients in private ward

No. of patients who paid for food

No. of free patients -

No. of operations under an anaesthetic -

Receipt -

Dispensary $167.68

Ward   117.05

Gift   486.00

                        $770.73

In addition to this we received from sale of medicines, such as quinine, and the other common drugs, as worm powders we sold to dealers in medicines $438.35 which sum was of course used in the repurchase of the medicines thus sold. On this we have made some profit but have not estimated it.

Female Department

1. Dispensary

Month	New	Total	Days	Average
Oct. 95	68	124		
Nov.	55	107		
Dec.	50	104		
Jan. 96	85	149		
Feb.	61	141		
Mar.	119	252		
April	110	209		
May	180	323		
June	128	330		
July	112	308		
Aug	16	55	- vacation	
Sept.	131	249		
	1,115	2,357		

2. Visit - 102

3. No. treated on itinerating trips - no figures

4. Indoor Department

No. of patients admitted - 31

No. of Death in hospital - 3

No. of patients sent out incurable

No. of patients discharged cured or improved

No. of patients in private wards -

No. of patients who paid for food

No. of patients free

No. of Operations under an anaesthetic

Receipt - $24.90

Summary of Statistics for whole Hospital

Male Dispensary	Total patients	4,163
Female Dispensary	Total patients	2,351

		6,514

Male Inpatient		129
Female Inpatient		31

		160

Male Visits		25
Female Visits		102

		127

Itinerating trip		275

	Total Patients	7,076

올리버 R. 에비슨(서울)이 프랭크 F. 엘린우드
(미국 북장로교회 총무)에게 보낸 편지 (1896년 10월 2일)

서울
1896년 10월 2일

미국 북장로교회 해외선교본부 귀중,

기포드 씨의 건강에 관하여

　기포드 씨는 지난 해 종종 말라리아와 분명 관계되어 있었지만 거의 대부분 신경쇠약의 결과로 초래된 다양한 병으로 거의 지속적으로 저의 진료를 받았습니다. 병을 이기고 자신의 사역을 정열적으로 수행하는 체력이 점차 감소하고 있음이 대단히 명백한데, 저는 그의 상태가 회복될 확률이 없으며, 반대로 그가 회복되도록 고된 그의 사역 환경을 떠나 충분히 휴식을 취하여야 한다고 마지못해 말씀드리고 있습니다.

　의사의 관점에서 저는 가능한 한 조속히 그가 안식년으로 미국으로 돌아가 잘 쉬되, 원기를 회복하기 전까지 대중적 업무에 참여하지 않게 해야 한다는 조언과 함께 이 편지를 씁니다.

　O. R. 에비슨

Seoul, Oct 2/ 96

To the Board of F. M. Presb. Church America -

Re Mr. Gifford health -

Mr. Gifford has been almost constantly under my care medically during the past year for a variety of ailments, nearly all the result of a deteriorated nervous condition, though at times apparently connected with malarial poisoning. A steadily decreasing power to withstand disease and to energetically carry on his work is very evident and I am reluctantly compelled to state that there seems no probability that there will be any improvement in his condition but rather the reverse, until he shall get away from the trying conditions of his work and have a sufficiently prolonged rest and change to enable him to recuperate.

From the standpoint of a physician, I make this statement coupled with the advice that he should as soon as possible take his furlough and return to America where he should take a good rest and not engage in public work until he shall have regained his vigor.

O. R. Avison

18961005

대니얼 L. 기포드(서울)가 프랭크 F. 엘린우드
(미국 북장로교회 총무)에게 보낸 편지 (1896년 10월 5일)

(중략)

저의 현재 예상은 연례회의가 끝나면 한국을 떠나야 하는 것입니다. 지난 연례회의에서 이루어진 조치는 우리가 내년, 즉 지난 봄에 도티 양이 돌아올 때까지 6개월을 기다려야 한다는 것이었습니다. 유감스럽게도 그 계획은 지금 우리 부부 중 한 명인 기포드 부인이 명시된 시간에 선교지에 잔류하고, 저만 이번 가을에 돌아가는 것으로 변경해야 하게 될 것입니다. 저는 지난 주에 에비슨 및 빈튼 박사로부터 더 이상 기다리려 하지 말라는 의학적 자문을 받았습니다.

(중략)

어떠한 혼란도 피하기 위해 저는 저의 조속한 귀국을 조언하는 에비슨 박사의 의료 증명서를 동봉합니다. 빈튼 박사도 유사한 조언을 구두로 해 주었습니다.

(중략)

Daniel L. Gifford (Seoul),
Letter to Frank F. Ellinwood (Sec., BFM, PCUSA) (Oct. 5th, 1896)

(Omitted)

My present expectation is that I must leave Korea at the close of the Annual Meeting. The arrangement made at the last Annual Meeting was that we should wait 6 mo. beyond our time until the return of Miss Doty in the late Spring of next year. That plan, I regret to say, will now have to be modified by only one of us, Mrs. Gifford, remaining on the field the specified times & myself returning this fall. I have been medically advised this past week by Drs. Avison & Vinton to not try to wait any longer.

(Omitted)

To avoid any complications I enclose the written medical certificate of Dr. Avison, advising my speedy return. Dr. Vinton has given verbally similar advice.

(Omitted)

새뮤얼 F. 무어(나가사키)가 프랭크 F. 엘린우드
(미국 북장로교회 총무)에게 보낸 편지 (1896년 10월 12일)

일본 나가사키

1896년 10월 12일

(접수 1896년 11월 14일 엘린우드 박사)

친애하는 엘린우드 박사님,

이 편지가 박사님께 도착하기 전에 우리가 한국을 출발했다는 것을 들으셨을 것입니다. 떠나야 하는 제가 대단히 유감스럽지만, 분명히 임무의 일부인 것 같습니다. 아내가 가는 동안 전혀 아이들을 돌볼 수 없으며, 저는 연례회의 후에 귀국하는 마펫 씨에게 그녀를 맡기려 하였습니다. 저는 그녀가 이미 상당히 회복되었고 원기를 얻었다고 말씀드리는 것이 기쁩니다. 하지만 신경과민은 아직 남아 있습니다. 화이팅 박사는 만일 문제를 즉각적으로 처리하지 않으면 아내를 마비시킬 병이 발생할 수 있다고 말하였습니다. 에비슨 박사도 귀국하는 것이 회복을 위한 유일한 방도라고 생각하였습니다.

(중략)

Samuel F. Moore (Nagasaki),
Letter to Frank F. Ellinwood (Sec., BFM, PCUSA) (Oct. 12th, 1896)

Nagasaki, Japan

Oct. 12, 1896

(Received Nov. 14 1896 Dr. Ellinwood)

Dear Dr. Ellinwood: -

You will have heard before this reaches you of our departure from Korea. It is a great regret to me that I must leave but the part of duty seemed unmistakable. Mrs. M. is entirely unable to care for the children en route or I would have entrusted her to Mr. Moffett who is to return after the Annual meeting. I am glad to say that she is already much improved & gaining in strength. The nervousness however remains. Dr. Whiting said she might have an attack which would render her a helpless invalid, a paralytic, if the trouble were not immediately attended to. Dr. Avison also tho't going home the only way for recovery.

회의록, 한국 선교부 서울 지부 (미국 북장로교회) 1891~1921
(1896년 10월 19일)

한국 서울
1896년 10월 19일

서울 지부의 정기 월례회의가 에비슨 박사 사택에서 개최되었으며, 언더우드 박사가 의장을 맡아 개회 예배를 인도하였다.

(중략)

제이콥슨 양은 감독 위원회의 공석, 에비슨 박사는 수리 위원회의 공석을 채우도록 선출되었다.

동의에 의해 (서울)지부는 병원의 수리를 고려할 때 (서울)지부의 수리 위원회 대신 선교부 의료 위원회의 승인을 요청하도록 공표하였다. 결의에 의해 의료 위원회가 이미 승인한 수리를 재가하였다.

다음의 청구가 낭독되었고 승인되었다.
……
O. R. 에비슨 박사　　378.00

(중략)

Seoul, Korea.
Oct. 19th, 1896

The regular monthly meeting of the Seoul Station was held at the house of Dr. Avison, Dr. Underwood taking the chair and conducting devotional exercises at the opening.

(Omitted)

Miss Jacobson was elected to fill the vacancy on the committee of Oversight, and Dr. Avison that on the Repair Committee.

By motion the station declared its intention, when considering repairs upon the hospital, to request the approval of the Mission Medical Committee instead of the station Repair Committee. By resolution certain repairs already approved by the Medical Committee were sanctioned.

The following orders were read and approved: -

......

Dr. O. R. Avison $ 378.00

(Omitted)

한국 선교부, 1896년 제12차 연례회의
(1896년 10월 20일~11월 2일)

(중략)

제3일, 1896년 10월 22일 목요일

아침 회의: 오전 8시 45분

......

상임위원회는 다음과 같이 공지되었다.

(5) 연례회의 진행 위원회: 에비슨 박사, 웸볼드 양, 밀러 씨

......

(7) 재정 위원회: 언더우드 박사, 에비슨 박사, 빈튼 박사

(중략)

제5일, 1896년 10월 26일 수요일

아침 회의: 오전 8시 45분

......

휴식을 갖고 찬송가를 부른 후 서울 지부의 의료 보고서의 순서가 되었으며, 에비슨 박사[보고서 W를 볼 것], 빈튼 박사[보고서 X를 볼 것], 화이팅 박사[보고서 Y를 볼 것], 의학박사 언더우드 부인[보고서 Z를 볼 것], 그리고 제이콥슨 양[보고서 AA를 볼 것]의 보고가 낭독되었고 총괄하여 토의되고 여러 위원회에 회부되었다.

(중략)

제6일, 1896년 10월 27일 목요일

아침 회의: 오전 8시 45분

......

에비슨 박사는 재정 위원회에, 기포드 부인은 전도 위원회에, 베어드 씨는 예산 위원회에, 웰스 박사는 원산 지부 기록에 대한 위원회에 배정되었는데, 모두 건

강 악화로 일을 수행하지 못하는 기포드 씨가 맡던 것이었다.

제11일, 1896년 11월 2일 월요일

아침 회의: 오전 9시

......

상임 위원회의 위원 선임이 다음 순서로 선언되었으며, 다음과 같이 선임되었다. ...... ; 재정 위원회에 언더우드 박사가 3년, 에비슨 박사가 2년, 밀러 씨가 1년 임기로 임명되었다. 따라서 내년의 상임 위원회는 다음과 같이 구성되었다.

......

(5) 교육 위원회:	1년, 에비슨 박사	
	2년, 기포드 부인	
	3년, 리 씨	
(6) 재정 위원회:	1년, 밀러 씨	
	2년, 에비슨 박사	
	3년, 언더우드 박사	

...... 에비슨 박사가 다음 5월까지 매달 최대 30냥을 의료 조수에게 지불하는 것을 허용하는 것에 대한 특별 투표가 통과되었다.

......

언더우드 박사, 에비슨 박사 및 마펫 씨는 서재필 박사가 제안한 학교 부지와 관련하여 그와의 협약서를 만들고 서명하는 위원회에 임명되었다.

Korea Mission, Twelfth Annual Meeting, 1896
(Oct. 20th, 1896~Nov. 2nd, 1897)

(Omitted)

Third Day, Thursday, Oct. 22, 1896.

Morning Session: 8:45 A. M.

……

The Standing Committee were then announced as follow: -

(5) On Arrangements for Annual Meeting: Dr. Avison, Miss Wambold, Mr. Miller

……

(7) On Finance: Dr. Underwood, Dr. Avison, Dr. Vinton

(Omitted)

Fifth Day, Wednesday, Oct. 26, 1896.

Morning Session: 8:45 A. M.

……

After recess and a hymn the Medical reports of Seoul station were called up, and reports read by Dr. Avison [see report W.], Dr. Vinton [see Report X.], Dr. Whiting [see report Y.], Mrs. Dr. Underwood [see report Z.], and Miss Jacobson [see report AA.], being severally discussed and referred to the several committees.

(Omitted)

Sixth Day, Thursday, Oct. 27, 1896.

Morning Session: 8:45 A. M.

……

Dr. Avison was chosen to act on the Finance committee, Mrs. Gifford on the Evangelist committee, Mr. Baird on the Appropriation committee, and Dr. Wells on the committee on Records of Gensan station, all in place of Mr. Gifford, where ill health prevents his serving.

Eleventh Day, Monday, Nov. 2, 1896.

Morning Session: 9 A. M.

Election of members of Permanent Committee being now declared in order, the following were elected: - ...... ; on the Finance committee, to serve three years Dr. Underwood, to serve two years Dr. Avison, to serve one year Mr. Miller. The Permanent committee for the coming year therefore stand:

......

(5) Educational Committee:	1 year, Dr. Avison
	2 years Mrs. Gifford,
	3 years, Mr. Lee
(6) Finance Committee:	1 year, Mr. Miller
	2 years, Dr. Avison
	3 years, Dr. Underwood

...... A special vote was passed allowing Dr. Avison to pay medical helpers up to a maximum of 30 nyang per month until the first of next May.

......

Dr. Underwood, Dr. Avison, and Mr. Moffett were appointed a committee to draw up and sign an agreement with Dr. Jaisohn concerning the school site offered by him.

새뮤얼 F. 무어(서울), 1896년 [보고] (1896년 10월 23일)

급히 그리고 혼란스럽게 짐을 싸는 중에 나는 연례회의를 위한 짧은 보고서를 작성하고 있다. 선교사들의 얼굴들이 차례차례로 내 앞을 지나가며, 나는 하나님께서 연례회의와 그 회의에 참석할 모든 사람들에게 은총을 내리시기를 기도드린다. 나는 올해 보고할 것이 적지만 사역은 넓어졌다.

지난 겨울 아내는 심각한 병세로 한 달 동안 침대에 누워 있어야만 하였고, 그녀의 원기는 상당히 저하되었다. 그녀는 연중 내내 몸이 허약하였다.

6월 20일 우리는 회복을 기대하며 즈푸에 도착하였으나 그곳에 있는 동안 그녀는 이질에 걸려 쓰러져 6주일 동안 침대에 누워 있었으며, 이제 다시 겨우 회복 중에 있다.

이 대목에서 글을 잠시 멈추고 우리가 신세를 진 사람들에 대한 감사를 표시하는 것이 좋아 보인다. 화이팅 박사는 지난 겨울 아내를 진료하였고, 드루 박사도 조언과 기꺼운 태도로 도움을 주었다. 그리고 즈푸에 있는 중국 내륙 선교부의 다우스웨이트 및 패리 박사, 최근 발병했을 때 아내를 진료하였던 에비슨 박사께도 감사를 드린다. 그들의 충실한 진료는 큰 도움을 주었다.

(중략)

Samuel F. Moore (Seoul), [Report,] 1896 (Oct. 23rd, 1896)

In the midst of the hurry & confusion of packing I write a short report for the annual meeting. The faces of the missionaries pass in review before me and I pray God by his blessing to make the annual meeting a great blessing to every one who shall attend. I have little to report this year and yet the work has been widening.

Mrs. Moore's serious illness last winter which confined her to her bed for a month reduced her strength very much. She has suffered from weakness all the year.

June 20 we reached Chefoo hoping for improvement but while there she came down with dysentery, was in bed six weeks & is now just getting about again.

It seems fitting here to stop & mention the debt of gratitude we owe to Dr. Whiting who attended Mrs. Moore last winter and also Dr. Drew who assisted by his counsel & his cheerful presence. And also to Drs. Douthwaite & Parry of the C. I. M. at Chefoo & to Dr. Avison who attended Mrs. M. in her recent illness. Their faithful work is known above and they brought us much help.

18961026

안나 P. 제이콥슨(서울),
1895년 10월 1일부터 1896년 10월 1일까지 (1896년 10월 26일)

1895년 10월 1일부터 1896년 10월 1일까지

장로교회 한국 지부 귀중,

　　첫째, 6주 동안 지방 체류
　　둘째, 병원에서의 사역, 간호원 훈련 등
　　셋째, 전도 사역

　　지난 연례회의에서 나는 언어 학습을 위해 지방에서 두 달 동안 체류하는 것이 허용되었다. 연례회의가 끝난 후 나는 서울에서 10리 정도 떨어진 한국인 신자 집으로 가서 6주일 동안 머물렀다. 내가 머무는 동안 200명이 넘는 여성들이 나를 찾아 왔지만 내가 언어에 대해 아는 것이 거의 없어 단지 약간의 복음만을 전할 수 있었다. 내가 제중원에서 왔다는 것을 알았기에 아픈 사람들이 나를 보러 많이 왔는데, 나는 10번 그들 집을 방문하였고 여러 명은 병원으로 보냈다. 나는 그곳에서의 체류를 상당히 즐겼다.
　　나는 12월 중순 경에 지방에서 돌아왔으며, 병원에서 업무를 시작하였다. 겨울 중에는 매일 병동에서 3~4시간을 보냈으며, 소년들에게 어떻게 붕대를 매는지, 대야와 기구들을 깨끗이 하는지, 수술을 위해 환자를 준비하는지, 이후 환자를 어떻게 간호하는지, 또한 수술을 위해 수술방을 어떻게 준비하는지, 체온과 맥박을 어떻게 재는지 등을 가르쳤다.

(중략)

Anna P. Jacobsen (Seoul),
From Oct. 1st, '95 to Oct. 1st, '96 (Oct. 26th, 1896)

From Oct. 1st, '95 to Oct. 1st, '96

To the Presbyterian Mission in Korea

> 1st Six weeks in the country
> 2nd Work in the Hospital, training nurses, etc.
> 3rdi Evangelistic work

At the last annual meeting I was allowed two months in the country for language study. After the close of the annual meeting I went about ten li out from Seoul to a native Christian's house and staid six weeks. During my stay over two hundred women called on me, but knowing very little of the language I could give them but a little of the Gospel A lots of sick ones came to see me as they knew I came from the Hospital, and I saw ten calls in their homes, several were sent to the Hospital. I enjoyed my stay very much.

I returned from the country about the middle of December and begun my work in the Hospital. Spent from three to four house daily in the wards during the winter, teaching the boys how to do dressing, to keep basins and instruments clean, to prepare the patients for operation and the care of the patient afterwards, also how to get ready the operating room for operation to take temp. and pulse.

(Omitted)

18961026 [report Y.]

조지아나 E. 화이팅(서울),
장로교회 해외선교본부 귀중 (1896년 10월 26일)

(중략)

여성 전도 사역은 1년 동안의 사역에서 가장 즐거운 부분이었다. 그것은 네 가지 방향으로 수행되었는데, 아침 예배, 가정 방문, 매일의 진료소 예배, 그리고 일요일 아침 예배이었다.

한국어로 진행되는 아침 예배는 대개 병동 중 한 곳에서 열렸는데 입원환자가 참여한다. 예배는 에비슨 부인, 아버클 양, 제이콥슨 양 및 나의 순서로 인도되었다.

(중략)

예배가 끝나면 에비슨 박사가 인도하는 일요일의 아침 예배에 참가하라고 초대한다. 진료소 환자 중에서 나는 최소한 4명이 마음이 바뀐 대단히 희망적인 경우이었다고 생각하며 그들에 대해 대단히 기뻤다. 그러나 시간이 지나자 그들은 이 핑계 저 핑계를 대며 하나하나씩 오지 않게 되었다.

(중략)

Georgiana E. Whiting (Seoul), To the Officers and Members of the Presbyterian Board of Foreign Missions (Oct. 26th, 1896)

(Omitted)

The evangelistic work among the women has been the most enjoyable part of the whole year work. It has been carried on along four lines: morning devotions, visits in homes, daily dispensary service and a Sunday morning service.

At morning devotions in Korean usually held in one of the wards, the inpatients are present. Devotions have been led by Mrs. Avison, Miss Arbuckle, Miss Jacobson and myself in turn.

(Omitted)

At the end of the service, an invitation is given to attend the morning service on Sunday conducted by Dr. Avison. Among the dispensary patients there have been some very hopeful cases. At least four, I was sure, had experienced a change of heart and I was very happy about them, but after a time, one by one, they ceased to come, some giving one reason, others another.

(Omitted)

새뮤얼 A. 마펫(위원회),
언어 평가 위원회 보고서 (1896년 10월 28일)

언어 평가 위원회 보고서

선교본부로 직접 제출함

(중략)

에비슨 박사는 올해 3년차 구두 및 필기시험을 치렀으며, 구두시험에서 89점, 필기시험에서 92⅓점을 받아 대단히 만족스러운 진전을 보여주었다. 이로써 그는 위원회의 [모든] 시험을 통과하였다.

(중략)

Samuel A. Moffett (Com.),
Report of the Examination Committee (Oct. 28th, 1896)

Report of the Examination Committee

Made directly to the Board

(Omitted)

Dr. Avison has this year taken his 3rd year examinations both Oral & Written and has in both shown very satisfactory advancement being received a grade of 89% in the former and 92⅓ in the latter. He also now passes under the Committee.

(Omitted)

호러스 G. 언더우드, 올리버 R. 에비슨, 캐드월러더 C. 빈튼, 재정 위원회 보고서 (1896년 10월 28일)

재정 위원회 보고서

재정 위원회는 보고서에서 두 주제만 언급하고자 합니다. 지폐가 평가 절하된 경우 은행에서 은화 계정을 계속해야 하는지에 대한 재무의 질문에 대해 우리는 우리의 기금은 단호히 평가절하 된 화폐로 옮겨서는 안 된다고 답합니다.

5월에 재무의 장부가 이 위원회의 대표에 의해 감사되었으며 정확하게 유지되어 있음을 발견하였습니다.

현지인 조사에 대한 최대 봉급 계획을 다음과 같이 보고합니다.

교사(원산은 제외)와 조사	매달 50냥
원산의 교사	60
전도부인	25
의료 조수	40
부산의 권서인 (반만 지불)	20
학교 교사 - 서울	50
- 다른 지부	40
- 선교지소	25

삼가 제출합니다,   H. G. 언더우드

O. R. 에비슨

C. C. 빈튼

위원회

Horace G. Underwood, Oliver R. Avison, Cadwallader C. Vinton, Report of Finance Committee (Oct. 28th, 1896)

Report of Finance Committee

The Finance Committee have but two subjects to comment upon in their report to you. To the treasurer's inquiry as to the continuing of a silver accounts at the bank in case paper becomes depreciated we answer that our funds emphatically must not be transferred to that depreciated currency.

In May the treasurer's books were audited by a delegation from this committee and found to be correctly kept.

The schedule maximum salaries for native helpers we present as follows; -

Teachers (except at Gensan) and Helpers	50 nyang per month
at Gensan	60
Bible women	25
Medical helpers	40
Colporters at Fusan (half pay)	20
School teachers at Seoul	50
other stations	40
outstations	25

Respectfully submitted,　　H. G. Underwood

O. R. Avison

C. C. Vinton

Committee

새뮤얼 A. 마펫(위원회), 교육 위원회 보고서 (1896년 10월 28일)

(중략)

에비슨 박사의 요청에 대한 답으로 우리는 조수를 제외한 제한된 수의 학생으로 이루어진 의학 강습반을 승인하되, 그의 판단에 의해 받을 것이며 그들의 경비는 병원 기금 이외에서 조달한다. 이들의 경우 기독교 신자 혹은 신자의 아들에게 우선권을 주어야 한다. 우리는 의학 강습반의 전반적인 계획과 일정을 승인하며, 에비슨 박사의 보고에서 계획되고 제출된 영어 교육을 승인한다.

(중략)

Samuel A. Moffett (Com.),
Report of the Educational Committee (Oct. 28th, 1896)

(Omitted)

In answer to Dr. Avison's question we reply that we approve the reception into the Medical Class of a limited number of students outside of the helpers, these to be received at his discretion and their expenses met outside of the Hospital funds. In these cases preference should be given to Christians or the sons of Christians. We approve the general plan and schedule of the Medical Class and approve the teaching of English to the Medical students is planned and submitted in Dr. Avison's report.

(Omitted)

소지부 및 사역 배정 위원회 보고서 (1896년 10월 30일)

(중략)

C. C. 빈튼, 의학박사

    경동 및 월더 예배당에서의 진료

    기포드 씨의 부재 중 그의 지방 사역을 감독하고, 조사 홍정후에게 지시를 내림

    남학교에서 생리학 강의

    제중원의 의학 강습반에서 주당 3시간을 강의함

(중략)

O. R. 에비슨, 의학박사

    제중원 책임자

    지부의 지시 하에 의료 순회전도

    의학 강습반 교육

    목회 선교사가 배치될 때까지 곤당골에서 교회 감독

O. R. 에비슨 부인

    제중원에서 여성에 대한 전도 사역

의학박사 G. E. 화이팅 양

    언어 학습

    제중원에서 의료 업무

    연못골에서 진료

    지부의 지시 하에 의료 순회전도

안나 P. 제이콥슨 양

    언어 학습

    제중원의 간호사

    경동교회와 연관된 여성에 대한 전도 사역

(중략)

Report of Committee on Apportionment of Substations and Work
(Oct. 30th, 1896)

(Omitted)

C. C. Vinton, M. D.

    Dispensary work at Kyeng Dong and Walder Chapel

    Oversight of Mr. Gifford's country work during his absence and direction of helpers Hong Chong Hu

    Teaching of Physiology in Boys School

    Teaching of Medical class three hours a week at Gov't. Hospital

(Omitted)

O. R. Avison, M. D.

    Superintendent of Government Hospital

    Medical itineration under direction of Station

    Training of Medical class

    Oversight of church services at Kong Dong Kol until a clerical missionary is located there

Mrs. O. R. Avison

    Evangelistic work among women at Hospital

Miss G. E. Whiting, M. D.

    Language study

    Medical work at Government Hospital

    Dispensary work at Yun Mot Kol

    Medical itineration under direction of Station

Miss Anna P. Jacobson

    Language study

    Nurse and matron at Gov't. Hospital

    Evangelistic work among women in connection with Kyeng Dong Church

(Omitted)

호러스 G. 언더우드(서울),
1896년 10월 31일 끝나는 연도의 전도 보고서(1896년 10월 31일)

(중략)

작년에 나는 단지 두 번만 지방 여행을 갈 수 있었는데, 약 2,000리를 여행하였다. 첫 번째 여행에는 O. R. 에비슨 박사와 함께 갔는데, 우리는 장연과 곡산에 갔다 왔다. 길을 따라 기회가 주어지는 대로 우리는 전도하고 가르쳤다.

돌아오는 길에 적지 않은 곳을 들렀는데, 고양, 송도, 해주 등이 주목할 만 하였다.

(중략)

Horace G. Underwood (Seoul),
Evangelistic Report for Year ending Oct. 31st, 1896 (Oct. 31st, 1896)

(Omitted)

During the past year it has been possible for me to take but two trips into the country, in all about 2000 li. In the first I was accompanied by Dr. O. R. Avison, and we went to Chang Yun and Koksan and back. All along the road as opportunity offered we preached and taught.

On one way we touched at not a few places, notably Ko Yang, Song Do, Hai Ju.

(Omitted)

18961105

잡보외방통신. 독립신문(서울) (1896년 11월 5일), 2쪽

[Miscellaneous]. *The Independent* (Seoul) (Nov. 5th, 1896), p. 2

(1896년) 11월 2일 정동 병문에서 역사 하는 모군꾼들이 싸울새 파수 병정이 탑골 사는 이근백이란 모군꾼을 총으로 때려 기지 사경이어늘 제중원 의사 에비슨 씨가 데려다가 병원에다 두고 치료 시킨다더라.[78]

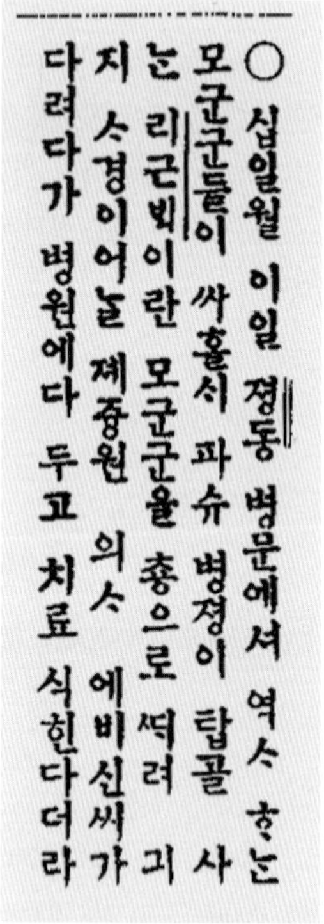

○십일월 이일 졍동 병문에셔 역ᄉᆞ ᄒᆞᄂᆞᆫ
모군군들이 싸홈시 파슈 병졍이 탑골 사
ᄂᆞᆫ 리근뵈이란 모군군을 총으로 ᄯᅢ려 긔
지ᄉᆞ경이어ᄂᆞᆯ 졔즁원 의ᄉᆞ 에비신씨가
다려다가 병원에다 두고 치료 식힌다더라

그림 4-58. 잡보외방통신. 독립신문(서울) (1896년 11월 5일), 2쪽

78) 공사판 따위에서 삯을 받고 이하는 사람을 모군꾼(募軍--)이라 한다.

회의록, 한국 선교부 서울 지부 (미국 북장로교회) 1891~1921
(1896년 11월 16일)

한국 서울
1896년 11월 16일

(서울 지부의) 정기 월례회의가 에비슨 박사 사택에서 개최되었으며, 그는 임시 의장을 맡아 예배를 인도하였다.

(중략)

다음의 청구가 낭독되었고 승인되었다.
......
    O. R. 에비슨 박사   358.50
......

밀러 씨가 기도를 드린 후 폐회하였다.

O. R. 에비슨, 임시 의장
C. C. 빈튼, 서기

Seoul, Korea.
November 16th, 1896

The regular monthly meeting was held at the house of Dr. Avison, who occupied the chair as temporary chairman, and conducted the devotional exercises.

(Omitted)

The following orders were read and approved: -

......

Dr. O. R. Avison $ 358.50

......

The meeting adjourned after prayer by Mr. Miller.

O. R. Avison, Chairman *pro tem*
C. C. Vinton, Secretary

18961200

미국 북장로교회 연례회의에 제출한 보고서.
The Korean Repository 3(12) (1896년 12월호), 482~485쪽

서울 지부

많은 자료가 없이 지난해 서울 지부의 업무를 요약하는 것은 쉽지 않은 일이다. 불완전하지만 다음은 서울 지부가 했던 것의 일부를 말해주고 있다. 서울 근교의 마을은 상당히 철저하게 점검되었다. 무어, 기포드, 빈튼, 에비슨 및 언더우드 씨와 기포드 부인, 스트롱 양 및 화이팅 박사는 일 년의 일부를 전도 여행으로 보냈다. 나는 여행한 총 거리가 한국식의 리(里)로 얼마나 되는지 자료를 갖고 있지 않지만 거의 3,000리가 될 것이다.

이 여행 중에서 많은, 그리고 점점 증가하는 양의 서적과 의약품이 판매되었고, 다방면으로 우리가 그들에게 좋은 일을 하기 위해 이곳에 있다는 것을 보여주었다.

(중략)

의료 사업은 네 곳의 진료소에서 진행되어 9,000예가 치료를 받았으며, 이중 약 ⅓이 여성이었다. 네 진료소에서는 진료비에 대한 뚜렷한 진전이 있었다. 현지인들로부터 322 달러가 넘게 수납되었다. 환자 수가 약간 감소한 것이 주목되었고, 여러 가지가 그 원인으로 거론되었지만, 감소가 도시의 모든 병원과 진료소에서 나타났기에 도시의 불안한 상태 때문이었을 것이다.

병원 조수들의 강습반이 조직되었다. 일부는 상당히 진정된 상태이며, 의학 강습반에서 훌륭한 시작이 이루어졌다.

더 광범위한 교육이 계획되고 있으며 이론과 함께 실습이 진행되고 있다.

지부의 모든 의료 사업에서 많은 전도 사업도 수행 중이다. 의료 사역은 진정한 의미에서 전도 사역이 되고 있으며, 두 분야는 밀접하게 연관되어 있다. 서울 지부 회원들에 의해 상당한 문서 작업이 이루어졌으며, 적지 않은 양이 조선성교성회, 성서 공회 및 개인 기금으로 출판되었다.

(중략)

Reports to the Annual Meeting of the Presbyterian Mission North.
The Korean Repository 3(12) (Dec., 1896), pp. 482~485

Seoul Station

To summarize the work of the Seoul station during the past year without much of the data is no easy work. The following, the incomplete, tells a little of what Seoul station has been doing. The villages in the immediate vicinity of Seoul have been pretty thoroughly canvassed. Messrs Moore, Gifford, Vinton, Avison and Underwood,, as well as Mrs. Gifford, Miss Strong and Miss Dr. Whiting have spent more or less of the year in itinerating. I have no data to estimate the total number of Korean li travelled but it must approximate 3000.

On these trips a large and increasing amount of books and medicine have been sold and in every way people have been made to see that we are here to try to do them good.

(Omitted)

Medical work has been carried on at four dispensaries at which the total of 9000 cases have been treated, about one third of them being women. A notable advance has been made in the matter of charges and fees in the four dispensaries. From the natives over $322.00 was received. As this was the first year of a rigid insistence upon this, a slight decrease in number of patients has been noted and by some attributed to this cause, but as the decrease has seen in all the hospitals and dispensaries in the city it should rather be attributed to the disturbed condition of the city.

The helpers in the hospital have been gathered in a class. Some are fairly advanced and a good beginning has been made in a medical class.

More extended work in teaching is planned and practical work is made to go hand in hand with theoretical.

In all the medical work of the station a large amount of evangelistic work is also undertaken. The medical work is made to be evangelistic in the true sense of the word and the two branches go hand in hand. A good deal of literary work

has been done by the members of the Seoul station and no small amount of
matter has been put through the press by the Korean Religious Tract Society,
Bible Societies and by private funds.

(Omitted)

회의록, 한국 선교부 서울 지부 (미국 북장로교회) 1891~1921
(1896년 12월 21일)

(중략)

다음의 청구가 낭독되었고 승인되었다.
......
    O. R. 에비슨 박사   256.22 달러
(중략)

Minutes, Seoul Station, Korea, 1891~1921 (PCUSA) (Dec. 21st, 1896)

(Omitted)

The following orders were read and approved: -
......
    Dr. O. R. Avison $ 256.22
(Omitted)

지역 단신. 독립신문(서울) (1896년 12월 29일), 1쪽

성탄절 날 언더우드 박사 부부는 한국의 원로 선교사들에 대한 연례 성탄절 만찬을 접대하였다. 이 만찬에는 D. A. 벙커 목사 부부, O. R. 에비슨 박사 부부, H. G. 아펜젤러 목사 부부, W. B. 스크랜턴 박사, H. B. 헐버트 목사 부부, J. O. 페인 양, 케이트 레드패스 양 및 J. H. 다이 씨가 참석하였다. 대단히 흥겨운 저녁을 보냈다.

(중략)

Local Items. *The Independent* (Seoul) (Dec. 29th, 1896), p. 1

On Christmas Day the Rev. Dr. and Mrs. Underwood gave their usual Annual Christmas dinner to the oldest missionaries in Korea. Those present were Rev. and Mrs. D. A. Bunker, Dr. and Mrs. O. R. Avison, Rev. and Mrs. H. G. Appenzeller, Dr. W. B. Scranton, Rev. and Mrs. H. B. Hulbert, Miss J. O. Paine, Miss Kate Redpath and Mr. J. H. Dye. A very pleasant evening was spent.

(Omitted)

올리버 R. 에비슨 지음, 박형우 편역, 올리버 R. 에비슨이 지켜본 근대 한국 42년 1893~1935. 하 (서울: 청년의사, 2010), 76~77, 78, 80, 80~81, 82, 83~84쪽

76~77쪽

대한민국의 첫 대통령[79] 이승만

이승만과 제중원

조지아나 화이팅 여의사가 서울의 제중원에서 저자와 함께 일을 하기 위해 1895년 내한하였을 때 당장 필요하였던 것은 언어 교사이었다. 이 임무를 위해 배재학당의 젊은 학생이었던 이승만이 선택되었다.[80] ……

78쪽

이승만은 처음에 우리들에게 자신이 선교사들을 불신하고 있다는 사실을 말해 주지 않았다. 하지만 그는 선교사들에 대해 두려움을 느끼고 있었다.

이승만은 이 모든 염려들을 마음속에 품고 있었다. 하지만 우리가 관계되는 한 겉으로는 우리 모두에게 매우 친절한 것처럼 보였다. 그는 방과 후 시간에 조지아나 화이팅 의사의 어학 공부를 지도하기 위해 매일 제중원에 들렸다. 그는 항상 나와 함께 서양과 한국의 정부 형태의 차이를 토론하기 원하였기 때문에 우리 둘은 상당히 친밀해졌다. ……

80쪽

우리들이 대화를 하는 중에 한 번은 그가 상당히 흥분되어 자신의 일생을 조국의 정부 형태를 바꾸는 것을 돕는데 바치기로 결심하였다고 내게 말하였다. 나는 그에게 오랫동안 유지해 왔던 정부의 형태를 너무 빠르게 변화시키려 노력하였

---

79) 에비슨이 이 글을 쓸 때에는 아직 독립한 상태가 아니었으므로 상하이 임시 정부의 초대 임시 대통령을 의미한다.

80) 이승만(李承晩, 1875~1965)은 황해도 해주에서 가난한 선비의 아들로 태어났다. 그는 1877년 서울로 이사하여 1879년부터 서당에 다녔다. 그는 신흥우의 형 신긍우의 권유로 1895년 4월 2일 아펜젤러가 운영하던 배재학당에 입학하였다. 화학을 가르치던 윌리엄 A. 노블(William A. Noble)로부터 영어 알파벳을 배웠다. 그는 영어 공부를 시작한지 6개월 밖에 되지 않았지만 배재학당의 영어 교사로 채용되었다. 그는 조지아나 화이팅으로부터 한 달 월급으로 은화 20원을 받았다.

던 모든 나라에서 그런 시도가 피로 얼룩졌으며, 때로 관련된 사람들이 죽게 되었음을 알려주었다. 그러면서 그런 행동의 위험성을 지적해주었다.

내가 그에게 그런 상황에 기꺼이 맞설 각오가 돼 있는지를 물어 보자 잠시 그는 진지해졌다. 잠시 숙고한 후 그는 너무나 위대한 목표를 추구하는데 있어 자신에게 무엇 일이 닥쳐오더라도 기꺼이 받아들이겠다고 말하였다. ……

80~81쪽

단발령

……

일본은 한국인들이 그들의 지배를 수용하게 하는데 많은 어려움에 직면하였다. 이 완강함을 극복하는 여러 방법을 여러 모로 생각한 끝에 그들은 머리로 상투를 트는 조선의 풍습이 그들의 민족 의식과 밀접한 관련이 있다는 사실을 알게 되었다. 오래 동안 한국인은 상투를 틀지 않았다. 그러나 조선과의 전쟁에서 승리한 중국은 복종의 표시로 그들이 이런 형태의 이발을 하도록 명령하였다. 따라서 처음에는 굴욕의 표시이었다. 하지만 세월이 흘러 지금은 그들 민족의 특별한 상징으로 생각하였고 그들에게 매우 가치 있는 것이었다.

……

일본인은 한국인이 자신의 상투를 그런 방식으로 여겼다. 상투를 트는 것이 자신의 마음속에 한국인으로 남아 있겠다는 의식을 갖고 있는 것이라고 인식하였다. 그래서 모든 남자들로 하여금 상투를 자르고 서양식으로 머리를 이발을 하라고 명령하였다.[81]

82쪽

• 고종의 단발

도시의 모든 사람이 상투를 제기하라는 명령은 궁궐에 있는 사람들에게도 예외 없이 공표되었다. 그 당시 거의 매일 궁궐로 출근하였던 내게 고종은 언제 명령이 집행되는지를 내가 아는가 걱정스럽게 물어보았다. 물론 나는 알지 못하였다. 그런데 어느 날 내가 궁궐을 떠날 때 왕은 내게 다음날 오지 말고 모레에 오라고 말하였다.[82] 나는 그의 창백한 얼굴을 보면서 내일이 그에게 가해질 수 있는 가장

---

81) 김홍집을 비롯한 온건 개화파들은 을미사변이 일어난 지 불과 3개월 뒤인 11월 15일, 17일부터 역법을 양력으로 변경하고 동시에 고종의 조칙으로 단발령(斷髮令)을 실시한다고 발표하였다. 단발령을 실시하는 이유는 '위생에 이롭고 작업에 편리하기 때문'이었다. 하지만 유교 윤리가 생활 깊숙이 뿌리내려져 있던 백성들은 신체, 머리털, 피부는 부모에게서 물려받은 것이기에 훼손하지 않는 것이 효(孝)의 시작이라며 극렬하게 반대하였다.

큰 모욕이 있을 바로 그 무서운 날이 될 것임을 직감하였다.

요청한 대로 두 번 째날 궁궐에 들어갔을 때 나는 매우 슬프게 보이는 무리를 발견하였다. 전실을 통해 왕의 처소로 걸어가면서 그가 평상시보다 더 큰 관심을 보이면서 나를 쳐다보는 것을 볼 수 있었다. 나를 맞은 후 "당신의 머리칼은 좋아 보입니다. 누가 잘라 주었습니까?"하고 물어 보았다. 그리고 시종 한 명을 오도록 한 후 모자를 벗도록 지시하고 내게 말하였다. "보시오. 그들은 우리 모두를 스님 처럼 만들었소." 한국에서는 300년 이상 동안 스님이 모든 사람 중에서 가장 지위 가 낮게 취급되었고 심지어 서울에 들어오는 것이 허용되지 않았다. 모두들 스님 의 특징이 짧게 면도한 머리라는 것을 알기 때문에 이것은 그가 사용할 수 있는 가장 모멸적인 말이었다.

......

83~84쪽

• 이승만의 단발과 에비슨

왕이 단발한 직후의 어느 일요일 오후 이승만은 내 집을 방문하여 자신의 상 투를 잘라 달라고 요청하여 나는 놀랐다. 내가 말했다. "왜! 당신은 정말 상투를 자르길 원합니까?" 그가 대답했다. "물론 아닙니다. 그러나 잘라야 하기 때문에 나 는 그것을 재미로 여기는 사람이 아니라 내 친구가 해 주기를 원하는 것입니다." 우리는 진찰실로 갔고 그곳에서 나는 머리를 한 번에 잘라 테이블 위에 놓았다. 내 이발 기술이 어쨌건 나머지 머리를 다듬었지만 최소한 왕에게 한 것 보다는 더 좋게 했다고 생각한다.

내가 이발을 끝내자 이승만은 상투를 집어 들고 거즈 조각에 싼 후 뺨에 눈물 을 흘리며 그것을 어머니께 가져다 드리겠다고 말하였다.[83] 당연히 왜 안 되겠는 가? 어머니는 그의 성년과 결혼의 표시로 상투를 틀어주었고 그렇게 함으로써 그 는 완전한 성인이 되었던 것이다. 그 순간 나는 이전보다 더 가슴이 벅차게 작은 다발의 머리칼을 싸는 그의 감정을 이해하였고 한국인들이 일본의 지배에 대해 느 끼는 반감의 깊이를 어느 정도 실감하였다.

---

82) 단발령이 선포된 11월 15일 내부대신 유길준의 강요에 못 이긴 고종은 농상공부대신 정병하에게 '내 머리를 깎으라.'며 머리를 잘랐고, 유길준이 태자의 머리를 깎았다고 한다.
83) 이승만은 제중원에 붙어 있는 작은 방에서 이틀 밤을 새웠다. 자른 상투는 어떤 여선교사가 필라델피아 근처의 자기 친구에게 보내었는데, 소재 불명이 되었다는 기록이 있다.

Oliver R. Avison, Edited by Hyoung W. Park, *Memoires of Life in Korea* (Seoul: The Korean Doctors' Weekly, 2012), pp. 254, 256, 256~257, 257, 258~259

p. 254

First President of the Republic of Korea

When Dr. Georgiana Whiting arrived in Korea in 1895 to collaborate with the writer in the Royal Korean Hospital in Seoul, her f irst need was a language teacher and Yi Seung Man, a young student in the Methodist School for boys was selected for this duty. ......

Rhee (as he now calls himself) kept all these misgivings to himself and, as far as we were concerned, seemed to be very friendly to us all. He came every day, outside of his school hours, to supervise Dr. Whiting's studies so he and I became very intimate for he was always eager to discuss with me the differences between Western forms of government and those that prevailed in Korea.

p. 256

During one of these conversations he grew quite excited and told me he had decided to devote his life to helping change his country's form of government. I pointed out to him the dangers of such a course, showing him how in every country where men had attempted to change a long-established form of government too quickly it had resulted in blood-shed and often in the death of those engaged in it. When I asked whether he would be willing to face such an eventuality my question sobered him up for a bit but, after some reflection, he said he would be willing to undergo whatever might come to him in the pursuit of so great an objective. ......

pp. 256~257

The Ordinance Prohibiting Topknots

......

The Japanese met with many difficulties in their efforts to bring the people to accept their rule. Looking around for ways in which to break down this stubbornness they realized that the Korean custom of men wearing their hair in the form of a topknot was closely associated with their nationalistic feelings. In the long age the Koreans had not worn topknots but the Chinese, at the end of a victorious war against them, ordered them to assume this form of hairdressing as a sign of their submission. Though at first a mark of degradation as time passed they came to think of it as a special symbol of their nationality and so it became very precious to them.

......

The Japanese, realizing that the Koreans regarded their topknots in that way and that as long as they wore them they would remain Korean at heart, ordered all the men to cut them off and dress their hair in the Western style.

p. 257

When orders for all the city people to get rid of their topknots were promulgated even those within the palace were not to be excused. I was in attendance in the palace almost daily at that time and every day his Majesty anxiously asked if I knew when the order was to be enforced. Of course I did not know but one day, as I was leaving the palace, he told me not to come the next day but to come again the day after and, as I looked into his white face, I knew that tomorrow was to be the dreaded day, the day on which he was to be subjected to the greatest indignity that could be put on him.

When I entered the palace on the second day, as requested, I found a very sad-looking group and as I walked through the anteroom to His Majesty's apartment I could see he was watching me with a greater interest than usual. After greeting me he said, "Your hair looks all right, who cuts it for you?" Then he ordered one of his attendants to be called and as the man entered he directed him to remove his hat, saying to me, "Look, they have made us all into Buddhist priests." This was the lowest epithet he could use because for a period of more than three hundred years Buddhist priests had been regarded as the most degraded of all the people and had not been allowed even to enter the capital and, as everyone knows, they were marked by closely shaven heads.

pp. 258~259

......

One Sunday afternoon, soon after the cutting of the king's hair, Rhee called at my home and surprised me by asking me to cut off his topknot. "Why?" I said, "Do you really want it off?" "Of course not," he answered, "but, as it has to be done, I want it done by a friend and not by one who will take pleasure in doing it." We went to the dispensary where I cut it off in one piece, and, laying it on the table, trimmed off the remaining hair with whatever skill I possessed which was not much but, to say the least, I did a better job than had been done on his Majesty. When I had finished, Rhee took up the topknot, wrapped it in a piece of gauze, and, while the tears ran down his cheeks, said he would take it home to his mother. Of course, why not? She had given it to him as a sign of his coming manhood and marriage and had, by so doing, made him into a full-fledged citizen of his country. At that moment, more fully than before, I understood the sentiment wrapped up in that little bunch of hair and realized to some degree the depth of the antipathy that Korean felt for their Japanese masters.

제5장
1897년

1897년에 에비슨은 1월부터 큰 시련을 겪었다. 간호사 제이콥슨이 이질로 사망하였던 것이다. 이에 알렉산더 A. 피터스를 제중원 고용하려 하였지만 선교본부가 이를 승인하지 않았다.

과중한 업무에 시달리게 된 에비슨은 결국 건강을 해치게 되었고 9월에 개최된 연례회의에서 4~6주 동안의 요양 여행을 허락받았다. 언더우드 가족과 일본 및 중국 등을 여행 하던 10월 중순 여의사 에바 필드와 정규 간호사 에스터 L. 쉴즈가 서울에 도착하였다.

한편 러시아 대사관에 머물던 고종은 2월 20일 경운궁으로 환궁하였고, 10월 국호를 대한제국으로 고치고 황제에 즉위하였다. 이어 11월에는 명성황후가 된 민비의 장례식이 치러졌다.

In 1897, Dr. Avison went through hardships from January. First of all, Miss Jacobson, who contracted a dysentery, had passed away due to liver abscess. Thereupon Dr. Avison tried to employ Mr. Alexander A. Pieters as a nurse at Jejoongwon, but the Board in New York didn't approve it.

By overloaded work, Dr. Avison was in failing health, and was approved to go for a health trip for 4 to 6 weeks at the Annual Meeting held in September. During the trip in Japan and Chefoo with Dr. Underwood's family in mid-October, Dr. Eva H. Field and Esther L. Shields, R. N. arrived in Seoul.

Meanwhile, King Gojong who stayed at Russian Legation, returned to the Kyoungwoon Palace in Feb. 20th, and after changing the name of a country to Daehan Jeguk (Korean Empire) in October, Gojong himself acceded to the Emperor. Then the official funeral service of the late Queen Min, who honored as a Myoungsung Empress, was held in November.

18970100

서울은 어떤 곳인가?
The Korean Repository 4(1) (1897년 1월호), 32~33, 33~34쪽

서울은 어떤 곳인가?

32~33쪽

안나 P. 제이콥슨 양. - 이번 달에 서울과 제물포의 외국인 사회에서 세 번째 사망자가 생겼다. 미국 북장로교회 선교부의 회원이며 제중원에서 간호사로 근무하던 안나 P. 제이콥슨 양이 1월 20일 오전 12시 30분에 조용히 숨을 거두었다. 우리는 그녀의 최근 병환 중에 그녀를 진료하였던 O. R. 에비슨 박사가 우리에게 보낸 편지를 인용한다. "제이콥슨 양의 병환은 지난 8월로 거슬러 올라가는데, 당시 그녀는 심한 이질에 걸렸지만 분명 완전히 회복되어 9월 말경에 병원에서 일을 재개 하였습니다. 10월 말경 그녀는 갑자기 오한과 고열로 매우 위독해졌습니다. 처음에는 장티푸스가 발생한 것으로 걱정하였지만, 그 증상들은 지속되지 않았고 말라리아 간헐열의 증상이 나타났습니다. 거의 회복이 되지 않았고 간과 관련된 다른 증상이 나타났습니다. 특히 바로 얼마 전에 이질에 걸렸고 그것이 간농양의 흔한 원인이기 때문에 저는 그녀의 간에 농양이 형성되고 있다고 의심을 하였습니다.

(중략)

33~34쪽

그녀는 완전한 평온을 보였으며 수술 전에는 기뻐했는데, 모든 것을 [주님께] 맡기고 오직 수술에 참여한 의사들을 위해 그녀가 수술 중에 사망하지 않도록 희망하였습니다."

(중략)

Where is Seoul?

The Korean Repository 4(1) (Jan. 1897), pp. 32~33, 33~34

Where is Seoul?

pp. 32~33

Miss Anna P. Jacobson. - For the third time this month death entered the foreign communities in Seoul and Chemulpo. Miss Anna P. Jacobson, a member of the Northern Presbyterian Mission, employed as nurse in the Royal Hospital, this city, passed quietly away at half past twelve on the morning of January 20. We copy from a letter to us by Dr. O. R. Avison who attended her during her last sickness "Miss Jacobson's illness dates back to last August, when she had a severe attack of dysentery from which, however, she apparently fully recovered, resuming her work in the hospital about the end of September. Towards the end of October she suddenly became very sick with high fever preceded by chills. At first it was feared that typhoid would develop but those symptoms did not continue and what appeared to be malarial remittent fever resulted. There is very little improvement and other symptoms connected with the liver developing, I suspected that an abscess in the liver was forming, especially as she had had, but a short time before, the dysentery which is so frequent a cause of suppuration in the liver.

(Omitted)

pp. 33~34

"She manifested perfect calmness even to joy before the operation, being perfectly resigned to be taken or left, only expressing the hope that for the sake of the doctors engaged in the operation she might not die while the operation was being performed."

(Omitted)

회의록, 한국 선교부 서울 지부 (미국 북장로교회) 1891~1921 (1897년 1월 8일)

한국 서울
1897년 1월 8일

서울 지부의 특별회의가 에비슨 박사 사택에서 개최되었다.

(중략)

동의에 의해 에비슨 박사가 기도를 드린 후 폐회하였다.

H. G. 언더우드, 의장
C. C. 빈튼, 서기

Minutes, Seoul Station, Korea, 1891~1921 (PCUSA) (Jan. 8th, 1897)

Seoul, Korea.
January 8th, 1897

A special meeting of Seoul Station was held at the house of Dr. Avison.

(Omitted)

On motion the meeting adjourned after prayer by Dr. Avison.

H. G. Underwood, Chairman
C. C. Vinton, Secretary

지역 단신. 독립신문(서울) (1897년 1월 12일), 2쪽

제이콥슨 양은 한동안 간농양을 앓아 왔다. 지난 목요일 에비슨 박사는 농양 강(腔)을 천자하여 상당량의 고름을 뽑아내었고 그녀는 상당히 회복되었다.[84] 어제 아침 에비슨 및 빈튼 박사는 그녀에의 수술을 대단히 성공적으로 시행하였으며, 농양 강을 세척하였다. 환자는 수술을 받으며 상태가 좋지 않았지만 곧 회복되었다. 우리는 그녀가 곧 건강을 되찾고 다시 자신이 선택한 너무도 고상하고 헌신적인 사역에 전념할 수 있게 될 수 있기를 기원한다.

Local Items. *The Independent* (Seoul) (Jan. 12th, 1897), p. 2

Miss Jacobson has been ill for some time with an abscess of the liver. Last Thursday Dr. Avison aspirated the abscess cavity and drew off considerable quantity of pus, which relieved her greatly. Yesterday morning Drs. Avison and Vinton performed an operation on her very successfully and washed out the abscess cavity. The patient went through the operation rather poorly, but soon rallied. We hope she may soon regain her usual health and again devote herself to her chosen work which is so noble and self sacrificing.

---

84) 1897년 1월 7일이다.

회의록, 한국 선교부 서울 지부 (미국 북장로교회) 1891~1921
(1897년 1월 20일)

한국 서울
1897년 1월 20일

(중략)

언더우드 박사와 빈튼 박사는 제이콥슨 양의 사망으로 인한 우리의 상실감을 표현하는 결의를 작성하며, 그것을 그녀의 자리가 즉시 채워져야 한다는 요청과 함께 선교본부로 보내도록 지시를 받았다. 제출된 결의는 다음과 같았다.

해외선교본부 귀중,

하나님께서는 섭리로 우리들 중에 A. P. 제이콥슨 양을 데려 가셨으므로,

우리는 제중원에서 O. R. 에비슨 박사에게 귀중한 도움을 주며 자신을 희생했던 것을 기록하기로 결의한다. 그녀의 죽음은 이미 과중한 짐을 지고 있는 에비슨 박사에게 사소한 업무의 부담을 지워주고 있으며, 성공적인 운영을 위해 꼭 필요한 정규 간호사가 병원에 없게 되었다. 따라서 우리는 선교본부에 요청하기로 결의한다.

다음의 청구가 낭독되었고 승인되었다.
......

O. R. 에비슨 박사   228.00 달러

(중략)

Seoul, Korea.

January 20th, 1897

(Omitted)

Dr. Underwood and Dr. Vinton were instructed to draw up a resolution expressive of our sense of loss in the death of Miss Jacobson, and to transmit it to the Board with a request that her place be filled at once: - the resolution presented was as follows: -

To the Board of Foreign Missions:

Whereas God in his providence has removed from our midst Miss A. P. Jacobson;

Resolved that we record our sense of herself sacrificing services at the Government Hospital where she rendered to Dr. O. R. Avison invaluable aid. Her death throws upon Dr. Avison a burden of minor duties when he is already overburdened and leaves the hospital without a trained nurse, which is so necessary in the successful conduct of such an institution. Resolved therefore that we urgently request the Board to speedily take steps to fill the vacancy.

The following orders were read and approved: -

......

Dr. O. R. Avison $228.00

(Omitted)

지역 단신. 독립신문(서울) (1897년 1월 23일), 2쪽

제이콥슨 양의 장례식이 어제 아침 11시 H. G. 언더우드 박사의 사택에서 개최되었다.[85] 사택은 고인(故人)의 외국인 및 한국인 친구들로 붐볐다. 언더우드 박사는 성경 구절의 낭독으로 예식을 시작하였으며, 에비슨 박사의 기도, 그리고 한국인 기독교인의 다른 기도가 있었다. W. M. 베어드 씨는 성경의 다른 구절을 낭독하였으며, H. G. 아펜젤러 목사는 삶의 교훈이 되는 고인의 순수한 기독적인 삶에 대해 연설을 하였다. 그는 그녀의 고상한 성격과 이 세상에 있었던 동안 실행했던 많은 고귀한 행동에 대해 감동적으로 언급하였다. 그녀가 즐겨 했던 찬송가를 영어와 한글로 불렀다. 언더우드 박사는 한국어로 한국인 신자들에게 연설을 하였으며, 사랑, 믿음 및 기쁨에 대해 감동적으로 설교하였다.

관은 많은 친구들이 가져온 꽃들로 아름답게 장식되었다. 상여는 한국인 신자들에 의해 양화진에 있는 묘지로 운구 되었으며, 많은 친구들이 뒤를 따랐다. 장로교회 선교부 학교의 학생들은 장지로 가는 내내 찬송가를 불렀다.

Local Items. *The Independent* (Seoul) (Jan. 23rd, 1897), p. 2

The funeral service of Miss Jacobson was held at the residence of Dr. H. G. Underwood yesterday morning at 11 o'clock. The house was crowded with the friends of deceased, both foreign and native. Dr. Underwood began the service by reading a passage from Scripture, followed by a prayer by Dr. Avison, and another prayer by a Korean Christian. Mr. W. M. Baird read another passage from Scripture, and Rev. H. G. Appenzeller delivered an address describing the pure Christian life of the deceased, which becomes a lesson for the living. He eloquently stated her noble character and many worthy deeds, which she performed while she was on earth. Her favorite hymns were sung both in English and

---

85) 1897년 1월 22일이다.

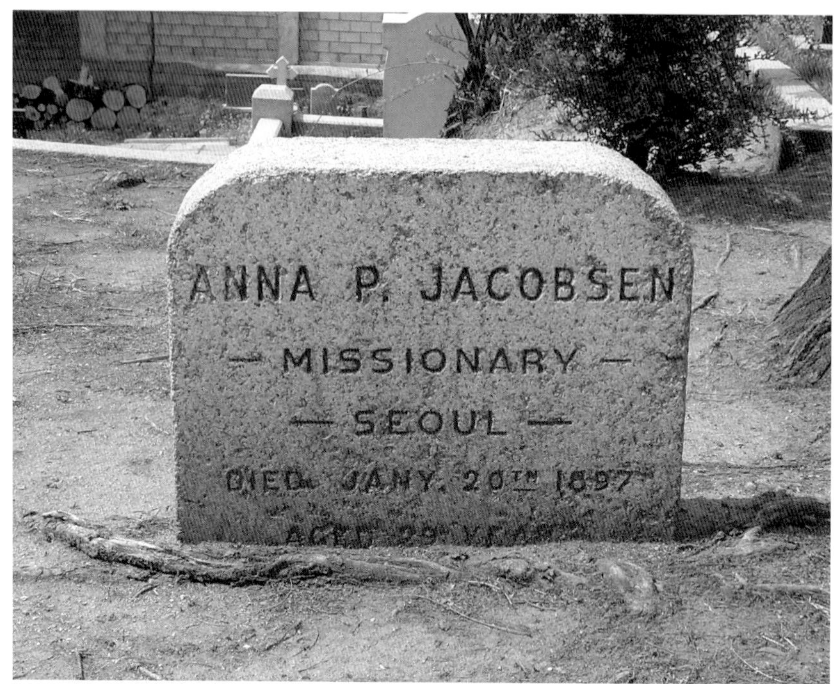

그림 4-59. 양화진 외국인 묘지에 안장된 안나 P. 제이콥슨

Korean. Dr. Underwood addressed in Korean to the native Christians, and eloquent sermon, on love, faith and joy.

The coffin was beautifully decorated with hot house flowers contributed by many friends. The bier was carried by the native Christians to the cemetery in Yangwhachin, followed by several friends. The scholars of the Presbyterian Mission School sang hymns on the way to the burial ground.

18970125

올리버 R. 에비슨(서울)이 프랭크 F. 엘린우드
(미국 북장로교회 총무)에게 보낸 편지 (1897년 1월 25일)

한국 서울
1897년 1월 25일

신학박사 F. F. 엘린우드 목사

안녕하십니까,

제가 제이콥슨 양의 질병과 사망에 대해 상세하게 박사님께 편지를 쓰는 슬픈 임무를 수행하는 것이 대단히 슬픕니다. 지난 8월 그녀는 심한 이질에 걸렸다가 분명 완전히 회복한 것으로 생각되어 10월 초에 그녀의 병원 업무로 돌아 왔습니다. 그러나 그녀가 이질에서 회복되었지만 독성 물질이 다른 계통으로 운반되어 후에 후유증이 나타났습니다. 그녀는 10월의 연례회의가 진행되는 중에 불편함을 호소하였지만 단지 불확실한 증상뿐이었고, 회의가 폐회할 때까지 계속되다가 갑자기 심한 오한과 발열이 시작되었습니다. 첫 하루 이틀 중에는 그것이 말라리아 간헐열로 생각되었지만, 오히려 장티푸스에 가까운 증상들이 나타나기 시작하여 한 일주일 동안 우리는 그것으로 판명될 것을 염려하였지만 다시 변경되어 말라리아 간헐열의 특징을 나타내었습니다. 한두 주일 동안 발열이 통상적인 치료에 잡히지 않았고, 간에 몇몇 국소 증상이 나타났고, 특히 흔히 간농양의 원인인 이질에 최근 걸렸었기 때문에 저는 간농양으로 발전할 두려움을 갖게 되었습니다. 하지만 많은 증상들이 호전되었고, 그녀는 종종 의자에서 일어날 수 있었습니다. 그녀의 병이 시작되었을 때 우리는 그녀를 우리 새 집의 방에 있게 하였으며, 우리 선교부와 감리교회 선교부의 많은 동료들의 방문을 받을 수 있을 때까지 머물다가 빈튼 박사의 집으로 올라갔습니다.

하지만 그녀의 상태는 국소적 증상이 더 분명해지는 것을 제외하고 많이 변하지 않았으며, 동통이 더 심해지고 간이 점차 비대되어 우리는 점점 더 그녀가 간농양을 앓고 있다는 견해를 갖게 되었습니다.

저는 그녀에게 내가 무엇을 걱정하는지 충분히 설명하였고, 그녀에게 그런 상태와 관련된 위험에 대해 솔직하게 이야기하였습니다. 그러나 그녀는 대단히 침착하게 설명을 들었으며 자신은 구세주를 믿으며 만일 부르신다면 갈 준비가 되어 있다고 선언하였습니다. 저는 진단을 확실하게 하기 위해 간 천자(穿刺)를 시행할 필요를 설명하였으며, 만일 고름을 발견하게 되면 그것을 배출시키기 위해 중대한 수술을 시행할 필요가 있게 될 것이라고 말해 주었습니다. 그녀는 자신이 수술을 위한 간호사로 교육을 받을 수 있었던 병원으로 가고 싶다고 말하였으며, 우리 모두는 그녀를 위해 그렇게 하는 것이 최상일 것이라고 의견을 모았습니다. 하지만 그녀는 상태가 어떤지 알기 위해 이곳에서 천자술을 받기 원하였고, 그래서 (1897년) 1월 7일 빈튼 박사는 마취제를 투여하였고, 여러 의사들이 참석한 가운데 저는 천자를 시행하였는데, 유감스럽게도 처음 주사바늘을 삽입하였을 때 고름이 발견되었습니다. 우리는 천자기를 통해 약 5 온스의 고름을 뽑아내었고, 그녀는 마취에서 깨어나 하루 이틀 동안 편안해 하였습니다. 그러자 그녀는 이곳에서 수술을 받고 싶다고 언급하였는데, 한겨울에 육로로 제물포로 가서 배를 타고 도쿄나 상하이로 가는 것은 그녀의 생명을 대단히 위태롭게 할 것이라는 의견에 일반적으로 공감하고 있었기 때문에 최종적으로 이곳에서 수술을 하기로 결정하였습니다. 우리 모두는 시술의 중대함을 인식하였고, 이곳에서 우리가 성공적인 결과를 확보할 수 있도록 모든 주의를 기울였습니다. 수술은 1월 11일, 월요일 아침으로 정해졌으며, 감리교회와 우리 선교부의 거의 모든 회원들이 수술 1시간 전에 모여 함께 하나님의 은총이 내리기를 갈구하였으며, 동시에 현지인 신자들도 같은 목적을 위해 자신들의 교회에 모였습니다. 수술은 우선 복부를 절개하고 농양이 노출될 때까지 간(肝) 조직을 잘랐으며 고름을 배출시켰습니다. 농양이 깊게 위치해 있어 상당한 어려움 끝에 시행되었으며, 이전처럼 빈튼 박사가 투여하였던 마취에서 깨도록 침상에 뉘었습니다. 저는 수술에서 화이팅, 커틀러, 버스티드 박사들의 도움을 받았으며, 번커 여사와 웸볼드 양 역시 배석하여 유용한 도움을 주었고 제이콥슨 양의 요청에 따라 나의 병원 조수 두 명도 도왔습니다. 그녀는 수술의 충격을 상당히 받았지만 몇 시간 후에 회복하였고, 1월 16일 토요일 오후까지 분명 상당히 회복하였으나 심각한 증상이 나타났습니다. 그녀의 위(胃)가 영양물을 받아들이지 않았고, 우리는 직장(直腸) 급식에 의존해야 하였으며 따라서 그녀는 대단히 허약하게 되었습니다. 그러나 그녀의 체온은 정상으로 떨어졌고, 맥박은 현저하게 증진되었습니다. 그리고 토요일 오전 우리는 복부 증상이 없었기 때문에 좋은 결과에 대한 희망이 있었습니다. 하지만 토요일 오후 맥박이 갑자기 나빠져 밤에 저는 그녀가 아침까지 견디지 못할 것이라고 염려하게 되었습니다. 그러나 그녀는 일요일 아침 일찍 회복하였으며, 우리에게 조그마한 희망을 주었지만 그녀가 다시 의식을 잃게 됨으로써 꺾이었습니다. 우리는 일요일 하루 종일 그녀가 사망할까 주시하였지만, 월요일 아침 그녀의 상태가 좋아졌는데 맥박이 강해졌고 정신이 분명해졌으며 영양물을 상당히 잘 섭취할 수 있게 되어 우리는 다시 한 번 희망을 가졌습니다. 그녀는 월요일 낮과 밤, 그리고 화요일 오전까지 그런 상태로 있었습니다. 화요일 정오경 그녀는 다시 악화되기 시작하였는데 폐에서 증상이 나타났습니다. 그날 오후에 그녀는 상당양의 피를 토해 우리는 아마도 그곳에 이차 농양이 생겼을 것으로 생각하였는데, 그 경우 우리는 더 이상 희망을 바랄 수 없었습니다. 그녀는 점차 가라앉더니 수요일 오전 12시 30분에 평화롭게 마지막 숨을 쉬었습니다.

그녀의 병환과 사망은 우리 모두에게 심한 슬픔을 가져다주었으며, 저는 박사님께서 분명 충격을 받으실 것이라고 확신하지만 우리는 자신을 떠받치는 믿음에 대한 영광스러운 그녀의 입증, 그리고 그녀에게 시행되었던 모든 것에 대한 그녀의 완전한 만족감 표시에 의해 위안이 되고 있습니다. 전 사회는 여느 때와 다른 슬픔을 나타내고 있습니다. 러시아 공사는 호위병들에게 어떠한 소음도 내지 말라고 명령하여 통상적인 나팔소리, 북소리 등등이 모두 중단되었습니다. 러시아 공사관, 영국 공사관 및 세관에서 사용되는 것보다 많은 샴페인을 보냈습니다. 감리교회와 침례교회의 여성들은 그녀를 간호하는데 우리를 도왔으며, 사실상 한국인 신자를 포함하여 모든 사람들이 그녀의 회복을 위하여 그들이 할 수 있는 모든 공감을 보여주었습니다. (그녀의 치료에) 참여하는 동안 우리는 호된 시련 중에 명석한 두뇌와 확고한 기술을 가질 수 있도록 계속 기도를 드렸습니다.

제가 그녀에 대해 무엇을 이야기할 수 있겠습니까? 그녀는 호된 시련 중에 침착하게, 구세주를 만나기 위해 기쁘게 나아가며 하나님의 뜻에 온전히 순응하는 실례를 우리에게 보여 주었으며, 우리는 그리 쉽게 잊지 못할 것입니다. 제가 그녀에서 병세가 악화되고 있다고 말하자 그녀가 말하였습니다. "만일 그렇다면 괜찮습니다. 저는 두렵지 않습니다. 저는 이곳에 온 것이 너무도 기쁩니다. 업무에 종사하다 죽는 것은 좋습니다. 저는 일본에 가지 못한 것이 기쁩니다. 저는 동료들 가운데서 죽어가고 있기 때문입니다. 만일 제 자신의 가치를 믿었더라면 저는 견디지 못하였을 것이지만, 제가 이 모든 것이 그리스도가 저를 위해 한 것이라고 생각할 때 저는 두려움이 없습니다. 죽는 것이 즐겁습니다."

장례 절차는 밀러 씨 사택에서 진행되었습니다. 그녀가 죽은 후 밀러 씨 사택이 수용할 수 있는 것보다 많은 사람들이 장례식에 참석할 것으로 생각되어 언더우드 사택으로 그녀의 시신을 옮겼습니다. 장례식은 금요일 오전 11시에 거행되었으며, 외국인과 현지인 다수가 참석하였습니다. 관은 약 4 마일 떨어진 묘지까지, 한국 풍습은 그런 일을 일꾼들이 하지만 그것을 반대하였던 한국인 신자들이 메고 운반하였습니다. 외국인들 역시 묘지로 가는 중에 그들을 도왔으며, 이렇게 분리시키고 있던 벽이 해체를 향해 일격을 받았습니다. 신자들은 묘지로 내려가는 길 내

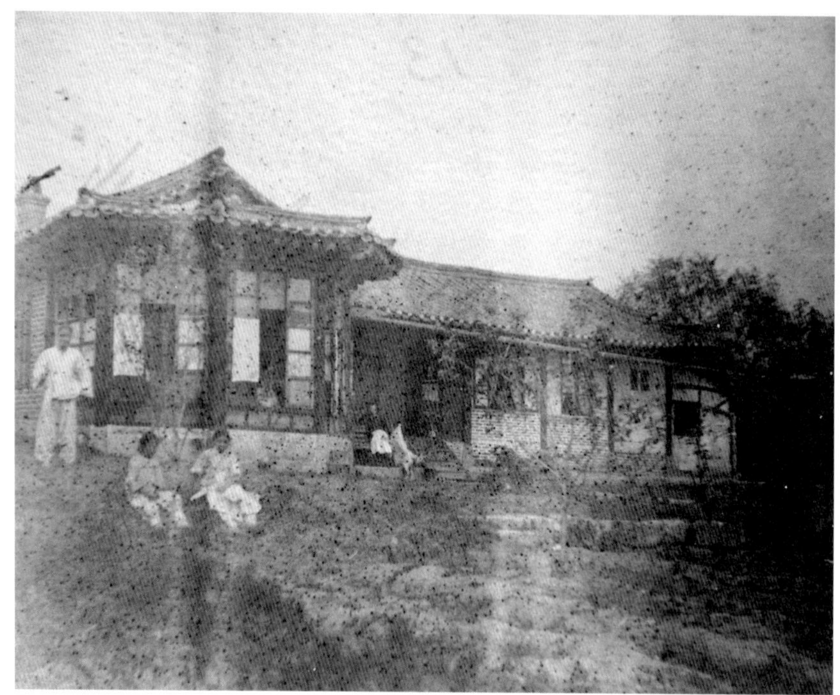

그림 4-60. 밀러 사택. Princeton Theological Seminary 소장

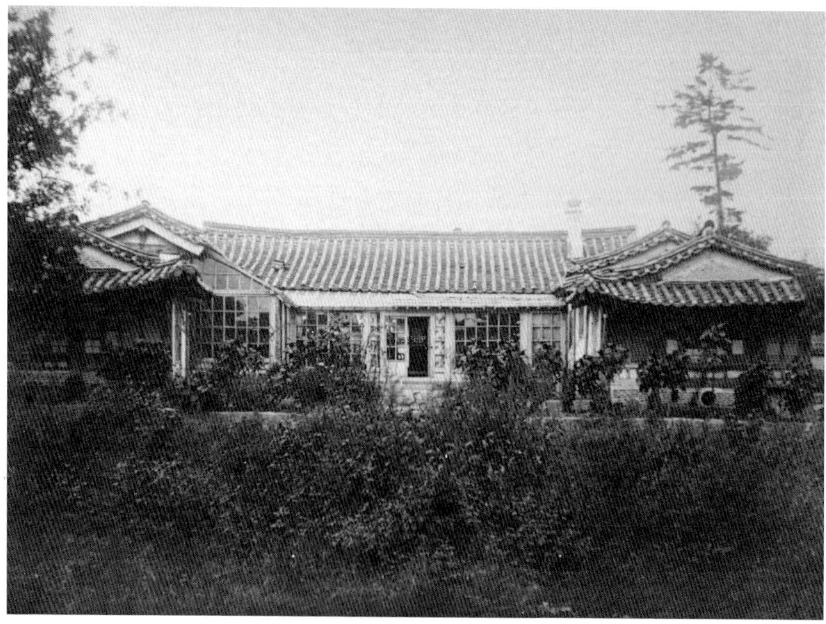

그림 4-61. 언더우드 사택

내 찬송가를 불렀으며, 전체적으로 그 광경은 대단히 인상적이었고 그들이 묶여 있던 견고한 관습에서 떨어트리기 위한 강한 실마리가 있었다는 명백한 증거가 있 었습니다.

저는 박사님께 다른 사안에 대해서도 쓰고 있지만 박사님께서 지체 없이 상세 한 것을 아셔야 하기에 이 편지를 따로 떼어 급히 보내기 위하여 아직 끝내지 못 했습니다. 저는 박사님께서 그녀의 병환과 무엇이 예기치 않게 그녀를 사망케 하 였는지 모든 것을 알고 싶어 하실 것으로 생각하여 그녀의 병환에 대해 다소 상세 하게 설명 드렸습니다.

안녕히 계십시오.
O. R. 에비슨

Oliver R. Avison (Seoul),
Letter to Frank F. Ellinwood (Sec., BFM, PCUSA) (Jan. 25th, 1897)

Seoul, Korea
January 25, 1897

Rev. F. F. Ellinwood, D. D.

Dear Sir:

It is with much sorrow that I perform the sad duty of writing you the details of the sickness and death of Miss Jacobson. Last August she had a severe attack of dysentery from which she apparently wholly recovered, returning to her work at the hospital about the beginning of October. But the sequel proves that while she recovered from the dysentery, the poisonous matter was carried to another part of her system to develop later on. She complained more or less of illness during the progress of the Annual Meeting in October but only of indefinite symptoms, keeping up until the meetings closed, when she suddenly yielded to an attack of chills an fever of a severe type. For the first day or two it was thought to be malarial intermittent fever but the symptoms began to develop more like typhoid fever and for a week or so we feared it might prove to be such, but then again changed and presented the type of malarial remittent fever. In the course of a week or two as the fever did not yield to the usual treatment and some local symptoms developed in the liver I was led to fear the development of suppuration in that organ, especially as she had recently suffered from dysentery which is frequently the originator of a hepatic abscess. However, many of her symptoms improved and she was able to go out in her chair occasionally. At the beginning of her illness we placed her in a room in our new house where she remained until able to be about when she accepted one of the many invitations of friends in both our own Mission and the Methodist Mission, and went up to Dr. Vinton's.

Her condition however, did not change much, except that the local symptoms became more prominent, the pain especially becoming more severe and the liver becoming gradually larger, so that we became more and more inclined to the opinion that she was suffering from an hepatic abscess.

I explained to her fully what I feared and told her plainly of the danger connected with such a condition, but she received the information with perfect calmness, declaring her trust in her Savior and her readiness to go if called upon. I explained to her the need of making an aspiration of the liver in order to make sure of the diagnosis and told her that if we found pus it would be necessary to perform a serious operation in order to evacuate it. She said she would like to go to a hospital where she could have trained nurses for the operation and we all agreed that it would be best for her to do so. She, however, desired to have the aspiration done here so that she might know what her condition was, so on January 7th Dr. Vinton administered an anaesthetic and I in the presence of several physicians aspirated, and to our regret found pus at the first insertion of the needle. We withdrew about 5 ounces of pus by means of the aspirator and she recovered nicely from the anaesthetic and for a day or two was much more comfortable. She then stated she wished the operation to be performed here and as there was also a general consensus of opinion that the journey overland to Chemulpo followed by a sea voyage in midwinter to Tokio or Shanghai would endanger her life very much, it was finally decided to operate here. We all realized the gravity of the proceeding and took every precaution that we could here to secure a successful result. Monday morning, January 11th was fixed upon and nearly all the members of both the Methodist and our own Missions met just before the hour for operating and united in asking God's blessing upon it, while at the same time the native Christians met in their church for the same purpose. The operation involved first an abdominal section and then cutting through the liver tissue until the abscess was opened and the pus evacuated. After considerable difficulty owing to the depth of the abscess, this was accomplished and she was placed in bed to recover from the anaesthetic which, as before, was administered by Dr. Vinton. I was assisted in the operation by Drs. Whiting, Cutler, and Busteed, while Mrs. Bunker and Miss Wambold also were present and rendered valuable help; two of my Korean hospital boys also, at Miss Jacobsen's special request, being present and assisting. She suffered a good deal from the shock of the operation but after a few hours recovered from that and apparently progressed fairly until Saturday afternoon, January 16th when serious symptoms developed. Her stomach had refused nourishment and we had had to depend upon rectal feeding so that she had become very weak. But her temperature had fallen to normal and her pulse had improved materially and on Saturday morning we were very hopeful of a good result as no abdominal symptoms had set in. However, on Saturday afternoon the pulse suddenly gave way and during the night I feared she would not last until morning. But she revived early Sunday morning and gave us a little hope which, however, was soon dashed by her falling again into collapse. We watched with her all day Sunday looking for her death and all Sunday night, but Monday morning found her better, pulse stronger and head clear, and we again hoped, especially as she was able to retain a good deal of nourishment. So she continued all day Monday and Monday night and until Tuesday morning. About noon on Tuesday she began to fail again, having developed symptoms of trouble in the lungs. During that afternoon she coughed up a quantity of bloody matter which caused us to think it probable that a secondary abscess had developed there, in which case of course we could hope no longer. She gradually sank and at 12:30 a. m. Wednesday, peacefully breathed her last.

Her illness and death have been a source of great grief to us all and I am sure you will be shocked but we are comforted by the glorious testimony she gave of her sustaining faith and by the perfect satisfaction she expressed with everything that had been done for her. The entire community has been aroused to an unusual degree of sympathy. The Russian Minister gave order that no noise should be made by the soldiers of the guard so that all the usual bugle calls, beating of drums, etc. was discontinued. Champagne, more than could be used, was sent from the Russian Legation, the English Legation, and the Customs. The ladies of both Methodist and Baptist missions tied with those of our own in assisting to nurse her, and in fact everybody, including the Korean Christians did all they could to show their sympathy and their desire for her recovery. While we who were in attendance were constantly held up in prayer that we might with clear heads and steady hands be sustained during the trying ordeal.

What can I say of her? She gave us all an object lesson in perfect resignation to God's will, in calmness under severe trial, in joyful going forward to meet her Savior, that we shall not soon forget. When I told her that a change for the worse had occurred, she said: "if so, it is well. I am not afraid. I am so glad I came here. It is good to die in the harness. I am glad I did not go to Japan for I am dying amongst friends. If I were trusting in my own merit I would not stand, but when I think of all Christ has done for me, I have no fear. It is sweet to die."

The operations were performed in Mr. Miller's house. After her death the body was removed to Dr. Underwood's as it was felt that there would be a larger attendance at the funeral than could be accommodated in Mr. Miller's house. The funeral was held Friday at 11 a. m. and was largely attended by both foreigners and natives. The coffin was carried all the way to the cemetery, a distance of 4 miles, on the shoulders of the native Christians who refused to allow coolies to be called, although the Korean custom is to commit such work entirely to coolies. Foreigners also relieved them during the progress to the cemetery and the wall of separation received in this way another blow towards its demolition. The Christians sang hymns all the way down to the cemetery and altogether the spectacle was very striking and a manifest proof that there was a strong wedge entered in to separate from the hard and past customs to which they have been bound.

I am writing you concerning other matters but as I am not through with them I hasten to send this off separately that you may get these details without unnecessary delay. I have entered into the details of her illness with some minuteness as I thought you would like to know all about her sickness and what caused her untimely death.

Yours very sincerely,
O. R. Avison

장례식 조사.
The Korean Repository 4(1) (1897년 1월호), 35~37쪽

1월 22일 안나 P. 제이콥슨 양의 장례식에서 다음과 같은 조사가 있었다.

(중략)

약 2년 전 제이콥슨 양은 선한 사마리아 인이라는 아름다운 비유에 너무도 적절한 실례로써 너무도 진심으로 추천할 만한 사역에 참여하기 위하여 한국으로 왔습니다. 그녀는 한국을 위해 이미 상당히 많은 일을 하여 왔으며, 기독교 사역을 위하여 이 나라의 문을 열었던 의료 사역에 큰 효율성을 주기 위하여 왔습니다. 진료하는 의사는 아니었지만 주님의 이름으로 찬 물 한 컵을 주는 보상을 하시는 보이지 않는 주님을 보며 돕고, 보조하며 일을 하기 위하여 왔습니다.

한국에 있는 동안 그녀가 대부분 함께 일을 하였던 에비슨 박사는 저에게 "그녀는 더할 나위 없이 훌륭한 간호사이었습니다."라는 내용의 편지를 보냈으며, 이것에 대해 외국인과 한국인들 모두는 기꺼이 증언을 하고 있습니다. 우리의 공감은 그녀의 수고를 박탈당한 사람들과 함께 하고 있습니다. 그녀의 마음은 그녀의 사역에 있었습니다. 그녀가 앓고 있는 병의 특성에 대해 이야기하였을 때 그녀는 "만일 그렇다면 저는 두려워하지 않으며 주님의 의도에 반대하지 않을 것이지만, 죽기 전에 이곳에서 일을 더 하고 싶습니다."라고 말하였습니다. 이것은 가장 당연한 바람이며, 주님에 대한 그녀 마음의 올바른 관계를 나타내 주고 있습니다.

…… 에비슨 박사는 계속해서 "종종 그녀는 건강할 때 죽음의 두려움을 갖고 있지 않다고 언급하였습니다."라고 썼으며, 죽을 무렵 표정에서 얼마나 침착하게 그리고, 기꺼이 그녀가 죽음을 대하는 가를 보여 주었습니다. 하나님의 사람들은 훌륭하게 죽어가고 있으며, 예를 들면 우리는 고백자, 순교자 및 성인의 시대로 돌아갈 필요가 없습니다.

가까운 친척이 죽은 사람의, 남편이 아내의, 아내가 남편의, 부모가 아이의, 아이가 부모의 눈을 닫아주는 것은 히브리, 그리스 및 로마 사람들의 풍습이었으며, 그러한 것들이 없는 곳에서는 한 친구가 다른 친구를 위해 그것을 하였습니다. 야곱은 도중에 죽을지 몰랐기 때문에 이집트로 내려가는 것을 주저하였으나 브엘세바에서 환영(幻影)으로 하나님이 나이 든 족장에게 나타나 그에게 "요셉은 그의 손으로 너의 눈을 열게 할 것이다."라고 확신시키었습니다.[86]

Funeral Address.

The Korean Repository 4(1) (Jan., 1897), pp. 35~37

The following address was delivered at the Funeral of Miss Anna P. Jacobson, Jan. 22nd.

(Omitted)

A little less than two years ago, Miss Jacobson came to Korea to engage in a work so aptly illustrated and so heartily commended in the beautiful parable of the Good Samaritan. She came to add greater effectiveness to medical work which already had done so much for Korea and had opened the country for Christian work. Not a practising physician, she came to aid, to support, to work unseen, - may I say? - looking unto Him who rewardeth the giving of a cup of cold water in, His name. Dr. Avison, with whom she worked most of the time while in Korea, wrote me, "She was a thoroughly good nurse" - to which both foreigners and Koreans are ready to bear cheerful testimony. Our sympathies are with those who are deprived of her services. Her heart was in her work. When told of the character of her illness she said: "If so I fear not and make no objection to be taken when the Lord wills, but I should have liked to do something more here before dying." A most natural desire and one indicative of the right relation her heart sustained to her Master.

…… Dr. Avison again writes, "She often remarked during her period of health that she had no fear of death;" and in her last days, she showed how composedly and with what joy she could look death in the face. God"s people are dying well yet and for examples, we need not go back to the age of the confessor, the martyr and the saint.

It was the custom among the Hebrews, Greeks and Romans for the nearest relatives to close the eyes of the dead, the husband for the wife, the wife for the husband, the parent for the child, the child for the parent and where such were wanting one friend did it for another. Jacob hesitated to go down into Egypt

---

86) 브엘세바는 이스라엘 남부에서 네게브 사막의 입구에 위치한 도시이다. 이곳에서 하나님이 하갈에게 나타나셨으며(창세기 21:14~19), 야곱에게 나타나 이집트로 내려가기를 두려워 말라 내가 너로 큰 민족을 이루리라 말씀하셨다(창세기 46:1~5).

because he might die on the way, but in the vision at Beer-sheba, God appeared to the aged patriarch and assured him that, "Joseph shall put his hand open thine eyes."

프랭크 F. 엘린우드(미국 북장로교회 총무)가
한국 선교부로 보낸 편지 (1897년 2월 10일)

(중략)

나는 빈튼 박사로부터 11월 28일자 편지를 받았는데,[87] 그는 편지에 이전에 허가된 것을 넘어 지출된 사업의 구체적인 항목을 담았습니다. 그 예산은 은화 13,442 달러입니다. 그런데 어떤 것은 대단히 모호합니다. 예를 들면, 제VI등급에서 옛 청구 금액은 538.4 달러이며, 또한 병원의 주택 수리비도 있습니다. 이것은 에비슨 박사의 주택에 대한 것입니까 혹은 여성들이 사용하는 주택의 예산입니까?

(중략)

Frank F. Ellinwood (Sec., BFM, PCUSA),
Letter to the Korea Mission (Feb. 10th, 1897)

I have received from Dr. Vinton under date of November 28th, a letter in which he specializes several items of any work or works in cost exceeding former grants. These are found in the estimates and for $13,442 silver. Some are not very plain as for example. Class VI, Dr. Avison, error in old request $538.4. Also Repairs on residence at hospital ___. Is this on Dr. Avison's __ building or is __ an expenditure on the residence occupied by the ladies?

---

87) Cadwallader C. Vinton (Seoul), Letter to Frank F. Ellinwood (Sec., BFM, PCUSA) (Nov. 28th, 1896).

회의록, 한국 선교부 서울 지부 (미국 북장로교회) 1891~1921 (1897년 2월 15일)

(중략)

다음의 청구가 낭독되었고 승인되었다.

……

O. R. 에비슨 박사   735.00 달러

……

동의에 의해 에비슨 박사가 기도를 드린 후 폐회하였다.

H. G. 언더우드, 의장
C. C. 빈튼, 서기

Minutes, Seoul Station, Korea, 1891~1921 (PCUSA) (Feb. 15th, 1897)

(Omitted)

The following orders were read and approved: -

……

Dr. O. R. Avison   735.00

……

On motion the station adjourned after prayer by Dr. Avison.

H. G. Underwood, Chairman
C. C. Vinton, Secretary

회의록, 한국 선교부 서울 지부 (미국 북장로교회) 1891~1921
(1897년 2월 15일a)

한국 서울
1897년 2월 15일

서울 지부의 특별회의가 정기회의 폐회 직후에 소집되었다. 의장은 기도를 드렸다.

병원에서 에비슨 박사의 업무를 돕기 위해 A. A. 피터스 씨를 고용하기 위한 조치를 취하기 위한 계획은 그 문제에 대해 지부를 위해 활동할 권한을 위임받아 에비슨 박사 및 의료 위원회의 위원들에게 회부되었다.

회의는 축복의 기도 후에 폐회하였다.

H. G. 언더우드, 의장
C. C. 빈튼, 서기

Seoul, Korea.

February 15th, 1897

A special meeting of Seoul Station was called immediately after the adjournment of the regular meeting. The chairman offered prayer.

A proposition being made to take steps toward the employment of Mr. A. A. Pieters to aid Dr. Avison in work at the hospital, it was referred to the resident members of the medical committee in conjunction with Dr. Avison, with powers to act for the station in the matter.

The meeting adjourned after the pronouncing of the benediction.

H. G. Underwood, Chairman

C. C. Vinton, Secretary

프랭크 F. 엘린우드(미국 북장로교회 총무)가
한국 선교부로 보낸 편지 (1897년 2월 17일)[88]

1897년 2월 17일

이 편지는 부분적으로 제중원과 관계된 혹은 관계될 여성들을 위한 주택 건립과 관련된 절박한 문제 때문에 지연되었습니다. 뉴욕 선교부 및 그 지부의 여성들은 제이콥슨 양의 삶이 아마도 그녀가 살았던 주택의 비위생적인 상태로 인해 희생되었다고 느끼고 있으며, 두 여성의 숙소로 사용할 주택을 위한 특별 자금을 대단히 조성하고 싶어 합니다. 이를 위해 선교본부는 지난 월요일 다음과 같은 결정을 통과시켰습니다.[89]

"뉴욕의 여성 해외선교본부의 기록 총무는 실행 위원회의 회의록을 첨부한 편지에서 선교본부가 서울에서 운영하고 있는 병원의 여의사 및 정규 간호사의 숙소 건립을 위한 경비를 담당할 것을 제안하고 있다. 제중원의 정규 간호사인 안나 P. 제이콥슨 양이 최근 사망하였고, 그녀가 살아야만 하였던 숙소가 위생적이지 않았으며, 여성 선교부의 여성들은 이 문제에 대해 느끼고 있는 마음으로부터 호의적인 관심으로 선교본부가 즉각적으로 이 경비를 승인할 것을 요청하고 있다. 이 문제에 대한 상황을 고려하여,

이 제안을 승인하며, 은화 3,000 달러의 예산을 편성하되 다음 회계연도의 예산에 포함시키기로 결의한다. 그러나 다음 해 예산의 큰 삭감이 필요할 것이기에 선교본부는 다른 수입을 잠식하지 않고 그 액수를 조성할 수 있었으면 하는 희망을 표시하는 바이다."

부지를 위한 500 달러는 다소 불확실한데, 어느 곳에 주택을 건립할지 모르기 때문입니다. 선교본부가 이미 소유하고 있는 부지에 건립할 수 없게 된다면 나는 은화 500 달러를 (선교본부에) 요청할 것입니다. 에비슨 박사의 주택이 있는 같은 부지에 여유 공간이 있습니까? 우리는 주택이 어떤 전염원 혹은 나쁜 공기를 피하기 위해 병원으로부터 충분히 떨어져 있어야 한다고 생각하고 있습니다.

(중략)

---

88) 이 편지는 2월 10일자 편지의 뒤에 추신 형식으로 추가된 부분이다.
89) 2월 15일이다.

Frank F. Ellinwood (Sec., BFM, PCUSA), Letter to the Korea Mission (Feb. 17th, 1897)

February 17th, 1897.

This letter has been delayed partly on account of pending questions relating to the building of a house for the ladies connected or to be connected with the hospital. The women of the New York Board and its auxiliaries are feeling that Miss Jacobson's life was perhaps sacrificed by the unsanitary conditions of the house in which she lived, and they are very anxious to make special provision for a house to accommodate two ladies. In view of this the Board passed the following action on Monday last.

"A letter from the Recording Secretary of the Women's Board of Foreign Missions, New York, accompanied by a minute of the Executive Committee, proposing to assume the cost of a building in Seoul for the residence of a lady doctor and a trained nurse for the hospital under the Board's care at Seoul was considered. In view of the recent death of Miss Anna P. Jacobson, trained nurse in the hospital, and the unwhole some quarters in which she had been compelled to live, the ladies of the Women's Board are anxious to take advantage of the deep, sympathetic interest which is now felt on this subject, and they therefore asks for the prompt action of the Board in sanctioning this expenditure. In view of the circumstance of the case, it was

Resolved. That this proposal be approved, and that $3,000 Mex. be appropriated, to be included in the appropriations of the next fiscal year. But in view of the severe curtailment which will be necessary in the appropriations for the year, the Board would express the hope that the amount may be raised without trenching upon any other form of receipts."

The amount of $500 for land is left a little uncertain, as we do not know where the house will be built. I will present a request for $500 Mex. subsequently if it cannot be built on any land that already belongs to the Board. Is there room on the same lot that is occupied by Dr. Avison's house? It should be, as we think, sufficiently separated from the hospital to avoid any contagion or bad air.

(Omitted)

프랭크 F. 엘린우드(미국 북장로교회 총무)가 새뮤얼 A. 마펫
(인디애나 주 매디슨)에게 보낸 편지 (1897년 2월 17일)

(중략)

추신 ...... 나는 선교부 회의의 회의록에서 두 번째로 "언더우드 박사, 에비슨 박사 및 마펫 씨가 서재필이 제안한 학교 부지와 관련하여 합의서를 만들고 서명하기 위한 위원회에 임명되었다."는 문장을 살펴보고 있습니다. 이것이 선교부가 그 부지를 사용하도록 그와 긍정적으로 합의하였고 그곳에 건물을 짓는다는 것을 의미합니까? 나는 언더우드 박사가 낭독한 교육 보고서에서 이 내용을 확인할 수 없습니다. 귀하는 이것에 대해 무엇을 이야기할 수 있습니까?[90]

Frank F. Ellinwood (Sec., BFM, PCUSA),
Letter to Samuel A. Moffett (Madison, Ind.) (Feb. 17th, 1897)

(Omitted)

P. S. ...... I notice in looking over a second time the minutes of the Mission Meeting this sentence, "Dr. Underwood, Dr. Avison and Mr. Moffett are appointed a committee to draw up and sign an agreement with Dr. Jaisohn concerning the school site offered by him." Does this mean that the Mission has positively entered into an agreement with him to take that property and build thereon? I do not find among the receipts the educational report read by Dr. Underwood. In regard to that after. What can you tell me about it?

---

90) 같은 내용의 편지를 대니얼 L. 기포드에게도 보냈다. Frank F. Ellinwood (Sec., BFM, PCUSA), Letter to Daniel L. Gifford (Seoul) (Feb. 16th, 1897).

새뮤얼 A. 마펫(인디애나 주 매디슨)이 프랭크 F. 엘린우드
(미국 북장로교회 총무)에게 보낸 편지 (1897년 2월 23일)

(중략)

박사님의 마지막 질문은 학교 부지 등에 대해 서재필 박사와의 협약과 관계된 것입니다.

언더우드 박사, 에비슨 박사 및 마펫 박사가 서재필 박사를 만나 그와 서면 협약을 확보하는 위원회에 임명되었지만, 선교본부의 재가가 없으면 그와 분명한 어떠한 협약도 맺을 권한을 갖고 있지 않았습니다.

(중략)

Samuel A. Moffett (Madison, Indiana),
Letter To Frank F. Ellinwood (Sec., BFM, PCUSA) (Feb. 23rd, 1897)

(Omitted)

Your last question is with reference to an agreement with Dr. Jaisohn on school site, &c.

Dr. Underwood, Dr. Avison & Mr. Moffett were a Com. to see Dr. Jaisohn and secure his agreement in writing but had no power to make any definite binding agreement with him without the sanction of the Board.

(Omitted)

회의록, 한국 선교부 서울 지부 (미국 북장로교회) 1891~1921
(1897년 2월 25일)

한국 서울
1897년 2월 25일

(중략)

의료 위원회는 피터스 씨를 매달 75 엔의 봉급으로 에비슨 박사의 조수로 임시 고용하는 것을 추천하는 결의를 보고하였고, 보고는 채택되었다.

(중략)

Minutes, Seoul Station, Korea, 1891~1921 (PCUSA) (Feb. 25th, 1897)

Seoul, Korea.
February 25th, 1897

(Omitted)

The Medical Committee reported a resolution recommending the temporary employment of Mr. Pieters as an assistant to Dr. Avison at a salary of seventy-five yen a month, and the report was adopted.

(Omitted)

캐서린 C. 웸볼드(서울)가 프랭크 F. 엘린우드
(미국 북장로교회 총무)에게 보낸 편지 (1897년 2월 27일)

(중략)

제이콥슨 양의 병환 중에 (서울)지부는 제가 다른 일을 접고 그녀의 간호를 도와달라고 하였습니다. 저는 좋은 간호사가 되기 위해 노력하였지만 그렇게 하지 못하였고 그것은 저의 무서운 경험이었습니다. 모든 사람들은 자신이 할 수 있는 모든 것을 하였습니다. 그러한 때에 우리는 동료들의 도덕적 품성을 알게 되며, 저는 특별히 에비슨 박사, 빈튼 박사 및 화이팅 박사께 감사를 드렸습니다.

(중략)

캐서린 C. 웸볼드(Katherine C. Wambold, 1866. 10. 8~1948. 5. 12)

웸볼드는 캘리포니아 주 소노마에서 태어났으며, 캘리포니아 주립 사범학교를 졸업하고 1895년 버클리의 캘리포니아 주립대학을 졸업하여 이학사의 학위를 받았다. 중국인 아이들의 주일학교를 담당하기도 하였던 그녀는 1896년 3월 2일 미국 북장로교회의 한국 선교사로 임명되어 5월 23일 서울에 도착하였다. 이후 1904년 9월까지 정신 여학교에서 교육을 하였으며, 이후 지방에서 여성 선교에 헌신하다가 1934년 6월 1일 선교사직을 명예 은퇴하였다. 그녀는 팔레스타인의 예루살렘에서 낙상 사고로 1948년 5월 12일 사망하였다.

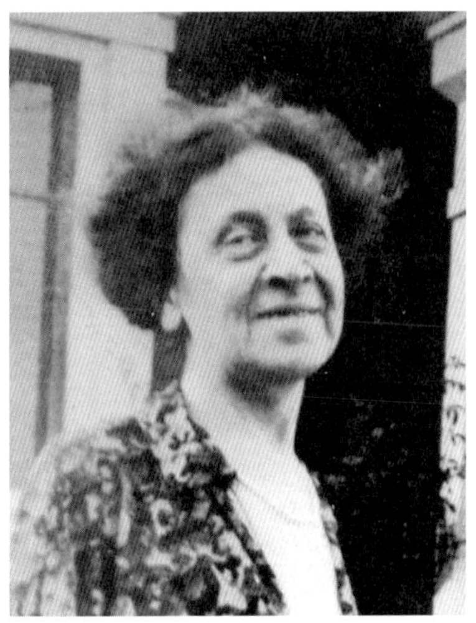

그림 4-62. 캐서린 C. 웸볼드

Katharine C. Wambold (Seoul),
Letter to Frank F. Ellinwood (Sec., BFM, PCUSA), (Feb. 27th, 1897)

(Omitted)

During Miss Jacobsen's illness the Station said I might drop my other work, and help to nurse her. I tried to be a good nurse but never having had any of it to do, made it a terrible experience for me. Everyone was doing all he could. In such times one comes to know the moral qualities of his neighbors, Dr. Avison, Dr. Vinton and Dr. Whiting, I came to appreciate especially.

(Omitted)

한국. *Woman's Work for Woman* 12(3) (1897년 3월호), 76쪽

한국

우리가 안나 제이콥슨 양으로부터 받은 마지막 편지는 추수감사절에 서울에서 침대에 누워 쓴 것이다.

최근 저는 여러분들께 편지를 쓰지 못할까 걱정하였으며, 지금 제가 말라리아 성 열로 침대에 누워있는지 4주째라는 것을 듣게 되면 여러분들이 이해하실 것이라는 것을 압니다. 2주일 동안 저의 체온은 화씨 104도 아래로 내려가지 않았으며, 그것은 저의 모든 원기를 앗아갔고, 저에게 남아있는 살은 거의 없습니다. 저는 모든 것이 우리가 한국에 온 이후 살았던 좋지 않은 거처에 기인한다고 믿고 있습니다. 에비슨 박사는 친절하게도 높은 언덕의 대단히 건강한 곳에 위치한 새로 지은 집에 저를 받아 들였습니다.

(중략)

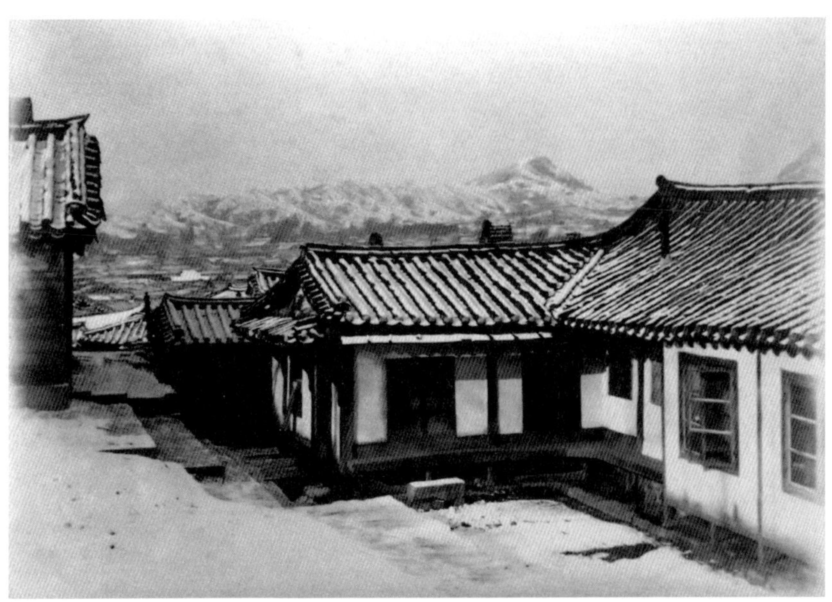

그림 4-63. **구리개 제중원.** 왼쪽의 잘린 건물이 제이콥슨이 살던 집이다.

조지아나 E. 화이팅 박사는 서울에서 1896년 11월 26일자 편지를 썼다.

마지막 편지를 보낸 후 우리는 연례회의를 가졌고, 그것은 우리 모두에게
커다란 은총의 시간이었습니다.
제이콥슨 양은 회의가 끝난 직후 발열로 아팠으며, 거의 4주일 동안 침대에
누워 있었습니다. 그녀의 체온은 높았지만 현재 상당히 낮아진 상태이며, 우리
는 조만간 회복될 것으로 믿고 있습니다. 그녀는 에비슨 박사의 새로 지은 주택
의 방을 사용하여 아픈 동안 그녀는 편안하게 있었습니다.

(중략)

Korea. *Woman's Work for Woman* 12(3) (Mar., 1897), p. 76

Korea

Last letter we have seen from Miss Anna Jacobson, written in bed on
Thanksgiving Day, from Seoul:

I have been worrying lately over not being able to write you, and I know
you will be sorry to hear that this is my fourth week in bed with malarial
fever. For two weeks my temperature was not below 104°, and it has taken all
my strength; there is hardly any flesh left on me. I believe it all comes from
the poor place we have been living in since we came to Korea. Dr. Avison
was kind enough to take me up to their new house, which is situated in a very
healthy place on a high hill.

(Omitted)

Dr. Georgiana E. Whiting writes from Seoul, November 26, 1896:

Since my last to you we have had our Annual Meeting and a time of
great blessing it was to us all.

Miss Jacobson was taken ill with fever directly after the meeting and has
been in bed nearly four weeks. Her temperature was high, but now is a great

deal lower, and we trust she will soon be well. She is occupying a room in Dr. Avison's new house, so she is as comfortably situated as she can be, while sick.

(Omitted)

18970300

올리버 R. 에비슨, 한국의 질병.
The Korean Repository 4(3) (1897년 3월호), 90~94쪽

다음 글은 서울의 제중원에서 3년 반 동안 근무하면서 관찰한 바에 근거한 것이다.

내가 캐나다에서 보아온 질병들의 일반 추세와 비교하면 종류에서는 큰 차이가 보이지 않는다. 주요 질병들이 상대적으로 더 빈발하는 점에서도 그러하다. 예상할 수 있듯이 불결한 생활습관과 청결함의 결여에서 유래된 병들이 우세하고, 빈약한 음식과 작고 조밀하게 사는 집에서 영향 받는 병들 역시 우세하다.

예를 들면 성병이 영국에서 그랬던 것처럼 자주 발생하고 있다. 영국에서는 한때 매독에 걸리는 것이 크게 유행하여 여자들이 그런 일을 필수적인 것으로 간주하기까지 하였다고 말해진다. 불행히도 그들이 그런 일로 고통을 당하지 않게 된 경우에는 얼굴에 고약 조각을 붙여 그런 것의 반점을 흉내 내었다. 의사는 그의 환자들이 모두 그런 병의 표시를 갖고 있는지를 조사하는 습관을 갖게 되었다.

내가 이런 환자들을 살피면서 본 한 가지 특이한 점은 사람들이 제3기에 도달하기 전에는 치료를 받으러 병원에 거의 오지 않는다는 것이다. 그래서 나는 매독 초기의 실례를 거의 보지 못하였고, 제2기에 있는 두세 환자만 보았다. 그러나 선천성인 경우만 빼고는 모든 환자들이 당연히 이런 단계들을 통과하고 있다. 이런 것은 그들에게 이 병에 대한 그들만의 치료체계가 있는 사실로써 설명된다. 그래서 그들은 그 방식이 실패하고 그 병이 이미 크게 진행된 후에야 굴복하고 외국인 의사를 찾는다. 그들의 치료방법은 어떤 혼합물의 증기를 흡입하는 것으로 이루어져 있는데, 그것의 주재료는 수은이고, 틀림없이 치료에 성공한 경우도 많았겠지만, 과도하게 흡입하기가 매우 쉬워 침을 심하게 흘리는 증세, 구강 내 궤양, 치아 상실 등의 결과를 낳았다. 그렇게 해서 고통을 받은 많은 환자들이 우리에게 오고 있다. 그것은 꽤 오래 전에 우리의 일부 의사들이 바로 그렇게 했던 것과 같은데, 그들은 수은을 타액 분비 과다증에 걸릴 정도로 사용하고 그보다도 더 많이 사용하여 많은 해를 입히고 있으며, 좋은 것을 불평거리로 만들어 '죄는 선을 넘거나 지나쳐 가는 것이다'라는 진리를 부각시키고 있다.

우리 진료실에서 극히 흔히 보는 또 다른 불결한 병은 구식의 가려움증으로, 매우 쉽게 방지되고 매우 쉽게 치료되지만, 그런 것의 발생은 바로 그가 더럽다는 것을 알리는 표시로 간주된다. 내가 가려움증 환자를 비교적 자유롭게 다루는 것을 본 구경꾼들은 놀라움을 표시하며 나의 건강에 큰 우려를 나타낸다. 그러나 그 것이 더러움과 밀접한 관계가 있는 사실은 그렇게 한 후에 단순히 내 손을 비누와 물로 씻는 것만으로도 이 모든 시간 동안 내가 그것에 걸리지 않고 있는 사실로써 입증된다.

더러움의 결과인 다른 여러 피부병들도 매우 흔한데, 이(lice)의 존재에서 기인한 머리 피부 발진, 신체의 다른 부분들에 있는 화농성 종기의 몇몇 유형들이 그러하다.

매우 중요한 부류의 병증들은 청결함이 결여된 결과로서 다소 심각한 눈병의 형태로 온다. 화농성 결막염, 각막 궤양, 안구의 완전 궤멸이 크게 빈발하고 있다. 많은 경우에 이런 것이 단순한 결막염으로 시작되고 홍역이나 천연두를 따라서도 자주 발생하지만, 더러운 손가락이나 더 더러운 손수건으로 몇 차례 문지른 후에 걷잡을 수 없는 염증으로 발전한다. 그리하여 너무나 많은 사례들이 외국인 의사들과 상의하기 전에 이미 파괴를 자행해왔다. 한국에서 눈의 실명이 매우 많이 발생하고 있지만, 이는 평범한 청결의 법칙만 준수하면 구할 수 있는 것이다. 이는 초기단계에 들어선 많은 환자들이 붕산으로 씻는 간단한 방법을 사용하는 것만으로도 빠르게 회복되는 사실로써 잘 입증되고 있다.

더러운 질병의 부류에 속한 것으로 장내 기생충이 크게 유행하는 사실을 언급해도 될 것이다. 구충약의 수요는 경악할 정도인데, 약간의 간단한 구충약 가루나 외제 알약의 효험이 더 널리 알려지면서 수요가 증가하고 있다. 한편 작은 핀(little pin)이라고도 불리는 요충은 알려지지 않았고 비교적 드물지만, 회충과 30 피트 혹은 40 피트 길이[91]의 촌충은 어쩌면 모든 한국인들 속에서 안락한 숙주를 발견하고 있다고 해도 될 것이다. 그들의 야채 요리법을 보고 나면 이런 사실에 놀랄 필요가 없어질 것이다. 그들은 인간의 대변을 거름으로 준 밭을 지나가고 길가를 따라 흐르는 도랑에서 이것을 씻는다. 그래서 변소에서 나오는 물질을 받아들이게 되어 있다. 그 물질에는 다수의 기생충만 담겨 있을 뿐 아니라 그런 것들의 알까지 들어 있다. 이뿐 아니라 바로 그런 밭과 도랑에서 스며든 것을 받아들이는 자리에 우물들이 위치해 있어 식수가 필경은 완전히 오염되어 있다. 이런 해충들의 존재로 인해 매우 다양한 상황이 빚어지고 있다고 판단되지만, 우리에게는 환자의 사망 시에 진단을 바로잡을 수 있도록 시신을 부검할 특권이 없어서 이 분야에서는 우리의 추정이 많이 틀릴 수도 있을 것이다.

불량한 하수도, 구정물, 인구 조밀지역에서 비롯된다고 모국에서 믿고 있는 가장 두려운 질병들의 일부로서 한국에서 관찰되는 순서대로 디프테리아, 궤양성 편

---

91) 미터로 환산하면 30 피트는 9.144 미터이고, 40 피트는 12.192 미터이다.

도선염, 성홍열, 장티푸스, 발진티푸스가 있다.

말하기에 이상하지만, 디프테리아는 분명히 드물고, 너무나 드물어서 어떤 의사들은 그것이 존재하지 않는다고 선언하였다. 그러나 그 증거가 임상적인 것이고 세균검사에 의한 것이 아니기는 해도, 내 판단으로는 틀림없이 디프테리아인 네 사례를 보았다. 첫 번째 사례는 서울 서소문 바로 안쪽에서 사는 세 살 정도의 한국인 아이이었다. 내가 그 아이를 처음 보았을 때에는 목이 막으로 덮여있었고, 디프테리아가 심각해졌음을 입증하는 모든 표시들을 나타내고 있었다. 치료를 받고 몇 가지 점들이 약간 호전되었으나, 24시간 후에 다시 악화되어 다음날 사망하였다.

두 번째 사례는 약 10년 전 후두에 막성 크루프로 알려진 병증이 발생한 일본인 소녀이었다. 그녀는 후두 안의 완전히 굳은 막 위로 기침을 뱉어내고 있었는데, 이 막을 내가 지금도 가지고 있다. 그녀는 이렇게 해서 고통에서 벗어났지만, 이삼일 후에 몸 전체에 이미 가득 퍼진 독으로 인하여 사망하였다.

세 번째 사례는 병원에 실려 온 약 30세의 한국인 여자이었다. 나는 포셉으로 그녀의 목에서 동전(penny) 크기의 막 조각을 제거하였고, 그렇게 하여 증세가 완화되었다. 그녀는 집으로 돌아갔고, 그 후에 어떻게 되었는지 나는 듣지 못하였다.

네 번째 사례는 가장 의심스러운 것이었는데, 장연 마을에서 사는 한 아이가 심각한 후두염에 시달리고 있었다. 나는 이틀 동안 그 아이를 얼마만큼 지켜보았는데, 그 기간에 호전된 것이 없었다. 그런 경우에 기대할만하였던 것은 기도를 가로막는 막이 없는 것이었다. 목구멍에서 분비되는 것이 없었고, 증세들이 더 발전되기 전에 내가 그 마을을 떠났기 때문에 그때 내가 그것을 디프테리아 후두염의 예로 믿었다는 것 이상의 진술을 할 수 없다.

다른 한편으로 궤양성 편도선염이 비교적 흔한데, 그것은 모국에서와 마찬가지로 대체로 큰 어려움이 없이 치료가 잘 되고 있다. 한국인들은 인후의 쓰라림을 유발하는 유행병이 가끔 돌아 사망이 매우 흔하게 발생한다고 말하지만, 나는 이곳에서 그런 유행병을 보지 못하였다.

성홍열은 내가 이곳에 온 후에 경험한 범위 안에서는 일어나지 않았다. 그러나 한국인들이 내게 설명해준 특징들에 의거하여 나는 그것이 존재한다고 믿는다.

어느 나라에서 그 병이 발전하는 데에 필요하다고 짐작되는 모든 조건들이 이곳에도 매우 확실하게 존재하고 있는데, 나는 장티푸스를 보지 못하여 크게 놀라고 있다. 그러나 틀림없이 이 병이었던 경우를 기억할 수 없다. 어쩌면 그것을 대신할 수도 있는 어떤 특별한 열병이 있는데, 나는 사람들에게 염병으로 알려진 것을 그렇게 분류하거나 낯선 것들의 범주 아래 둘 생각이 없다. 불행히도 한국인들은 매우 주의 깊게 구별 짓지 않지만, 우리는 이런 이름이 붙은 열병에 몇 가지 변종들이 있는 것을 발견하고 있다. 그중에 발진티푸스, 말라리아 성 열병, 그밖에 적절한 이름을 붙이기 어려운 이런 특별한 변종이 있음을 알아내었다.

이런 열병은 외국인 의사가 임상적, 과학적으로 더 연구할 가치가 있다. 그것이 모든 계절에 거의 항상 발견되고 있기는 하지만, 실제로 유행하여 특별히 위세를 떨칠 때가 있다.

나는 지난번 전염병 기간에 많은 환자들을 보았지만 아쉽게도 그것을 주의 깊게 연구할 수단이 없었고, 그런 수단을 얻은 후에는 환자들이 흩어져서 나의 관찰 결과에 확실한 가치를 부여해줄 그런 추출물로 그들을 연구할 수가 없었다. 그래도 나의 견해는 진정한 염병이란 의료인들에게 재발성 열병으로 알려진 병이거나 꼭 그렇지는 않더라도 그런 것과 매우 밀접하게 관련되어 있다는 데로 기울고 있다.

그것은 열이 갑자기 치솟는 특징을 보이고 있고, 체온이 단번에 섭씨 40°까지 오르고 41°까지 오르기도 하며, 환자는 심한 두통, 요통, 수족 통증으로 고통을 당하는데, 이는 독감 피해자들이 경험한 것과 실로 매우 유사하다. 병이 진행되면서 6일 동안 불편함이 커지다가 그 후에는 환자가 몸을 뒤치락거리고 숨을 헐떡이며 자기가 곧 죽을 것이라고 선언하게 되는데, 실로 매우 가망 없는 것처럼 보인다. 장티푸스와 달리 복부는 영향을 받지 않으며, 보통 내장의 기능은 높은 열로 인해 변비에 걸리지만 않으면 방해를 받지 않는다. 어떤 관찰자들은 그가 뚜렷한 발진이 보이고 특별히 어깨에서 보인다고 말하지만, 내가 특징으로 들었던 일반적인 정도 이상의 것을 나는 볼 수 없었다. 물론 발진티푸스 계열의 병증에서는 어깨에만 아니라 몸통에도 뚜렷한 발진티푸스 발진이 나타난다. 제7일 경에 합병증이 시작되지 않으면 환자가 한창 극한 고통을 겪으면서 죽을 것 같다고 선언하고 있을 때 갑자기 발한이 나서 옷이 흠뻑 젖고 때로는 침대 덮개까지(만일 그런 것이었다면) 젖을 만큼 매우 많이 자주 나며, 이런 것이 계속되는 동안 거의 항상 흐르던 코피가 멈춘다. 발한이 몇 시간 동안 계속되면서 체온이 정상으로 떨어지고 통증이 그치며 맥박이 안정되어 잠깐 후에 그 환자를 보면 그는 기뻐하며 "내가 다시 살아났다"고 선언한다. 다음 며칠 동안 왕성하게 먹고 힘을 회복하고 나서는 사망한다.

그러나 때로는 합병증이 발생하는데, 그것은 주로 폐렴이고, 다른 것들로 신장염, 심부전증, 마비가 따라오고, 사망이 발생할 때면 거의 항상 이것들 중의 하나에서 비롯되며, 거론된 순서대로 빈발한다. 이것들은 심각한 단계에 있을 때 발생하여 증세들의 일반적인 진행 과정을 교란시킬 수 있지만 나는 일반적으로 본 질병의 위기를 넘긴 후에 그런 것들이 시작되는 것을 보아왔다.

진행 순서의 특수성은 많은 경우에 병이 처음 시작된 지 14일째 되는 날에 심지어는 21일째에 재발되기 쉽다는 데에 있다. 소수의 경우에 재발이 한 번 이상 반복되지만, 이것은 일정한 법칙이 아니다. 이런 열병의 발병이 한 번 있었다고 해서 이후에 면역되는 것은 아니다. 이곳에서 살고 있는 외국인들은 이 병에 아주 쉽게 걸리지는 않을지라도 아주 면제되지는 않는다. 나는 원산에 있는 하디 부인에게서 그녀가 4년 전에 그런 것이 재발되어 고생했다는 말을 들었다. 내가 믿기에 그녀는 연이어 세 번 공격을 받았다. 내가 외국인 중에서 보았던 유일한 환자는 부산의 어빈 의사이었다. 그도 14일째에 재발을 겪었고, 그 후유증으로 꽤 오랜 기간 고통을 당하였다.

이것과 발진티푸스의 희생자들은 대체로 집에서 쫓겨나 도시 밖의 벌판에서 죽도록 버려지고 있다. 그러나 이런 일은 보통 하인들의 경우에만 행해지고 있다고 나는 부담 없이 말할 수 있다. 환자가 자기 가족에 의해 버려지는 일은 자주 일어나지 않은 것 같다.

발진티푸스가 어떤 때에는 가난한 계층 안에서 꽤 만연하고 있다. 내가 말했듯이 이것은 사람들이 말하는 일반적인 염병과 구별되지 않는다. 그들이 그것을 더 전염성이 강한 유형으로 보고 더 두려워하는 것이 다를 뿐이다. 그것이 다른 데에서도 관찰되는 동일한 질병과 다르지 않기 때문에 소위 염병으로 인한 사망의 책임이 아마도 많은 경우에 거기에 있을 것이다. 이런 연결 관계에서 나는 이곳에서 매우 흔하고 사람들이 몸살이라고 부르는 덜 중한 질병을 언급할 수 있을 것이다. 그것은 우리가 감기에 걸린 것으로 여기기 쉬운 많은 증상들을 나타내는데, 두통, 뼈의 쑤심, 발열이 그것이다. 그것은 1일부터 7일 동안 지속될 수 있는데, 이는 어쩌면 우리가 한국인 하인들의 시간을 많이 빼앗기는 사실을 설명해줄 것이다.

O. R. 에비슨

(계속.)

Oliver R. Avison, Disease in Korea.
The Korean Repository 4 (Mar., 1897), pp. 90~94

The following notes are based on observations made at the Government Hospital in Seoul during an attendance of three and a half years.

Comparing the general run of diseases with what I have seen in Canada, there is not much difference to be noted in the varieties; the main being in their relative frequency. There is, as might be expected, a preponderance of cases which result from filthy habits and want of cleanliness, and also of those that are influenced by poor food and small, densely inhabited houses.

For instance, venereal diseases are about as common as they used to be in England, when it was so fashionable to have syphilis that it is said that even ladies considered it necessary, in case they were so unfortunate as not to be so afflicted, to wear bits of plaster on the face to imitate its spots. The doctor gets into the habit of examining all his cases for signs of that disease.

One peculiarity I have observed in these cases is that very few come to the hospital for treatment until the third stage has been reached, so that I have seen very few instances of primary syphilis and only two or three of secondary, and yet, of course, all the cases pass thro these stages, except such as are congenital. The explanation of this lies in the fact that they have a system of treatment of their own for this disease, and it is not until that has failed and the trouble is already far advanced that they give in and try the foreign doctor. Their method of treatment consists of inhaling the fumes of a mixture, the chief ingredient of which is mercury and it is doubtless successful in many cases, but is very apt to be overdone, resulting in severe salivation, ulceration of gums, loss of the teeth, and so forth. Many cases come to us afflicted in that way. It is just as it was with some of our doctors in the good old days; they used mercury up to and past the point of salivation and did a lot of harm, bringing a good thing into disrepute and emphasizing the truth that Sin is transgression or going beyond.

Another filth disease, very, very common in our clinics, is the old fashioned itch, a disease so easily prevented and so easily cured that it is rightly considered a mark of filthiness to have it. The on-lookers express surprise and much concern for my welfare when they see me handle itch patients with such comparative freedom, but its close connection with dirt is shown by the fact that simply washing my hands with soap and water after doing so has kept me from taking it during all this time.

Various other skin diseases, the result of dirt, are very common, such as scalp eruptions, from the presence of lice and several forms of suppurating sores on other parts of the body.

A very important class of cases, more or less the result of want of cleanliness, comes in the form of severe eye disease. Cases of purulent conjunctivitis, ulceration of the cornea, and complete destruction of the eyeball come in with great frequency. Many of these started as simple conjunctivitis, often following; measles or small pox, but after being rubbed a few times with dirty fingers, or more dirty handkerchiefs, they developed into uncontrollable inflammation, which, in too many cases has already done its destructive work ere the foreign doctor is consulted. Many, many eyes are lost in Korea that could have been saved by observing ordinary rules of cleanliness, as is well shown by the fact that a large number who do come at an earlier stage, recover quickly by the use of a simple boracic acid wash.

Under the class of filth diseases, I suppose we may mention the great prevalence of intestinal worms. It is astonishing what a demand there is for worm medicine, and as the efficacy of the simple little worm powder, or pill of the foreigner, becomes more widely known, the demand increases. While the little pin or threadworm is not unknown, it is comparatively uncommon, but the ordinary round worms and the tapeworm of thirty or forty feet long find a comfortable host in probably every Korean. One need not wonder at this after observing some of their methods of preparing vegetables. Those they wash in drains running thro fields manured by human excrement and along the sides of the streets, so arranged as to receive the matter from their water closets, which contain not only large numbers of the worms, but are surcharged with the ova of the same. Besides this the wells are situated so as to receive the soakage from the same fields and drains so that the drinking water is probably thoroughly contaminated. A. great many different conditions are attributed to the presence of these pests, but as we do not have the privilege of making autopsies to correct our diagnoses in case of death, many of our suppositions on this line may not be correct.

In the homeland, some of the most dreaded diseases, that are believed to depend upon bad drains, cesspools and densely populated districts for their existence, are diphtheria, ulcerative tonsillitis, scarlet fever, typhoid fever, and typhus fever, concerning which in Korea some observations will be in order.

Strange to say diphtheria is apparently rare, so much so that some physicians have declared that it does not exist. However I have seen four cases that in my judgement were undoubtedly diphtheritic, altho the evidence was clinical and not bacteriological. The first was a Korean child about three years old, living just inside the little West Gate of Seoul. When I first saw it, its throat was filled with membrane and it presented all the signs of diphtheria of a severe type. Under treatment it improved a little in some respects for twenty-four hours, but again grew worse and died the next day.

The second case was that of a Japanese girl about ten years of age who had laryngeal trouble, known as membranous croup. She coughed up a complete membranous cast of the larynx which is still in my possession, in spite of the relief obtained in this way, she succumbed two or three days after to the poison with which her system was already saturated.

A third case was that of a Korean woman of about thirty years of age who was brought to the hospital, I removed from lier throat by forceps a piece of membrane the size of a penny, which had become loosened. She returned home and I did not hear what occurred afterward.

The fourth case, and the most doubtful, was that of a child living in the town of Chang-yun, that was suffering from severe croup. I watched it more or less for two days during which time there was no relief, such as might have been expected were there no membrane obstructing the passage. There was no exudation in the fauces and, as I left the town before further symptoms developed, I can give no further statement than that I believed at the time that it was a case of diphtheritic laryngitis.

On the other hand ulcerative tonsillitis is comparatively common, and, as at home, it generally yields to treatment without great difficulty. The Koreans speak of occasional epidemics of sore throat in which death is very common, but I have not seen any such epidemic here.

Scarlet fever has not come within the range of my experience since coming here, but, from descriptions given me by the Koreans. I believe it exists.

In a country where all the conditions supposed to be necessary for its development are so emphatically present as here, I have been greatly surprised to miss typhoid fever, but I cannot recall an undoubted case of that disease. In its place, perhaps, it is peculiar fever, which I do not care to classify as yet, or place under a foreign name, which is known to the people as Yumpyung. Unfortunately the Koreans do not differentiate very carefully and so we find several varieties of fever bearing this name, amongst which I have recognized typhus fever, malarial remittent fever, and this special variety to which the above name properly belongs.

This fever deserves further study by the foreign doctor, both clinically and scientifically. While it is nearly always to be found at all seasons, there are times when it is especially prevalent, in fact epidemic.

During the last epidemic I saw many cases, but unfortunately had not the means of studying it carefully, and, since obtaining the means, the cases have been so scattered that I have not been able to study them with such exactness as would give definite value to my observations. However I am inclined to the view that the real Yimpyung is either the disease known to the medical profession as relapsing fever, or, if not identical with it, is very closely allied to it.

It is characterized by sudden effervescence of fever, the temperature rising at once to 104°F or even to 106°, the patient suffering from severe headache, backache, and pain in the limbs, very similar indeed to those experienced by victims of La grippe. As the disease progresses, the discomfort increases until about the sixth day, when the patient tosses about, pants for breath, and declares lie is about to die, and indeed he looks very wretched. Unlike typhoid fever, the abdomen is not affected, and usually the bowel functions are not interfered with unless it be that they become constipated by the presence of the high fever. Some observers any that there is a definite rash to be seen, especially on the arms, but I have been unable to observe such with any degree of regularity, that is, in the form I am describing. Of course in these cases which belong to the typhus class, there is the definite typhus rash not only on the arms but on the body also. About the 7th day, if no complication sets in, lust in the midst of the agony and while the patient is declaring himself about to depart, perspiration breaks out, which is often so abundant as to saturate his clothing and sometimes often the bed clothing also (if there is any) and, during the continuance of this, free bleeding from the nose nearly always occurs. Perspiration continues several hours, the temperature drops to normal, the pains cease, the pulse settles down and when you see the patient a short time afterward, he declares with joy, "I live again." During the next few days, he eats heartily, picks up his strength and departs.

Sometimes, however, complications set in, the chief of which is pneumonia, others being inflammation of the kidneys, heart weakness, and paralysis, and when death takes place it is nearly always from one of these, the frequency being in the order named. These may occur during the acute stage and interfere with the regular development of the symptoms, but I have generally seen them begin after the crisis in the original illness has occurred.

A peculiarity in the sequence is that in many cases there is a relapse which is apt to occur on the 14th day from the beginning of the first sickness, or even on the 21st day, and in a few cases, the relapse is repeated one or more times, tho this is not the rule. One attack of this fever does not confer future immunity. Foreigners living here, while not very liable to the disease are not wholly exempt. I am told Mrs. Hardie of Wonsan suffered from the relapsing form of it four years ago, having, I believe, three attacks following one another. The only case I have seen in a foreigner was that of Dr. Irvin of Fusan, who also relapsed on the 14th day and afterwards suffered for a considerable time from its after effects.

It is mainly the victims of this and typhus fever that are cast out from their homes and left to die on the plains outside the city, altho I am five to say this is usually done only in the case of dependents. I think it is not often that the patient is deserted by the members of his own family.

Typhus fever is fairly prevalent amongst the poor classes at certain times. As I said, it is not distinguished from the ordinary Yimpyung by the people, except that they notice it as a more virulent type and are more afraid of it. It does not differ from the same disease as observed elsewhere, and is probably responsible for many of the deaths from so-called Yimpyung. In this connection I may mention a minor disease very common here called by people Momsal, which has many of the symptoms we are apt to attribute to taking cold, viz. headache, sore bones, and fever. It may last from one to several days and possibly accounts for a great deal of the lost time of oar Korean servants.

O. R. Avison

(To he continued.)

프랭크 F. 엘린우드(미국 북장로교회 총무)가 새뮤얼 A. 마펫
(인디애나 주 매디슨)에게 보낸 편지 (1897년 3월 3일)

1897년 3월 3일

받아씀.

S. A. 마펫 목사,
　인디애나 주 매디슨

친애하는 형제께,

　나는 오늘 아침 귀하의 훌륭한 편지와 권서(勸書)에 대한 보고서를 받았습니다. 나는 우리가 채울 수 있는 것보다 훨씬 훌륭하게 문을 연 보고서에 대해 기쁘며 또한 슬픕니다. 나는 한국 선교부의 사람들과 관련하여 내가 할 수 있는 것을 하고 있습니다. 나는 고(故) 제이콥슨 양에 대해 에비슨 박사가 내게 보낸 대단히 애처로운 편지의 사본을 만들었으며, 한 부를 귀하께 보낼 것입니다.

(중략)

Frank F. Ellinwood (Sec., BFM, PCUSA),
Letter to Samuel A. Moffett (Madison, Ind.) (Mar. 3rd, 1897)

Mar. 3, (189)7

Dict.

Rev. S. A. Moffett,

  Madison, Ind.

My dear Brother: -

I received your good letter this morning, and with it the report of the colporter which you sent. I rejoice and yet am sad at these reports of wonderful openings which are so much larger than we can fill. I am doing what I can to interest people in the Korea mission. I have had copies made of a very touching letter which Dr. Avison sent me in regard to the late Miss Jacobson, and will send you one in this.

호러스 G. 언더우드, 올리버 R. 에비슨(서울)이
프랭크 F. 엘린우드에게 보낸 편지 (1897년 3월 6일)

한국 서울
1897년 3월 6일

신학박사 F. F. 엘린우드 목사님

안녕하십니까,

박사님께서는 머지않아 이 선교부로부터 선교본부가 A. 피터스라는 신사를 제중원 일을 돕도록 고용하는 것을 승인해 달라는 요청을 받을 것이며, 아래 서명한 사람들은 서울 지부로부터 박사님께 그 주제에 대한 모든 정보를 드리고 선교본부가 조속히 그리고 우호적으로 고려해 주실 것을 요청하는 편지를 쓰도록 요구 받았습니다. 에비슨 박사는 자신의 능력을 거의 넘는 정도로 병원의 업무를 맡고 있어 피터스 씨와 같은 조사가 크게 필요할 것이라는 것은 선교부 회원들에게 대단히 명백한 사실입니다. 이 편지와 함께 배달될 혹은 이후 곧 배달될 에비슨 박사의 편지는 이 문제에 대해 더 상세한 정보를 드릴 것입니다.

피터스 씨는 러시아 계 유태인이며, 미국 성서교회의 권서인으로 한국에 온지가 2년이 넘었습니다. 그는 영어를 배우기 시작하였을 때 기독교로 개종하였는데, 그는 빠르게 영어를 배워 거의 모든 주제에 대해 자유롭게 대화를 할 수 있습니다. 그는 영어를 상당히 유창하게 사용하면서 한국에서 훌륭한 진전을 이루었습니다. 러시아에 있을 때 그는 ‘김나지움’이라 부르는 곳에서 상당히 자유스러운 교육을 받았습니다.[92] 소아였을 때부터 그는 의사가 되기를 원하였지만 의학 과정에 들어갈 때쯤 그가 유태인이라는 이유로 러시아 당국으로부터 그렇게 하는 것이 금지되었으며, 그의 주요 야망은 좌절되었습니다. 결국 그는 자유로운 생활을 위해 러시아를 떠났고 결국 일본에 도착하여 자신에게 관심을 보이며 영어와 기독교 신앙을 가르치기 시작하였고 위에 언급한 바와 같이 결국 그를 개종시킨 나가사키의 피터스 목사와 어울리게 되었습니다.[93] 루미스 씨는 그를 권서로 한국으로 파송하

---

92) 김나지움(Gymnasium)은 일부 유럽 국가의 중등 교육 기관을 말하는데, 나라에 따라 차이가 있지만 피터스의 경우 중등학교 상급반, 고등학교 및 대학 1학년 과정을 아우르는 김나지움에 다녔다.

였는데, 그는 한국의 대부분 지역을 여행하며 훌륭하게 일을 함으로서 루미스 씨를 만족스럽게 하였습니다. 성서공회의 계획이 다소 변경되어 권서와 관련하여 그가 이러한 일을 대단히 오래하지 않을 것 같으며, 그는 이곳에 체류하는 동안 의사가 되는 희망을 버리지 않았고 일생을 한국에서 기독교의 전도를 위해 헌신하겠다고 열망하게 되었기 때문에 자신은 에비슨 박사로부터 몇 년간 의학을 배운 후에 의료 선교사로서 한국으로 돌아 올 것이라는 희망으로 미국으로 가서 의학 과정을 끝내기 위해 제중원에서 에비슨의 조수로 받아 달라고 제안하고 있습니다. 그는 이곳 선교사 사회 전체에서 대단히 높게 평가 받고 있으며, 우리 선교지부는 언급된 직책에 그를 임명하는 것을 만장일치로 승인하고 있습니다.

2년 전 콜레라가 유행했을 때 피터스 씨는 간호사로서 가장 열심히 일을 하였으며, 의학 조수로서 탁월한 능력을 보이며 자신들의 지시를 수행하는데 성실함으로 의사들의 칭송을 받았습니다. 그는 현재 약 25세이며, 체격이 건장합니다.

선교본부가 그를 선교사로 정식 임명해 달라는 것이 아니라 매달 은화 75 달러 봉급의 조수로 고용하자고 요청하는 것입니다.

이러한 요청을 하게 된 데에는 다음과 같은 점이 우리 눈에 띄었습니다.

1. 병원에 조수가 매우 대단히 필요하며, 우리는 그가 적임이라고 믿고 있습니다.
2. 이미 선교지에 있기 때문에 선교본부는 그를 이곳으로 파송할 경비와 용품비 등도 절약할 수 있습니다.
3. 봉급은 정규 선교사의 것 보다 반 조금 넘는 것이며, 그가 할 업무는 정규 선교사의 것과 거의 동일하다고 우리는 믿습니다.
4. 그는 이미 언어를 능숙하게 하고 있어 첫 2년 동안 힘들게 언어에 할애해야 하는 시간을 절약할 수 있습니다.

안녕히 계십시오.

H. G. 언더우드/ O. R. 에비슨

---

93) 알버투스 피터스(Albertus Pieters, 1869~1955)는 미국 위스콘신 주에서 태어나 이듬해에 개혁교회의 목사이던 아버지를 따라 미시건 주로 이주하였다. 그는 1887년 호프 대학을 졸업하였고 1891년 웨스턴 신학교를 졸업하고 미국 개혁교회의 선교사로 일본에 파송되어 1923년까지 활동하였다.

알렉산더 A. 피터스(Alexander Albert Pieters, 1872. 12. 30~1958. 6. 29)

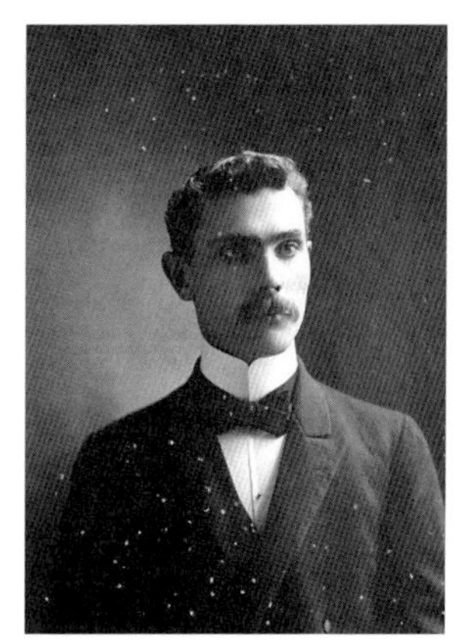

그림 4-64. 알렉산더 A. 피터스

피터스는 러시아의 정통파 유대교 가정이었던 루벤 프럼킨(Reuben Frumkin, ? ~1900)과 레베카 카이다노브스키(Rebecca Kaidanovsky, ? ~ 1925) 사이의 13남매 중 둘째인 이작 프럼킨(Itzak Frumkin)으로 출생하였다. 당시 제정 러시아는 정치적 및 경제적으로 혼란스러웠고, 더욱 유대인에 대한 차별과 박해가 심하였다. 그는 22세가 되던 1893년 오스트레일리아로 이민을 가기 위해 러시아를 떠났고, 이집트, 인도를 거쳐 일본 나가사키에 도착하여 교회에 나가가 시작하였다. 그는 1895년 4월 미국 개혁교회 선교사 A. 피터스로부터 세례를 받으면서 유대인이 개종하면 그의 이름을 바꾸는 관행에 따라 이름을 피터스로 바꾸었다. 그는 5월 미국 성서공회의 직원으로 헨리 루미스와 함께 내한하여 한글을 배웠다. 1898년 시편의 일부를 한글로 번역하였는데, 이것이 최초의 한글 구약 성경 번역이었다. 그의 미국 북장로교회 선교사 임명이 승인되지 않은 그는 미국으로 가서 1902년 시카고의 매코믹 신학교를 졸업하고 목사 안수를 받았다. 그는 1902년 4월 미국 북장로교회의 필리핀 군도 파송 선교사로 임명되었으며, 1904년 5월 한국 선교부로 이적되었다. 그는 구약성서 번역에 큰 공헌을 하였으며, 재령, 선천 등지에서 활동을 하다가 1945년 12월 30일 40여 년 동안의 선교사 직에서 명예롭게 은퇴하였으며, 이후 미국 캘리포니아 주 패서디나에서 16년 동안 거주하였다.

Horace G. Underwood, Oliver R. Avison (Seoul),
Letter to Frank F. Ellinwood (Mar. 6th, 1897)

Seoul, Korea

Mar. 6/ 97

Rev. Dr. F. F. Ellinwood

Dear Sir -

You will shortly receive a request from this Mission asking the Board to sanction the engagement of a gentleman named A. Pieters to assist in the work of the Government Hospital and the undersigned have been asked by Seoul Station to write you on the subject giving you all the information on the subject and asking for an early and favorable consideration by the Board. The work at the hospital is such that it is taking Dr. Avion almost beyond his powers and it is very manifest to the members of the mission that just such a helper as Mr. Pieters would be is greatly needed. A letter from Dr. Avison which will accompany this or follow immediately after will give more detailed information about that matter.

Mr. Pieters is a Russian Jew who came to Korea rather more than two years ago as a colporteur for the American Bible Society. He was converted to Christianity in Japan when he began to study English in which he has made such rapid progress that he is able to converse freely on almost all subject. He has made equally good progress in the Korean, using it with very considerably freedom. When in Russia he secured a fairly liberal education in what is called there a gymnasium. From his childhood he had desired to be a physician but when about to enter upon his medical course he was forbidden to do so by the Russian authorities on account of his being a Jew, and his chief ambition was for the time being thwarted. He finally left Russia to seek a freer home and eventually reaches Japan where he fell in with Rev. Mr. Pieters of Nagasaki who took an interest in him and began to teach him English and at the same time Christianity and as stated above he was converted. Coming under the notice of Rev. Mr. Loomis, he was sent to Korea as a colporteur where he has done excellent work having travelled through the greater part of Korea and given satisfaction to Mr. Loomis in the results. Some changes in the plans of the Bible Society with regard to colporteurage make it probable he will not be used in this capacity very much longer, and he offers himself to our mission as a helper in the government hospital with the idea of studying medicine there with Dr. Avison for a few year and then going to America to finish his course in the hope that he will be able to return to Korea as a medical missionary, as during his stay here while not losing the wish to be a doctor there has grown up alongside of that wish the desire to devote his life to the spread of Christianity in Korea. He is very highly esteemed by the whole missionary community here and our station unanimously approves his appointment to the position mentioned.

During the cholera epidemics two years ago Mr. Pieters worked most assiduously as a nurse and won the praise of the physicians for his faithfulness in carrying out their directions showing marked ability as a medical helper. He is now about 25 year of age and has a well developed physique.

It is not asked that he be given a regular appointment as a missionary under the Board but that he be engaged as a helper at a salary of $75 Silver Yen per month.

The following points appeal to us in making this request.

1. A helper is very greatly needed at the hospital and we believe he is well fitted for the place.

2. Being already on the field the Board will save the cost of sending him here and also the outfit money.

3. The salary will be little more than half that of a regular missionary and get we believe the services he will render will be almost equal to those of the former.

4. He has already secured a working use of the language, saving the time so arduously spent upon the language during the first two years.

Yours very sincerely

H. G. Underwood/ O. R. Avison

회의록, 한국 선교부 서울 지부 (미국 북장로교회) 1891~1921 (1897년 3월 15일)

(중략)

다음의 청구가 낭독되었고 승인되었다.
……
O. R. 에비슨 박사　　228.00 달러
(중략)

Minutes, Seoul Station, Korea, 1891~1921 (PCUSA) (Mar. 15th, 1897)

(Omitted)

The following orders were read and approved: -
……
Dr. O. R. Avison　　$ 228.00
(Omitted)

미국 소식. 독립신문(서울) (1897년 3월 20일), 2쪽

우리는 유감스럽게도 H. B. 헐버트 씨 부부의 어린 아들인 쉘던 로저스가 지난 목요일 아침 사망하였다는 것을 알린다. 아이는 며칠 동안 폐렴구균성 세기관지염을 앓아왔다. 커틀러[94] 및 에비슨 박사는 그를 용의주도하고 성실하게 치료하였지만 소용이 없었다. 아이는 2월 21일 1살이었다. 장례식은 오늘 아침 10시 헐버트 씨의 사택에서 열릴 예정이다. 가족의 모든 친구들은 참석을 요청받았다. 양화진에서 매장될 예정이다.

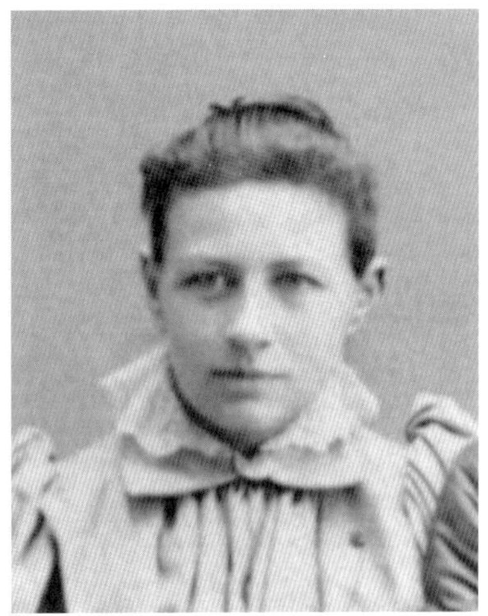

그림 4-65. 메리 M. 커틀러

American Mail. *The Independent* (Seoul) (Mar. 20th, 1897), p. 2

We regret to announce that Sheldon Rogers, the infant son of Mr. and Mrs. H. B. Hulbert died last Thursday morning. The child had been ill for some days with capillary bronchitis. Drs. Cutler and Avison attended him with great care and diligence, but the disease was beyond medical skill. The child was just one year old on the 21st of February. The funeral service will be held at the residence of Mr. Hulbert at 10 o'clock this morning. All the friends of the family are invited to be present. The interment will be at Yangwhachin.

---

94) 메리 M. 커틀러(Mary M. Cutler, 1865~1948)는 1888년 미시건 대학교 의학부를 졸업하고 잠시 개업을 하다가 1893년 미국 북감리교회의 의료 선교사로 파송되어 1939년까지 46년 동안 활동하였다.

캐드윌러더 C. 빈튼(서울)이 프랭크 F. 엘린우드
(미국 북장로회 총무)에게 보낸 편지 (1897년 3월 27일)

한국 서울
1897년 3월 27일

친애하는 엘린우드 박사님께,

제이콥슨 양의 사망 이후 열린 서울 지부의 회의에서 다음과 같은 결의가 채택되었습니다.

> 해외선교본부 귀중,
> 하나님의 섭리에 따라 우리 중에서 A. P. 제이콥슨 양이 떠났지만,
> 우리는 그녀가 O. R. 에비슨 박사에게 귀중한 도움을 주었던 제중원에서의 희생적인 봉사에 대한 우리의 감회를 기록하기로 결의한다. 그녀의 죽음은 이미 과중한 짐을 지고 있는 에비슨 박사에게 자질구레한 일들의 짐을 얹혀 주었고, 병원의 성공적인 운영에 너무도 필수적인 정규 간호사가 없게 되었다.
> 따라서 우리는 조속히 빈자리를 충원할 조치를 취하도록 선교본부에 긴급하게 요청하기로 결의한다.

이 우편으로 박사님은 제중원에서 에비슨 박사를 돕기 위한 A. A. 피터스 씨의 고용을 위한 예산을 요청하는 한 장의 큰 종이(평양과 원산의 다른 큰 종이는 후에 보낼 예정임)를 받으실 것입니다. 저는 에비슨 박사가 그 문제에 대해 상세하게 박사님께 편지를 썼을 것이라고 생각하며, 그렇게 되면 박사님은 지체 없이 조치를 취하실 입장에 있게 될 것입니다.

안녕히 계십시오.
C. C. 빈튼

Cadwallader C. Vinton (Seoul),
Letter to Frank F. Ellinwood (Sec., BFM, PCUSA) (Mar. 27th, 1897)

Seoul, Korea

March 27, 1897

Dear Dr. Ellinwood: -

At a meeting of Seoul Station held since Miss Jacobson's death these resolutions were adopted: -

To the Board of Foreign Missions,

Whereas God in his providence has removed from our midst Miss A. P. Jacobson;

Resolved, that we record our sense of her self-sacrificing services at the Government hospital where she rendered to Dr. O. R. Avison invaluable aid. Her death throws upon Dr. Avison a burden of minor duties when he is already overburdened, and leaves the hospital without a trained nurse, which is so necessary in the successful conduct of such an institution.

Resolved, therefore, that we urgently request the Board to speedily take steps to fill the vacancy.

By this mail you will receive one sheet (another from Pyeng Yang and Gensan to be sent later) asking an appropriation for the purpose of engaging Mr. A. A. Pieters to assist Dr. Avison in the hospital. Dr. Avison will, I think, have already written you the details of the matter, so that you may be in a position to act without delay.

Very truly yours,

C. C. Vinton

1897~1898년 한국 선교부 예산 (1897년 4월 1일)

한국 선교부의 예산
1897년~1898년

제Ⅰ급. 선교지의 선교사

봉급: 금화

......

O. R. 에비슨 박사, 1,250.00

......

아이들:

......

에비슨 박사, 4명, 400.00

......

(중략)

제Ⅵ급. 병원 및 진료소

조수:

빈튼 박사, 50.00 엔
에비슨 박사, 300.00

의약품:

빈튼 박사, 200.00
에비슨 박사, 600.00
언더우드 부인, 100.00

경비:

빈튼 박사
사무실 경비 및 여행 100.00
기구 80.00
에비슨 박사
하인, 180.00
음식물, 550.00

연료,	190.00
여성 조사,	125.00
임시비,	40.00
옛 요청의 착오,	<u>535.45</u>
언더우드 부인, 실외 활동	50.00
화이팅 박사, 연못골 진료소,	50.00
	3,1<u>23.45</u>

제VII급. 사용 중인 자산

세금: 150.00 엔

수리:

일반 주택 수리,	600.00
제중원,	405.00
제중원의 주택,	200.00
무어 씨 주택, 특별	75.00
담장 및 배수,	200.00
전기 및 난방,	80.00
	1,710.00 엔

제VIII급. 새로운 자산

건물비

| 제중원에서 일하는 여성들을 위한 주택, | 3,000.00 |
| | 3,000.00 |

(중략)

Appropriations for Korea, 1897~1898 (Apr. 1st, 1897)

Appropriations for Korea

1897~1898.

Class Ⅰ. Missionaries on Field.

Salaries: Gold

     ......

     Dr. O. R. Avison,   1,250.00

     ......

Children:

     ......

     Dr. Avison, four,   400.00

     ......

(Omitted)

Class Ⅵ. Hospitals & Dispensaries.

	Yen
Assistant:	
Dr. Vinton,	50.00
Dr. Avison,	300.00
Medicines:	
Dr. Vinton,	200.00
Dr. Avison,	600.00
Mrs. Underwood,	100.00
Expences:	
Dr. Vinton,	
Office expenses & travel,	100.00
Instruments,	80.00
Dr. Avison,	
Servants,	180.00
Food,	550.00
Fuel,	190.00

Female Helper,	125.00
Incidentals,	40.00
By error in old request,	535.45

Mrs. Underwood, Outdoor work,	50.00
Dr. Whiting, Yen-mot-kol dispensary,	50.00
	3,123.45

Class VII. Property In Use

Taxes,	150.00
Repairs	
General House Repair,	600.00
Government Hospital,	405.00
Residences of Hospital,	200.00
Special on Mr. Moore's house,	75.00
Walls & drains,	200.00
Lights & Heating:	80.00
	1,710.00

Class VIII. New Property

Cost of Building: Yen

| House for ladies working in connection with Government Hospital, | 3,000.00 |
| | 3,000.00 |

(Omitted)

논평. 독립신문(서울) (1897년 4월 6일), 2쪽

*Repository*의 3월호는 게일 씨가 자신만의 매력적인 필체로, 그리고 생생한 익살로 쓴 북한 지방의 여행에 대한 글로 시작한다. ......

한국의 질병은 에비슨 박사가 쓴 짧은 글이었는데, 한국인들의 질병에 대한 사실을 의사들이 알게 되고 있다는 것을 보여주고 있다. 의학은 이 땅에서 커다란 미래를 갖고 있다.

(중략)

Review. *The Independent* (Seoul) (Apr. 6th, 1897), p. 2

The March number of the Repository leads off with an article on travelling in Northern Korea by Mr. Gale, written in his own fascinating style and alive with drollery and humor. ......

Disease in Korea was the subject of a short sketch by Dr. Avison, which shows that the Doctors are getting hold of the facts about the ailments of Koreans. Medical science has a great future before it in this land.

(Omitted)

회의록, 한국 선교부 서울 지부 (미국 북장로교회) 1891~1921
(1897년 4월 7일)

한국 서울
1897년 4월 7일

한국 왕이 이전의 여학교 부지와 함께 빈튼 박사가 사용하고 있는 부지를 통과하는 도로를 매입하고 싶다는 제안을 검토하기 위한 서울 지부의 특별회의가 빈튼 박사 사택에서 개최되었다. 의장은 예배를 인도하였다. 주한 미국 공사 J. M. B. 실 공사가 참석하여 당부의 말을 하였다.[95] 이어 참석자들이 문제의 부지를 답사하였다. 오랜 토의 끝에 다음의 결의가 통과되었다.

왕이 이전 여학교 부지와 그곳에서 빈튼 박사가 살고 있는 부지의 북쪽에 있는 사유 도로와 연결되는 통로를 위한 부지를 매입하고 싶다는 사실에 비추어, 우리는 그러한 통로를 만들기 위해 빈튼 박사 부지의 동쪽 부분을 충분하게(12 피트보다 넓지 않게) 매각하는 것을 선교부가 선교본부에 권할 것을 요청한다.

언더우드 박사는 필요한 처리를 수행하고 선교지부들에 통보하는데 자산 위원회의 지역 위원들을 돕도록 임명되었다. 이어 빈튼 박사는 그를 위해 다른 곳에 적절한 거주지를 마련할 결정을 해주도록 선교지부에 공식적으로 요청하였다. 빈튼 박사의 이 요청을 검토할 위원회에 빈튼 박사, 에비슨 박사 및 베어드 부인이 임명되었다.

(중략)

---

95) 실 공사는 미국 정부에 의해 소환되었으며, 1897년 9월 13일자로 모든 업무를 후임자인 호러스 N. 알렌에게 넘겼다. 알렌은 10월 3일 미국 국무부로 개략적인 도면을 첨부하여 고종의 요청에 대한 보고를 하였다. No. 11, Diplomatic. Path Back of Legation. Horace N. Allen (Minister, U. S. Leation at Seoul), to John Sherman (Secretary of State) (Oct. 3rd, 1897).

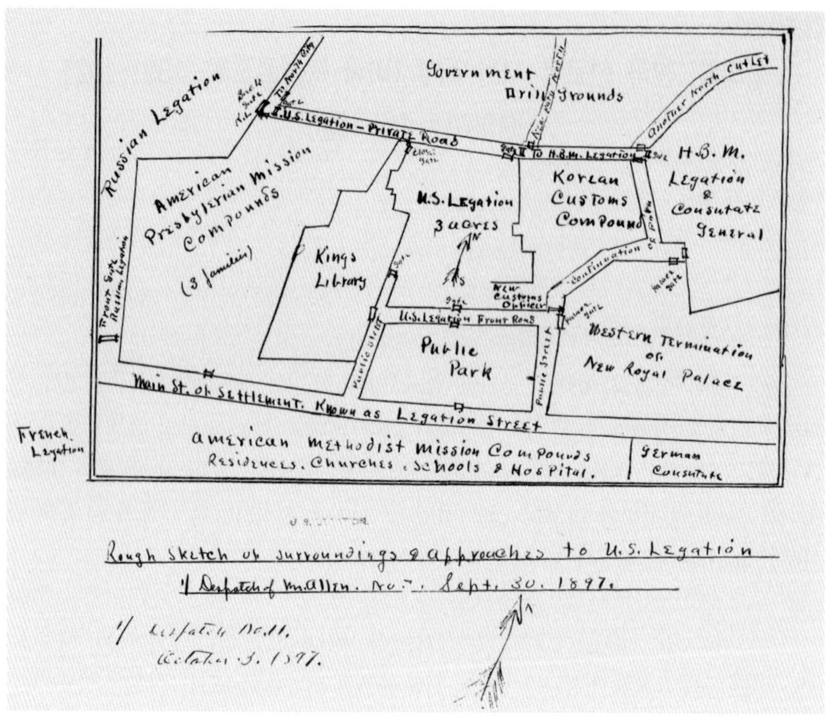

그림 4-66. 1897년 9월 30일 당시의 정동

Minutes, Seoul Station, Korea, 1891~1921 (PCUSA) (Apr. 7th, 1897)

Seoul, Korea.

April 7th, 1897

A special meeting of Seoul Station was held at the house of Dr. Vinton to consider proposals made by his Korean Majesty for the purchase of the former Girl's School property with a roadway through the compound occupied by Dr. Vinton. The Chairman led the devotional exercises. Hon. J. M. B. Sill, U. S. Minister being present made a statement of the request. Those present then made a tour of inspection of the property in question. The following resolution was passed after prolonged discussion: -

> Resolved that, in view of the fact that the King desires to purchase the former Girl's School property and the land for a passage from it to the private lane north of the compound occupied by Dr. Vinton we ask the mission to recommend to the Board the sale of enough land (not wider than twelve feet) off the eastern side of Dr. Vinton's compound to make such passageway.

Dr. Underwood was appointed to assist the local member of the Property Committee in conducting the necessary transactions and in making the notifications to the Stations. Dr. Vinton now formally requested the Station to take action toward providing him a suitable residence elsewhere. As a committee to consider the request made by Dr. Vinton, Dr. Avison, Dr. Vinton and Mrs. Baird were appointed.

(Omitted)

호러스 G. 언더우드(서울)의 편지 (1897년 4월 16일)

1897년 4월 16일자로 서울에서 보낸 편지의 발췌

"저는 최근에 건강이 전혀 좋지 않았습니다. 이 편지를 쓰면서 지금까지 세 번이나 중단하고 구토가 나오는 것을 막기 위해 집밖에서 산책을 해야 하였습니다. 에비슨 박사는 제가 이곳을 떠나야 한다고 말하고 있습니다. 저는 한국에서 쉴 수가 없으며, 그래서 이번 여행을 통해 여러 가지 일을 할 수 있습니다. 필요한 휴식을 취할 수 있고, 새로운 신문을 위한 일들을 살펴볼 수 있으며, 동시에 국왕 폐하가 부탁한 일을 하고 한국에서 선교 사업의 전체적 행로를 바꿀 수도 있는 영향력 아래에 왕자를 두는데 어쩌면 성공할 수도 있습니다.

(중략)

Letter of Horace G. Underwood (Seoul) (Apr. 16th, 1897)

Extract from the letter dated April 16/ (18)97, Seoul

"I have not been at all well lately. While writing this letter so far I have had to stop three times and walk about out-doors to keep from vomiting. Dr. Avison says I must take a run away. I do not get rest in Korea, so that on this trip I can do several things, I can get needed rest, see about things for the new newspaper and at the same time do His Majesty a favor and perhaps succeed in getting the prince under influences that may change the whole course of mission work in Korea.

회의록, 한국 선교부 서울 지부 (미국 북장로교회) 1891~1921
(1897년 4월 19일)

한국 서울
1897년 4월 19일

(중략)

에비슨 박사는 빈튼 박사의 다른 거주지 문제를 고려하기 위한 위원회를 대신하여 그의 현재 거주지를 사용할 수 없는 상황이 되면 응급 사안의 하나로 문제를 제기하려는 의도로 그 문제를 잠시 보류하라고 조언하는 보고를 하였다. 보고는 채택되었다.

(중략)

에비슨 박사는 재정 위원회에서 다음의 변경을 보고하였다.

V급	주간 학교를 위한 조사의 교육반	
	곤당골	7.40 달러
VI급	병원 및 진료소	
	언더우드 부인에서 O. R. 에비슨 박사에게	111.00
VII급	담장 및 배수로에서 주택 수리(일반)로	86.44
X급	회의 경비에서 요양소로	16.40

(중략)

스트롱 양과 에비슨 박사는 병원에 임명될 것으로 예상되는 신임 여성 사역자를 위한 주거 장소 및 계획을 고려하고, 지부에 제출할 요청을 받았을 때 즉시 보고할 수 있게 준비하기 위한 위원회에 임명되었다.

(중략)

다음의 청구가 낭독되었고 승인되었다.
......
O. R. 에비슨 박사　　832.53 달러

......

동의에 의해 에비슨 박사의 기도 후에 지부 회의는 폐회하였다.

H. G. 언더우드, 의장
C. C. 빈튼, 서기

Minutes, Seoul Station, Korea, 1891~1921 (PCUSA) (Apr. 19th, 1897)

Seoul, Korea.
April 19th, 1897

(Omitted)

Dr. Avison on behalf of the committee to consider the subject of another residence for Dr. Vinton, reported, advising that the question be held for a time in obeyance, with the intention to take it up as one of emergency, if the circumstances come to render his present residence untenable. The report was adopted.

(Omitted)

Dr. Avison reported from the Finance Committee the following transfers: -

Class V	Training Class for Helpers to Day School	
	Kon Dong Kol	$ 7.40
Class VI	Hospitals & Dispensaries	
	Mrs. Underwood to Dr. O. R. Avison	111.00
Class VII	Walls & Drains to House Repairs (general)	86.44
Class X	Session Expenses to Sanitarium	16.40

(Omitted)

Miss Strong and Dr. Avison were appointed a committee to consider the site and plans for a residence for the new lady workers expected to be appointed to the hospital, and to be ready to report when called on to the station.

(Omitted)

The following orders were read and approved: -

......

    Dr. O. R. Avison   832.53

......

The station now adjourned on motion, after prayer by Dr. Avison.

H. G. Underwood, Chairman
C. C. Vinton, Secretary

18970419

프랭크 F. 엘린우드(미국 북장로교회 총무)가
올리버 R. 에비슨(서울)에게 보낸 편지 (1897년 4월 19일)

1897년 4월 19일

친애하는 에비슨 박사님,

나는 제이콥슨 양의 병환과 사망과 관련된 귀하의 훌륭한 편지에 대한 반응에 대해 쓰는 것을 한동안 미루었습니다. 그것은 자신을 바친 선교사의 병환과 사망을 기록한 진정 훌륭한 편지이었습니다. 편지의 사본은 우리 여성 선교본부의 일부 사람들에게 보냈으며, 귀하의 편지는 수백 명이 사람들이 읽었습니다. 나의 선교 보고서 및 예산 작성 때문에 부분적으로 답장이 지연되었습니다. 이제 모든 것을 끝냈고, 나는 개인적으로 몇몇 편지를 쓰고 있습니다.

나는 선교본부를 대신하여 병환 중인 제이콥슨 양에게 보여준 친절에 대해 귀하와 빈튼 박사(그에게 이것을 이야기해 주세요)에게, 그리고 고통에 빠져 있는 그녀에게 다양한 방식으로 공감하고 도움의 손길을 주었던 다른 사람들께도 감사를 드리고 싶습니다. 뉴욕 여성 선교본부 유티카 지부의 여성들은 병원에 여성을 위한 건물의 건축 문제를 검토하였고, 나는 그들이 기금을 조성한 것으로 믿고 있습니다. (한국으로 보낸 예산에는 3,000 달러로 설정되어 있는데, 이 액수는 유티카 지부의 여성들과의 분명한 약정이 있고 그들이 그 금액을 조성하였기에 삭감되지 않을 것입니다.) 새 건물이 어느 곳에 위치할 지의 문제가 제기되었는데, 나는 그 문제를 선교부로 넘겼으며 조속한 반응을 바라고 있습니다.

우리는 올해 하였던 것처럼 예산을 삭감해야 하는 괴로움을 겪고 있지만, 선교본부는 아무런 선택이 없고 교회가 선교 사역을 위해 기부한 일정 액수의 기금을 단순히 배분할 뿐입니다.

남학교의 이전과 관련한 서재필 씨의 제안에 대해 아무런 조치도 없었고, 기금과 관련한 한 그런 움직임에 대해 올해에는 아무 것도 할 수 없으며, 현재 기금이 없는 점을 고려하면 서재필 씨와 어떠한 계약을 맺기 위해서는 일 년 이상 놔두어야 할 것입니다. 따라서 우리들은 이 문제에 대해 얼마 후에나 확실하게 토의하고 조치를 취할 것 같습니다.

이제 회계연도를 마감하며 우리는 많은 일에 분주합니다. 하지만 우리는 한국 선교부의 훌륭한 전망과 관련하여 기뻐하고 있으며, 교회의 기부가 증가하여 우리가 현재 열려 있는 문으로 들어갈 수 있도록 희망하며 기도드리고 있습니다.

에비슨 부인께도 안부를 전합니다.

안녕히 계세요.

F. F. 엘린우드

Frank F. Ellinwood (Sec., BFM, PCUSA),
Letter to Oliver R. Avison (Seoul) (Apr. 19th, 1897)

April 19th, 1897

My dear Dr. Avison; -

I have for a long time delayed writing to you in response to your good letter giving an account of the sickness and death of Miss Jacobson. It was indeed a good letter and recorded the sickness and death of a consecrated missionary. Copies were sent out to some of our Women's Boards and your letter has been read by hundreds. I have delayed writing partially because I have been occupied with missionary reports and appropriations. These are now all out of my hands, and I take up some personal letters.

I want to thank you and Dr. Vinton, (please tell him this) on behalf of Board, for the kindness shown to Miss Jacobson in her rest illness, also to others who in various ways extended a sympathizing and helping hand to her in her distress. The ladies of the Utica Auxiliary Society of the New York Women's Board who had carried the support on Miss Jacobson, have taken up the matter of building a house for the women connected with hospital, and I believe, they have raised the money. ($3,000 were allowed in the appropriations which have been sent to Korea, and this amount is not to be disturbed by the cuts which are made because there is a definite agreement with the Women of Utica and they have raised the money.) The question has been asked, where is the new building to be placed, and I have passed on that question to the Mission, and would like at an early day a response.

We are distressed at being obliged to cut down the estimates as has been done this year, but the Board has no option, it is simply the almoner or divider of a certain amount of funds contributed by the Church for the missionary work.

With regard to the removal of the Boys' School on the proposal of Mr. Jaisohn, nothing has been done, and so far as funds are concerned, nothing can be done this year in the line of such a movement, and in as much as there are no funds at present, it would be idle to enter into any engagement a year or more in advance with Mr. Jaisohn. So it seems to us but the matter will be definitely discussed and action taken with regard to this a little later.

We are in the rush of many things just at the close of the year. We are delighted, however, with regard to the good outlook in the Korea Mission, and hope and pray that the gifts of the churches may so increase as to enable us to enter the open doors that present themselves.

With kind regards to Mrs. Avison,

Very sincerely yours,
F. F. Ellinwood

올리버 R. 에비슨의 개인 기록 (1897년 4월 26일)

5가(街) 156
미국 장로교회
해외선교부

올리버 R. 에비슨의 개인 기록

출생지 및 날짜,　영국 요크셔, 1860년 6월 30일
임명 당시 미국 주소,　캐나다 온타리오 주 토론토
부인　결혼 전 이름,
　　　　결혼일,
　　　　출생지 및 날짜,　캐나다 온타리오 주 스미스 폴스, 1862년 2월 23일
　　　　임명 당시 미국 주소,　캐나다 온타리오 주 토론토
자녀　이름 및 출생일　1893년 이후
　　　　더글러스 브레이, 1893년 7월 26일
선교지,　한국
임명일,　1893년 2월 6일
미국 출발일,
부인의 임명일,
부인의 미국 출발일,
안식년,
학 력
　　대학 혹은 학교, 온타리오의 초등학교, 알몬트 고등학교, 온타리오 약학대학
　　졸업일,　　　토론토 의과대학
　　신학원 혹은 전문 학교,　빅토리아 대학교 의과대학 졸업
　　졸업일,　약학대학 1884년, 의과대학 1887년
경력(있다면),　초등학교 교사, 약학대학 교수, 토론토 의과대학 교수
미국의 관련 교회,
임명 당시 장로교회와의 관계,
미국에 있는 가까운 친척의 이름과 주소,

작성일 1897년 4월 26일

서명, 올리버 R. 에비슨

다음 면을 볼 것

양식 139-3-'95. 1000.

접 수

1897년 5월 25일

브라운 박사

Personal Record of Oliver R. Avison (April 26th, 1897)

The Board of Foreign Missions

of the

Presbyterian Church In The U.S.A.

156 Fifth Avenue

Personal Record of Oliver R. Avison, M. D.

Place and date of birth, Yorkshire, England June 30th, 1860

Home in the ~~U. S.~~ when appointed, Toronto, Ontario, Canada

Wife ~~Maiden Name,~~

~~**Date of marriage,**~~

Place and date of birth, Smith's Falls, Ontario, Canada Feb 23rd, 1862

Home in the U. S. when appointed, Toronto, Ontario, Canada

Children - Names and dates of birth after 1893

Douglas Bray, July 26th, 1893

Mission, Korea

Date of Appointment, February 6, 1893

~~Date of Departure from U.S.,~~

~~Date of Appointment of wife,~~

~~Date of Departure of wife from U.S.,~~

~~Furloughs,~~

Education

    College or school, Ontario Pub. Schools, Almonte High School, Ontario
                Coll. of Pharmacy

    Date of graduation, and in Toronto Medical School

    Theological seminary or professional school, Graduated in Medicine from
Victoria

    Date of graduation, University in Pharmacy 1884, in Medicine 1887

    Former occupation (if any), Pub School teacher, Lecturer in Coll of Pharmacy
                and in Medical Faculty of Toronto University

~~Church connection in U. S.,~~

~~Presbyterial connection when appointed,~~

~~Names and address of nearest relative in U. S,~~

~~Names and address of two or three intimate friends in U. S,~~

           Date April 26th, 1897

        Signature, Oliver R. Avison

           see next sheet

Form 139-3-'95. 1000.

Received

May 25, 1897

Dr. Brown

대니얼 L. 기포드(일리노이 주 멘도타)가 프랭크 F. 엘린우드
(미국 북장로교회 총무)에게 보낸 편지 (1897년 4월 26일)

(중략)

저는 한국에서 미국 성서공회의 권서이었던 러시아 계 유태인인 A. A. 피터스 씨를 병원 간호사로 고용하려는 조치가 취해지고 있다는 것을 알고 있습니다. 혼란을 피하기 위해 저는 박사님께서 한국 선교부로 편지를 보내 그들이 여의사 혹은 에비슨 박사의 병원에서 제이콥슨 양의 자리를 대신할 간호사를 원하는지 분명한 답을 요청하실 것을 조언 드립니다.

(중략)

Daniel L. Gifford (Mendoto, Ill.),
Letter to Frank F. Ellinwood (Sec., BFM, PCUSA) (Apr. 26th, 1897)

(Omitted)

I learn that steps are being taken out in Korea to employ as hospital nurse Mr. A. A. Pieters, the Russian Jew, formerly a colporteur under the American Bible Society. In order to avoid complications, my advice is for you to write to Korea asking a definite statement of their wishes about a lady doctor, or a nurse to fill Miss Jacobson's place in Dr Avison's hospital.

(Omitted)

프랭크 F. 엘린우드(미국 북장로교회 총무)가 대니얼 L. 기포드
(일리노이 주 멘도타)에게 보낸 편지 (1897년 4월 28일)

(중략)

에비슨 박사와 언더우드 박사는 선교부가 피터스 씨의 고용을 허락하였다고 [선교본부로] 요청을 보내었으며, 선교부의 승인이 곧 보내질 것이라고 언급하였습니다. 하지만 아직 그것을 받지 못하였습니다.

(중략)

Frank F. Ellinwood (Sec., BFM, PCUSA),
Letter to Daniel L. Gifford (Mendota, Ill.) (Apr. 28th, 1897)

(Omitted)

Dr. Avison and Dr. Underwood sent a request that the Mission be permitted to employ Mr. Pieters, and stated that the Mission approval would follow. That as yet has not been received.

(Omitted)

한국의 선교. 1897년 5월 총회에 제출된 미국 북장로교회 해외선교본부 제60차 연례 보고서, 135, 138, 141쪽

한국의 선교

135쪽

서울: 수도, 서해안 근처에서 한강 옆에 위치해 있으며, 상업 항구인 제물포에서 내륙으로 25 마일 떨어져 있다.; 1884년 선교부가 시작됨; 사역자 - 신학박사 H. G. 언더우드 목사 부부, D. L. 기포드 목사 부부, S. F. 무어 목사 부부, F. S. 밀러 목사 부부, C. C. 빈튼 박사 부부, O. R. 에비슨 박사 부부, W. M. 베어드 목사 부부, S. A. 도티, C. C. 웸볼드, 엘렌 스트롱 양 및 조지아나 화이팅 박사; 강도사 2명; 교사 1명; 전도부인 2명.

138쪽

……

선교부에서 가장 유용한 여성 사역자 중의 한 명은 1월 20일 사망한 안나 P. 제이콥슨 양이었다. 그녀는 에비슨 박사의 사역과 관련하여 제중원의 정규 간호사로 고용되었다. …… 8월에 그녀는 심한 질병에 걸렸는데 결코 회복하지 못하였다. 그녀는 병원 및 주위에서 접했던 말라리아 성 상황에서 병에 걸린 것 같으며, 건강에 좋은 거주지가 필요했다고 느껴진다. 병이 대단히 위중해지면서 동료 선교사들이 따뜻한 동정을 보여주었다. 그녀는 에비슨 및 빈튼 박사 댁으로 옮겨 회복을 위해 할 수 있는 모든 것을 하였다. 임종이 가까워졌을 때, 에비슨 박사는 그녀에게 병세가 악화되고 있다고 알리자 그녀는 "만일 그렇다면 괜찮습니다. 저는 두렵지 않습니다. 저는 이곳에 온 것이 너무도 기쁩니다. 업무에 종사하다 죽는 것은 좋습니다."라고 말하였다.

141쪽

의료 사업 - 의료 사업에서 O. R. 에비슨 박사가 책임을 맡고 있는 제중원은 최근 3~4년 동안 그의 효율적인 운영을 통해 도달한 최상의 위치를 계속 유지하고 있다. 입원 환자의 수는 160명, 진료소 환자는 6,514명, 왕진 127건, 순회 전도 여행에서 275건, 총환자수 7,076명이었다. 환자를 대상으로 한 기독교 사업도 일정하게 진행되었다. 병원에서 아침 예배, 주중 기도 모임, 그리고 정규 주일 예배가 열렸으며, 기회가 허용되는 대로 처방을 기다리는 환자들을 가르쳤다. 따라서 대단히 건전한 종교적 영향이 이 기관의 모든 운영을 특징 지웠다. 종교 교육과 영향의 문제에 대해 분명하고 긍정적인 입장에도 불구하고 한국의 왕과 신하들이 이 기관에 대해 가득차고 진심에서 우러나는 신뢰와 공감을 보여 준 것은 기쁜 사실이다. 에비슨 박사는 계속 왕을 진료하고 있으며, 영향력 있는 한국인과 외국인들에 대한 그의 큰 사역의 영향을 확대할 풍부한 기회를 가졌다.

Mission in Korea.

Sixtieth Annual Report of the BFM of the PCUSA. Presented to the General Assembly, May, 1897, pp. 135, 138, 141, 1897

Missions in Korea.

p. 135

Seoul: the capital, near the western coast, on the Han River and twenty-five miles overland from the commercial port, Chemulpo Mission begun in 1884; laborers - Rev. H. G. Underwood, D. D., and Mrs. Underwood, Rev. D. L. Gifford and Mrs. Gifford, Rev. S. F. Moore and Mrs. Moore, Rev. F. S. Miller and Mrs. Miller, C. C. Vinton, M. D., and Mrs. Vinton, O. R. Avison, M. D., and Mrs. Avison, Rev. W. M. Baird and Mrs. Baird, Misses S. A. Doty, C. C. Wambold, Ellen Strong, and Georgiana Whiting, M. D.; 2 licentiates 1 teacher 2 Bible- women.

p. 138

......

One of the most useful of the women of the Mission was Miss Anna P. Jacobson, who died Jan. 20th. She was employed as a trained nurse in the government hospital in connection with the work of Dr. Avison. ...... In August, she had a severe attack of disease from which she never recovered, and it is felt that she may have contracted this from the malarious atmosphere which she encountered in and around the hospital, and for want of a healthful place of residence. As the disease became very serious, kind sympathy was shown her by her fellow missionaries. She was received into the homes of Drs. Avison and Vinton, and all that could be done was done for her recovery. When near the end, Dr. Avison informed her that a change for the worse had taken place; she replied, "If so, it is well. I am not afraid. I am so glad I came here. It is good to die in the harness."

p. 141

Medical Work. - In the medical work the Royal Korean Hospital, under the direction of Dr. O. R. Avison, has continued to hold the high place which it has reached through his efficient management in the last three or four years. The number of inpatients has been 160, dispensary patients, 6,514; visits 127, on itinerating trips, 275; total patients, 7,076. Christian work has also been regularly maintained among the patients. Morning devotions and a mid-week prayer-meeting, as well as regular Sabbath services, have been among the exercises of the Institution, and while patients are in waiting for their prescriptions, they have been instructed as opportunity allowed. A very healthful religious influence has therefore characterized all the operations of the institution. It is a gratifying fact that the full and cordial confidence and sympathy of the Korean king and his subordinate officials has been shown to this institution, notwithstanding the clear and positive stand which it has taken in the matter of religious instruction and influence. Dr. Avison has continued to be consulted professionally by the king and has had abundant opportunity to extend the influence of his great work in influential circles both native and foreign.

회의록, 한국 선교부 서울 지부 (미국 북장로교회) 1891~1921
(1897년 5월 17일)

한국 서울
1897년 5월 17일

서울 지부의 정기 월례회의가 에비슨 박사 사택에서 개최되었으며, 베어드 씨는 의장직을 맡아 예배를 인도하였다.

(중략)

에비슨 박사는 병원의 여성 사역자들을 위한 주택 부지 위원회를 대표하여 현재로서는 장소에 대해 조언하기가 불가능한 다양한 충분한 이유가 있다고 보고하였다. 보고서는 접수하였으며, 위원회는 계속 유지하고 보고서는 심의를 보류하였다.

다음의 청구가 낭독되었고 승인되었다.

......

O. R. 에비슨 박사　　　770.00 달러

......

최근 빈튼 자신이 구입한 가마골의 부지로 이사하는 것을 승인해 달라는 그의 요청은, 가능하다면 경동의 선교부 자산의 장래 처리를 확인하라는 지시와 함께 언더우드 박사, 빈튼 박사 및 에비슨 박사로 구성된 위원회에 회부되었다.

(중략)

Seoul, Korea.

May 17th, 1897

The regular monthly meeting of Seoul Station was held at the house of Dr. Avison, Mr. Baird in the chair and conducting devotional exercises.

(Omitted)

Dr. Avison, for the committee on a house-site for the hospital ladies, reported that for various good reasons it is impossible at present to advice as to a site. The report was received, the committee continued and the report laid on the table.

The following orders were read and approved: -

......

    Dr. O. R. Avison $770.00

......

Dr. Vinton's request for permission to move at some future time to property recently purchased by him at Kwa-ma-kol was referred to a committee consisting of Dr. Underwood, Dr. Vinton, and Dr. Avison, with instructions to ascertain, if possible, the future destiny of Mission property in Kyeng Tong.

(Omitted)

회의록, 한국 선교부 서울 지부 (미국 북장로교회) 1891~1921
(1897년 5월 29일)

한국 서울
1897년 5월 29일

서울 지부의 특별 회의가 빈튼 박사 사택에서 개최되었으며, 의장이 성경을 봉독하고 에비슨 박사가 기도를 드렸다.

(중략)

Minutes, Seoul Station, Korea, 1891~1921 (PCUSA) (May 29th, 1897)

Seoul, Korea.
May 29th, 1897

A special meeting of Seoul Station was held at the house of Dr. Vinton, the chairman reading Scripture at the opening and Dr. Avison offering prayer.

(Omitted)

회의록, 한국 선교부 서울 지부 (미국 북장로교회) 1891~1921
(1897년 5월 31일)

한국 서울
1897년 5월 31일

서울 지부의 예산 삭감을 계속 검토하기 위한 서울 지부의 특별회의가 빈튼 박사 사택에서 다시 개최되었다. …… 서울 지부의 구체적인 삭감은 회의에서 다음과 같이 결정되었다.

(중략)

제VI급	빈튼 박사의 사업	100.00 달러
	에비슨 박사의 사업	489.00
	언더우드 부인의 사업	100.00
	화이팅 박사의 사업(제중원)	61.80
제VI급I	세금	100.00
	주택 수리 (일반)	250.00
	" " (제중원)	205.00
	" " (병원 숙소)	150.00

(중략)

Seoul, Korea.

May 31st, 1897

A special meeting of Seoul Station was again held at the house of Dr. Vinton to resume consideration of the mode of apportioning the cut for Seoul Station. ...... The specific cuts of Seoul Station as adjusted by the meeting were as follows: -

(Omitted)

Class VI	Dr. Vinton's work	100.00
	Dr. Avison's "	489.00
	Mrs. Underwood's "	100.00
	Dr. Whiting's " (at Gov. Hosp.)	61.80
Class VII	Taxes	100.00
	House repairs (general)	250.00
	" " (Gov. Hosp)	205.00
	" " (Hosp. residences)	150.00

(Omitted)

올리버 R. 에비슨, 한국의 질병(II).
The Korean Repository 4(6) (1897년 6월), 207~211쪽

한국의 질병 II.

어쨌든 말라리아는 아마도 한국에서 가장 흔한 병이다. 그 병은 전국에서 발견되지만, 논이 많은 지역에서 특히 더 유행하는 것 같다. 이것은 의심할 여지없이 고인 물과 말라리아 독성의 발달에 적합한 서식처인 풍부한 퇴적물이 있기 때문이다. 다른 나라에서 발견되는 다양한 변종들이 이곳에도 있는 것으로 추정하고 있지만 우리는 주로 매일열, 3일열, 4일열의 간헐 형과 종종 하루에 한두 번 발작이 나타나는 형도 있다. 이중 가장 많은 것이 4일열 형, 즉 발작 사이의 이틀 동안 환자가 평온한 형이다.

내가 특별히 주목한 것은 몇 주일 동안 3일열 형이 대부분이었다가 이것이 거의 끊기면, 환자의 거의 대부분이 사일열이란 점이다.

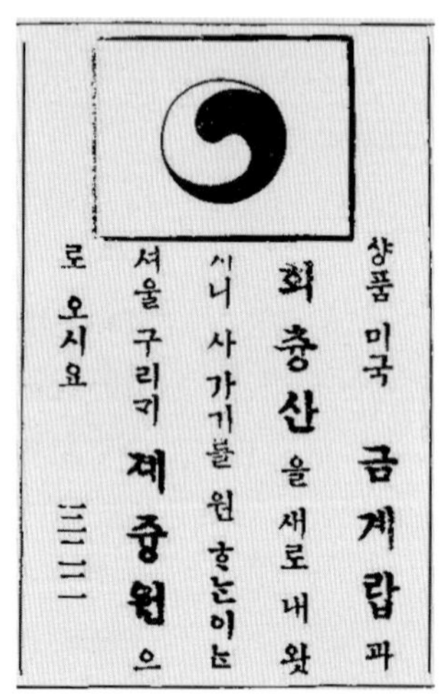

그림 4-67. 제중원의 금계랍 및 회충산 광고. 독립신문 (1898년 2월 22일), 4쪽

환자의 말에서 특이한 것은 오한이 4일 간격으로 나타난다고 말할 때 환자는 적절한 용어에 의해 거의 항상 구별이 되지만, 그렇지 않으면 일반적으로 학질이라고 부르는 경향이 있다는 것이며, 또 한 가지 특이한 것은 환자가 종종 4일 간격으로 오한을 느낀다고 말하지만 어느 날 한기를 느꼈는지 물으면 그는 매일 그렇다고 이야기함으로써 여러분을 놀라게 하며, 여러분이 당황해 하는 것을 보게 되면 자신은 원래 4일 간격으로 오한을 느꼈지만 지금은 매일 느낀다고 설명한다. 나는 여태껏 오한이 하루 중 다른 때 보다 저녁에 발생하는 것을 많이 보아 왔다.

사람들은 이 병의 치료약으로 키니네의 가치를 알게 되었고, 그것에 대한 수요는 특히 가을과 겨울에 대단히 많다. 외관과 맛이 키니네와 유사하지만 효능이 없

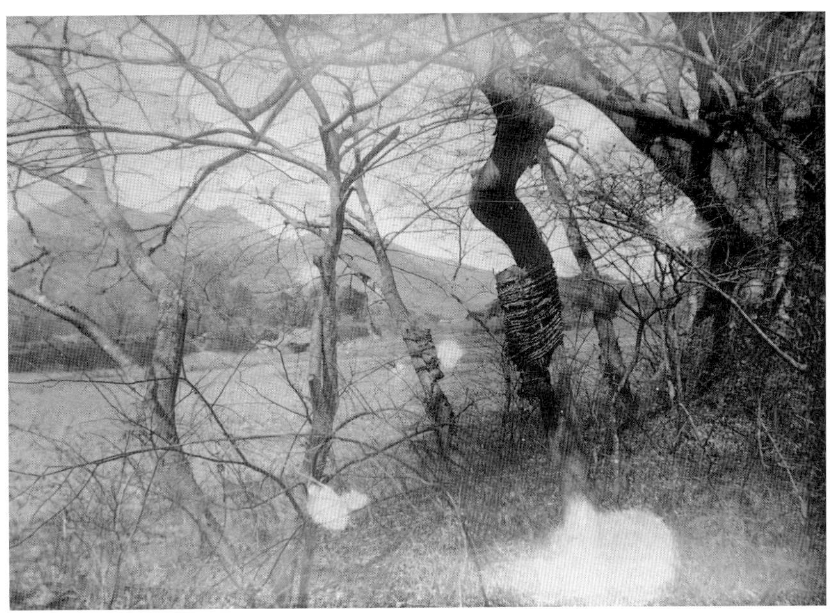

그림 4-68. 나무에 묶어 둔 천연두에 걸려 죽은 아이의 시신. Princeton Theological Seminary 소장

는 유사품들이 상당히 많이 수입되어 내륙의 사람들에게 팔린다고 이야기하는 것이 애석하다.

천연두는 몇 년에 한 번씩 유행하지만 거의 항상 어느 정도 존재하고 있다. 8살이나 10살이 넘은 모든 성인과 아이들은 거의 대부분 흉터를 갖고 있는데, 아이들은 분명히 그 병에 걸리기 때문에 어머니들은 아이를 가족으로 세는 헛수고를 하지 않기 위해 천연두에 걸리지 않은 아이는 가족으로 치는 것이 의미가 있다고 거의 생각하지 않는다. 천연두와 관련한 유력한 견해는 그것이 마마라고 알려진 악령의 존재 때문에 일어나는데, 그것이 아이 속으로 들어가 증상을 일으킨다는 것이다. 따라서 아무런 약을 쓰지 않고 대신 영(靈)을 기쁘게 하고 아이를 해치지 말도록 설득하려는 희망으로 자주 엎드리고, 존댓말을 사용하며, 음식, 꽃 그리고 돈을 바치는 등 그 병의 주체에게 제물을 바치고 커다란 경의를 표한다. 며칠이 지난 후 만일 그 영이 정성에 만족하여 떠나면 아이는 회복하게 되고, 그렇지 않으면 죽게 된다. 이 영의 집은 한국이 아닌 중국에 있으며, 다른 음식을 먹고 싶어 할 때만 집을 떠나 이곳에 오는데, 이것이 병이 유행하는 이유로 간주된다. 이 영에 대한 전반적인 믿음이 이 병에 걸렸을 때 외국인 의사의 진료를 받지 않는 원인이다. 거의 4년 동안 나는 단지 두 번만 천연두를 진료해 달라는 요청을 받았는데, 그것은 거의 죽게 될 때이었다. 불과 얼마 전에 나는 우리 여학교의 입학 지원자 한 명을 진찰하였는데, 그녀는 12살이었지만 천연두에 걸리지 않았다고 하였다. 내가 그녀의 어머니에게 놀라움을 표시하자 그녀가 유아 때 접종을 받았다고 하여 의문이 풀렸다. 백신의 사용이 더 보편화되고 있으며, 얽은 얼굴이 크게 줄고 가정에서 아이들의 수가 증가할 그런 결과가 다른 곳에서도 나타날 것으로 기대되고 있다.

나병은 한국에서 대단히 흔하지는 않지만 남부 지방에서는 아직도 상당히 유행하고 있다. 부산에서 6주일 동안 체류하는 중에 나는 도움을 받기 위해 병원으로 온 이런 불행한 사람들을 많이 보았다. 이곳 서울에서 그 수는 그리 많지 않으며, 남부지방에서 떠돌다가 올라온 사람들을 제외하고는 실제적으로 없다. 나는 송도에 항상 살았고 부유한 가정에 속한 환자 한 사람을 보았기 때문에 전혀 없다고 말하는 것은 지나친 것일 것이다. 또한 나는 서울에서 10 마일 이내에서 살았고 다른 곳에서는 결코 살았던 적이 없다고 이야기한 한 환자도 보았다. 한국에서 이 병은 교과서에 기술되어 있는 모든 형태가 나타난다. 그것은 일반적으로 매우 느리게 진행하며, 나는 그것에 의한 많은 희생자는 그 병의 직접적인 결과보다는 다른 병발증 때문이라고 믿고 있다. 그것이 그렇게 느리게 전파된다는 사실은 그것이 실지로 증가하고 있더라고 전염성이 대단히 낮다는 강력한 증거이다.

다른 나라에서처럼 이곳에서도 건강의 큰 적(敵)은 결핵균인데, 예상되는 바와 같이 주택이 작고 환기가 부족하며 위생 관념이 없어 희생자들이 대단히 많다. 신체의 모든 부분이 이 작은 병원균이 침투하여 많은 형태의 질병을 일으킨다. 우리의 진찰실은 그것에 의한 파괴로, 그중에서도 비대되고 곪은 주로 목과 겨드랑이의 림프선, 골과 관절 병, 그리고 폐결핵에 걸린 환자들로 가득 차 있다. 고국에서보다 이곳에서 치료하기 더 힘든 것이 후자의 경우인데, 그곳에서는 얻을 수 있는 도움을 이곳에서는 확보할 수 없어 조기에 오거나 훌륭한 음식과 돌봄의 방도를 갖고 있는 경우가 아니면 나는 항상 그런 환자들을 가망이 없는 것으로 여긴다. 결정성 및 관절 질환은 대단히 흔하며, 우리를 상당히 힘들게 하는데, 적지 않은 환자에서 우리의 치료에 너무도 잘 듣지 않는다. 그러나 환자가 메스와 긁는 도구를 쓰도록 허용하면 전체적으로 우리는 좋은 결과를 얻고 있다. 나는 전에 생긴 염증으로 무릎이 구부러지고 굳어진 한 남성의 예를 들 수 있다. 우리는 전체 무릎을 절개하고 복합 골절처럼 뼈의 절단면을 유합시켰는데, 환자는 뻣뻣하지만 곧은 하퇴를 갖게 되어 웅크리고 들어왔던 그는 서서 나갈 수 있게 되었다. 하지만 이 환자 한 명은 1년 동안 결핵 감염을 극복하기 위해 영양 식품을 무료로 사용하는 등 우리의 경비를 많이 쓰게 하였다. 그는 몇 달 후에 심지어 목발도 쓰지 않고 하루에 13 마일을 걸어서 우리를 보러 돌아 왔다. 대단히 좋은 결과이었지만,

병원 기금으로 모든 것이 이루어졌기에 상당한 비용을 들여 얻은 것이었다. 또 다른 예는 양쪽 발목이 결핵 때문에 연화되어 일어설 수 엇었던 어린 소년이다. 두세 번의 수술로 이 뼈들을 거의 제거하였더니 경과 중에 몇 달 동안은 목발로 걷다가 지금은 1년 이상 이것들의 도움을 받지 않고 걷는다. 나는 자기 자랑이 아니라 단순히 고국의 우인들에게 병원을 운영하는데 왜 경비가 많이 드는지 알게 하기 위해 이 사례들을 언급할 뿐인데, 여기서 '많이'라는 것은 7,000~10,000명의 환자를 보는 외래 진료소, 150명의 환자를 보는 입원실을 위한 1년 동안 약품, 붕대, 음식 및 연료를 공급하기 위해 금화 1,000 달러가 약간 더 드는 것을 의미할 수 있다.

대단히 많은 경우 수술 치료가 필요하지만, 심각한 수술이 필요한 사람들 중 일부만이 수술에 동의하고 있다. 마취로 우리가 수술을 한 목록에는 발목 적출, 무릎 적출, 어깨 적출, 손목 적출, 손가락, 상완 및 하퇴 절단, 여러 부위의 암 적출, 여러 종류의 종양 적출, 림프선 절개, 안구 적출 등이 포함된다. 작은 수술은 매일 시행하지만, 마취를 하지 않거나 코카인을 사용하여 집도한다. 이것들 중에서 가장 흔한 것 중의 하나가 누공인데, 나는 종종 왜 이것이 흔한지 놀라기도 하였지만 이곳 생활 상태를 더 잘 알게 되면서 두 주요 원인이 있다는 견해를 갖게 되었다. 첫째, 사람들은 높이가 있는 의자에 앉는 대신 때로 따뜻하고 때로 상당히 차가운 바닥에 앉는데, 이런 자세는 그 부위의 정맥혈이 충혈되기 쉽게 하며, 이러한 상태는 바닥이 따뜻하거나 차가운 경우 조직 활성의 방해가 증가된다. 둘째, 청결함의 부족으로 이미 충혈이 된 조직이 자극을 받아 종기가 발달하는데, 그것을 무시하면 누공으로 발전한다. 때로 한 환자에서 2~4개 내지 5개의 누공을 볼 수 있다. 우리는 며칠 전에 환자 한 명을 퇴원시켰는데, 그는 엉덩이 전체에서 모든 방향으로 뻗는 7개의 누공을 갖고 있었다. 우리는 그를 여러 번 수술하였는데, 매번 6~8 피트 길이의 누공을 절개하였다. 이 환자에서 절개한 누공의 총 길이는 50 피트가 넘었다.

토순(언청이)은 흔히 보는 또 다른 병인데, 이들의 대부분은 수술에 동의한다. 이것은 다른 나라의 토순 환자와 다르지 않으며, 거의 항상 경과가 좋다.

위에서 언급한 바와 같이 눈병은 가장 흔한 병의 하나이며, 이곳의 외국인 의사는 그의 가장 유명한 칭송을 많이 받고 있다. 가장 흔한 눈의 외과 수술은 백내장과 익상편 수술이며, 분명 의사와 환자 모두에게 만족스러운데 많은 백내장 환자들의 경과가 좋아 완전히 실명한 환자가 쉽게 갈 수 있을 정도로 잘 보게 되며, 어떤 경우에는 인쇄물을 잘 읽을 수 있다. 고국에서는 백내장 환자를 초기에 안과 의사가 관찰하게 되며 혼탁이 심해지면 수술하는 경향이 있지만, 이곳에서는 수술하기에 너무 이르거나 혼탁이 심해진지 너무 오래된 경우가 많다. 첫 번째 환자는 한 달이나 더 후에 다시 오라는 지시와 함께 돌려보냈지만, 그 전에 치료할 수 없을 때 어떻게 치료가 가능한지 이해하지 못한 그들은 돌아오지 않는 경향이 있다. 두 번째 환자는 과도하게 혼탁이 심한 백내장이 적출 과정 중에 부서져 완전히 제거하기 전에 상당한 문제를 일으켰다. 한쪽 백내장을 성공적으로 제거했던 한 여성의 경우 또 다른 어려움이 있었는데, 두 번째 눈을 수술 한 후 붕대를 풀고 이미 오랫동안 코를 닦는데 사용하였던 녹색 손수건들 중 하나로 그의 눈을 닦았다. 그렇게 해서 생긴 염증은 빠르게 이 눈을 파괴하였고 다른 쪽으로도 퍼져 눈을 완전히 잃게 되었다. 단순히 안구를 절개한다는 언급만하면 그들은 두려움으로 돌아가며, 거의 대부분 수술 날에 돌아오겠다고 말을 하지만 수술에 적합한 눈병 환자의 일부만이 수술을 받는다.

귓병이 대단히 많은데, 대부분은 어릴 때 천연두를 앓은 결과이다. 가장 흔한 것은 중이염인데, 고막이 다소 파괴되어 있고, 어떤 경우 용종이 있다.

코의 용종(폴립)은 언급할 수 있을 정도로 충분히 많다. 많은 경우 여러 해 동안 존재하였으며, 몇 온스에 달하는 살덩어리를 제거할 때 그들이 놀라는 것을 보며 그 이후 그들이 자신의 코를 통해 다시 숨을 쉴 수 있다는 것을 발견하였을 때 지르는 기쁨의 탄성을 듣는 것은 즐겁다. 작은 수술 중에 의사가 3~4 인치 길이의 포셉을 비공으로 넣고 그가 무엇을 하고 있는지 볼 수 없는 상태에서 무엇인가를 잡고 자신의 기구를 약간 비틀고 커더란 살덩어리를 제거하는 것을 보는 것보다 구경꾼을 더 놀라게 하는 일은 없다고 나는 생각한다.

나는 서두르고 부산을 떠는 일이 거의 없는 나라에서 히스테리가 그렇게 흔한 것에 놀랐지만, 이곳에서도 이 질병이 상당히 흔하며 다른 나라들에서처럼 정복하기가 어렵다. 간질, 중풍 등과 같은 다른 신경질환도 자주 보인다.

외국인 의사에게 커다란 걱정거리인 소화불량을 언급하지 않고 글을 마칠 수 없을 것이다. 대단히 흔한 이야기는 약 15년 전, 음력 3월 4일 아침에 환자가 개고기 한 조각을 먹었는데 그것이 내려가지 않았고 한 동안 아팠다가 조금 나아졌지만, 지난 해 10월 5일 동통이 재발되어 현재 그는 개고기를 내려 보낼 수 있도록 약을 원하고 있다는 것이다. 그렇게 많은 밥을 대단히 빠르게 먹는 습관이 이런 고통에 책임이 있다.

발치는 어떤 나라에서와 달리 이곳에서는 의사 업무의 중요한 부분이 아니며, 대다수 사람들은 선천성 매독을 앓고 있는 사람을 제외하고 건강한 치아를 갖고 있다. 우리는 매일 평균 1~3번의 발치를 한다. 나는 다양한 질병을 열거하며 훨씬 길게 글을 계속할 수 있지만, 이미 너무 많이 썼고, 심장병, 브라이트 병, 기관지

염, 천식, 피부 질환, 탈장, 설사, 이질, 백일해 및 같은 급의 다른 질병 등 위에 언급하지 않은 기관들에서 나타나는 일반적인 모든 질병을 진료한다고 이야기할 수 있다.

O. R. 에비슨

O. R. Avison, "Disease in Korea II."
The Korean Repository 4(6) (June, 1897), pp. 207~211

Disease In Korea II.

Malaria is after all perhaps the most common disease in Korea. It is found in all parts of the country, but seems to be especially prevalent in sections where there are numerous rice fields. This is doubtless owing to the presence of stagnant water and rich alluvial deposits, which constitute a suitable home for the development of the malarial poison. I presume all the varieties of this disease that are found in other countries occur here, but we chiefly seen quotidian, tertian, and quartan intermittent forms and often remittent with paroxysms occurring once or twice a day. Of all these by far the greatest number of cases belong to the quartan type, that is, the patient has two days of rest between the paroxysms.

A peculiarity I have noticed is that for a few weeks there will be a majority of cases of, say, tertian ague, and then these will nearly cease and nearly all the cases will be quartan.

A peculiarity in form of speech is that when the ague is quartan the patient nearly always distinguishes it by the proper terms, but otherwise he is apt to give it the general term malaria; another is that a patient often says he has quartan ague and when asked on what days he has the chills, he surprises you by saying he has them every day, but when he sees you are puzzled he explains that originally he had quartan ague but now the chills come every day. I have observed that in by far the greater number, the chills occur in the evening rather than at other times in the day.

The people have learned the value of quinine as a remedy for this disease and the demand for it is very great, especially during the fall and winter months. It is a pity to have to say that a great deal of stuff resembling quinine in appearance and taste, but without its efficacy, is imported and sold to the people in the interior.

Smallpox is nearly always present to a greater or less extent, altho every few years it breaks out in epidemic form. Nearly all adults and children over eight or ten years old show its scars - indeed so sure are the children to have it that the mothers scarcely think it worth while to count as a member of the family a child who has not yet had smallpox, lest it should prove in vain to have counted it in. The prevalent idea concerning smallpox is that it is caused by the presence of an evil spirit known as mama which enters into the child and produces the symptoms: hence no medicines are given, but instead, sacrifices are offered and great homage is paid to the subject of the disease, by frequent prostrations, the use of honorific language and the offering of food, flowers, and money, in the hope of pleasing the spirit and prevailing upon it not to destroy the child. After a certain number of days the spirit, if pleased with the homage done, takes its departure and the child recovers, otherwise death takes place. This spirit's home is not in Korea but in China and it only leaves home and comes here when it wants a change in its food and this accounts for the coming of the disease in epidemic form. The general belief in this spirit is the cause of their not consulting the foreign doctor for this sickness. In nearly four years I have been summoned to see smallpox only twice and that was just when death was about to take place. A short time ago I was examining a candidate for admission to our Girls' School, who altho twelve years old stated she had not had smallpox. When I expressed my surprise her mother said she was vaccinated when an infant and the wonder was thus accounted for. The use of vaccination is becoming much more common and it is to be expected the result will be as it has been elsewhere, a great diminution of scarred faces and an increased number of children in the families of the people.

Leprosy, altho not very common in Korea, is still fairly prevalent in the southern provinces. During a stay of six weeks in Fusan I saw a good number of these unfortunates. who came to the hospital looking for help. Here in Seoul the number is not so great, as there are practically none except those that wonder up from the south. To say there are none would be too much as I have seen one from Songdo who has always lived there and who belongs to a well to do family. I also saw one man who lives within ten miles of Seoul who says he never lived anywhere else. This disease occurs here in all the forms described in the text-books, It makes very slow progress as a rule and I believe many of its victims are carried off by other intercurrent diseases rather than as a direct result of its presence. The fact that it spreads so slowly, if indeed, it be at all on the increase, is fairly strong evidence of the very slightly contagious character of the disease.

As in other countries, so here, the great enemy of health is the tubercle bacillus whose victims, as might be expected from the smallness of the houses, the want of ventilation, and the absence of sanitation, are indeed very numerous. All parts of the body are invaded by this little germ, producing many forms of disease. Our clinics are full of cases due to its ravages, amongst which are enlarged and suppurating glands, chiefly of the neck and axilla, bone and joint diseases, and consumption. This latter is even more difficult to treat here than at home, for we can secure none of the helps that are available there, and so I always regard them as hopeless, unless they come very early and have the means of setting good food and good attention. Tubercular and joint diseases are very common and give us a good deal of trouble and in not a few cases prove too stubborn for our methods of treatment; bat, on the whole, we get fair results when the patients yield themselves freely to the use of knife and scraper. I might instance the case of a man whose knee from previous inflammation had become flexed and ankylosed. We excised the whole knee, treated as a compound fracture. and secured union of the cut ends of the bones; he obtained a stiff but straight leg which enabled him, having come in on his haunches, to go out in an upright position. This one case, however, cost us an entire year of treatment, including the free use of nourishing food in order to overcome the tubercular infection. He returned some months afterwards to see us, having walked thirteen miles in one day without the use of even a walking-stick. A very good result, but obtained at great cost, seeing it had all to be done by hospital funds. Another case was that of a young lad who was unable to stand, because the ankle bones of both feet were softened by tubercular disease. Removal of nearly all these bones by two or three different operations resulted, in the course of months, in his walking first with crutches and now for more than a year, without the help of these. I mention these cases not in the way of trumpet blowing, but merely to let the home friends see why it takes so much money to run a hospital, if indeed a little over $1000.00 gold for a year's supply of medicines, dressings, food, and fuel, for an outdoor clinic of from 7,000 to 10,000 patients and an indoor clinic of say 150 patients can ha described as "much."

A great many of the cases require surgical treatment, but only & portion of those who need serious operations consent to undergo them. The list of our operations under an anaesthetic includes excision of ankle, excision of knee, excision of shoulder, excision of wrist, amputation of fingers, of arm, and of legs, excision of cancers from various places, excision of various kinds of tumors, dissection of scrofulous glands, enucleation of eyeball. &c., &c. Minor surgical cases occur every day, but these are done either without anaesthesia or with the use of cocaine. One of the commonest of these is fistula, I have sometimes wondered why these are so frequent, but as I become better acquainted with the conditions of life here, I am inclined to the view that there are two principal causes; first, the people instead of sitting on elevated chairs sit on the floor which is sometimes warm and sometimes quite cold - the position favors congestion of the tissues of those parts with venous blood, and this is increased by the warmth of the floors or in the case of cold floors the vitality of the tissues is interfered with; the second cause is want of cleanliness of those parts by which irritation of the already congested tissues is set up and an abscess develops which, being neglected, terminated in a fistula. They are sometimes from two to four or five fistulae in one person. We discharged from the hospital a few days ago, a man who had had seven fistulae running in all directions over the nates. We operated on him several times, each time cutting thro fistulae the combined length of which was from six to eight feet. The total length of the fistulae cut open in this case aggregated over fifty feet.

Harelip is another condition frequently seen, and most of these submit to operation. These differ in no respects from cases of harelip in other countries, and nearly always do well.

As stated above eye diseases are amongst the most frequent and the foreign doctor here secures many of his most famous trophies. The most common surgical operations on the eye are for cataract and pterygium and it is certainly a satisfaction to the doctor and patient that so many of the cases of cataract do well, enabling one completely blind to see well enough to go about easily and in some cases to read good clear print. In the homeland cases of cataract are apt to come under the observation of the eye surgeon at an early date and he operates when it has come to maturity, but here we are very apt to get them either too soon for operation or a long time after they have matured. In the first case they are sent away with instructions to return in one or more months, and they, not understanding how it will be possible to cure a man after he becomes quite blind, when you cannot cure him before then, are apt not to come back. In the second case, the more than mature cataract breaks up during the process of removal and causes a great deal of trouble before it is completely evacuated. Another difficulty may be illustrated by the case of a woman from whom I had successfully removed one cataract, and who after operation on the second eye, took off the dressing, wiped the eye with one of those green handkerchiefs which she had already used as a nasal cleanser for an indefinite time, and thus set up an inflammation which speedily destroyed this eye and then spread to the other which also was completely lost. Only a small proportion of the eye cases suitable for operation, submit to it, as the mere mention of cutting into the eyeball generally sends them off in fear - altho nearly always with the statement they will return on a given day for operation.

Ear diseases are very numerous being in the great majority of cases the result of smallpox in childhood. The most common is suppuration of the middle ear with more or less destruction of the drum and in some cases the growth of polypi.

Nasal polypi are sufficiently numerous to warrant mention. Many of the cases have existed for years and it is amusing to see their surprise when you remove masses of flesh amounting to several ounce's and then to hear their exclamations of joy as they find themselves able once more to breathe thro their nostrils. I think none of the minor operations produce more amazement to the bystanders than to see the doctor insert his forceps three or four inches into the nostril, and without being able to see what he is doing, seize something, give his instrument a few twists and withdraw a great mass of flesh.

I have been surprised that in a country, where there is so little of hurry and bustle, hysteria should appear as often as it does, but even here this peculiar disease irritator is fairly common and is just as hard to vanquish as it is in other lands. Other nervous diseases are also often seen such as epilepsy, paralysis, &c.

It will not do to conclude without a reference to the great bugbear of the foreign doctor - indigestion. A very common story is that about fifteen years ago, on the fourth day of the third moon, early in the morning, the patient ate a piece of dog meat which did not go down and after being ill for a while he eat a little better but, on the fifth day of the tenth moon of last year the pain returned and he would now like some medicine to make that dog meat go down. The habit of eating very rapidly such large quantities of boiled rice is responsible for much suffering along this line.

Tooth extracting is not such an important part of the doctor's work here as it seems to be in some countries, the majority of the people, excepting those who suffer from congenital syphilis, having very good teeth. We extract on an average one to three each day. I might continue much longer enumerating varieties of sickness but I have already written too much and can only say that we meet with all the usual disease of organs not mentioned above, such as heart disease, Bright's disease, bronchitis, asthma, skin diseases, hernia, diarrhoea, dysentery, whooping-cough and others of the same class.

O. R. Avison

단신 및 해설. 출생.
The Korean Repository 4(6) (1897년 6월호), 240쪽

서울에서, 6월 25일 O. R. 에비슨 박사의 부인이 아들을 낳았음.[96]

Note and Comments. Births.
The Korean Repository 4(6) (June 1897), p. 240

In Seoul, June 25, the wife of Dr. O. R. Avison of a son.

---

96) 5남 윌리엄 레이몬드(1897. 6. 26~1957. 9. 3)이다.

프랭크 F. 엘린우드(미국 북장로교회 총무)가
올리버 R. 에비슨(서울)에게 보낸 편지 (1897년 6월 10일)

1897년 6월 10일

친애하는 에비슨 박사님,

선교본부가 선교본부의 경비로 피터스 박사를 병원에서 귀하를 돕도록 고용하는 것을 승인해 달라는 귀하의 요청과 언더우드 박사의 요청을 승인할 수 없음에 깊은 유감을 표합니다. 선교본부는 매년 필요한 부채의 ＿＿＿를 제거할 수 있을 때까지 예산을 최소한으로 낮추어 유지할 필요가 있으며, 그것이 동시에 교회들을 싫어지게 하고 낙담하게 할 것이라고 느끼고 있습니다. 그것은 두려운 어려움입니다. 우리는 귀하가 건강을 해칠 정도로 과도하게 업무를 하지 않기를 매우 간절히 바라고 있습니다. 나는 여름 중에 귀하가 빈튼 박사나 다른 사람의 도움을 요청하여 다소의 휴식을 취하고 기분 전환을 할 수 있게 되기를 바라고 있습니다. 당연히 할 일이 많지만 우리는 인간이며 인간의 한계 안에서 일을 합니다. 나는 전적으로 안전한 범위 이상으로 사업을 확장하고 싶지 않습니다. 나는 천천히 혹은 최소한 적절하게 일을 하는 것이 훨씬 좋다고 생각합니다. 내가 이 일을 그렇게 오래 지속할 수 있었던 유일한 방법은 내가 들었던 충고를 따라 노력하는 것이었으며, 나는 결과와 관계없이 맹목적으로 돌진하는 대신 성심껏 조절판을 꽉 잡음으로써 다양한 종류의 많은 일을 할 수 있음을 알고 있습니다.

나는 며칠 내에 우리 모두가 부채를 없애려는 노력을 하고 있는 것에 대해 우리 선교부에 편지를 쓸 기회를 가질 것입니다..

에비슨 부인과 선교계의 다른 분들에게 안부를 전합니다.

안녕히 계세요.
F. F. 엘린우드

Frank F. Ellinwood (Sec., BFM, PCUSA)
Letter to Oliver R. Avison (Seoul) (June 10th, 1897)

June 10th, 1897

My dear Dr. Avison: -

It is with deep regret that the Board finds itself unable to grant your request and that of Dr. Underwood for permission to employ at the Board's expense Dr. Pieters to aid you in the hospital. The Board feels the necessity of holding the scale of expenditures down to the minimum rate, and that inflexibly until it can remove this <u>in ubous</u> of a debt which from year to year necessitates and heavy retrenchments, at the same time that it disgusts and discouraged the churches. It is an awful handicap. We are very anxious that you shall not undertake so much as to injure your health. During the summer I hope that either by calling in the aid of Dr. Vinton or somebody else you will be able to take some rest and change of air. Of course, there is much to be done, but we are human and work under human limitations. I would not undertake to enlarge the work beyond an entirely safe limit. It is much better I think to go slowly or at least with the moderation. The only way in which I have been able to continue in this work so long has been in trying to follow and just what I hear advised, and I have found it possible to do a large amount of work of various kinds just by holding onto the throttle valve cordially instead of rushing blindly on regardless of consequences.

I shall have occasion to write our missions within a few days in regard to an effort not being made and in which we all join to pay off our debt.

With very kind regards to Mrs. Avison and other of the Mission circle,

Very sincerely yours,
F. F. Ellinwood

프랭크 F. 엘린우드(미국 북장로교회 총무)가
한국 선교부로 보낸 편지 (1897년 6월 10일)

1987년 6월 10일

한국 선교부 귀중

친애하는 형제들께,

월요일에 개최된 선교본부 회의에서 피터스 씨의 고용과 관련하여 다음의 결정을 내렸습니다.

> "A. 피터스 씨를 제중원에서 조수로 고용하는 것을 허용해달라고 요청하는 한국 선교부 회원들이 서명한 회람 편지가 제출되었으며, 한국에 두 명의 의사를 파송하려 하고 있는 사실에 비추어, 그리고 특히 선교본부의 재정 상황에 비추어 추천된 조수로의 고용이 적절하지 않은 것으로 결정한다."

선교본부는 올해 어떠한 추가 예산을 만들 입장에 있지 않으며, 이것은 가장 절박한 것입니다. 게다가 두 명의 여의사와 한 명의 남성 의사를 한국으로 보내고, 선교본부에 의존하지 않고 1~2년 동안 그들을 지원하기 위해 기금을 조성하고 있는 중이며, 이런 조건으로 그들을 파송할 것입니다. 전망은 그들이 임명되어 가을에 선교부에 합류할 것입니다. 그들의 특정 선교지는 배정되지 않은 상태입니다. 또한 제이콥슨 양의 자리를 이어 받기로 임명되어 있는 정규 간호사인 에스터 L. 쉴즈 양이 있습니다.

이것들이 현지에서 더 이상 누구도 고용하지 않는 충분한 이유들인 것 같습니다. 우리는 에비슨 박사의 건강이 과로로 나빠지거나 손상되지 않기를 바라고 있지만, 빈튼 혹은 화이팅 박사는 현지에 다른 사람들이 도착할 때까지 필요한 도움을 줄 수 없을 것입니다.

(중략)

Frank F. Ellinwood (Sec., BFM, PCUSA), Letter to the Korea Mission (June 10th, 1897)

June 10th, 1987

To the Korea Mission

Dear Brethren: -

At a meeting of the Board held on Monday last the following action was taken with reference to the employment of Dr. Pieters:

> "A circular letter signed by the members of the Korea Mission asking for permission to employ Dr. A. Pieters as an assistant in the Government Hospital, having been presented, it was received that in view of the fact that two physicians are about to be sent to Korea, and in view especially of the Board's finances, it is not expedient to employ the assistance referred to."

The Board is not in a position to make any additional appropriations this year and only these that are most imperative can possibly be entertained. Besides this fact there are two lady doctors and one medical man who are now raising money with which to send them to Korea, and support them for one or two years without drawing upon the Board, this upon the condition that if they succeed they shall be sent. The prospects are that will be appointed and will join the Mission in the Autumn. Their particular fields are not assigned. There is a trained nurse also who actually is appointed with the understanding that who shall take the place of Miss Jacobson, namely Miss Esther L. Shields.

These seem to the Board sufficient reasons for not employing anyone now on the ground, however worthy or desirable. We are desirous that Dr. Avison's health shall not break down or be injured by overwork, but cannot Drs. Vinton or Whiting render the needed assistance until others shall be on the ground.

유니언 교회 안내. 독립신문(서울) (1897년 6월 12일), 1쪽

일요일 6월 13일 오후 4시 배재 예배당에서 드리는 "어린이 날" 예배는 F. S. 밀러 목사가 인도함.

목요일 6월 17일 오후 8시. H. G. 아펜젤러 목사 사택에서 열리는 기도회는 O. R. 에비슨 박사가 인도함.

Union Church Directory.
The Independent (Seoul) (June 12th, 1897), p. 1

Sunday June 13th "Children's Day," service in the Paichai Chapel at 4 p. m. conducted by the Rev. F. S. Miller.

Thursday June 17th at 8 p. m. Prayer Meeting at the residence of the Rev. H. G. Appenzeller, Dr. O. R. Avison, leader.

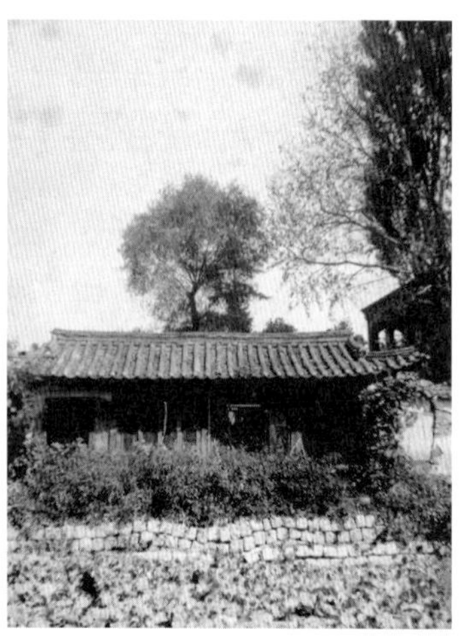

그림 4-69. 서울 유니언 교회. 1888년 12월 16일 벙커가 이곳에서 설교를 하였다.

프랭크 F. 엘린우드(미국 북장로교회 총무)가
호러스 G. 언더우드(서울)에게 보낸 편지 (1897년 6월 16일)

(중략)

　내가 모을 수 있는 지난 2년 동안의 경과에 대한 불완전한 정보를 보면 귀하와 에비슨 박사는 왕과 어린 왕세자의 생명을 구하는데 하나님의 손길의 도구로 사용되었음이 분명합니다. 궁궐에서의 그 장면은 왕이나 왕세자가 결코 잊지 못할 것이며, 만일 고맙게 여기고, 감사해하며 보답한다면 나는 우리가 둘을 영원한 동료로 믿을 수 있다고 생각합니다. 그러나 반면에 이 젊은이가 방탕하며 만일 일종의 자만심이 강하다면 만사가 글렀습니다. 그래서 우리 앞에 있는 이러한 대안으로 우리는 나아갑니다. 결과를 위해 우리와 함께 기도를 드립시다.

　피터스 씨의 임명과, 귀하와 에비슨 박사가 함께 보낸 편지와 관련하여 나는 선교본부가 정규 간호사를 임명하였으며 다음 회의에서 세 명의 의사, 즉 남성 한 명, 여성 세 명을 한국 선교부에 임명할 것이라는 것을 알려드립니다. 이것은 그들 자체가 기금을 조성할 것이라는 조건에서 이루어졌습니다. 따라서 최근에 취한 결정에서 선교본부는 현재 현지에 있는 누구든 임명할 것을 분명히 하고 있습니다. 올해 모든 추가 예산을 삭감해야 할 것 같은데, 그것은 이미 만들어진 것에 국한되지 않고 우리가 _____하고 있는 부채를 탕감하려는 진지한 노력을 기울이는 것을 포함하며, 그 부채를 지불하지 않으면 해가 갈수록 계속 선교본부를 난처하게 만들 것이며, 엄청난 절감을 필요로 할 것입니다. 지출과 수입 사이의 간격을 좁히는 것이 현재의 표어입니다.

(중략)

Frank F. Ellinwood (Sec., BFM, PCUSA),
Letter to Horace G. Underwood (Seoul) (June 16th, 1897)

(Omitted)

It is evident from what imperfect knowledge I can gather of the history of the last two years that you and Dr. Avison were the means in God's hands of saving the life of the King and of this young prince. That scene in the palace ought saves never to be forgotten by either the King or his son, and if there is a heart to appreciate and be grateful and make returns, I think we can count upon both as lasting friends. But on the other hand if vice and dissipation and a sort of big-headedness gets hold of this young man, then all is lost. So with this alternative before us we proceed. Pray with us for the result.

With regard to the appointment of Mr. Pieters, and the letter which you and Dr. Avison jointly sent, let me say that the Board has appointed a trained nurse and by the time of the next meeting will be appointed three physicians, one men and three ladies for the Korea Mission. This is done only an condition that they themselves shall raise the funds. The Board could not, therefore, as its action recently shown see its way clear to appoint anyone now on the ground. It feels compelled to shut down on all extra appropriations this year, not only to confine itself to those already made, but to proceed with an earnest effort to liquidate the debt which lies as an in_bus upon it, and which if it be not paid off will continually embarrass the Board from year to year, and necessitate fatal retrenchments. To close up the gap between expenditures and receipts is now the watchword.

(Omitted)

회의록, 한국 선교부 서울 지부 (미국 북장로교회) 1891~1921
(1897년 6월 21일)

한국 서울

1897년 6월 21일

서울 지부의 정기 월례회의가 언더우드 박사 사택에서 개최되었다. 성경 봉독과 밀러 씨의 기도로 개회하였다.

서기가 참석하지 못하여 에비슨 박사가 임시 서기로 임명되었다.

(중략)

밀러 씨는 스피어 씨가 9월 1일 경 한국을 방문할 것으로 예상하고 있으며, 만일 9월 첫 주에 선교부 연례회의가 개최된다면 참석할 수 있을 것이라는 내용의 빈튼 박사에게 보낸 편지를 낭독하였다.

언더우드 및 에비슨 박사가 스피어 씨와 협의하도록 임명되었는데, 그가 가능한 한 오래 한국에 머물러 달라는 한국의 특별한 요청을 촉구하며, 또한 이곳에서 사역을 보려면 가능한 한 9월의 많은 날을 체류해야 하는데, 그렇다면 상하이를 여행한 후 10월에 개최되는 연례회의를 위해 이곳으로 돌아오면 되는데, 만일 그가 10월에 올 수 없다면 우리에게 전보를 보내주면 그가 올 수 있는 9월에 연례회의를 개최할 것이라는 것을 언급하도록 하였다.

(중략)

다음의 청구가 낭독되었고 승인되었다.

……

O. R. 에비슨 박사   798.46 달러

(중략)

Seoul, Korea.

June 21st, 1897

Regular monthly meeting of Seoul Station, held at Dr. Underwood's. Opened with reading of Scripture and prayer by Mr. Miller.

Dr. Avison was appointed secretary *pro tem* the regular secretary being absent.

(Omitted)

Mr. Miller read a letter from Mr. Speer to Dr. Vinton stating that he expected to visit Korea about September 1st, and would be able to attend the Annual Mission Meeting if held during 1st week in September.

Drs. Underwood and Avison appointed to confer with Mr. Speer, urging the peculiar claims of Korea to as long a visit as he can possibly arrange for, also stating that the early part of September is not a good time for him to see the work here and proposing that he should spend as much of September as possible here in seeing the work and then after his trip to Shanghai return here for the Annual Meeting in October, but that if he cannot come in October, at the same time informing him that we will hold the Annual Meeting in September at such time as he can come, if he will cable us his decision.

(Omitted)

The following orders were read and approved: -

......

Dr. O. R. Avison $798.46

(Omitted)

지역 단신. 독립신문(서울) (1897년 6월 26일), 3쪽

어제(6월 25일) 정오 O. R. 에비슨 박사 부부에게 아들이 태어났다.[97] 산모와 아이는 모두 상태가 좋다.

Local Items. *The Independent* (Seoul) (June 26th, 1897), p. 3

A son and heir was born to Dr. and Mrs. O. R. Avison yesterday (June 25th) at 12 o'clock noon. Both the mother and child are doing nicely.

---

97) 5남 윌리엄 레이몬드(1897. 6. 26~1957. 9. 3)이다.

회의록, 한국 선교부 서울 지부 (미국 북장로교회) 1891~1921
(1897년 7월 19일)

한국 서울
1897년 7월 19일

서울 지부의 정기 월례회의가 베이드 씨 사택에서 개최되었다.

의장과 서기가 참석하지 않아 베어드 씨가 의장에, 에비슨 박사가 서기에 임명되었다.

(중략)

연례회의에서 보고하도록 다음과 같이 임명되었다.

......

의료,　　　언더우드 부인, 화이팅 박사, 빈튼 박사, 에비슨 박사

지부는 연례회의의 일정을 승인하였고 웸볼드 양, 밀러 씨 및 에비슨 박사를 주일(主日) 한국인 대중 집회의 장소를 확보하기 위한 위원회에 임명하였다. ......

다음의 청구가 낭독되었고 승인되었다.

......

　O. R. 에비슨 박사　　　277.50

......

회의는 에비슨 박사의 기도로 폐회하였다.

W. M. 베어드, 임시 의장
O. R. 에비슨, 임시 서기

Seoul, Korea.
July 19th, 1897

Regular monthly meeting of Seoul Station held at Mr. Baird's.

In absence of Chairman and Secretary, Mr. Baird was elected to the first and Dr. Avison to the second office.

(Omitted)

The following were appointed to report at Annual Meeting: -

......

Medical,   Mrs. Underwood Dr. Whiting, Dr. Vinton, Dr. Avison

The station approved the programme for the Annual Meeting and appointed Miss Wambold, Mr. Miller, and Dr. Avison a committee to secure a place of meeting for Sunday Mass Meeting of Koreans. ......

The following orders were read and approved: -

......

   Dr. O. R. Avison   277.50

......

Meeting adjourned with prayer by Dr. Avison

W. M. Baird, Chairman *pro tem*
O. R. Avison, Secretary *pro tem*

지역 단신. 독립신문(서울) (1897년 7월 20일), 2쪽

H. G. 언더우드 박사는 이 도시의 에비슨 박사 댁에서 휴식을 취하고 있다. 언더우드 박사는 말라리아로 수 주일 동안 앓아왔지만, 지금 회복 중에 있다.

Local Items. *The Independent* (Seoul) (July 20th, 1897), p. 2

Dr. H. G. Underwood is resting at the house of Dr. Avison of this city. Dr. Underwood has been ill with malaria for some weeks, but now he is on the road to recovery.

지역 소식. 독립신문(서울) (1897년 7월 24일), 2쪽

O. R. 에비슨 박사는 자신의 병원을 대대적으로 수리하고 있는 중이다. 그가 전에 살던 집은 새로운 진료실로 개조되었으며, 무료 및 유료 병동에 멋지고 편안한 많은 방들이 추가되었다. 지대가 낮은 길 근처에 위치한 병원 건물에서 멋진 독서실이 수리되어 사람들이 들어와 개방적으로 공급되는 신문과 성경을 읽을 수 있다. 독서실에 붙어 있는 다른 방은 책방으로 사용되는데, 그곳에서는 성경과 모든 종류의 전도지를 팔고 있다. 제중원은 의사의 훌륭한 운영으로 그 이름의 가치를 더하고 있다.

Local Items. *The Independent* (Seoul) (July 24th, 1897), p. 2

Dr. O. R. Avison is making extensive repairs in his hospital. The house he formerly lived in has been transformed into a new dispensary and a number of nice comfortable rooms have been added to both the free and pay wards. In the lower portion of the hospital building near the street a fine reading-room has been fixed up and the peo-[ples] are allowed to come in and read newspapers and the scriptures which are liberally supplied. There is another room adjoining the reading-room which is used as book store, in which are sold Bibles and tracts of all kinds. The Government hospital or "Cheijungwon" is getting to be worthy of the name under the excellent management of the Doctor.

회의록, 한국 선교부 서울 지부 (미국 북장로교회) 1891~1921
(1897년 8월 18일)

한국 서울
1897년 8월 18일

(중략)

에비슨 박사와 빈튼 박사를 서울 지부의 예산 준비를 위한 위원회에 임명하자고 동의되고 통과되었다.

(중략)

베어드 씨와 에비슨 박사를 리드 박사를 영접하며 이 문제를 해결하는 방안으로 그에게 중재안을 제안하는 위원회에 임명하자는 동의가 있었고 통과되었다.

(중략)

다음의 청구가 낭독되었고 승인되었다.

......

O. R. 에비슨 박사　　767.00 달러

(중략)

Seoul, Korea.

August 18th, 1897

(Omitted)

Moved and carried that Dr. Avison and Dr. Vinton be appointed a committee to prepare estimates for Seoul Station.

(Omitted)

Moved and carried that Mr. Baird and Dr. Avison be appointed a committee to meet Dr. Reid and propose arbitration to him as a means of settling this matter.

(Omitted)

The following orders were read and approved: -

......

Dr. O. R. Avison $767.00

(Omitted)

지역 단신. 독립신문(서울) (1897년 8월 19일), 2쪽

유니언 교회의 주례 기도회가 오늘 저녁 8시 W. M. 베어드 목사 댁에서 열릴 예정이다. 인도자는 O. R. 에비슨 박사.

Local Items. *The Independent* (Seoul) (Aug. 19th, 1897), p. 2

The Union Church weekly prayer meeting will be held this evening at 8 o'clock at the residence of the Reverend W. M. Baird. Dr. O. R. Avison, leader.

한국 선교부, 제13차 연례 회의, 1897년
(1897년 8월 25일~9월 9일)

제1일, 1897년 8월 25일 수요일

아침 회의: 오전 10시

선교부는 에비슨 박사 댁에서 회의를 가졌다. 참석자는 …… 또한 뉴욕 선교 본부의 R. E. 스피어 씨와 W. H. 그랜트 씨, …… 등 이었다.

(중략)

제2일, 1897년 8월 26일 목요일

아침 회의: 오전 9시

……

그 후에 선교부의 다음 아이들이 세례를 받았다. 윌리엄 마틴 베어드가 J. E. 애덤스 목사로부터, 제임스 윌버 스월른이 G. 리 목사로부터, 윌리엄 레이몬드 에비슨이 H. G. 언더우드 목사로부터.

(중략)

제3일, 1897년 8월 28일 금요일

아침 회의: 오전 9시

애덤스 씨의 인도로 예배를 드렸다. 제1일과 제2일 회의의 회의록이 낭독되었고 받아들여졌다. 스월른 씨는 그의 계획과 의장직을 차기 의장인 F. S. 밀러 목사에게 넘겼으며, 그는 즉시 다음의 상임위원회를 공지하였다.

……

(3) 소지부 배정 및 사역 위원회: 리 씨, 에비슨 박사 애덤스 씨, 스월른 씨, 베어드 씨

……

(5) 연례회의 진행 위원회: 에비슨 박사, 스트롱 양, 무어 씨

(중략)

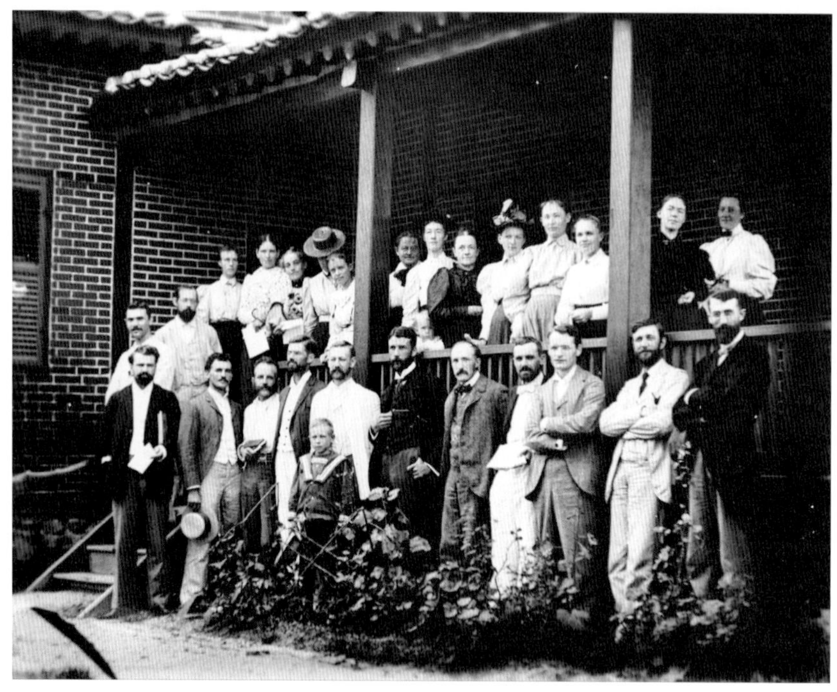

그림 4-70. 미국 북장로교회 한국 선교부의 연례회의에 참석한 로버트 E. 스피어 총무

(뒷줄 여성 왼쪽부터)

Dr.	Mrs.	Mrs.	Straw	?	pillar	?	Mrs.	Mrs	Mrs.	Mrs.	Mrs.	pillar	Mrs.	Miss
Whiting	Swallen	Adams	Hat?		(기 둥)		Baird	Webb	Vinton	Miller	Lee	(기 둥)	Irvin	Best

(아랫줄 위 왼쪽부터)

?	Dr. Vinton

Dr.	Rev.	Rev.	Rev.	Dr.	Sec. Robert	W. H.	Rev.	Rev.	Rev.	Rev.
Irvin	Miller	Underwood	Swallen	Avison &	E. Speer	Grant	Whittemore	Adams	Lee	Baird
				Lawrence						

제4일, 1897년 8월 28일 토요일

아침 회의: 오전 9시

......

투표에 의해 먼저 학교에 대한 보고를 듣고 논의하기로 일정이 변경됨에 따라 애덤스 씨는 부산의 남학교에 대한 보고서를 낭독하였으며, ... 에비슨 박사는 병원의 의학 교육 학교에 대한 보고서를 낭독하였다 [보고서 V를 볼 것].

(중략)

한국인 집회를 위한 준비 위원회에 에비슨 박사와 리 씨가 공지되었다.

(중략)

제5일, 1897년 8월 29일 일요일

오전 11시에 서울과 근교에서 우리 선교부에 속해 있는 모든 한국인 교회들의 연합 예배가 O. R. 에비슨 박사의 인도 하에 장악원(掌樂院)에서 개최되었는데,[98] 약 800명의 사람이 참석하였으며 평양의 이양엄, F. S. 밀러 목사, 서상윤, 윤치호, 서재필 박사 및 R. E. 스피어 씨가 연설을 하였으며, 스피어 씨의 영어 연설은 H. G. 언더우드 박사에 의해 통역되었다.

C. C. 빈튼, 서기

제6일, 1897년 8월 30일 월요일

아침 회의: 오전 9시

개회 예배는 고 A. P. 제이콥슨 양의 일생 및 선교 사역을 추도하는 형식으로 드렸는데, 의장, 감리교회 선교부의 M. M. 커틀러 박사, 에비슨 박사가 연설하였고 밀러 부인은 그녀가 좋아하던 시를 낭독하였으며 참석자들은 그녀가 좋아하던 찬송가를 불렀다.

(중략)

제7일, 1897년 8월 31일 화요일

……

어빈 박사는 부산지부의 의료 보고서[보고서 GG를 볼 것], 휘트모어 씨는 평양지부의 웰스 박사의 의료 보고서[보고서 HH를 볼 것]를, 화이팅 박사, 언더우드 부인을 대신하여 언더우드 박사, 에비슨 박사 및 빈튼 박사는 서울 지부의 의료 보고서[보고서 II, JJ, KK, LL을 볼 것]를 낭독하였다. 낭독하는 중에 서재필 박사가 참관하였다.

(중략)

---

98) 장악원은 조선시대 궁중에서 연주되는 음악과 무용에 관한 모든 일을 맡아보던 관청이며, 1897년 교방사(敎坊司)로 개칭되었다. 장악원은 선조 말기에 명례방의 장악원동으로 이전하였으며, 1904년 러일전쟁이 발발하자 일본군의 병참기지로 징발되었다가 후에 일본 동양척식회사의 경성지사 건물이 들어섰다. 한국 전쟁 이후 이 건물을 내무부 청사로 사용되다가 1970년 외환은행으로 넘어가 철거되고 이곳에 외환은행 본점이 신축되었다.

아침 회의: 오전 9시

……

애덤스 씨는 예배를 인도하였다. 제9일 회의의 회의록이 낭독되었고 채택되었다.

의료 위원회를 대신하여 언더우드 박사는 에비슨 박사와 가족이 건강 회복을 위해 6주나 2개월 동안 한국을 떠나는 것을 승인해야 한다고 제의하는 부분적인 보고를 구두로 하였으며, 보고는 채택되었고 휴가는 투표에 의해 승인되었다.

(중략)

아침 회의: 오전 9시

……

의료 위원회의 보고서[보고서 SS를 볼 것]는 이제 밀러 씨에 의해 완성되었으며, 그 사이 베어드 씨가 의장직을 맡았고, 보고서는 에비슨 박사의 부재 중 그의 의료 사역의 처리에 대한 구절을 삭제한 후 채택되었다.

(중략)

다음 해의 상임 위원회는 다음과 같다.

……

(6) 의료 위원회: 1년, 에비슨 박사
                    2년, 언더우드 박사
                    3년, 밀러 씨

Korea Mission, Thirteenth Annual Meeting, 1897
(Aug. 25th~Sept. 9th, 1897)

First Day, Wednesday, Aug. 25, 1897

Morning Session: 10 A. M.

The Mission met at the house of Dr. Avison. There were in attendance ……

also Mr. R. E. Speer and Mr. W. H. Grant of the Board in New York, ……

(Omitted)

Second Day, Thursday, Aug. 26, 1897

Morning Session: 9 A. M.

……

After which the following children of the mission received baptism. William Martin Baird from Rev. J. E. Adams, James Wilber Swallen from Rev. G. Lee, and William Raymond Avison from Dr. H. G. Underwood.

(Omitted)

Third Day, Friday, Aug. 28, 1897

Morning Session: 9 A. M.

The devotional service was conducted by Mr. Adams. The minutes of the sessions of the first and second days were read and received. Mr. Swallen was yielded his plan and chairman to the chairman\-elect, Rev. F. S. Miller who immediately announced the following Standing Committee: -

……

(3) On Apportionment of Sub-stations and Work: Mr. Lee, Dr. Avison, Mr. Adams, Mr. Swallen, Mr. Baird

……

(5) On arrangements for Annual Meeting: Dr. Avison, Miss Strong, Mr. Moore

(Omitted)

Fourth Day, Saturday, Aug. 28, 1897

Morning Session: 9 A. M.

……

The program being by vote changed so as to hear first the reports on schools and discuss them, Mr. Adams read as the report of the boy's school at Fusan …… and Dr. Avison read his report on the school of medical instruction at the hospital [see report V].

(Omitted)

The committee of arrangements for the Korean rally was announced as Dr. Avison and Mr. Lee.

(Omitted)

Fifth Day, Sunday, Aug. 29, 1897

At eleven in the morning a union service of all the Korean churches under our Mission in and near Seoul was held at the Chang Ak Kwan under the leadership of Dr. O. R. Avison, about eight hundred persons being in attendance and addresses being delivered by Yi Yang Om of Pyeng Yang, Rev. F. S. Miller, Sya Syang Yun, Yun Chi Ho, Dr. P, Jaisohn, and Mr. R. E. Speer, the latter being in English and interpreted by Dr. H. G. Underwood.

C. C. Vinton, secretary

Sixth Day, Monday, Aug. 30, 1897

Morning Session: 9 A. M.

The opening exercises took the form of a service in commemoration of the life and missionary work of the late Miss A. P. Jacobson among us, during their course address being made by the chairman, by Dr. M. M. Cutler of the Methodist mission, and by Dr. Avison, and a favorite poem of Mess Jacobson's read by Mrs. Miller, as well as favorite hymns of hers sung by the audience.

(Omitted)

Seventh Day, Tuesday, Aug. 31, 1897

......

Dr. Irvin read the Medical report for Fusan station [see report GG], Mr. Whittemore read Dr. Wells' medical report for Pyeng Yang station [see report HH], and Dr. Whiting, Dr. Underwood for Mrs. Underwood, Dr. Avison, and Dr. Vinton read reports for Seoul station [see reports II, JJ, KK, LL]. During the reading Dr. Jaisohn was accorded the privilege of the floor.

(Omitted)

Tenth Day, Saturday, Sept. 4, 1897

Morning Session: 9 A. M.

......

Mr. Adams led the devotional meeting. The minutes of the ninth day's session were read and accepted.

On behalf of the Medical committee Dr. Underwood made verbally a partial report recommending that Dr. Avison and family be granted leave of absence from Korea for the recuperation of health during six weeks or two months, and the report was accepted and the leave granted by a vote.

(Omitted)

Thirteenth Day, Thursday, Sept. 9, 1897

Morning Session: 9 A. M.

......

The report of the Medical committee was now completed by Mr. Miller [see report SS], Mr. Baird occupying the chair meanwhile, and the report was adopted after striking out the clause regarding the disposal of Dr. Avison's medical work during his absence.

(Omitted)

The Permanent Committees for the coming year therefore stand: -

......

(6) Medical Committee: 1 year, Dr. Avison

                                      2 years, Dr. Underwood

                                      3 year, Mr. Miller

회의록, 한국 선교부 서울 지부 (미국 북장로교회) 1891~1921
(1897년 8월 27일)

한국 서울
1897년 8월 27일

서울 지부의 특별회의가 연례회의의 아침 회의를 마친 직후 에비슨 박사 사택에서 개최되었다.

(중략)

Minutes, Seoul Station, Korea, 1891~1921 (PCUSA) (Aug. 27th, 1897)

Seoul, Korea.
August 27th, 1897

A special meeting of Seoul Station was held at the house of Dr. Avison immediately after the morning session of the Annual Meeting.

(Omitted)

윌리엄 M. 베어드(서울),
1897년 서울 지부 총괄 보고서 (1897년 8월 28일)

(중략)

지부의 사역자는 지난 10개월 동안 10월 기포드 씨, 6월(?) 기포드 부인이 출발하고, 베어드 부부가 부산 지부로부터 서울 지부로 이적되는 변화가 있었다. 연중 신임 선교사들은 추가되지 않았지만, 선교본부에 의해 임명되지 않은 윌리엄 M. 베어드 주니어와 윌리엄 레이몬드 에비슨이 추가되었다.

(중략)

곤당골에 있는 교회는 베어드 씨가 담당하였으며, 그가 서울에서 자리를 비웠을 때 에비슨 박사, 밀러 씨 및 피터스 씨가 도와주었다.

(중략)

에비슨 박사는 병원에 대해 다음과 같은 자료를 보고하였다. "6,775명의 환자를 보았는데 전년도에 비해 75%가 증가한 것이며, 162명의 입원 환자가 있었는데 전년도에 비해 50%가 증가한 것이다. 병원은 철저하게 조사하였는데, 현재의 시설은 과거에 비해 크게 개선되었다. 특별 병동에서 환자는 하루에 12~40 센트의 가격으로 입원할 수 있다. 방은 사람을 수용하고 책임 의사가 진행하는 예배를 드릴 수 있도록 준비되어 있다. 거리에 면한 방에 책방과 독서실을 만들었다. 이것은 투약 시간이 아닐 때 환자들이 대기하는 방으로도 유용하다. 그것은 퀴닌과 다른 약을 팔아 생계를 꾸려가는 기독교인에 의해 유지되고 있다. 7명의 남성 조수 및 학생들이 의학 분야의 정규 교육 과정을 받고 있으며, 이중 두 명은 보수나 도움을 받지 않고 있다. 진료비는 엄격하게 받고 있는데, 이전 보다 덜 어렵다. 남성과에서 받은 수입은 은화 1,059 달러이었다.

6월 중에는 매일 한 시간씩 교사 사범 강습반에 위생학 총론의 주제에 대한 강의에 전념하였다."

(중략)

William M. Baird (Seoul),
General Report of Seoul Station, 1897 (Aug. 28th, 1897)

(Omitted)

The personnel of the Station has been changed during the ten months of this year by the departure of Mr. Gifford in October and Mrs. Gifford in June (?) and by the arrival of Mr. and Mrs. Baird from Fusan Station. No new missionaries have been added during the year except two not appointed by the Board, William M. Baird, Jr. and William Raymond Avison.

(Omitted)

The church at Kon Tang Kol was ministered to by Mr. Baird; Dr. Avison, Mr. Miller and Mr. Pieters lending a hand in his absences from Seoul.

(Omitted)

Dr. Avison reports from the hospital the following data: - "There were 6,775 patients seen, being an increase of 75% over last year, and 162 inpatients, being 50% increase over last year. The hospital has been overhauled, and the present accommodations are a great improvement upon the past. In the private ward patients can be accommodated at from 12 to 40 cent a day. The rooms are arranged to accommodate both men and for religious services, which are conducted by physician in charge. A book store and reading room has been opened in a room facing the street. This is also useful as a waiting room for patients outside of dispensing hours. It is kept by a Christian man who supports himself with the sale of quinine and other medicines. Seven male assistants and students are taking a regular course of study in medical subjects, two of whom receive no pay or aid. Fees are collected rigidly and with less difficult than formerly. The receipts from all sources in the male department have been $1,059.00 (silver).

During the month of June an hour each day was devoted to teaching the subject of general hygiene to the normal class for teachers."

(Omitted)

윌리엄 M. 베어드(서울),
1897년 서울 남학교에 대한 보고서 (1897년 8월 28일)

(중략)

6월에는 주로 현지 기독교 학교의 교사를 위한 사범 강습반이 곤당골에서 개최되었다. …… 평양, 부산, 서울, 안악, 장연, 잔다리 등에서 온 교사 등이 약 15명이었고, 정동 학교의 상급 학생들과 함께 모두 약 25명이었다. 밀러 씨는 지리와 산수를 가르쳤으며, 언더우드 박사는 교수법(敎授法)을 강의하였다. 에비슨 박사는 위생 전반에 대해 강의하였다.

(중략)

William M. Baird (Seoul),
Report on Boys' School at Seoul, 1897 (Aug. 28th, 1897)

(Omitted)

In June a normal class chiefly for the teachers of the native Christian schools, was held at Kon Dang Kol. …… Teachers and others from Pyung Yang, Fusan, Seoul, Anak, Chang Yun, Chantari, etc., were here to the number of about fifteen, and these with the advanced pupils from the Chung Dong School, brought the number up to about twenty-five. Mr. Miller taught geography and arithmetic, Dr. Underwood gave lectures on the art of teaching. Dr. Avison gave lectures on general hygiene.

(Omitted)

18970828 [report P]

프레더릭 S. 밀러(서울),
1897년 (F. S. M.의) 남학교 보고서 (1897년 8월 28일)

(중략)

　지금까지 학생 수는 30~50명이 계속 유지되었으며, 학생의 나이는 적게는 8세부터 30세까지이었다. 평균 나이는 약 14세이었다. 이 학생들 중 …… 한 명은 6개월 동안 지원을 하였던 아버지가 그를 제중원으로 보낸 후에도 계속 음식을 제공하였다. 또 한 명은 2개월 동안 형이 지원하였으며, 이후 제중원으로 가서 음식을 해결하고 있다.

(중략)

Frederick S. Miller (Seoul),
Boys' School Report (of F. S. M.), 1897 (Aug. 28th, 1897)

(Omitted)

　Numbers have continued as heretofore ranging from thirty to fifty and the ages of the pupols from little fellows of eight to a men of family thirty years old. The average age would be about fourteen. Of these pupils, …… one was supported in the school for six months by his father who then sent him to the Government Hospital where he still pays for his rice, and another was supported by the school for two months by his brother and then was sent to the Government Hospital where he earns his rice.

(Omitted)

올리버 R. 에비슨(서울),
1897년 에비슨 박사의 의학교 보고서 (1897년 8월 28일)

에비슨 박사의 의학교 보고서

지난 해에 언급한 의학교는 연례회의가 끝난 직후 개교하였으며, 여름 중반까지 계속되었다.

빈튼 박사는 매주 화학과 약물학의 두 강의를 해주었다. 화이팅 박사의 어학 선생은 영어 강의를, 내 어학 선생은 언문을 강의하였으며, 나는 정기적으로 해부학과 산수를, 그리고 다소 부정기적으로 다른 과목을 강의하였다.

전체적으로 다소의 진전이 이루어졌으며, 우리는 계속 그렇게 될 것에 고무되어 있다. 가장 큰 장애는 교과서가 전혀 없다는 점이며, 그래서 나는 먼저 해부학 혹은 무슨 과목이든 나의 어학 선생에게 먼저 가르치면, 그는 어떤 것이나 부위에 대한 명칭을 만들어 그것을 내게 다시 가르치며 그것을 한글로 쓰는데, 이것으로 나는 학생들에게 강의를 한다. 이것은 점차 쉬워질 것이다.

학급은 일곱 명의 소년으로 구성되어 있는데, 이중 6명은 선교부 학교에서 들어왔다. 두 명은 자급(自給)하고, 한 명은 음식만 제공하며, 한 명은 음식과 매달 은화 1 달러를, 그리고 세 명은 임금을 지불한다. 돈을 받는 소년들은 우리의 첫 조력자이며, 그들에게 지불되는 돈은 자선이 아니라 병원에서 행한 일에 대한 보수이다. 새로 들어오는 모든 소년들은 자급할 것이며, 진료소와 병동에서 도와야 하지만 학생으로서만 취급될 것이다. 돈을 받는 사람 중 한 명은 1897년 1월 1일부터 모화관에 있는 휴 오닐 진료소에서 규칙적으로 일을 하고 있으며, 그가 받는 금액의 반은 그곳에서 부담한다.

소년들의 집안은 다음과 같다.

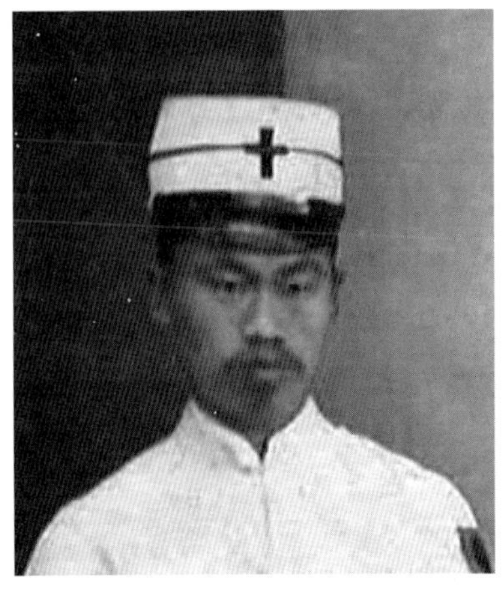

그림 4-71. 왕면호 (1902년 촬영). 1902년의 콜레라 유행에서 평양의 J. 헌터 웰스 박사를 도와 콜레라 방역대로 활동하였다.

왕면호 - __세, 남학교의 첫 소년들 중 한 명이며, 아직 생존해 있는 기독교인 어머니의 아들이다. 그의 부인은 여학교에서 가장 똑똑한 학생 중의 한 명이며, 그녀는 여성 진료소에서 돕고 있다. 그녀의 어머니는 기독교인이며, 역시 병원에서 돕고 있다. 이 소년은 학교에 재학 중에 개종하였다. 우리와 거의 3년 동안 있었다.

신건육 - __세, 부모가 없는 고아이며, 이전 고아원 소년 중의 한 명이었다. 그는 학교에서 개종하였으며, 우리와 거의 3년 동안 있었다. 그는 대단히 유능하지만 다소 황당하며 감독이 필요함.

전태길 - __세, 이전의 남학교 학생 - 부모는 기독교인이 아님. 우리와 약 2년 동안 있었음. 그는 병원으로 온 이후 개종을 고백하였다. 다소 둔하지만 대단히 끈기가 있다.

서효권 - __세, 장연에서 우리의 지도적 기독교인인 서 장로의 아들.[99] 어려서부터 기독교인으로 성장함. 우리와 거의 2년 동안 함께 있었음. 총명하며 믿음직함.

송석환 - __세, 남학교에서 우리에게 왔음. 지난 1월부터 우리와 함께 있었음. 그는 우리의 책방과 독서실을 책임지고 있는 사람의 조카이다. 학교를 다닐 때 개종함.

홍복성 - __세, 이전의 남학교 소년. 기포드 목사 조사의 동생.[100] 그는 세례를 받은 기독교인이다.

조익형 - __세, 곡산의 첫 기독교인이며, 그 지역에서 사역의 지도자인 사람의 아들이다. 어려서부터 기독교인으로 성장하였음. 이곳에 오기 6개월 전에 남학교에 다녔음.

* 이미 기초 과목을 다진 우리 남학교의 학생을 구해 우리가 산수와 기타 과목들을 가르치는데 전념할 필요가 없이 의학 교육에만 전념할 수 있게 되는 것이 항상 나의 바람이었다.

6월 중에 나는 남학교에 조직된 하계 사범 강습반에서 매일 1시간씩 화학과 위생학을 강의하였다. 그것은 매우 고무적인 시간이었으며, 실험은 반복되어야 한다고 생각한다.

* 주 - 남학교의 폐교는 이러한 희망을 앗아갔으며,[101] 우리는 이전처럼 의학

---

99) 서 장로는 서경조를 말한다.
100) 기포드 목사 조사는 홍정후이다.

교육 뿐 아니라 독해, 쓰기 및 산수 같은 기초 과목을 가르쳐야만 한다. 이것은 심각한 장애이다!

Oliver R. Avison (Seoul),
Dr. Avison's Medical School Report 1897 (Aug. 28th, 1897)

Dr. Avison's Medical School Report.

The medical school spoken of last year was opened immediately after the close of the Annual Meeting and continued until midsummer.

Dr. Vinton gave two lessons each week in Chemistry and Materia Medica. Dr. Whiting's teacher gave lesson in English, my own teacher taught the native writing or Unmun, and I taught Anatomy and Arithmetics regularly and other subjects with more or less irregularly.

On the whole some progress was made and we are encouraged to go on. The greatest drawback has been the complete absence of textbooks, rendering it necessary for me to first teach the Anatomy or whatever it might be to my teacher who then built up name for things and parts, re-taught the same to me, and placed the matter in Korea writing, this enabling me to teach it to the class, but this will gradually become easier.

The class consists of seven boys six of them drafted from the mission school; two are self supporting, one is supplied with food only, one with food and $1.00 silver per month, and three are paid wages. Those who receive pay were our first helper and the money paid them is not given them as a charity but as a return for services rendered in the hospital. All newcomers will support themselves, being

---

101) 1890년대에 미국 북장로교회는 미국 경제가 침체되어 헌금이 줄어들면서 재정 상태가 나빠져 부채가 늘어나자 긴축 예산을 편성하고 있었다. 이런 영향과 의료나 교육 선교보다 복음 선교가 우선되어야 한다는 명분에서 1897년도 한국 선교부의 연례회의에서는 9월 8일 남학교를 폐교하기로 의결하였다. 이 회의에 참석한 선교본부의 스피어 총무는 폐교 이유로 첫째, 사방에 문이 열려 있는 전도 사역이 절박하고, 둘째, 한국인들이 고등 교육을 거의 요구하고 있지 않으며, 셋째, 초등교육을 담당하였던 이전의 학교가 만족스럽지 않고, 넷째, 서울에서 필요한 교육을 담당할 적임자가 없다는 점을 들었다.

regarded as students only, although required to assist in the practical work of both dispensary and wards. One of the paid men has attended regularly at the Hugh O'Neill dispensary at Mohoakoan since Jan. 1/ 97 and one half of his pay will come from there.

The pedigree of the boys is as follows:

Wang Myun Ho - aged, one of the first lot of school boy & son of a Christian mother, who still lives. His wife was one of the brightest of the Girl's School pupils and she assists in the women's dispensary. Her mother is a christian and she also assists in the hospital. This boy was converted while in school. Has been with us nearly three years.

Shin Kun Yuk - aged, parentage absence - is an orphan and was one of the former orphanage boys - He was converted in school and has been with us nearly three years. He is very competent but somewhat flight and need oversight.

Chun Tai Kil - age, a former school boy - parentage nonchristian. Has been with us about two years. He has professed conversion since coming to the hospital. Somewhat dull but very plodding.

So Hyo Kwon - aged, son of Elder So our leading Christian in Chang Yun. Was brought up as a christian from childhood. Has been with us nearly two years. Bright and reliable.

Song Suk Whan - age, came us from the school. Has been with us since January last. He is the nephew of the man who is in charge of our bookstore and reading room. Was converted while in school.

Hong Pok Sung, aged, a former school boy. Younger brother of Rev. Mr. Gifford's helper. He is a baptized christian.

Cho Ik Hyung, aged, son of the first Christian in Kok San and leader of the work in that district. Has been brought up as a christian since childhood. Was in the boys' school six months before coming here.

* It has always been my hope to be able to get boys from our school, already grounded in the elementary branches, so that we may not need to devote to teaching arithmetic and such things, time that should be devoted to medical teaching.

During the month of June I gave one hour each day to teaching Chemistry and Hygiene to the summer normal class organized at the boy's school. It was a very encouraging time and I think the experiment should be repeated.

* Note - the closing of the boys' school takes away this hope and compels us to go on as before giving not only medical teaching but drill in the elemental branches of reading, writing, and arithmetic. This is a serious drawback!

조지아나 E. 화이팅(서울),
화이팅 박사의 1897년 의료 보고서 (1897년 8월 31일)

화이팅 박사의 의료 보고서

지난 한해 제중원의 여성과는 거의 매일 문을 열었지만, 세 번의 지방 여행 및 제이콥슨 양이 아팠을 때 중단되었다. 6월 11일 요양 여행으로 서울을 떠났기에 나의 업무는 에비슨 박사가 맡아 지금까지 계속하였으며, 그래서 이 보고에서는 6월 11일까지의 사역만을 언급할 것이다.

(중략)

Georgiana E. Whiting (Seoul),
Medical Report of Dr. Whiting, 1897 (Aug. 31st, 1897)

Medical Report of Dr. Whiting

During the past year the Women's department of the hospital has been open nearly every day but interrupted by three country trips and during the illness of Miss Jacobson. June 11th leaving Seoul for a health trip my work was taken up by Dr. Avison and continued up to this time so that in this report report the women's work up to June 11th only will be spoken of.

(Omitted)

18970831 [report JJ]

[릴리어스 H. 언더우드(서울),]
1897년 의료 보고서, 서울 (1897년 8월 31일)

(중략)

나는 토요일을 제외하고 매주 평일 오전에 진료소에서 출근하였는데, 처음에는 작년처럼 하루에 한두 명의 환자만을 진료하였다. 나는 여러 가정에 왕진을 갔고, 환자 중 일부가 나의 주중 및 주일 성경 강습반에 참석하기 시작하여 나는 이 일이 헛되지 않았다고 느꼈다. 환자 수가 점차 다소 늘어 어떤 날에는, 비록 드물었지만, 10명~12명까지 진료하였다. 동시에 나는 여성과 어린이를 위해 진료소를 열었을 때, 에비슨 박사가 훈련시킨 의학생 중 한 명이 오후에 그곳에서 남성들을 진료하기 시작하였는데, 나와 대단히 비슷한 결과를 얻었지만 환자 수가 점차 증가하였다.

(중략)

나는 4월에 일본에 갔을 때 어쩔 수 없이 진료소에 나가지 못하여 멀리에서 그리고 가까이에서 가장 많은 환자가 오는 최고의 세 달인 4월, 5월 그리고 6월을 놓쳤다. 하지만 의학생은 계속 자리를 지켰고, 오는 사람들을 모두 진료하여 내가 없는 것을 부분적으로 메워 주었다. 우리는 합해 611명의 환자를 진료하였는데, 그 중에 나는 4개월 동안 160명을, 그는 8개월 동안 451명을 진료하였다.

(중략)

프레더릭 언더우드 피난처는 비록 에비슨, 빈튼 박사, 그리고 내가 일 년 내내 그곳에서 몇 명의 환자들을 돌보았지만 올해는 예년처럼 사람들로 잘 채워지지 않았고, 종종 한 번에 20명이 있었던 적도 있었다.

(중략)

[Lillias H. Underwood (Seoul),]
Medical Report, Seoul, 1897 (Aug. 31st, 1897)

(Omitted)

I attended at the dispensary every week day morning but Saturdays, at first as last year with only one or two patients a day. Still I was called to several homes and some of the patients began attending my weekly and Sabbath Bible classes, so that I felt that even this had not been in vain. Gradually the number of patients increased somewhat, so that on some days I had as many as ten or twelve, though this was rare. At the same time when I opened the dispensary for women and children in the mornings, one of Dr. Avison's trained students began seeing men there in the afternoons, with very similar results to what I had but with a gradually increasing number.

(Omitted)

I was obliged to leave off my attendances at the dispensary in April when we went to Japan, so that I lost the three best months, April, May and June, when the patients come in greatest numbers from far and near. Our student, however, kept on and in part made up for my absence, seeing all comers. Together we recorded six hundred and eleven patients, of which I treated one hundred and sixty during four months, and the four hundred and fifty one during eight months.

In connection chiefly with my medical work, I have made about seventy-five visits to Korean homes. When time and strength will permit, this is the most interesting part of my work and taken all in all perhaps the most fruitful.

(Omitted)

The Frederick Underwood Shelter has not been quite so well filled this year as in some previous ones, though Drs, Avison, Vinton and myself have had a few patients there all year round, and sometimes twenty were there at one time.

(Omitted)

올리버 R. 에비슨(서울),
에비슨 박사의 1897년 의료 보고서 (1897년 8월 31일)

에비슨 박사의 의료 보고서

지난 해의 연례 회의가 폐회된 직후 제이콥슨 양이 병에 걸렸으며, 우리는 기꺼이 진료하여 그녀가 치명적인 병에 걸렸다는 것을 확인하는 우울함을 겪었다. 나는 슬픈 일을 곱씹을 필요는 없지만, 이 보고가 다루고 있는 해에 있었던 일의 하나로 언급할 뿐이다.

여러 면에서 지난 해는 바쁜 해이었다. 전년도에 비해 진료소의 환자는 75%가, 입원환자는 거의 50%가 증가하여 일이 추가되었지만, 환자 수가 많아 이득이 많아지는 것으로 보상을 받았다. 화이팅 박사가 없었던 지난 2개월 동안 나는 402명의 여성 환자도 보아 이곳 진료소에서 나와 조력자가 진료한 환자의 총수는 6,775명이었으며, 조력자 중 한 명은 모화관에서 460명을 진료하여 모두 7,235명이었다.

우리는 이제 새로운 진료소와 약품실을 완성하여 일을 더 쉽고 빠르게 할 수 있게 되었고, 그래서 더 많은 환자를 진료할 수 있다. 나는 현재의 매일 25~30명 대신 평균 50명을 진료할 수 있을 것으로 전망하고 있다.

병동의 시설도 많아지고 변화되어 우리는 다음의 것들을 갖고 있다.

남성과

1. 더러운 환자를 씻기고 일반 병동에 입원시킬 수 있을 때까지 있게 할 1칸 크기의 방.

2. 열이 난 상태로 내원한 사람에서 병의 근본이 결정될 때까지 격리시키는 1칸 크기의 열병 병동.

3. 치우기 전까지 시신을 놓을 1칸 크기의 방.

4. 무료 환자 혹은 거의 지불하지 않는 환자를 위한 6칸 크기의 일반 병동

5. 4개의 방 - 1칸 크기의 방 2개, 1.5칸 크기의 방 1개, 2.5칸 크기의 방은 하루에 12~40 센트 정도인 음식 및 치료비를 지불할 수 있는 환자를 위한 특별 병동이다.

6. 3칸 크기의 외과 병동을 가진 수술실.

7. 1.5칸 크기의 안과 병동.

8. 목욕실.

로서 모든 목적을 위한 병동의 전체 방은 18.5칸 크기이다. 통상적으로 이곳에는 약 30명의 환자가 입원할 것이지만, 필요한 경우 약 50명을 입원시킬 수 있다. 여태껏 동시에 입원했던 가장 많은 수는 26명이었으며, 지금의 약 반이었다.

여성과는 2칸짜리 방 세 개의 병동, 개방되어 있는 3칸 크기의 마루(바닥이 나무로 되어 있는 반쯤 닫힌 방) 그리고 현재는 필요하지 않으며 화이팅 박사가 사용하고 있는 6칸 크기의 방으로 구성되어 있다.

이런 설비의 추가에 든 경비는 부분적으로 선교본부에 의해, 부분적으로 선교지에서의 기부에 의해 이루어졌다. 배수로, 더러운 병동의 벽지 교체, 담장, 진료소의 개조 등을 포함하여 이러한 수리에 들어간 총금액은 약 은화 400 달러이었다. 현재의 설비는 아마도 한동안 충분할 것이며, 나는 중단이 없이 그리고 마모에 대한 단순한 수리 외에 건물에 경비를 들이지 않는 시간을 기대하고 있다.

이것이 얼마나 기쁜 전망인지 이곳에 있는 주된 목적인 일에 틈틈이 시간을 할애해야 하는 사람들만이 이해할 수 있다.

전도력은 지난 해의 보고서에서 이야기했던 것, 즉 길가의 독서실 및 대기실을 추가하여 책을 비치하고, 전도와 이야기 나누기 등을 하루의 상당부분 진행함으로써 증진되었다. 모든 다른 전도 수단, 즉 병동에서의 아침 및 저녁 기도, 진료소에서의 주일 예배, 개인적인 지도 등이 시행되고 있다. 또한 현장에 있는 신자들을 위해 매주 한 번 특별 저녁 예배를 드리는데, 조사들이 참석한다. 나는 설명한 바와 같이 이루어진 사역의 특성과 양, 혹은 병원을 떠나 집으로 돌아간 사람들을 살필 수 있는 방식, 혹은 병원이 도시에서 수행되고 있는 다른 형태의 선교사역에 대해 보이고 있는 관계에 만족하지 않는다. 나는 일로 꽉차있으며, 현재의 상황에서 내 자신이 더 시간을 할애할 가능성이 없다. 사실 지금도 나는 매일 나에게 오는 어려운 환자에 대해 심사숙고하는데 더 많은 시간이 필요한데 그것들에 대해 더 완전한 전문적 학습을 할 시간을 할애할 수 없어 최상의 도움을 주지 못하고 있으며, 나는 교과서 준비와 의학교에서 소년들 교육에 더 많은 시간을 필요로 하고 있다. 교육 부서에서와 같이 의학 분야에서도 교육은 우리가 할 수 있는 한 완전해야 한다. 나는 모든 선교사들이 자신의 교회 신자들에게 체계적인 사역을 위한, 또한 기독교 신자의 특성을 보다 매력적으로 할 자비심을 발전시킬 현장으로 병원을 권함으로써 개인적인 관심을 두기를 제안하고 싶다. 왜 굳건한 각 회중이 최소한 병원의 한 침상에 대한 후원을 감당하고, 정기적으로 병동을 방문하는 위원회를 갖지 못하겠는가?

세 번째 점은 내가 보기에는 하찮지 않지만 풀기 어렵다. 나는 외래를 포함하여 병원에 오는 모든 사람들의 정확한 주소를 갖고 있어 그 혹은 그녀가 전도여행을 갈 때 요청하면 사람들의 주소 목록을 제공할 수 있다. 하지만 전도여행을 떠나는 선교사들은 주로 주요 도로를 따라 큰 도읍과 마을을 방문하며, 종종 그들의 방문이 분명한 계획에 따라 이루어지기에 여행 경로에 살고 있더라도 그들은 방문할 시간이나 기회를 갖지 못하고 통과해 버리는데, 대부분의 환자들은 주요 도로의 한쪽이나 다른 쪽에 살고 있어 지나치게 된다.

원하는 결과를 얻을 유일한 방안은 어떤 주요 도로가 아닌 이곳저곳으로 농촌 마을을 지나 이곳에 있었던 사람들을 찾아 그들의 영향력으로 무엇인가 만들려 시도할 현지인 방문객을 파송하는 것 같다. 세계성서공회의 직원은 그들이 그런 일을 하며 동시에 그가 가면서 성서를 판매할 사람에게 봉급의 반을 지불할 것이라고 내게 알려주었다. 그런 사람을 고용하는데 그들과 함께 하거나 전도인을 파송하는 하나 이상의 한국인 교회가 한 사람에게 이런 형태의 일을 하도록 조치를 취하는 것이 우리에게 좋지 않겠는가?

연중 우리 선교부 외부의 외국인 사회의 여러 사람들, 즉 침례교회 선교부, 남장로교회 선교부, 남감리교회 선교부, 일부의 감리교회 선교부, 또한 선교계 외부의 약간인 들의 진료를 내가 맡았다.

나의 문서 사역은 여태껏 주로 번역이었는데, 그레이 해부학의 번역은 다소의 진전이 있었다. 우리는 번역을 약간 빠르게 진행하여 나는 그 과목을 소년들에게 가르치고 있다. 또한 나는 화학과 위생학 과목을 시작하였으며, "그리스도 신문"의 기사로 제공하기 위해 약간 진행되었다.

우리는 나누어 준 약품의 값을 모으려 노력을 계속하여 이전 보다 상황이 좋아졌지만 고국에 도움을 기대하지 않고 병원을 운영하기에 충분한 기금을 선교지에 확보하는 우리의 목표와는 아직 거리가 멀다.

지난 연례회의 이후 수입은 다음과 같았다.

수입

진료소	$245.83	남성
	33.08	여성
전체 진료소		
병동	175.35	남성
한국인 왕진	12.00	
한국인의 선물	4.00	

한국인들로부터 받은 총 수입

* 외국인 진료
  선교지에서의 기부
  잡수입 (의약품 판매 등)
     선교지에서의 총 수입

* 이중 179 달러는 선교본부 지침서의 규정에 따라 선교본부로 지급하는 것으로 되어 있다.

같은 기간 중 지출은 다음과 같았다.

지출

남성 및 여성과

음식물	413.52 달러	
* 연료	392.56	
하인	107.74	
조수	149.57	
수리	563.31	
의약품	1200.00	
잡비	105.00	
	2931.70	2931.70
여성과의 추가 지출		48.54
	합계	2980.24

* 연료는 다른 해에 쓸 것까지 우리에게 운반되어 온 나무 값을 포함하며, 따라서 약 265 달러는 총지출에서 빼야 한다.

총 지출　　　　2980.24
총 수입
선교본부의 비용

이것에서 병원 총 지출의 __%가 선교지에서 충당되었고, 따라서 자립에서 분명한 진전이 이루어졌다.

이제 의료 선교 사역에 대한 한두 가지 생각을 피력하고 싶다.

1. 진료와 선교 노력과의 현 상태에 대해,

의료 선교는 두세 가지 생각에 근거하고 있다.

(a) 그것은 훌륭하고 거의 동일하게 성공적인 개척 방법이다. 그것은 이 나라를 처음 개방하는 주요한 부분이었으며, 평양을 여는 데에도 상당한 역할을 하였지만 전도사가 쉽고 안전하게 이 나라의 어느 곳으로 갈 수 없고 자유로이 복음을 선언하지 못하였을 시기는 지나갔다. 한국은 열려 있으며, 만일 이것이 의[료 선교]사의 유일한 용도라면 이런 형태의 사역에서 철수하고 예산을 더 직접적인 전도 방법에 돌릴 때일 것이다.

(b) 선교사가 아플 때 그의 생존 기회를 증진시키고 그의 건강을 유지하며, 최대의 효율적 노력이 가능하도록 보장하기 위해 의사는 그가 쉽게 갈 수 있는 거리에 있는 것이 현명하며 필요함을 알게 되었다. 이러한 이유는 아직도 존재하며, 계속 그렇게 되도록 계속할 것이다.

(c) 자선의 실행이 자연히 기독교 정신의 열매 중의 하나로 성장하고 있으며, 도움을 받지 못하는 고통 받는 사람들이 너무 많은 것을 봄으로써 곳곳의 신자들의 동정심이 유발되었고 기독교 신자들은 이 사람들을 구제하려 시도하는 것 보다 더 훌륭하게 그리스도의 정신을 구현하는 방법이 없다고 느꼈다. 이것만으로도 노력하고 희생할 가치가 있는 목표이지만 더 좋은 것은 전도 사역과 잘 연계될 수 있는 자선의 형태인데, 그렇게 함으로써 육체가 낫거나 고통이 완화되면서 영적 복지 역시 추구할 수 있을 것이다.

뒤의 두 이유는 아직도 존재하며, 내 마음 속에 한국에서 의료 선교 사역이 계속되어야 한다는 이유를 형성하고 있다.

그러나 이런 필요들이 어떤 사람을 파송하는 이유가 된다면 필요한 의사의 수를 제한하지 말고 그들이 두 목적을 최상으로 성취할 수 있는 곳에 배치시키는데 크게 신경을 쓸 필요가 있다고 강조하는 바이다.

개인적으로는 의사들이 여러 작은 진료소에 퍼져 있는 것이 최상의 정책이라고 생각하지 않는다. 설비가 잘 되어 있고 인원이 충분한 훌륭한 병원이 하나 있는 것이 더 경제적이며, 동시에 치료 기관으로서 전도 기관으로서 효율적이 될 것이며 훨씬 더 다양한 사업을 추진할 수 있을 것이다.

이에 덧붙여 한국에서 결코 접근할 수 없었으며, 여의사를 제외하고 그 누구도 접근할 수 없는 영역에 주목하고 싶다. 나는 바깥으로 나가지 않는 상류층의 부인과 딸들을 언급하고 있다. 그들을 불러들일 진료소를 열 수 없으며, 만일 그들에게 전혀 접근할 수 없다면 여의사가 그들의 가정을 방문해야 한다. 나는 이것이 가장 무시된 것 중의 하나이지만 여의사 업무에서 가장 중요한 것 중의 하나라고 생각한다. 그녀의 진료소 업무, 병원 업무 및 왕진은 남자 의사가 할 수 있지만 이 분야에서 그녀를 따를 수 없다. 시도되지 않은 이 분야에 보다 큰 관심을 두어야 하지 않을까?

나는 지난 10개월 반 동안 수행했던 사역의 일부 통계를 첨부한다.

통계

	신환	합계
남성 진료소	2,901	6,373
모화관	460	남성 6,833명
여성 진료소, 화이팅 박사	1,744	
" " , 에비슨 박사	402	여성 2,146명
진료소 합계	8,979명	

입원 환자

남성	152
여성, 화이팅 박사	21
" 에비슨 박사	10
합계	183

9,162명

나의 전도 사역 요약

환자 및 하인들과의 아침 기도

외래 환자들과 이야기함

조사 및 현장의 다른 신자들과 함께 한 번의 주례 저녁 예배

진료소에서 환자 및 오는 모든 남녀들과의 정규 주일 아침 전도 예배

자신의 일을 떠나야 하는 사람들을 위한 비정기적 예배 – 이것은 내가 주관하는 예배에 추가하여 진행되었음

언더우드 박사의 부재 중 서울 교회의 강습반 지도자들과의 모임

입원 환자와의 대화

나는 지난 연례회의 이후 순회전도를 할 수 있었으며, 황해도를 방문하려는 계획은 제이콥슨 양의 발병으로 실행되지 못하였다.

Oliver R. Avison (Seoul),
Dr. Avison's Medical Report 1897 (Aug. 31st, 1897)

Dr. Avison's Medical Report.

Immediately after the close of last year's meeting Miss Jacobson became sick and we had the melancholy pleasure of attending upon her in what proved to be a fatal illness. I need not dwell upon the sad occurrences but merely refer to them as constituting one of the duties of the year under review.

In many respects it has been a busy year. The attendance at the dispensary increased 75% and the inpatients almost 50% over the preceding year, adding somewhat to the work to be done but this compensated for by the increased interest which comes with greater numbers. During the past two months, during Dr. Whiting's absence, I saw the female patients also, to the number of 402, making the total number of dispensary patients seen here by me and my helpers 6775 while one of the helpers saw 460 at Mohoakoan, making a total of 7235.

We have now completed the new dispensary and medicine room and are in a position to do the work more easily and more rapidly and so can seen more patients if they come. I look for an average of 50 per day instead of 25 to 30 as now.

The ward accommodation has also been increased and graded so that we now have as follows:

Male department -

1. A one kan entry room where dirty patients are placed until they can be cleansed and put into the general ward.

2. A one kan fever ward for isolating those who come in with fever, or those already in who develop fever, until the nature of the disease can be determined.

3. A one kan room for placing dead bodies in until they are removed.

4. A general ward of Six kan for free patient or those who pay almost nothing.

5. A set of 4 rooms - two of one Kan each, one of one and a half kan, and one of two and a half kan, called private ward, for patients who can pay for food and treatment the prices ranging from 12 to 40 cents per day.

6. An operating room with a three kan surgical ward.

7. A one and a half kan Eye ward.

8. A Bathroom.

giving a total ward room of 18½ kan for all purposes. Ordinarily this will accommodate about 30 patients, but in case of need we could put in about 50. The highest number thus far in at one time was 26 when the accommodation was about one half what it now is.

The Female Department consists of 3 two kan wards with a three kan open maru (semi-enclosed room with board floor) and a set of six kan, not needed at present and used by Dr. Whiting.

The cost of these additions was borne in part by the Board and in part by gifts on the field. The total amount spent in making these changes, including drainage re-papering of dirty wards, & walls, and remodelling the dispensary was about $400.00 silver. The present accommodation will probably be sufficient for some time to come and I look forward to a season of freedom from the interruptions, and I cares, and expense of building, with the exception of simple repairs to make up for wear and tear.

How joyful an outlook this is, only those can understand who have been compelled to give only odds and ends of time to what would appear to be the main purpose of their being here.

The evangelistic forces have been improved by the carrying out of what was spoken of in last year's report - the addition of a reading and waiting room at the roadside in front where books are placed, and preaching, talking &c is going on a great part of the day. All the other evangelistic agencies are carried on, viz.

morning and evening prayers in the wards, Sunday service in the dispensary, and private teaching. Also there is one special evening service each week for the Christians on the place which is attended by the helpers. I am not satisfied with the character and amount of evangelistic work done on the premises, nor with the manner in which we are able to look after those who return from us to their homes, nor in the relation which the hospital bears to the other form of missionary work carried on in the city, and get my hands are full and I see no possibility of devoting more time to it myself under present arrangements, in fact, even now I cover some relief along certain lines, as I need more time in which to study out some of the difficult cases that come before me every day and fail to secure the best help because I cannot devote more time to a more thorough professional study of them, and I need more time for the preparation of textbooks and for teaching the boys in the school. As in the academic department so in the medical, the education ought to be as thorough as we can make it. I would suggest that all the missionaries take a personal interest in the hospital as offering to their church members a field for systematic work and the development of those feelings of benevolence that adorn Christian character. Why cannot each strong congregation undertake the support of at least one hospital bed, and have a hospital committee to arrange for regular visitation of the hospital wards?

The third point is to my mind not unimportant but is difficult to solve. I keep the full address of all who come to the hospital even as outpatients, and so can furnish any one with lists of persons to be called upon in his or her itinerating trips but a serious difficulty arises from the fact that missionaries in itinerating keep mainly to the larger towns and villages along chief roads and their visits are often to definite plans so that they pass rapidly through the country without having time or opportunity to look up even those who may live on their direct line of travel, while a majority of the patients live considerably to one side or other of the main road and are thus passed by.

It seems the only way to secure the result desired would be to send out a special native visitor, not to travel certain main roads but to wind here and there through the farm villages and search out those who had been here, and try to make something of their influence. The agent of the British & Foreign Bible Society informs me they will pay half the salary of a man who will do that and at the same time sell scripture as he goes about. Would it be well for us to join them in the employment of such a man, or will one or more of the native churches that send out evangelists, direct one to engage in this form of work?

It has fallen to my lot during the year to attend professionally several of the foreign community outside of our Mission, viz. the members of the Baptist Mission, the S. Presbyterian Mission, the S. Methodist Mission, and some part of the M. E. Mission, and also a few outside of mission circles.

My literary efforts have been devoted as heretofore, mainly to the translation, more or less literally of Gray's anatomy, in which some progress has been made. We get along just a little faster that I teach my boys in that subject. I have also made a beginning in Chemistry and Sanitary Science, and have done a little toward supplying the arts and service page of the "Christian News."

We have continued to make an effort to collect the value of the medicines given out and have succeeded better than before, but we are far from the goal yet, viz. the securing of funds on the field sufficient to run the hospital without looking homeward for help.

Our receipts since last annual meeting were as follows -

Receipts

Dispensary	$245.83	Males
	33.08	Females
Total Dispensary		
Wards -	175.35	Male
Visits to Koreans	12.00	
Present from a Korean	4.00	
Total from Koreans		
* Foreign Practice		
Gifts on field		
Sundries (Sale of medicines &c)		
Total receipts on Field		

* of this amount $179.00 is payable to the Board in accordance with regulation of Board Manual.

The expenses during the same time have been as follows:

Expenses

Male & female departments.

Food	$413.52	
* Fuel	392.56	
Servants	107.74	
Assistants	149.57	
Repairs	563.31	
Medicines	1200.00	
Sundries	105.00	
	2931.70	2931.70

Extras in female depart.   48.54

         Total   2980.24

* Fuel includes price of wood to carry us through another year, therefore about $265 should be deducted from the total expense.

Total Expense   2980.24

    "   Receipts

Cost to Board

It will be seen from this that __% of the total expenses of the hospital have been met on the field so that a distinct advance along the line fo self support has been made.

I wish here to give expression to one or two thoughts on the general topic of medical missionary work.

1. As to the present position of medical practice in its relation to missionary effort -

Medical missions are based upon two or three ideas -

(a) It is an excellent and almost uniformly successful method of pioneering. It took the principal part in the first opening of this country and it did much toward the opening of Pyeng Yang; but the time when an evangelist could not easily and safely go into any part of this country and proclaim the Gospel with freedom, has gone by. Korea is open and if this were the only use of the doctor it would be time to withdraw from this form of work and devote the money to increasing the more directly evangelistic method.

(b) It was found wise and necessary that a doctor should be within reach of the missionary when he himself took ill so as to increase his chances of living, and by maintaining his health, ensure the possibility of a maximum of efficient effort. This reason still exists and will continue to do so.

(c) The practice of benevolence grows naturally as one of the fruits of Christianity and the sight of so much unrelieved suffering aroused the compassion of christians everywhere and it was felt that the christian world could in no better way exemplify the spirit of Christ than by attempting to relieve this suffering. This alone is an aim worth a good deal of effort and sacrifice but all the better is it that it is a form of benevolence which can be so well connected with the evangelistic work so that while the body is being healed or pain relieved the spiritual welfare can also be looked after.

The two latter reasons still exist and to my mind form the "raison d'etre" for continuing the work of medical missions in Korea.

But if those needs constitute a reason for sending some do they not also restrict the number needed, and emphasize the need for great care in placing the doctors where they can best in accomplish these two objects.

Personally I doubt if the best policy is to scatter the doctors about in several small dispensaries. One good hospital well equipped and well manned would be more economical and at the same time more efficacious both as a healing agency and nan evangelistic force and a much greater variety of work could be done in it.

I would like also to draw attention to a field that has never yet been touched in Korea and cannot be touched by any agency except one, the lady physician. I refer to the wives and daughters of men in the higher classes, who do not go out.

No dispensary can be arranged that will tempt them to it and if they are to be reached at all, it must be by the visits of the lady physician to their homes. To my mind this is, though one of the most neglected, one of the most important departments of a lady physician's work. Her dispensary work, her hospital work and much of her visiting can be done by ever a male physician but in this field she stand alone. Should not greater attention be directed to this untouched field?

I append here to some statistics of the work done during the past 10½ month

Statistics

	New	Total	
Male dispensary	2901	6373	
Mohoakoan		460	Male 6833
Female Dispensary Dr. W.		1744	
" " Dr. A.		402	Female 2146
Total Dispensary		8979	

Inpatients	
Male	152
Female Dr. W.	21
" Dr. A.	10
Total	183
	9162

Summary of my evangelistic work.

Morning prayers with patients & servants

Talk with outpatients

One weekly evening service with the helper and other Christians on the place

Regular Sunday morning preaching service in dispensary with patients and all comers, men & women

Preaching at irregular times for other who have had to leave their work - this done in addition to my own service

Meeting with class leaders of Seoul Church during Dr. Underwood's absences

Conversation with inpatients

I have not been able to itinerate since last annual meeting, the plans formed to visit Whang Hai Do having broken up by Miss Jacobsen's illness.

캐드윌러더 C. 빈튼(서울),
1897년 의료 보고서, 서울 (1897년 8월 31일)

(중략)

겨울과 봄에 나는 매주 세 시간씩 제중원 의학교에서 화학과 치료학을, 1시간씩 경동의 남학교에서 생리학을 강의하였다. 두 강의 모두 대단히 즐거웠으며, 학생들에게 유용했으면 한다.

(중략)

Cadwallader C. Vinton (Seoul),
Medical Report, Seoul, 1897 (Aug. 31st, 1897)

(Omitted)

During the winter and spring months I gave three hours each week to the teaching of Chemistry and Therapeutics at the hospital school of medical training and one hour to the teaching of Physiology in the boys' school in Kyeng Tong. Both have been very pleasant occupations, and I hope useful to my pupils.

(Omitted)

프레더릭 S. 밀러(위원회),
의료 위원회 보고, 1897년 (1897년 9월 9일)

의료 위원회 보고, 1897년

이 위원회는 다음과 같은 건의를 드리고자 합니다.
(중략)
에비슨 박사에게 6~8주 동안의 휴가 승인.
(중략)

Frederick S. Miller (Com.),
Report of the Medical Committee, 1897 (Sept. 9th, 1897)

Report of the Medical Committee, 1897

Your Com. would make the following recommendations.
(Omitted)
That Dr. Avison be granted a leave of absence for 6~8 weeks.
(Omitted)

사업 및 소지부 배정에 대한 위원회 보고 (1897년 9월 9일)

서울 지부

(중략)

C. C. 빈튼, 의학박사: 기포드 씨가 돌아올 때까지 그의 지방 사역 감독. 에비슨 박사가 돌아올 때까지 2주일 동안 제중원 책임 담당. 월더 진료소 사역. 제중원의 의학 강습반에서 매주 3시간 강의.

(중략)

O. R. 에비슨 박사: 제중원 책임 의사. 지부의 감독 하에 의료 순회 전도. 의학 강습반 교육.

O. R. 에비슨 부인: 제중원 여성들에 대한 전도 사역.

조지아나 화이팅, 의학박사: 언어 학습. 에비슨 박사 부재 중 제중원 여성과 책임 담당. 지부의 지시 하에 순회 전도. 연못골 여성들에 대한 사역.

(중략)

Report of Committee on Apportionment of Work & Substations (Sept. 9th, 1897)

Seoul Station

(Omitted)

C. C. Vinton, M. D.: oversight of Mr. Gifford's country work until his return. Charge of Gov't hospital after two weeks until Dr. Avison's return. Work at Walder dispensary. Medical class - three hours a week at Gov't hospital.

(Omitted)

Dr. O. R. Avison: Physician in charge of the Gov't hospital. Medical itineration under direction of station. Instruction of Medical class.

Mrs. O. R. Avison: Evangelistic work among women at the hospital.

Georgiana Whiting, M. D.: Language study. Charge of woman's department of Gov't hospital - Dr. Avison's absence. Itineration under direction of station. Work among women at Yun Mot Kol.

(Omitted)

지역 단신. 독립신문(서울) (1897년 8월 26일), 2쪽

미국 북장로교회의 연례회의가 어제 아침 시작되었으며, 매일 아침 9시부터 에비슨 박사 댁에서 계속 개최될 예정이다. 오늘 아침에는 기도와 찬양이 있을 것이며, 회의는 로버트 E. 스피어 총무에 의해 진행될 예정이다.

Local Items. *The Independent* (Seoul) (Aug. 26th, 1897), p. 2

The Annual Meeting of the Northern Presbyterian Mission began yesterday morning and will continue to be held at the residence of Dr. Avison each morning beginning at 9 o'clock. This morning will be devoted to prayer and praise, and the meeting will be conducted by Sect'y Robert E. Speer.

윤치호 일기 4권 (1897년 8월 29일)

29일 일요일, 일기가 오락가락하다.

오전 11시에 장로교회의 대중 집회에 참석하기 위해 에비슨 박사 병원 옆의 장악원으로 갔다. 대단히 많은 사람들이 모였다. 그 선교부의 한국인 신자들 여러 명이 멋진 이야기를 하였다. 서재필 박사와 나도 이야기하였다. 현재 이곳 선교부 연례회의에 참석 중인 장로교회 선교본부의 총무인 스피어 씨가 이야기하였다. 그는 아름다운 목소리를 갖고 있으며, 낭랑하고 유창하다. 현재 한국에서 장로교인은 거의 3,000명이며, 지난 해보다 거의 두 배이다.

Diary of Yun Chi Ho, Vol. 4 (Aug. 29th, 1897).

29th, Sunday, Mixed.

At 11 a. m. went to the Music Hall(?) next to Dr. Avison's to attend a Presbyterian mass meeting. A very large crowd. Several good talks from native Christians of that Mission. Dr. Jaisohn and I spoke, too. Mr. Speer the secretary of the Presbyterian board of missions who is now attending the annual meeting of his mission here, spoke. He has a beautiful voice, sonorous and liquid. Presbyterians now number nearly 3,000 in Corea, twice as many as what they were last year.

18970900

캐드월러더 C. 빈튼, 장로교회 연례회의.
The Korean Repository 4(9) (1897년 9월호), 339~343쪽

장로교회 연례회의

한국 (북)장로교회 선교부의 제13차 연례회의가 뉴욕 선교본부의 총무 중 한 명인 로버트 E. 스피어 씨가 참석할 것으로 예상되어 기대를 모았으며, 이 때문에 회의는 그렇지 않았다면 선택하지 않았을 계절에 개최되었다. ......

첫 월요일 아침의 예배는 1년 내에 사망한 제이콥슨 양의 짧은 선교사 일생을 추모하는 형태이었다. 감리교회 선교부 메리 M. 커틀러 박사와 O. R. 에비슨 박사의 추모사는 그녀의 많은 고상하고 자기희생적인 성품에 대해 애정 어린 증언을 하였다. 그녀의 한국에 대한 지대한 영향 및 높은 수준의 기독교 신자의 삶에 대해 특별히 누누이 말하였다. 예배 중에 그녀가 선호했던 시를 낭독하였고, 병의 마지막 시기에 제이콥슨 양이 특별히 요청하였던 찬송가를 불렀다.

Cadwallader C. Vinton, The Presbyterian Annual Meeting.
The Korean Repository 4(9) (Sept. 1897), pp. 339~343

The Presbyterian Annual Meeting

The Thirteenth Annual Meeting of the Presbyterian Mission (North) in Korea was expectantly looked forward to because of the anticipated presence of Mr. Robert E. Speer, one of the Secretaries of the Board in New York; and on this account the meeting was held at a season of the year which would otherwise not have been chosen. ......

The devotional exercises of the first Monday morning took the form of a service commemorative of the brief missionary course of Miss Jacobson, who within the year had fallen at her post. The remarks of Dr. Mary M. Cutler of the Methodist Mission and those of Dr. O. R Avison bore loving testimony to her many noble and self-sacrificing qualities. The far-reaching influence of her example among Koreans and the high standard of her Christian life were points especially dwelt upon. The service included the reading of a favorite poem and the rendering of hymns which had been specially called for by Miss Jacobson during her last illness.

회의록, 한국 선교부 서울 지부 (미국 북장로교회) 1891~1921
(1897년 9월 4일)

한국 서울
1897년 9월 4일

서울 지부는 연례회의의 회의가 끝난 직후 에비슨 박사 사택에서 특별회의를 개최하였으며, 박사는 다음 회계연도의 연간 예산을 제출하였다. 그것은 수정되고 채택되었다.

(중략)

Minutes, Seoul Station, Korea, 1891~1921 (PCUSA) (Sept. 4th, 1897)

Seoul, Korea.
September 4th, 1897

The Seoul Station held a special meeting immediately after a session of the Annual Meeting at the house of Dr. Avison, who presented the Annual estimates for the coming fiscal year. They were amended and adopted.

(Omitted)

통신. 제물포에서 온 편지.
독립신문(서울) (1897년 9월 18일), 3쪽

통신.
제물포에서 온 편지.

(중략)

태후(太后)는 이달 11일 토요일 서울에서 긴 승객 명단을 내려 보냈다. 그들 중에는 언더우드 박사 가족, 에비슨 및 어빈 박사 가족, 스윌른 및 애덤스 목사 가족, 그리고 G. H. 존스 목사가 포함되어 있었다.

(중략)

서둘러 적습니다.
흰 모자를 쓴 남자
1897년 9월 14일

Correspondence. Letter from Chemulpo.
The Independent (Seoul) (Sept. 18th, 1897), p. 3

Correspondence.

Letter from Chemulpo.

(Omitted)

The Empress Dowager brought down a long list of passengers from Seoul Saturday the 11th inst. They included Rev. Dr. Underwood and family, Drs. Avison and Irwin and families, Revs. Swallen and Adams and their families and Rev. G. H. Jones.

(Omitted)

Yours in haste,

The Man With a Whits Hat.

Sept. 14th 1897.

회의록, 한국 선교부 서울 지부 (미국 북장로교회) 1891~1921
(1897년 9월 20일)

(중략)

다음의 청구가 낭독되었고 승인되었다.

......

O. R. 에비슨 박사　　　550.00 달러

(중략)

Minutes, Seoul Station, Korea, 1891~1921 (PCUSA) (Sept. 20th, 1897)

(Omitted)

The following orders were read and approved: -

......

Dr. O. R. Avison　　　550.00

(Omitted)

회의록, 한국 선교부 서울 지부 (미국 북장로교회) 1891~1921
(1897년 9월 29일)

(중략)

서울 지부의 예산에서 다음과 같은 삭감이 언급된 액수를 (채우기) 위해 추천되었으며, 이 추천은 채택되었다.

......

제VI급   에비슨 박사의 사업   118.40 달러

(중략)

Minutes, Seoul Station, Korea, 1891~1921 (PCUSA) (Sept. 29th, 1897)

(Omitted)

The following specific cuts upon Seoul appropriations were recommended to be relieved to the amounts stated, and these recommendations were adopted: -

......

Class VI   Dr. Avison's work   118.40

(Omitted)

18971000

우리의 해외 선교부 의료 사업.

The Church at Home and Abroad 22(4) (1897년 10월호), 285쪽

우리의 해외 선교부 의료 사업.
병원 및 진료소

		의 사		환자 수	선교본부 예산
		남	녀	1896~97년	1897~98년
한국					
서울	제중원 및 진료소				
(장로교회 선교본부의 선교사인					
에비슨 박사가 책임을 맡고 있음)		2	2	10,308	4,794
2개의 진료소					
평양	진료소	1			
부산	진료소	1			

Our Foreign Mission Medical Work.
Hospital and Dispensaries

		physicians		Total of	Appropriated
		men	women	Patients 1896~97	by Board 1897~98
Korea					
Seoul	Royal Korea Hospital and Dispensary (in charge of Dr. Avison, Missionary of the Presbyterian Board)	2	2	10,308	4,794
	Two Dispensaries				
Pyeng Yang	Dispensary	1			
Fusan	Dispensary	1			

새뮤얼 F. 무어, 한국의 학교들.
The Church at Home and Abroad 22(4) (1897년 10월호), 320쪽

한국의 학교들.
S. F. 무어 목사

성경을 가르치고 소년들이 매주 기도회를 가지며 집에서 부르도록 찬송가를 가르치고 있는 선교사들의 통학학교는 전도 사역에 부속되어 있으며 한국에서 큰 부분을 차지하고 있다.

다른 아이들도 입학하지만 특히 신자의 아이들을 위한 것이다. 종종 아이들은 부모들을 교회로 모시고 온다. 곤당골 학교에 입학한 첫 소년들 중 한 명이 봉출이이다.[102] 그의 아버지 박 씨는 백정이었다. 오랫동안 봉출이는 아버지에게 교회에 가자고 재촉하였으며, 많은 훌륭한 많은 책을 읽으려고 가져갔다. 박 씨가 매우 아팠을 때 에비슨 박사가 그를 진료하였으며, 여러 날이 지난 후에 그는 회복되었다. 그는 오랫동안 작은 딸이 네 명, 봉출이 그리고 부양할 어머니가 있었기 때문에 안식일을 지킬 형편이 아님을 느꼈다. 그는 하루에 1500 냥(약 은화 60 센트)을 벌었는데, 숙련된 목수가 받는 이 액수는 한국에서 대단히 많은 임금이었다. 그는 안식일을 지키려면 많은 돈의 손실을 감수해야 했기에 생활을 꾸려나갈 수 없음을 느꼈지만, 봉출이는 결국 박 씨가 안식일 작업을 포기하고 아들과 함께 예배에 참석할 때까지 계속 졸라대었다. 그는 훌륭한 독자이며, 빠르게 진리를 깨달았다. 불과 몇 달 만에 그는 교회에서 세례를 받았다.

(중략)

---

102) 후에 박서양이라 불렸으며, 1908년 세브란스병원(제중원) 의학교를 1회로 졸업하여 한국 최초의 면허 의사 중 한 명이 되었다.

Samuel F. Moore, Schools in Korea.
The Church at Home and Abroad 22(4) (Oct., 1897), p. 320

Schools in Korea.

Rev. S. F. Moore.

The missionary day schools, in which the Bible is taught, and where the boys hold weekly prayer meetings and learn Christian hymns to be sung at home, are an adjunct to the evangelistic work which is assuming such large proportions in Korea.

The schools are especially intended for the sons of Christians, although others are admitted. Sometimes the children bring their parents into the church. One of the first boys to enter the Kong-Dong-Kol school was Pong-Choolie. His father, Mr. Pak, was a butcher. For a long time Pong-Choolie urged his father to come to church, and took him many good books to read. When Mr. Pak was taken very sick Dr. Avison attended him and after many days he recovered. For a long time he felt that he could not afford to keep the Sabbath as he had four little girls, Pong-Choolie and their mother to support. He made 1500 cash (about sixty cents silver) per day, which is very good wages in Korea - as much as a skilled carpenter receives. To keep the Sabbath he would have to lose so much money that he felt he could not get along, but Pong-Choolie kept at him until finally Mr. Pak gave up Sunday work and came with his boy to worship God on Sabbath. He is a good reader and made rapid progress in the truth. After a few months he was received into church by baptism.

(Omitted)

프레더릭 S. 밀러(제물포)가 프랭크 F. 엘린우드
(미국 북장로교회 총무)에게 보낸 편지 (1897년 10월 19일)

(중략)

언더우드 박사와 에비슨 박사 및 가족들은 현재 아마도 즈푸에 있으며, 우리는 그들이 2주 정도 후에 돌아올 것으로 예상하고 있습니다.[103] 집사들과 저는 언더우드 박사가 없는 동안 그의 사역을 맡아 노력하고 있습니다.

(중략)

Frederick S. Miller (Chemulpho),
Letter to Frank F. Ellinwood (Sec., BFM, PCUSA) (Oct. 19th, 1897)

(Omitted)

Dr. Underwood & Dr. Avison & families are probably in Chefoo now & we expect them back in two weeks or so. The deacons & I are trying to look after Dr. U's. church work while he is away.

(Omitted)

---

103) 즈푸[芝罘]는 청나라 때 산둥 성 북쪽에 있던 항구 도시로서, 현재는 옌타이[煙臺] 시의 즈푸 구에 해당한다.

지역 단신. 독립신문(서울) (1897년 11월 11일), 2쪽

언더우드 박사 부부와 O. R. 에비슨 박사 부부는 중국과 일본 여행에서 돌아왔다. 우리는 언더우드 박사의 건강이 여행으로 증진되었다고 듣게 되어 기쁘다.

Local Items. *The Independent* (Seoul) (Nov. 11th, 1897), p. 2

Dr. and Mrs. Underwood and Dr. and Mrs. O. R. Avison have returned from their extended trip to China and Japan. We are glad to hear that Dr. Underwood's health has been improved by the trip.

선편 소식. 도착. 독립신문(서울) (1897년 11월 11일), 3쪽

11월 7일, 즈푸 발 러시아 포함(砲艦) 그레니아츠키 호. 군산 발 해룡(海龍) 호. 즈푸 발 겐카이[玄海] 호. 승객: O. R. 에비슨 박사 부부 및 아이들 3명, 언더우드 박사 부부 및 아이 1명. 3등실, 중국인 27명.

Shipping News. Arrivals.
The Independent (Seoul) (Nov. 11th, 1897), p. 3

Nov. 7, *Greniatschy* Russian gunboat from Chefoo. *Hairiong* from Kunsan. *Genkai* from Chefoo. Passengers: Dr. and Mrs. O. R. Avison and 3 children, Dr. and Mrs. Underwood and 1 child. 3rd class, 27 Chinese.

회의록, 한국 선교부 서울 지부 (미국 북장로교회) 1891~1921
(1897년 11월 15일)

한국 서울
1897년 11월 15일

(중략)

핸드 씨의 9월 2일자 편지와 9월 13일자 선교본부의 편지가 낭독되었다.[104]
필드 박사와 쉴즈 양을 위한 새 집과 관련된 이전의 위원회는 해산하고, 집과 관
련되어 필드 박사 및 쉴즈 양과 연관된 문제를 서둘러 해결하기 위해 밀러 씨,
에비슨 박사 및 도티 양을 임명하였다. 선교지부는 선교본부에 현안인 집을 지을
장소를 선택하기 위한 위원회 구성에 대한 인준을 요청하였다. 위원회는 세 명의
숙녀를 위한 집 건축 계획을 작성하고, 이 계획에 따라 입찰하는 임무를 부여 받
았다.

(중략)

다음의 청구가 낭독되었고 승인되었다.
......
O. R. 에비슨 박사　　　787.13 달러

(중략)

---

104) 찰스 W. 핸드(Charles W. Hand)는 1897년부터 1906년까지 미국 북장로교회 해외선교본부의 재무로
활동하였다.

에바 H. 필드(Eva Henrietta Field, 1868. 11. 4~1932. 7. 20)

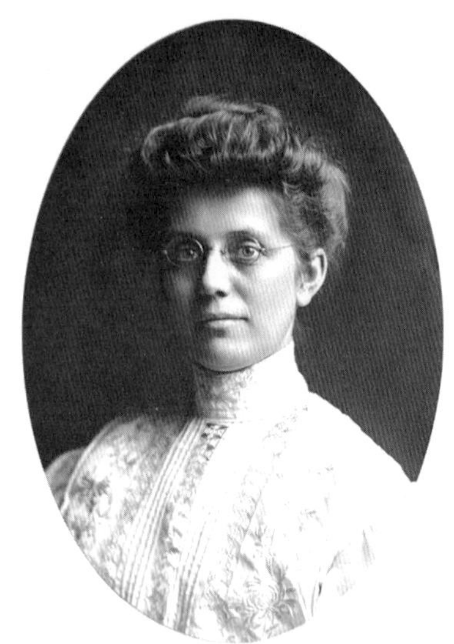

그림 4-72. 에바 H. 필드

에바 H. 필드는 인디애나 주 리버티 밀스에서 태어났으며, 어린 시절을 아이오와 주의 디모인에서 보냈다. 그녀는 1886년경 아이오와 실업대학에 입학하였지만 전문적인 피아노 연주가가 되기 위해 1학년 때 중퇴하였다. 그러나 곧 연주에 실증이 나자 보험회사의 사무장이 되었다가 선교사가 되기로 결심하고 고등학교나 대학 교육을 받지 않고 노스웨스턴 대학교 의과대학에 입학하여 1896년 2등으로 졸업하였다. 그녀는 1년 동안의 인턴 생활을 하였으며, 1897년 4월 19일 한국 선교사로 임명되고 간호사 쉴즈와 함께 1897년 9월 13일 한국을 향해 떠났다.

루카스 L. 쉴즈(Lucas L. Shields, 1868. 12. 26~1940. 11. 8)

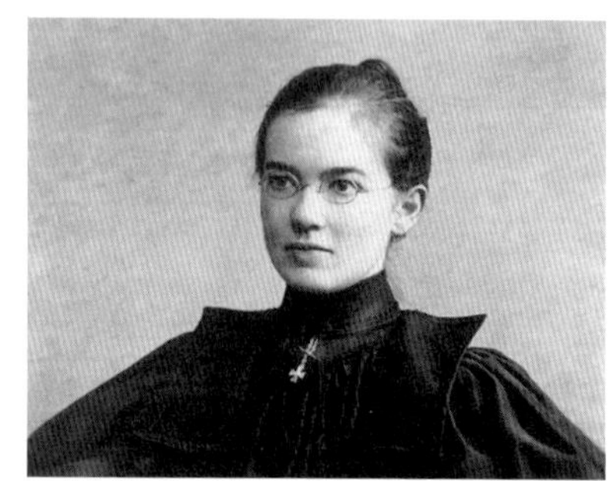

그림 4-73. 에스터 L. 쉴즈

루카스 L. 쉴즈는 펜실베이니아 주 루이스버그에서 출생하였다. 그녀는 1881년경 오클랜드 공립학교에 입학하여 1885년 졸업하여 가사에 전념하였다. 1889년 필라델피아 병원 간호원 양성소에 입학한 그녀는 1891년 우등으로 졸업하였으며, 1년 동안 졸업 후 교육을 받은 후 록스보로의 세인트 티모시 병원에 취직하였고, 후에 개인 간호에 나섰다. 선교사가 되기로 결심한 쉴즈는 1897년 5월 3일 한국의 선교사로 임명되었는데, 안나 P. 제이콥슨의 사망으로 자리가 빈 제중원의 간호 책임을 맡기로 결정되었다. 그녀는 아이오와 주 디모인으로 가서 에바 필드 여의사와 함께 9월 13일 엠프리스 오브 차이나 호를 타고 한국으로 떠났다. 이 배에는 9월 27일 요코하마에 도착하였으며, 쉴즈는 10월 2일 가와치 마루[河內 丸]를 타고 고베를 거쳐 10월 11일 부산에 도착하였다. 그리고 제물포를 통해 10월 14일 서울에 도착하였다.

Minutes, Seoul Station, Korea, 1891~1921 (PCUSA) (Nov. 15th, 1897)

Seoul, Korea.

Nov. 15th, 1897

(Omitted)

A letter from Mr. Hand of date September 2nd was read; also a Board letter of September 13th. The former committee in connection with a new house for Dr. Field and Miss Shields was discharged and Mr. Miller, Dr. Avison and Miss Doty appointed a committee in association with Dr. Field and Miss Shields to consider all matters in connection with this house and to hasten the work. The station requested of the Board permission for this committee to select the site for the house in question. The committee was instructed to draw up a plan for a house for three ladies and to secure bids in accordance with these plans.

(Omitted)

The following orders were read and approved: -

......

    Dr. O. R. Avison $787.13

(Omitted)

올리버 R. 에비슨(서울)이 프랭크 F. 엘린우드
(미국 북장로교회 총무)에게 보낸 편지 (1897년 11월 18일)

한국 서울
1897년 11월 18일

신학박사 엘린우드 목사,
　미국 북장로교회 해외선교본부 총무

안녕하십니까,

　저는 이 편지가 개인적인 것이 아니라 박사님께 다음의 문제를 제기하고 방향을 결정해 주시도록 요청하기 위해 서울 지부의 대표로 쓰는 것입니다. 만일 박사님께서 이 문제를 즉시 검토하셔서 전보로 우리가 요청에 따를지 혹은 아닐 지를 지시 해주신다면 우리는 감사해 할 것이며, 한숨 돌리게 될 것입니다. 문제를 분명하게 하기 위하여 저는 언더우드 박사가 호주 장로교회 선교부 총무로부터 받은 편지의 사본을 동봉할 것이며, 따라서 박사님께서는 그들이 무엇을 요청하는지 아실 수 있습니다.

　호주 선교사들은 최근까지 모두 부산에 거주하고 있었는데, 모두 한 교회, 즉 장로교회를 대표하고 있지만 독립된 두 단체가 지원하고 있는데, 제가 알기로 남성들은 총회에서, 여성들은 여성 선교본부에서 지원하고 있습니다! 그들은 이렇게 따로 파송되었지만 그들은 조화롭게 일을 할 것으로 예상하고 있으며, 선교지에서 여성들의 사역은 실제로 남성 선교본부 대표의 감독 하에 있습니다. 부산에 있는 여성들은 그곳에서 6~7년 전에 일을 시작했지만 남성 선교본부의 현재 인원들은 약 3년 전쯤에 도착했는데, 어떤 이유 때문에 여성들과 남성들이 조화롭게 일을 하지 못하였고 가끔 비난과 역비난이 있었던 것 같으며, 양쪽의 사역 모두에서 유감스럽게도 장애가 초래되었습니다. 반면 그런 작은 사회에서 부득이하게 우리 선교본부의 선교사들이 논쟁에 휩쓸리게 되었습니다. 약 1년 반 전에 호주 선교본부는 불화를 조사하기 위해 길레스피 씨를 파송하였으며, 여성 선교본부도 동시에 딘우디 양을 자신들의 대표로 임명하였습니다. 길레스피 씨는 부산에 도착하여 조사를 하였고, 유감스럽게도 딘우디 양이 한국에 도착하기 전에 호주로 떠났습니다. 본국에 제출한 부산의 사역자에 관한 그의 보고서는 대체로 애덤슨 씨의 혐의를

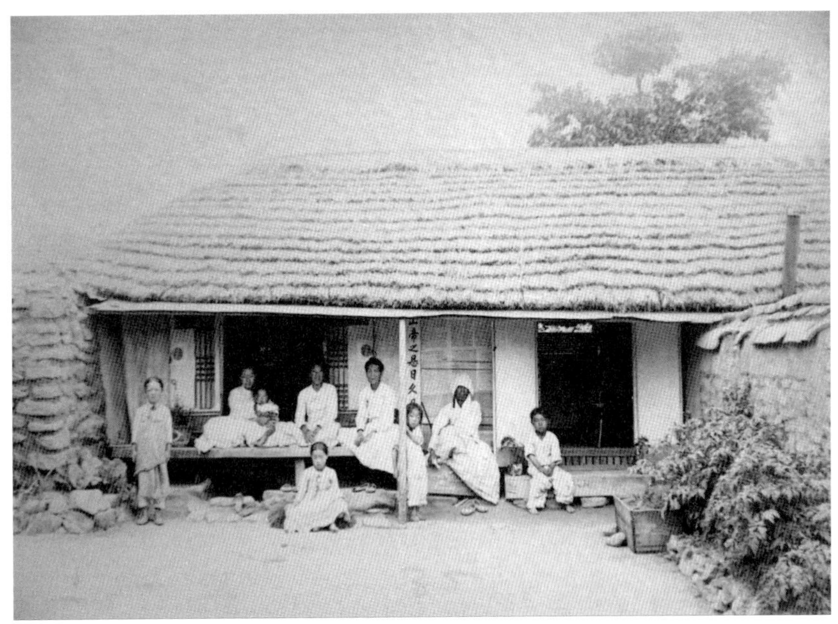

그림 4-74. 호주장로교회가 부산에 파송한 여선교사들이 처음 사용하였던 숙소. Princeton Theological Seminary 소장

벗겨 주는 것이었습니다.

그래서 그의 보고서는 이곳에서 공개되지 않았지만 최소한 우리는 그렇게 이해하였습니다. 그가 한국을 떠난 직후 딘우디 양이 도착하였고, 그녀는 문제를 살펴본 후 여성 선교본부에 여성들의 혐의를 벗겨 주고 애덤슨 씨를 비난하는 보고를 하였습니다.

그 결과 아무도 두 조사의 결과에 만족하지 못하였고, 문제는 이후 같은 방식으로 진행되었습니다. 우리 선교부의 지난 연례회의에서 부산의 그 여성들이 우리 선교부의 어빈 박사에 대한 어떤 문제를 제기하였습니다. 의료 위원회는 이를 조사하였고, 어빈 박사는 혐의를 벗었습니다.

동봉한 맥케인즈 씨의 편지에서 아실 수 있듯이 호주 선교본부는 현재 우리 선교부가 두 명의 위원회를 임명하여 부산으로 보내 그들 문제에 대해 철저하게 조사하고 최소한 모든 증거들을 자신들에게 보고하며, 만일 위원회가 할 수 있다면 자신들이 하였으면 하는 권고를 보고해 주기를 바라고 있습니다.

이 요청은 서울 지부의 지난 회의에 제출되었는데, 우리는 그 일이 선교부의 두 회원의 시간을 거의 한 달 동안 빼앗을 것이며, 높은 차원에서 그렇게 하도록 지시를 받지 않은 한 그렇게 하기에 대단히 바람직하지 않은 것으로 생각되었기에 우선 이 문제에 대한 선교본부의 의중을 고려하려 합니다.

따라서 우리는 박사님께 이 문제를 고려하시어 편지로는 너무 오래 걸릴 것이므로 전보로 답해 주실 것을 요청 드립니다.

만일 박사님께서 우리가 요청에 응해야 한다면 "work"라고 전보를 보내 주십시오.

박사님께서 우리가 거부하기를 원하시면 "거부"라고 보내 주십시오. 경비는 한국 선교부 항목으로 부과할 수 있으며, 우리가 맥케인즈 씨로부터 받을 수 있습니다.

서울 지부의 회원들은 자매 선교부를 도와주고, 불행한 상황을 수습하여 주기를 바라는 요구에서 우리가 응해야 하는지 혹은 아닌지 의견이 나뉘어 있어 대단히 결단을 내리지 못하고 있으며, 우리가 가능한 한 공정하게 조사한 후 결과가 불만족스러울 수 있다는 두려움을 갖고 있다고 말씀드릴 수 있습니다.

그러나 박사님께서 친절하게도 결정을 해주신다면 우리는 한숨 돌리게 될 것이며, 만일 부산에 가야한다면 우리는 그것이 자신에게 부과된 업무가 아니라고 느끼고 임무를 수행할 수 있을 것입니다.

박사님께서는 당연히 이 편지에서 "우리"라고 언급된 것이 이 편지를 쓴 사람이 아니라 서울 지부의 회원들을 언급한 것임을 이해하실 것입니다.

러시아의 조치가 불온하다는 것을 제외하고 이곳의 모든 것은 좋습니다.

고인이 된 왕비의 장례식이 마침내 거행되었으며, 폐하는 묘지에서 행해지는 의식에 참가하도록 선교사들에게 특별한 초대장을 보내었으며 그곳에 그들을 위해 숙소와 다과를 준비하도록 지시를 내렸습니다.

언더우드 박사 부부와 제 가족은 대단히 건강이 호전되어 건강 여행으로부터 돌아왔습니다. 서울 지부의 회원들은 박사님과 선교본부의 직원들께 사랑의 인사를 보냅니다.

안녕히 계십시오.
O. R. 에비슨

Oliver R. Avison (Seoul),
Letter to Frank F. Ellinwood (Sec., BFM, PCUSA) (Nov. 18th, 1897)

Seoul, Korea,

Nov. 18/ 97

Rev. Dr. Ellinwood -

   Secy. A. P. B. F. M.

Dear Sir -

I write this letter not personally but as the representative of Seoul Station to lay the following matter before you and ask for direction. If you will kindly consider the matter at once and reply by cable giving us direction as to whether we shall acquiesce in the request or not we shall be grateful and shall feel relieved. To make the matter definite I will enclose a copy of a letter received by Dr. Underwood from the secretary of the Australian Presbyterian Mission so that you may know what they ask to do.

The Australian Missionaries are all located in Fusan or rather have been until recently but while all representing one church, the Presbyterian, they are supported by two separate bodies, the men by the General Assembly I believe, and the ladies by a Board of ladies! It seems that while thus sent out separately, they are expected to work in harmony, and the work of the ladies on the field is in reality under the supervision of the representative of the male Board. The ladies in Fusan been work there some 6 or 7 years ago but the present agent of the male Board arrived only 3 years ago or there about and for some reason or reasons, the ladies and he have not worked in harmony, and it seems that charges and counter charges have been made from time to time and there resulted a condition of things which sadly crippled the work of all the parties, while as was inevitable in such a small community, the missionaries of our own Board become more or less implicated in the dispute. About one and a half years ago, the Australian Board sent out a Mr. Gillespie to investigate the troubles, the ladies' Board at the same time appointing a Miss Dinwoodie to come out in their behalf. Unfortunately Mr. Gillespie arrived in Fusan, made this investigation and departed for Australia before Miss Dinwoodie reached Korea. His report, it appears, placed the Home on the lay workers in Fusan, largely exonerating Mr. Adamson.

At least so we have been given to understand although his report was not made pubic here. Shortly after his departure from Korea Miss Dinwoodie arrived and she after looking into matters reported to the Ladies' Board, exonerating, so it is said, the ladies, and throwing the blame on Mr. Adamson.

As a result no one was satisfied with the outcome of the two investigations and things have gone on ever since in about the same way. At the last annual meeting of our mission certain charges were made by those ladies in Fusan against our Dr. Irvin. There were investigated by the medical Committee and Dr. Irvin was exonerated from blame by our committee.

As you will see from the enclosed copy of Mr. Cavins' letter, the Australian Board now desire our Mission to appoint a committee of two to go to Fusan and examine throughly into their affairs and report to them at least all the evidence and if the committee feels they can do so also to report recommendations as to what ought to be done.

The request was brought before Seoul Station at its last meeting and we felt that as it would take nearly a month's time of two members of the mission, and was also a not very desirably duty to take up unless directed so to do by the higher body, we ought first to consider the Board's mind on the matter.

We therefore ask you to consider the master and cable your reply as it will take too long to ask your answer by mail.

If you think we should accede to the request please cable the work"

If you desire us to decline please cable the word "decline". The expense can be charged to the Korean Mission Account and collected by us from McCairns.

I may say that the members of Seoul Station were very undecided as to whether we should accede or not being divided between their desire to assist a sister mission and get an unfortunate condition of things remedied, and the fear that perhaps after we had made as fair an investigation as we possibly and the result might be unsatisfactory.

But if you will kindly give your decision we shall feel relieved, and if it is to go to Fusan we shall be able to perform the duty feeling that it is not a self imposed task.

You will of course understand that the word "we" used in this letter refers to the members of Seoul Station and not to the writer of this letter.

All is well here, except that Russia's actions are of a disturbing character.

The late Queen's funeral is finally being consummated and His Majesty sent a special invitation to the missionaries to be present at the ceremonies at the grave, where he has directed accommodation and refreshment to be prepared for them.

Dr. & Mrs. Underwood and my own family returned from our health trip very much improved. The members of Seoul Station send loving greetings to yourself and the members of the Board.

Very sincerely
O. R. Avison

로버트 E. 스피어, 북장로교회 해외선교본부의 한국 선교부에 관한 보고서 (뉴욕: 미국 북장로교회 해외선교본부, 1897), 28쪽

(중략)

3. 의료 사역.

......

(6) 에비슨 박사는 서울의 병원에서 자신과 함께 의학을 공부하는 7명으로 이루어진 의학 강습반을 갖고 있다. 이들 중 2명은 자신들이 전체 경비를 대며, 2명에게만 음식을 주고 있다. 이들 모두는 진료소와 병동에서 조수로 일을 하고 있다. 이 사역은 현지어(한글)로 된 모든 교과서와 모든 의학 및 해부학 용어가 부족하기 때문에 어렵다.

(중략)

Robert E. Speer, *Report on the Mission in Korea of the Presbyterian Board of Foreign Missions* (New York: The Board of Foreign Missions of the Presbyterian Church in the U. S. A., 1897), p. 28

(Omitted)

3. Medical Work.

......

(6) Dr. Avison has in Seoul a class of seven in the hospital who are studying medicine with him. Two of these support themselves wholly; to two only their food is given. All work as assistants in the dispensary and wards. The work is rendered difficult because of the want of all text-books and of all medical and anatomical terms in the native language.

(Omitted)

회의록, 한국 선교부 서울 지부 (미국 북장로교회) 1891~1921
(1897년 11월 23일)

한국 서울
1897년 11월 23일

서울 지부의 특별회의가 에비슨 박사 사택에서 개최되었는데, 그는 개회 기도를 인도하였다.

(중략)

에비슨 박사는 부산에서 요청된 조사와 관련하여 선교본부로 보낸 편지의 사본을 낭독하였다. 보고는 채택되었으며 위원회는 해산하였다.

(중략)

언더우드 박사의 주택의 위생 상태에 대한 위원회는 에비슨 박사를 통해 배수 계획을 보고하였고, 그것은 경과 보고서로 채택되었다.

(중략)

Seoul, Korea.

Nov. 23, 1897

A special meeting of Seoul Station was held at the house of Dr. Avison, who conducted the opening devotions.

(Omitted)

Dr. Avison read a copy of the letter written by him to the Board regarding the investigation requested at Fusan. The report was accepted and the committee discharged.

(Omitted)

The committee on the sanitary condition of Dr. Underwood's house reported through Dr. Avison a plan of drainage and it was accepted as a report of progress.

(Omitted)

지역 단신. 독립신문(서울) (1897년 11월 25일), 3쪽

유니언 교회의 주례 기도 모임이 오늘 저녁 7시 30분 언더우드 박사 댁에서 열릴 예정이다. 인도자는 O. R. 에비슨 박사.

다음 주 일요일 오후 4시 배재 예배당에서 예배. H. G. 언더우드 박사가 설교를 할 예정이다.

Local Items. *The Independent* (Seoul) (Nov. 25th, 1897), p. 3

The weekly prayer meeting of the Union Church will be held this evening at half past 7 o'clock at the residence of Dr. Underwood. Dr. O. R. Avison leader.

The Divine service next Sunday afternoon at Paichai Chapel at 4 o'clock. Dr. H. G. Underwood will preach.

올리버 R. 에비슨(서울)이
제임스 S. 데니스 부인(뉴욕)에게 보낸 편지 (1897년 12월 6일)

한국 서울,
1897년 12월 6일

제임스 S. 데니스 부인[105]

친애하는 부인께,

아내의 건강 때문에 가져야 했던 일본으로의 여행에서 돌아왔을 때 "안나 P. 제이콥슨 기념 숙소"와 관련하여 문의하는 부인의 편지가 저를 기다리고 있는 것을 알게 되었습니다.

고국에서 이곳에서 무슨 일이 일어나고 있는지 충분하게 이해할 수 있도록 어떤 문제를 설명하는 것이 실로 대단히 어렵지만 저는 왜 그것이 아직 건축되지 않았는지 설명하는데 최선을 다할 것입니다.

우선 제이콥슨 양의 사망 전에 주택에 대해서 선교본부에 왜 요청을 하지 않았는가에 대한 두서너 마디는 지연의 이유 중 하나를 이해하는데 도움을 줄 것입니다.

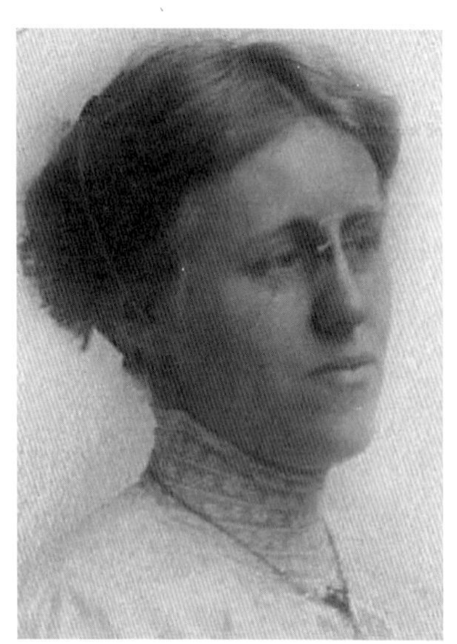

그림 4-75. 제임스 S. 데니스 부인

제이콥슨 양과 화이팅 박사가 도착한 몇 개월 후에 선교부로 제출한 보고서에

---

105) 제임스 S. 데니스 부인(Mary Elizabeth Pinneo, 1839. 8. 7~1916. 10. 21)은 당시 미국 북장로교회 뉴욕 지부의 해외 선교 지원자 위원회(Foreign Missions Candidate Committee)의 간사이었다. 그녀는 뉴저지에서 출생하였으며, 1872년 6월 26일 제임스 S. 데니스(1842~1914)와 결혼하였다. 데니스는 프린스턴 대학교와 프린스턴 신학교를 졸업하고 미국 북장로교회로부터 목사직을 안수 받은 후 1868년 미국회중교회 외국선교본부에 의해 시리아 선교사로 파송되었다가 1871년 귀국하였다. 결혼한 데니스 부부는 미국 북장로교회에 의해 시리아로 파송되었다가 1891년 귀국하였다.

서 저는 즉각적인 조치가 필요하다는 것을 이야기하였고 즉시 예산을 요청해야 한다고 조언하였지만 제안은 두 숙녀 자신들이 선교부에 그렇게 하지 말도록 요청하였다는 대단히 훌륭한 이유 때문에 실행되지 않았습니다. 그 이유는 그들이 서로 적응되지 않았으며 함께 거주하기 위해 주택을 건축하는 것을 원하지 않는다는 것을 경험으로 알게 되었기 때문인 것 같습니다. 그 당시 이곳 서울에는 세 명의 독신 여성, 즉 언급한 두 명과 스트롱 양이 있었습니다. 화이팅 박사와 스트롱 양은 함께 살 주택을 두 번 요청하기로 계획하였지만 제가 모르는, 그리고 제가 아는 한 누구에게도 말하지 않았던 어떤 이유로 그들은 그 생각을 포기하였고, 둘은 선교부에 분리된 주택을 요청하였으며, 반면 제이콥슨 양은 사용해 왔던 주택을 몇 년간 혹은 환경이 변할 때까지 살기 위해 다소 변경하고 증진시켜 줄 것을 요청하기로 결정하였습니다. 이러한 개선의 일부는 그녀가 앓기 전에 이루어졌습니다. 그녀가 사용했던 주택은 같은 것, 즉 이전에 아버클 양이 살던 주택과 같은 것이며, 위생의 관점에서 편리하거나 대단히 바람직한 것으로 여겨질 수 없었지만 병원 부지에서 가장 좋게 위치한 건물이었고 서울의 평균적인 주택보다 더 심각한 질병을 일으킬 것 같지 않았으며, 모든 증거는 그녀의 사망이 직접적으로 주택 탓으로 돌리기에는 부족합니다. 그녀는 이곳에서 대단히 흔한 이질을 앓았고, 간농양은 확실히 직접적의 합병증 혹은 오히려 그 질병의 후유증이었습니다. 이질의 발병원은 결정하기 불가능합니다.

그 여름에 다른 사람들은 그것에 걸렸으며, 지난 여름에 서울의 많은 외국인들이 살고 있는 곳과 상관없이 그것으로 고통을 받았습니다. 저는 서울에서 최상의 주택 중 하나에서 살았다고 이야기해야겠지만 저의 아내와 어린 딸도 그것을 앓았으며, 화이트모어 씨가 우리 집에서 체류하고 있는 동안 같은 문제로 침대에 누웠고 여학교에서 살고 있던 체이스 양도 대단히 아팠고 도시 다른 쪽에 살고 있던 밀러 부인도 동시에 그것 때문에 앓았습니다.

이와 같은 불결한 도시에서는 이 실병에 노출되는 것을 피하는 것이 불가능하며, 우리는 어쩌면 지을 수 있는 최상의 주택에 살더라도 그것에 걸려 죽을 수 있습니다.

제가 이 모든 것을 말씀드린 것은 제가 이곳의 동료들이 그들이 할 수 있는 모든 것을 하고 있다는 것을 충분히 믿고 있기 때문에 훌륭한 주택을 갖는 지혜에 대해 논쟁을 벌이기 위해서가 아니라 (1) 이곳의 선교부는 처음부터 이 숙녀들을 위해 더 좋은 준비를 원하였고, (2) 제이콥슨 양의 주택이 질병의 원인 이었다는 증거가 없으며, (3) 그녀가 살고 있던 주택이 서울에서 외국인이 살고 있는 최악의 주택이 아니라는 것을 알리기 위해서 입니다. 실로 저는 그 위치가 상당히 높고,

우리가 현재 살고 있는 신축 주택에 살기 전 2년 동안 살았던 것 보다 병동에서 더 멀리 위치해 있다고 말씀드릴 수 있습니다. 우리의 부엌, 식당 및 거실, 창문들은 병원의 주 병동 창문과 같은 마당으로 열리며, 그것들에서 단지 8~24 피트만 떨어진 같은 높이에 있었습니다.

하지만 이 모든 것이 우리나 그녀가, 특히 우리가 이곳에서 살았던 첫 2~3년 동안에 때로 불편함을 참고 위험에 노출된 채로 있는 것을 제외하고 그런 방식으로 살아야 하는 가에 대한 충분한 이유를 주지 못합니다. 우리 모두는 주택을 위한 기금을 조성한 여성들의 관용에, 그리고 기꺼이 기부한 사랑에, 그리고 오래지 않아 우리 병원과 연관된 숙녀들이 안락하고 그들의 건강을 유지하게 할 주택을 갖게 될 전망에 기뻐하고 있습니다.

지난 봄 이곳에서 새로운 주택을 위한 기금이 마련되었다는 소식을 받자마자 우리 지부는 건축 부지와 계획을 위한 일을 하도록 스트롱 양과 저로 이루어진 위원회를 임명하였습니다. 우리는 그것에 대해 많이 생각하였고 가능한 부지를 모두 살펴보았지만 우리는 두 어려움에 직면하였습니다. (1) 어느 숙녀가 사용할지 몰랐습니다. (2) 병원 근처에 좋은 부지가 없어 부정적인 방식을 제외하고 아무런 성취 없이 시간이 흘렀습니다. 또 다른 한 가지 어려움은 직접적인 전도와 교육 등을 하는 선교 사역이 너무도 과중하여 아무도 건축을 감독하는 실질적인 일을 감당할 수 없었습니다. 각 선교사는 자신의 주택 건축을 감독하는 것이 관례이었고 그것을 감당하는 것이 너무 과도하다고 느꼈는데, 첫째 이미 자신이 할 수 있는 것을 하였고 그가 (건축을) 맡게 되면 다른 무엇인가를 소홀히 해야 하기 때문에, 둘째 주택이 건설되는 중에 다른 사람들에게 만족을 주는 것이 항상 쉽지 않기 때문에 다른 사람을 위해 집을 짓는 일을 감당하는 것을 항상 주저하고 있습니다. 고국의 귀하께서는 이곳에서 주택을 짓는 것이 무엇을 의미하는지 이해할 수 없습니다. 첫째, 어떻게 해야 하는지 알며, 좋은 재질과 나쁜 재질을, 좋은 솜씨와 형편없는 솜씨를 구별할 수 있게 하는데 필요한 경험을 갖고 있는 사람이 거의 없고, 둘째, 성공적으로 계획을 짜고 이를 수행하며 튼튼하고 값이 싸면서 안락하고 건강에 좋은 건물의 건축 계획을 수행할 기계적인 재능을 갖고 있는 사람이 거의 없으며, 셋째, 많은 사람들은 대부분의 경우 귀하께서 무엇을 하기를 원하는지 모르며, 일을 할 능력이 있더라도 모든 점에서 귀하를 속일 일꾼들을 다루는데 필요한 끈기, 고집, 단호함 및 추진력 등을 갖고 있지 않습니다. 사실 주택의 건축은 그것을 감독하는 사람이 상당한 시간을 들여야 한다는 것을 의미하기 때문에 거의 1년 동안 그는 자신의 선교사역의 상당 부분을 포기해야 합니다.

경우가 이렇기 때문에, 특히 만일 이미 한 채 이상의 주택을 건축하였거나 도왔던 경우라면 그것을 맡을 것을 수락하기 전에 모두가 주저한다는 것을 귀하께서 즉시 이해하실 수 있을 것입니다.

최근의 지부 회의에서 F. S. 밀러 목사, 도티 양, 쉴즈 양, 필드 박사 및 저로 구성된 위원회가 주택 부지를 선택하고, 경비가 충분하다면 세 명의 독신 여성을 수용할 크기로 계획을 짜며, 동시에 부지 구입 전에 선교본부의 승인을 얻어야 한다는 지침서의 규칙을 따르지 않고 부지를 구입할 수 있도록 허용해 주도록 선교본부에 요청하라는 지시를 받았습니다. 우리는 병원에서 멀지 않은 부지를 구입해야 하고 구입 전에 부지에 대해 선교본부로부터 허락을 받아야 하는데 상당한 지연이 있었기 때문에 여러 달 동안 건축을 위해 아무 것도 할 수 없습니다. 우리는 선교본부의 규칙이 대부분의 경우 현명하고 필요한 것이지만 예외가 유익하게 인정될 수 있는 경우라고 생각합니다. 저는 엘린우드 박사께 이것에 대해 편지를 쓰고 있으며, 만일 귀하께서 이것이 현명한 조치라고 생각하신다면 만일 그를 보실 수 있다면 이러한 용인이 이루어 질 수 있도록 재촉하여 주시면 대단히 기쁘겠습니다.

저는 지연의 원인에 대해 분명하게 말씀드릴 수 있었는지 확신하지는 못하지만, 이 건물과 관련된 문제들, 그리고 지연에 대해 귀하께 솔직하게 말씀드리려 노력하였습니다.

아마도 짧은 개요가 도움이 될 것입니다.

(1) 숙녀들 자신들은 모든 사람들이 함께 살아야 할 주택을 요청하는데 동의할 수 없었습니다. 각 숙녀는 독립된 주택을 원하였고, 선교부는 이것을 선교본부에 촉구할 수 없었고, 선교본부는 즉각적으로 그 요청을 기각하였습니다. 이래서 제이콥슨 양의 사망 이전에 지연을 초래하였습니다.

병원에서 근무하는 숙녀들을 위한 숙소를 위해 경비가 기부되었다는 것을 알게 된 이후 우리는 세 가지 어려움에 봉착하였습니다.

(a) 화이팅 박사는 병원 및 의료 사역과 연관에서 벗어나겠다고 요청하려는 의도를 나타내었으며, 우리는 그 업무를 어떻게 조율하는지 혹은 그곳에 얼마나 많은 숙녀들이 사용해야 하는지 몰랐습니다.

(b) 좋은 부지를 얻는 것이 어렵다는 것을 알았습니다.

(c) 모두가 위에 언급된 이유로 건축 업무를 감당하기를 주저하였습니다.

현 상황은 다음과 같습니다.

1) 숙녀들은 현재 이곳에 있는 건물을 사용할 것 같으며, 함께 살고 싶어해 어려움이 제거되었습니다.

2) 위원회가 부지를 준비하고 구입하는 일을 하고 있는데, 우리는 그것이 희망

적이라고 느끼고 있으며 느린 풍조의 나라에서 가능한 한 빠르게 일을 할 수 있게 할 것입니다.

그 동안에 새로운 숙녀들이 저에게 일시적으로 대단히 편안하게 지내고 있다고 말해 줄 것을 원하였습니다.

귀하께서 우리의 느림을 너그럽게 보아주실 것을 믿고, 머지않아 더 분명한 무엇인가 진전을 보고드릴 수 있기를 희망합니다.

안녕히 계십시오.

O. R. 에비슨

Oliver R. Avison (Seoul),
Letter to Mrs. James S. Dennis (New York) (Dec. 6th, 1897)

Seoul, Korea,
Dec. 6th, 1897

Mrs. Jas. S. Dennis

Dear Madam:

When we returned from our trip to Japan which we had been compelled to take on account of Mrs. Avison's health, I found your letter of enquiry concerning the "Anna P. Jacobsen memorial home" awaiting me.

I will do my best to explain all the reasons why it has not yet been built, although it is very difficult indeed to put any matter in such a light that those at home can fully understand what is taking place here.

In the first place a few word as to why no request was sent into the Board for a house previous to Miss Jacobsen's death may help you to understand one of the cause of delay.

In my report to the Mission a few months after the arrival of Miss Jacobsen and Dr. Whiting I spoke of the need for immediate action and advised that a request be made at once for an appropriation but the suggestion was not acted upon for the very good reason that the two ladies themselves requested the mission not to do so. The cause of this seems to have been that they had found from experience that they were not adapted to each other and they did not wish to have a house built with the prospect of having to occupy it together. At that time here were three single ladies in Seoul unprovided with suitable residences viz. the two mentioned above and Miss Strong. Dr. Whiting and Miss Strong planned for twice to ask for a house together but for some reason not known to me and so far as I know never stated to any one they gave up the idea and such of these two sent in a request to the mission for a separate house while Miss Jacobsen decided to ask to have the house she was been occupying somewhat changed and improved, with a view to living in it for some years or until circumstances should change. A part of these improvement had been made before she took ill. The house which she occupied is the same one, that, Miss Arbuckle has formerly lived in and while not to be considered either convenient or very desirable from a sanitary standpoint was yet the best situated building on the hospital compound and not any more likely to cause serious illness than the average house in Seoul and proof is altogether lacking that her death was directly attributable to her house. She has suffered from dysentery - a disease very common here and the liver abscess was doubtless a direct complication of or rather sequel to that trouble. It is impossible to determine the source of the dysentery.

Others had had it during that summer and I may add that during this past summer a large proportion of the foreigners in Seoul suffered from it without any regard to the location of their residence. My wife and little girl were sick with it, although I must say we have one of the best house sites in Seoul and Mr. Whittemore while staying in our house was sick in bed with the same troubles while Miss Chase, living ever in the Girl's School was very ill and Mrs. Miller at the other end of the city was also down with it at the same time.

In a filthy city like this it is impossible to escape exposure to these diseases and we may take them and die from them even though we live in the best house that can possibly be built.

I have said all this, not to argue against the wisdom of having good houses, for I fully believe in them and always insist on the friends here doing all they can to secure them, but to let it be known (1) that the mission here desired to make better provision for these ladies from the start (2) that there is no proof that Miss Jacobson's house was the cause of in illness (3) that her house was not the worst house occupied by foreigners in Seoul. I may say indeed that it was situation on much higher ground and farther from the ward than was the one which we occupied for two years previous to our getting into the new one we now occupy. Our kitchen, dining room, & sitting room, windows opened into the same courtyard as did the windows of the main ward of the hospital and were on the level being only from 8 to 24 feet from them.

All this however gives no reason fully either we or she should live in such a way excepting that it is sometimes necessary to put up with discomfort and run risks, more especially during the first two or three years of our residence here, and we all rejoice in the liberality of the band of ladies who have provided the fund for the house and in the love which prompted the gift, and also in the prospect that before long the ladies connected with our hospital will have a house which will be both comfortable and likely to conduce to the maintenance of their health.

As soon as word was received here last spring that the funds for a new house had been provided our station appointed a committee consisting of Miss Strong and myself to work for a site and plan the building. We thought about it a good deal and looked up all the likely sites but we were met with two difficulties - (1) We did not know what ladies would occupy it and (2) the paucity of good site near the hospital site so the time passed by without our accomplishing anytime except in a negative way. One other difficulty was that missionary work, by which, I mean direct preaching, teaching &c has been and is so pressing that no one seemed ready to undertake the actual work of supervising the building. It has been the custom for each person to superintend the building of his own house and this each one has felt to be an undertaking too great for him and there is always hesitancy in undertaking to do it for another, first because he has already all the work he can do and if he does this he must neglect something else, and second because it is not always easy to give satisfaction to the other person for when the house is being built. You at home can have no idea of what it means to build a house here. In the first place few people have had the experience necessary to enable them to know just how it should be done and to distinguish good material from bad and good workmanship for poor workmanship, and in the second place few people have the mechanical genius to enable them to successfully plan or carry out the plan or carry out the plan of a building which shall be strong, cheap, comfortable, convenient and healthy, while in the third place many are not endowed with the patience, persistence, firmness and push necessary to the handling of workmen who are in the majority of cases ignorant of what you want them to do, or when capable of doing the work, are determined to cheat you at every point. The fact is that the building of a house means that the person supervising it shall give so much of his time to it that, for nearly a year he must give up the greater part of his missionary work.

This being the case you will readily understand that every one hesitates before consenting to undertake it, and more especially if he has already built one or more houses or assisted in doing so.

At the last station meeting a committee consisting of Rev. F. S. Miller, Miss Doty, Miss Shield, Miss Dr. Field, and myself was appointed to select a site for the house, and draw plans for it, of such a size as to accommodate three single ladies if there should be money enough, directing us at the same time to ask the Board to allow us to purchase the site without following the rules in the manual which makes it necessary to secure the Board approval before purchasing land. We desire to do this because we are limited to the purchase of a site not far from the hospital and there has already been so much delay that of we have to secure the Board approval of the site before purchasing we cannot do anything towards the building for several months. It appears to us that while the Board's rule is both wise and necessary in the great majority of cases, this is an instance where an exception could be profitably made. I am writing Dr. Ellinwood about it and if you could see him and urge him to obtain this concession, if you think it a wise course, we should be very glad.

I have tried to give you a plain statement of the matters connected with this building and the delays that have taken place, though I do not feel at all sure that I have been able to give you a clear idea of the causes of delay.

Perhaps a brief synopsis may be helpful.

(1) The ladies themselves could not agree to ask for a house in which all should live together. Each desired a separate house for herself and this the mission could not urge the Board to do while the Board promptly declined to grant the request. This led to the delay previous to Miss Jacobsen's death.

After we learned that money had been contributed for a residence for the hospital ladies we were met with three difficulties

(a) Dr. Whiting intimated her intention to ask to be relieved from her connection with the hospital & medical work and we did not know what arrangement would be made for that department or how many ladies there would be to occupy it.

(b) We found it difficult to get a good site

(c) Every one hesitated to undertake the work of building for the reasons above mention.

The present situation is as follows -

1) The ladies likely to occupy the building are now here and are anxious to live together so that difficulty is removed.

2) A Committee is at work preparing places & trying to get a site, and we feel hopeful that things, will move along as fast as things can be made to move up a country where slowness is the order of the day.

In the meantime the new ladies desire me to say that, they are very comfortably houses in a temporary way.

Trusting you will overlook our slowness and hoping before long to be able to report something more definite in the way of advance I am my dear Madam.

Your very sincerely,

O. R. Avison

회의록, 한국 선교부 서울 지부 (미국 북장로교회) 1891~1921
(1897년 12월 20일)

한국 서울
1897년 12월 20일

서울 지부의 정기 월례회의가 에비슨 박사 사택에서 개최되었으며, 의장의 성경봉독과 밀러 씨의 기도로 개회하였다.

......

안나 P. 제이콥슨 기념 숙소에 대한 위원회는 병원 근처의 두 곳에 대해 보고하였다. 위원회의 보고서는 진행 보고서로 받아들여졌으며, 위원회는 곤당골 근처의 곳도 살펴보도록 요청 받았다.

(중략)

다음의 청구가 낭독되었고 승인되었다.

......

O. R. 에비슨 박사　　　275.00

(중략)

Seoul, Korea.

Dec. 20, 1897

The regular monthly meeting of Seoul Station was held Dr. Avison's house and opened by reading the Scripture by the chairman and prayer by Mr. Miller.

......

The committee on the Anna P. Jacobson Memorial home reported on two sites near the hospital. The report of the committee was received as a report of porgress and the committee was asked to look at sites adjacent to Kon-tong-kol.

(Omitted)

The following orders were read and approved: -

......

Dr. O. R. Avison   275.00

(Omitted)

지역 단신. 독립신문(서울) (1897년 12월 23일), 2쪽

유니언 교회의 주례 기도 모임이 오늘 저녁 H. G. 아펜젤러 목사 댁에서 개최될 예정이다. 인도자는 O. R. 에비슨 박사.

다음 일요일[106] 오후 4시에 신축 감리교회에서 예배. S. L. 볼드윈 박사가 설교를 할 것이다.

Local Items. *The Independent* (Seoul) (Dec. 23rd, 1897), p. 2

The Union Church Weekly prayer meeting will be held this evening at the residence of Rev. H. G. Appenzeller. Dr. O. R. Avison, leader.

The service next Sunday Afternoon at the new Methodist church at 4 o'clock. Dr. S. L. Badlwin will preach.

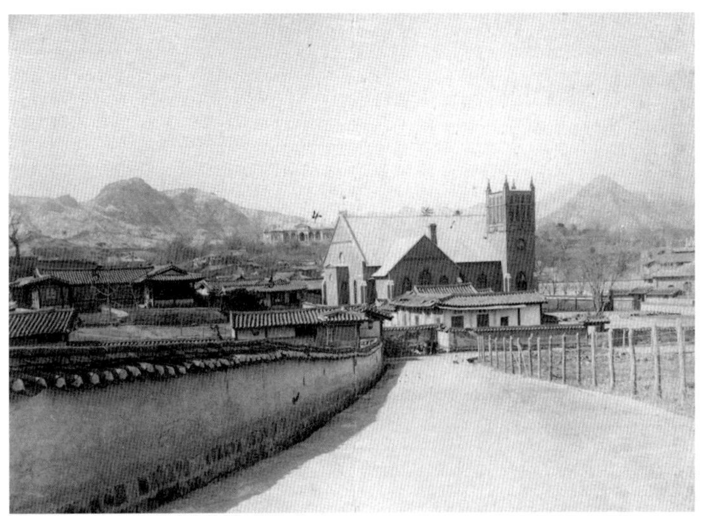

그림 4-76. 정동제일교회의 벧엘 예배당

---

106) 1897년 12월 26일이며, 이날 벧엘 예배당이 봉헌되었다.

올리버 R. 에비슨 지음, 박형우 편역,
올리버 R. 에비슨이 지켜본 근대 한국 42년 1893~1935. 상
(서울: 청년의사, 2010), 218~220쪽

제중원의 운영을 넘겨받다

......

1897년 가을[107]이 되어 우리 부부는 언더우드 부부처럼 건강이 좋지 않았다. 그래서 선교부는 휴식과 변화가 건강의 회복에 도움이 될 것으로 기대하고 우리 두 부부 가족이 일본에서 휴가를 갖도록 하였다. 언더우드는 아이가 한 명 밖에 없었다. 하지만 6명의 아이가 있었던 우리의 여행은 쉬운 것이 아니었다. 우리의 작은 마틴은 품속의 아기였다. 그의 형 레이몬드는 그보다 겨우 13개월 위에 불과하였다. 때문에 이미 병으로 몸이 쇠약해진 아내는 남의 도움 없이 그들을 돌볼 수 없었다. 그래서 우리는 한국인 유모*를 동행시켰다. 아내의 배 여행을 더 편하게 하려고 갑판에 작은 흔들의자를 놓아 그녀가 집에서와 같은 편안함을 일부나마 느낄 수 있게 하였다. 하지만 배 자체가 흔들렸다. 또 배 여행이 처음이었던 하녀는 애를 돌볼 수 없어 큰 도움이 되지 않았다.

* 유모는 주로 아이를 돌보면서 어머니의 일도 도와주는 여자 하인을 말한다.

우리는 나가사키에 상륙하여 근처의 휴양지로 갔다. 바다 가까이에 위치한 휴양지에는 밀물 때에는 물에 의해 잠겨 있어 조류가 빠졌을 때에만 볼 수 있는 뜨거운 온천이 있었다. 그곳에는 많은 일본식 목욕탕이 있었다. 일본인들이 주요 고객이었다. 남자와 여자가 구별 없이 같은 목욕탕으로 들어갔다. 발가벗고 함께 목욕을 하였다. 그곳에는 뜨거운 물이 가득 차 있는 매우 큰 둥근 욕조가 있었다. 욕조 안쪽 둘레 주위에 놓인 의자에 남자와 여자 입욕자가 구별 없이 앉았다. 그들은 서로의 무릎을 때리면서 노닥거리고 있었다. 내가 입욕자들이 어떤 사람인지 물었을 때, 그들은 좋은 사람들이며 남녀가 섞여 목욕하는 것을 상스럽게 여기지 않는다고 말하였다.

---

107) 에비슨은 1897년을 1898년으로 잘못 기록하였다.

일본식 가마인 카가*와 일꾼이 준비되자 어른과 아이 11명으로 이루어진 우리 일행은 뜨거운 온천이 많은 높은 산인 지고꾸[地獄]**로 올라갔다. 주위의 석회암은 오랫동안 뜨거운 온천의 영향을 받아 마치 단단한 바위처럼 보였다. 하지만 실제로는 그 속으로 지팡이를 깊게 찔러 넣을 수 있을 정도로 약했다. 또한 땅에 구멍을 파고 그곳에 물을 채운 주전자를 놓으면 오래되지 않아 주전자 속의 물이 끓는 지역도 있었다. 우리도 여러 번 그런 경험을 했다. 근처의 다른 지역에는 온천이 더 작았고 그 숫자도 적었다. 작은 지옥이란 뜻의 고지고꾸[小地獄]로 불리는 곳이었다. 우리는 그곳에서 일본에서 활동 중인 몇 명의 미국인 선교사들을 만났다. 일본인들은 그곳을 좋은 여름 휴양지로 여기는 것처럼 보였다. 어떤 이들은 '선교사들이 휴식을 취하기 위해 지옥으로 갔다.'고 농담을 하였다.

> * 카가는 관광객을 주로 산으로 운반하기 위해 일본에서 사용되는 2명이 매는 가마, 즉 이인교(二人轎)의 일종을 말한다.
> ** 지고꾸는 뜨거운 온천이 많기 때문에 붙여진 이름이며, 영어로 'hell'을 뜻한다.

우리는 건강이 회복 되지 않은 상태로 곧 나가사키로 돌아왔다. 그런데 제중원에 근무할 여의사와 간호사가 얼마 전 이곳을 통과하여 한국으로 갔다는 것을 알게 되었다.[108] 그 다음에 우리는 중국으로 갔다. 알 수 없는 것이 건강이라는 말처럼 이상하게도 대도시인 상하이에서 건강을 회복하였다. 집으로 돌아갈 수 있다고 느꼈을 때, 우리는 배를 타고 북쪽의 즈푸로 갔다. 그 다음에 황해를 가로질러 조선으로 돌아갔더니 새 의사와 간호사가 이미 병원에 와 있었다.

그 동안 나는 앞으로 한국에서 의료 사업을 어떻게 꾸려나가야 할지에 대해 심사숙고하였다. 나는 전염병이 창궐하고 가공할 만한 사망률에 의해 인구가 감소되며, 도시와 시골 도처에서 발견할 수 있는 비위생적인 상황에 주목하였다. 나는 또한 서양 의사가 소수이며 아무리 해도 전국적으로 30명 이상으로 증가할 확률이 없다고 생각하였다. 그리고 그런 적은 수의 외국 의사들로 위생 상태를 개선시키는 것이 불가능하다고 생각하였다. 하지만 적은 수의 외국인 의사들이 성취할 수 없는 것을 많은 수의 한국인 의사들이 수행해 낼 수 있으며, 따라서 충분한 수의 한국인 젊은이를 의사로 교육시키려는 노력이 없이는 한국은 계속 쇠퇴할 수밖에 없다고 판단하였다. 그런 관점에서 나는 일생과 열정을 바쳐 의학 교육을 시작하고 동시에 질병을 잘 치료하고 그 발생을 줄이는 위생 원리를 고취시키는데 진력

---

108) 에바 필드 여의사와 에스터 L. 쉴즈 간호사를 말한다.

하기로 하였다. 나는 이러한 꿈을 실현하기 위해 병원 조수들을 신중하게 선택하였다. 나는 이미 한국어 교과서의 준비를 시작하였다. 당시의 의술이 갖고 있던 놀랄 만한 가능성을 내 조수들에게 가르쳤다.

Oliver R. Avison, Edited by Hyoung W. Park, *Memoires of Life in Korea* (Seoul: The Korean Doctors' Weekly, 2012), pp. 118~120

Jejoongwon Became a Missionary Hospital

……

It was then 1898 and as both my wife and I were in poor health as also were Mr. Underwood and his wife, the Mission sent us on a vacation in Japan in the hope that the rest and change would restore us all. The Underwoods had only one child to take but we had six so the trip for us was not going to be an easy one. Our little Martin was but a babe in arms, his brother Raymond was only thirteen months older and Mrs. Avison, already much weakened by illness, could not care for them without help, so we took our Korean amah* with us and then, to further ease the boat trip for Mrs. Avison, I put a small rocking chair on the deck so she could have some of the comfort of home, but the boat itself did all the rocking necessary and the amah, this being first sea voyage, was unable to care for the babies and we had our hands full.

   * An amah is a female servant whose chief work is to care for children and be the personal helper of the mother.

We landed at Nagasaki and went into the interior to a health resort. There were hot springs there that were seen only when the tide was out as they were close to the sea and the tide, as it flowed in, covered them up. There were many Japanese bathhouses which were much patronized by the native people. Men and women without distinction would go into the same bath house, strip to the skin and bathe together. There was a very large round tub of hot water in which the bathers sat on a bench that ran around its inner circumference and the bathers, men and women, would sit on it indiscriminately, slap each other's knees and laugh loudly. When I asked as to the character of the bathers, I was told they were of good reputation and that such intermingling was not considered indelicate.

As soon as we could make arrangements for Kagas* and carriers our party of eleven, adults and children, took a trip up the high mountains to Jikoku,** a place of many hot springs. The surrounding limestone rocks have been so long under the influence of those hot springs that one can thrust a stick deeply into what looks like solid rock and there are areas where one can dig a hole in the ground, put a kettle of water in it and before long have boiling water in the kettle. We saw that done many times. Another nearby spot was smaller and fewer springs and it is named Kojikoku, meaning little hell. We met some American friends there, missionaries to the Japanese. It seemed to be a favorite summer resort for missionaries and some people made a joke of this fact, saying the missionaries went to hell for a rest.

   * A kaga is a sort of two-man sedan or carrying chair used in Japan for carrying travelers up the mountains chiefly.
   ** "Jikoku"means in our language "hell" because of the many hot springs.

We, however, got no help there and soon returned to Nagasaki where we learned that the lady physician and nurse for the Royal Korean Hospital had recently passed through on their way to Korea.

We then proceeded to China after that sometimes elusive thing called health and, strange to say, found it in the great city of Shanghai. When we felt we could move on toward home, we took a boat northward to Chefoo and then crossed the Yellow Sea back to Chosun where we found the new doctor and nurse already at the hospital.

In the meantime I had been thinking more deeply about the future of medical work in Korea. I had noted the prevalence of epidemics, the terrible death rate that was decimating the population and the unsanitary conditions prevailing in both city and country. I had also given consideration to the fewness of foreign doctors and the improbability of their number being ever increased to more than thirty or so in the whole country and the impossibility of that small number ever being able to do much toward improving conditions. Unless efforts were made to educate Korean young men as doctors in sufficient numbers to do what the small number of foreign physicians could not accomplish Korea must go on as it was doing - running down. With that in view, I had carefully selected my hospital assistants with the idea of giving them a medical education and at the same time guiding them to a desire to spend their lives and energies in improving the health of their people by careful treatment of their sicknesses and by inculcating the hygienic principles that would lessen the incidence of disease. I had already begun the preparation of textbooks and from them had been teaching my helpers some of the amazing possibilities lying in present medical methods.

올리버 R. 에비슨 지음, 박형우 편역,
올리버 R. 에비슨이 지켜본 근대 한국 42년 1893~1935. 하
(서울: 청년의사, 2010), 125~130쪽

민비의 유해 수습

암살자는 왕비에게 총격을 가하였고 궁궐 경내의 근처 수풀로 그 시신을 가져가 석유로 옷을 흠뻑 적신 후 태워 재로 만들어 진짜 사망한 것으로 판명되었다. 이래서 그녀의 운명을 확인하는데 어려움이 있었으며, 그녀가 탈출했고 어느 곳엔가 집에 있을 것이라는 희망을 갖게 하였던 것이다. 그녀의 추종자들은 그녀가 살아 있으며 아무도 본 적이 없을 뿐이라고 믿게 되었던 것이다. 하지만 나무 잿더미 속에서 약간의 불타지 않은 뼈들과 함께 암살되던 날 왕비가 입었던 다 타지 않은 약간의 옷이 발견되어 그녀가 죽었다는 사실이 인정되었다. 다시 한 번 '진실은 드러나게 마련이다!'라는 고사의 신뢰성을 입증하였다. 암살자는 그녀에게 일어난 모든 흔적을 말살하려 시도하였다. 하지만 그들이 아무 소리 하지 못하게 할 정도로 충분하게 흔적이 남아 있었다.[109]

수습된 골편과 재는 관에 넣어졌다. 이 관은 매장을 위한 명당자리가 선택되어 대단히 무거운 관을 넣기 위한 무덤이 준비되기 전까지의 몇 개월 동안 그녀의 유해를 안치하기 위해 궁궐 경내에 새로 세워진 건물에 두었다. 이 기간 동안 매일 황제는 그녀의 임시 안식처를 방문하였다. 고인의 명복을 빌기 위한 예식을 수행하기 위해 임명된 제관을 제외한 어느 누구도 출입이 허용되지 않았다. 나는 왕을 진찰하기 위해 거의 매일 궁궐에 들어갔기 때문에 그 기간 내내 그곳에서 무엇이 진행되고 있나 개인적으로 알고 있었다. 그 기간 동안 미래를 내다보고, 특히 그녀의 시신이 악령에 의해 방해 받지 않고 평화롭게 안식을 취할 수 있는 명당을 선

---

109) 당초 일본은 친일적인 김홍집 내각을 세운 다음, 10월 10일 민비의 폐위 조칙을 위장 발표하였다. 그러나 고종, 러시아인 세레딘 사바찐(Seredin Sabatin), 미국인 다이 등 목격자가 많아 사건의 은폐에 실패하였다. 사건의 진상이 외교관들에게 전해져, 미국 공사 대리 알렌과 러시아 공사 베베르는 군병들을 동원하여 시위를 하는 한편, 각국 공사와 회합한 후 일본의 관여 사실과 폐위 조치 불인정 등을 발표하였다. 더구나 김홍집 내각 자체도 인정하지 않으려 하였다. 이에 난처해진 일본은 형식적으로 사건 관련자를 처벌키로 하고 관련 일본인들을 히로시마로 압송하였다. 하지만 춘생문 사건이 일어나자 일본은 이 사건에 외국인들이 개입되었다고 언론에 대대적으로 보도하면서 자신들의 만행을 희석하면서 1896년 1월 20일 미우라 이하 폭도 48명을 증거 불충분이란 명목으로 석방하였다. 이후 1896년 2월 11일 아관파천이 일어나면서 일시적으로 일본 세력은 물러났다.

택하는 임무를 띤 지관에 의해 그녀의 묘지 장소가 선택되었다.

그 다음 순서는 무덤을 준비하는 것이었다. 무덤을 만드는 데는 40~50 피트 높이로 큰 봉분을 쌓고 주변을 쌓아야 하였다. 어느 정도 시간이 지나 흙이 견고하게 되면 녹색의 뗏장으로 덮어 비가 그 모양을 망치지 않도록 하였다. 봉분의 끝 근처에는 굴을 만들었고, 큰 관을 넣을 방으로 만들어졌다. 그것은 사실상 움직일 수 없도록 천장, 옆, 바닥을 절단된 무거운 돌로 만들었다. 관 이외에도 이 둥근 천장에는 고인을 위해 필요한 모든 복식품과 제물을 넣을 수 있었다.

그렇게 기다리는 몇 달 동안 왕과의 특별한 관계를 가진 나는 궁궐로 들어가 왕을 접견하도록 허용된 유일한 외국인이었다. 나는 거의 매일 그를 방문하였다. 그는 나를 통해서 자신의 인생과 거미줄처럼 짜이게 된 외국인 공동체와 접촉을 유지하였다.

왕비의 장례식[110]

장례식 날이 다가오자 왕비와 선교사 사이의 행복했던 관계와 자신이 불안하고 비통할 때 선교사들이 자신에게 제공하였던 도움을 기억하는 왕은 알렌을 통해 궁궐에서 도시 동쪽으로 몇 마일 떨어진 장지까지 가는 행렬에서 어떤 위치에 참여할 수 있는 특별 초청장을 보냈다. 당시 미국의 임시 공사이었던 알렌은 이를 두고 일부 원로 선교사들과 협의하였다. 외국인 사회의 특정 집단을 향해 왕이 보이는 이 특별한 호의가 자신과 선교사 모두를 곤란한 입장에 처하게 할 수 있다고 느꼈다.

따라서 그는 왕에게서 받은 친절한 전갈 이상으로 깊은 감사를 표시하였다. 그리고 그들은 다른 사람들이 하였던 것을 하였을 뿐이며 다른 사람들도 좋은 기회가 있었다면 왕을 위해 기꺼이 하였을 그런 일에 지나치게 높은 대접을 받는다고 느낀다고 설명하였다. 그리고 왕께서 강요하면 그렇게 하여야 한다고 느낄 초청을 철회하는 대신 장지(葬地)에서 장례식에 참석하여 달라고 요청하면 이에 대해서는 정중하게 응하겠다고 제안하였다.

묘지와 바로 인접한 주변은 초청한 손님을 접대하기 위한 많은 건물이 건립되어 작은 마을로 바뀌었다. 한 구역은 왕과 수행원을 위한 축소 궁전이 만들어졌다. 다른 건물들은 관을 임시로 놓기 위한 건물과 왕비의 많은 수행원을 위한 여러 작은 집으로 사용되었다. 외국인 사회의 다른 모든 사람들과 많은 수의 한

---

110) 장례식이 열린 1897년 11월에는 이미 고종이 대한제국을 선포해 자신은 황제로, 민비는 황후로 추존한 상태이었다. 하지만 이곳에서는 편의상 왕과 왕비로 통일하여 번역하였다.

국인 고관들을 포함한 많은 조문객을 수용하는 건물들도 있었다. 이 숙소는 어느 날 오후부터 다음 날까지만 체류하지만 손님들의 안락함을 위하여 침실, 식당, 부엌, 하인 숙소, 그리고 모든 필요한 부속 건물들이 준비되었다. 이 모든 것이 불행한 왕비를 위해 이루어진 것이었기에 이러한 경비는 그리 큰 것이 아닌 것으로 간주되었다.

장례 행렬은 그녀의 신분이 높았기 때문에 더 장엄했다는 것을 제외하고는 부자나 훌륭한 사람의 것과 유사하였다. 장례식은 가장 경험이 많고 유명한 점쟁이가 묘지의 위치를 결정한 것과 같이 일요일 오후 정확한 날짜와 시간에 거행되었다.111)

외국인 공동체는 장례 행렬에 참가하지 않았다. 하지만 행렬이 지나가는 것과 장관을 잘 볼 수 있는 곳을 찾았다. 그리고 무덤의 장례촌에서 그들에게 지정된 장소에 자리 잡을 수 있게 저녁에 많은 사람들이 그곳으로 갔다. 이곳에서 음식을 원하는 사람은 잘 훈련된 한국인 요리사가 조리한 최상의 외국 음식으로 대접을 받았다. 그것은 우리에게 매우 좋았다. 우리는 관을 언덕 위로 올려 그것이 놓일 공간에 안치할 마지막 준비를 보며, 밤중 어느 때에 영혼의 호의를 빌기 위하여 만들어진 음식물, 조화, 그리고 다른 품목 등의 호화로운 제물을 보느라 저녁을 보내었다. 실제 매장이 이루어질 예정이었지만, 곧 모든 준비가 완료될 것이라는 것을 제외하고 매장과 관련된 정확한 정보는 없었다. 우리는 준비가 끝나기 바로 전에 징이 울릴 것이기에 자는 것이 괜찮다는 생각이 들었고 우리 중 많은 사람들은 쉬기로 하였다.

징이 울리자 나는 일어나 거대한 봉분 쪽으로 갔다. 많은 사람들이 굴림대 위에 놓인 무거운 관을 가파른 언덕 위로 밀고 당기고 있었다. 놀랍게도 왕은 개인적으로 이 일을 지휘하였고 다른 사람들처럼 힘들게 일을 하였다. 결국 그것은 많은 구경꾼이 모여 있는 구덩이 입구의 가장자리까지 들어 올려졌다. 그곳에 서있는 일부 선교사 부인들은 관이 단으로부터 그것이 영원히 놓일, 벽으로 둘러싸인 공간으로 미는 것을 보기위하여 좋은 자리를 차지하려고 노력하고 있었다. 이것을 본 근처의 러시아 군인 호위병은 그들이 방해가 될까봐 거칠게 뒤로 밀어 붙였다.

그러나 왕은 이 부인들을 초청하여 자기 옆에 서게 하였으며 따라서 그들은 전체 과정을 쉽게 볼 수 있었다. 이것은 당연히 군인들을 놀라게 하였다. 외국인 사회에 대하여 왕이 느끼는 감사와 부인을 향한 서양의 기사도 정신을 그가 흡수

---

111) 민비의 장례식은 1897년 11월 21~22일에 치러져 한성부 동부 인창방 청량리(현 숭인원)에 초장되었음으로 에비슨을 포함한 외국인들은 21일 장지에 도착하였다. 1919년 고종이 승하하자 경기도 양주군 미금면 금곡리(현 남양주시 금곡동)로 이장되었다.

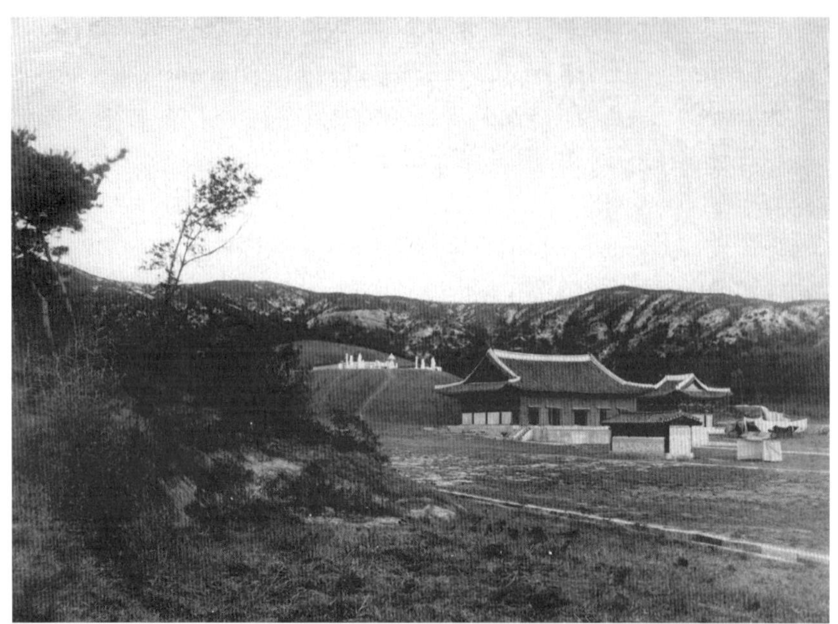

그림 4-77. 명성황후가 묻힌 동대문 밖 청량리의 홍릉

하였다는 것을 분명히 보여주었다.

관이 관습적인 제물, 음식과 장식물들에 둘러싸여 마지막 안식처에 제대로 놓였을 때, 참석한 모든 사람들은 작별 인사에 참여하도록 초대되었다. 그 후 무거운 문이 닫히고 단단히 밀봉되었다. 그렇게 해서 장례식은 끝났고 모두들 물러났다. 일꾼들은 봉분의 형상이 복구될 때까지 흙을 채우고 뗏장으로 덮어 입구의 위치가 완전히 덮여 숨겨지게 하였다.

그 다음에 우리는 자유롭게 자던지 아침 식사를 할 때까지 원하는 대로 시간을 보낼 수 있었다. 아침 식사를 한 후 왕이 외국 공사관 직원 부부와 외국인 사회의 구성원들의 알현을 받기를 원한다고 알려왔다. 모든 다른 사람들은 원하는 대로 집에 갈 수 있었다. 잠시 후 남아있는 우리들은 임시 접견실로 소집되었고, 왕은 우리들이 참석해 문상을 해준 것에 감사를 표하였다. 그리고 집까지 안전하게 돌아가기를 바라면서 우리를 위해 준비한 특별한 다과회에 다시 함께하도록 초청하였다. 집을 향하면서 우리는 비록 슬펐지만 독특하고 아마도 다시는 결코 볼 기회를 가질 수 없을 것 같은 그런 장면을 바로 눈앞에서 목격하였음을 실감하였다.

Oliver R. Avison, Edited by Hyoung W. Park, *Memoires of Life in Korea* (Seoul: The Korean Doctors' Weekly, 2012), pp. 284~287

Recovery of Remains of the Queen

It turned out that the Empress had really been killed by the shots of the assassins who had taken her body into a nearby woods within the palace enclosure and, having saturated her clothing with kerosene, had burned the body to ashes. This accounted for the difficulty of determining her fate and for hope that she had escaped and was in a home somewhere. How her friends were deceived into believing she was alive and had actually been seen no one ever learned. The discovery within the woods of a pile of ashes in which a few unburnt bones were found together with a few unconsumed bits of the dress the Queen had worn on the night of her assassination settled the fact of her death and proved once more the dependability of the old saying "Truth will out!" The assassins had tried to obliterate all of signs what had happened to her but just enough remained to establish them quiet.

The ashes with the fragments of bones were collected and put into a coffin which was placed in a new building in the palace enclosure erected for the purpose of housing her remains for the months that must intervene before a "lucky" site could be selected for their burial and a tomb prepared for receiving the huge heavy coffin. Every day during that time the Emperor visited her temporary resting place, no one else being allowed to enter except the priests appointed to perform the ceremonies prescribed for the peace of the departed. I personally knew what went on in the palace during all that interval because I was in to see him nearly every day. During that interval a site for her grave was chosen by the necromancers whose business was to peer into the future and especially to select propitious locations where the bodies of the dead might rest in peace without any disturbance from evil spirits.

Then the grave had to be prepared. This required the raising of a great mound some forty or fifty feet high and of corresponding circumference. Time must also be allowed for the earth to settle into a firm mass, after which it was covered with green sod so that rain would not spoil its shape. Near the top of the mound an excavation was made which was formed into a room for the holding of the great coffin. Its ceilings, sides, and floor were lined with heavy cut stones to make it practically impregnable. Besides the coffin, this vault would hold all the furnishing and sacrificial offerings required for the deceased.

During those months of waiting I was the only foreigner permitted to enter the palace and see His Majesty and that only because of my special relation to him. I visited him almost every day and it was through me he kept in touch with the foreign community which had become, as it were, woven into the web of his life.

The Funeral of the Empress

When the date set for the funeral approached, the Emperor, remembering the happy relations that had existed between Her Majesty and the missionaries, and the services the latter had rendered him throughout his time of anxiety and sorrow, sent, through Dr. Allen, a special invitation to them to occupy a place in the procession from the palace to the grave at several miles east of the city. Dr. Allen who was at the time Acting American Minister, conferred with some of the older missionaries about this and all felt that this special mark of His Majesty's favor towards a particular group in the foreign community might place both himself and the missionaries in an embarrassing position so he expressed to him the deep gratitude with which they had received his more than kind message and explained that they felt he was honoring them too highly as they had only done what many others in the community had done and what still others would have gladly done to serve him had the good chance come to them. For this reason they humbly suggested that he withdraw this invitation, which they would feel bound to accept if he pressed it, and invite them rather to attend the obsequies at the grave and to this he graciously acceded.

The immediate surroundings of the grave had been converted into a small town by the erection of many buildings for the housing of the invited guests. In one section was a miniature palace for the Emperor and his attendants; another group of buildings consisted of a special one for the temporary housing of the coff in and several smaller houses for the usual large group of attendants of the Empress. Then there were buildings for the accommodation of the numerous guests, including all the other members of the foreign community and high Korean dignitaries in great numbers. These accomodations included bedrooms, dining rooms, kitchens, servants quarters, and all necessary outbuildings for the comfort of the guests though they would occupy them only from one afternoon till the next day but, as it was all being done for the unfortunate Empress, no expense was considered too great.

The funeral procession was like all those conducted for the rich and the great except that it was even more magnif icent because of her high rank. A detailed description of such may be found in another section of these memoirs. I took place on a Sunday afternoon, the exact date and time, like the location of the grave, having been determined by the most experienced and noted diviners.

The foreign community did not join in the procession but found places where they could watch it pass and see its grandeur and in the evening many went out to occupy the places assigned to them in the funeral village at the grave. Here those who desired food were served with the choicest foreign foods, cooked by well-trained Korean chefs. It was all very wonderful to us. We spent the evening watching the final preparations for taking the coff in up the hill to the excavation in which it was to rest, and in looking at the gorgeous array of sacrificial offerings of foods, flowers and other articles made to the spirits whose good off ices were to be invoked sometimes during the night. The actual burial was to take place but no accurate information was available concerning this except that it would be as soon as all the preparations had been completed. We were told it would be all right to retire because a gong would be sounded a short time before the preparations were finished so many of us took opportunity to rest.

When the gong sounded I arose and, making my way to the great mound, found many men tugging and pushing the heavy coff in, laid on rollers, up the steep hill. To my surprise, the Emperor was personally superintending this work and laboring as hard as the others. At last it was raised to the edge of the entrance to the excavation around which many spectators had gathered. Some of the missionary ladies standing there were trying to get into better positions for watching the coffin being pushed from its plat from into the walled in space where it was to remain permanently. Seeing this, a guard of Russian soldiers who were on hand, thinking they were in the way, roughly pushed them back.

His Majesty, however, invited the ladies to come and stand beside him so they could easily see the whole procedure.

This of course, surprised the soldiers but it clearly showed the gratitude the Emperor felt to the foreign community and also that he had absorbed the Western spirit of Chivalry toward ladies.

When the coffin had been properly laid in its last resting place surrounded by the customary furnishings, food and charms, all present were invited to participate in the farewell salutes, after which the heavy doors of the compartment were closed and firmly secured. The ceremony was thus brought to an end and all retired, leaving the workmen to fill in earth til the contour of the mound was restored and to cover it with sod so that the location of the entrance was completely covered and concealed.

We were then at liberty to return to our beds or spend the time till breakfast in any way we wished.

After breakfast it was announced that the Emperor desired to receive in audience the members of the foreign legations and their wives and members of the foreign community. All others could return to their homes as soon as they wished to do so. After a time we who remained were summoned to the temporary throne room where His Majesty expressed his appreciation of our presence and sympathy, wished us a safe return to our homes, and invited us to partake again of the special refreshments prepared for us. As we left for home we realized that we had been witnesses, at close range, of a scene which, though sad, was unique and such as we should probably never have an opportunity to see again.

1898년에 들어서도 제중원의 건물과 설비에 근본적인 개선이 이루어지지 않고 의학 교육에서도 큰 진전이 없는 가운데, 에비슨은 격무에 시달리며 건강이 나빠졌다. 게다가 아들을 낳은 아내 제니의 건강도 좋지 않았다. 동료 선교사들은 에비슨 가족이 짧은 휴식 보다는 긴 휴가를 가져 충분한 휴식을 취해야 한다는 데 모두 공감하고 있었다.

이렇게 힘든 상황에서 1월 에비슨은 호주 장로교회 선교사들 사이의 어려움을 조사하기 위해 언더우드와 함께 부산을 방문하였고, 남감리회로 이적한 로버트 A. 하디 박사가 제중원에서 훈련을 받도록 하였으며, 9월에는 남감리교회의 친교 회의에 참석하였다. 에비슨은 자신에게 가해지는 과중한 부담을 덜고 제대로 된 의료 선교를 위해서는 여러 교파가 함께 연합병원을 운영하는 것이 최상의 방안임을 깨닫고 이를 미국 북장로교회 연례회의에 제안하였다.

Entering the year of 1898, there was no radical improvement in the buildings and facilities of Jejoongwon, and no great advances in the medical education, but the health of Dr. Avison failed due to heavy workload. Moreover, his wife Jennie was also in poor health condition after she gave birth to her son. All fellow missionaries sympathized with the Avison's, and encouraged taking a long vacation enough for the whole family instead taking a short one.

In these strenuous conditions, Dr. Avison visited Pusan in January to investigate the difficulties among the Australian Presbyterian missionaries. He gave an opportunity to Dr. Robert A. Hardie, who transferred to the Southern Methodist Church, U. S., to have an experience of treating a patients in Jejoongwoon, and in September, Dr. Avison attended the fraternal meeting of the same Church.

To lessen the heavy burdens on him and to do the medical mission in a right way, Dr. Avison realized that the best way for accomplishing it was to found a Union Hospital operated by several denominations, and proposed this idea at the Annual Meeting of the Korea Mission, Presbyterian Church in the U. S. A.

헨리 J. 모건(편), 당대의 캐나다 남성 및 여성. 제1판
(토론토: 윌리엄 브릭스, 1898), 35~36쪽

　의사 에비슨, 올리버 R.,은 1860년 6월 30일 영국 요크셔에서 태어났으며, 시미언과 엘리자베스 에비슨의 아들이다. 어려서 캐나다로 왔으며, 온타리오 주 알몬트의 고등학교, 오타와의 사범학교에서 교육을 받았다. 그는 온타리오 약학교(1884년 6월 금메달을 받고 졸업함), 그리고 토론토 의과대학 및 빅토리아 대학교(1887년 의학박사)에서 전문 교육을 받았다. 그는 1884년 온타리오 약학교 식물학교수, 1885년 약물학 교수, 1886년 현미경학 강사로 임명 받았으며, 이 세 직책을 1891년까지 유지하였다. 유사하게 1887년부터 1893년까지 토론토 대학교의 약물학 조교수직을 유지하였다. 그는 미국 북장로교회 선교본부의 의료 선교사로 한국으로 가기 위해 사직하였다. 그는 1893년 제중원의 책임자로 임명되었으며, 다음 해 12월 한국 왕실의 의사가 되었다. 정치적으로 그는 캐나다의 개혁당에 공감하고 있으며, 그는 자유 무역, 직접 과세, 직접 토지세, 주류 유통 금지, 그리고 종교적 문제에서 완전한 자유를 선호하다는 입장을 표명하고 있다. 에비슨 박사는 1885년 온타리오 주 스미스 폴스의 시장인 S. M. 반스 (감리교회)의 딸인 마가렛 J.와 결혼하였다. - 한국 서울

Henry J. Morgan (ed), *The Canadian Men and Women of the Time.*
1st ed (Toronto: William Briggs, 1898), pp. 35~36

Avison, Oliver R., physician, was b. in Yorkshire, Eng., June 30 1860, and is the s. of Simeon and Elizabeth Avison. Coming to Can. when young, he was ed. at the High Sch., Almonte, Ont., and at the Normal Sch., Ottawa. He pursued his professional studies in the Ont. Coll. of Phamacy (from which he graduated as gold med., June, 1884), and at the Toronto Med. Sch., and Victoria Univ (M. D., C. M., 1887). He was apptd. Prof. of Botany, Ont. Coll. of Pharmacy, 1884; Prof. of Materia Medica, 1885, and Instructor of Microsçopy, 1886, and held all three positions until 1891. Was likewise, from 1887 to, 1893, Demonstrator of Materia Medica in the Univ. of Toronto. He resigned to go to Korea as a med. missionary under the Am. Presb. Foreign Mission Bd. He was apptd. to the charge of the Royal Korean Hospital, Nov., 1893; and in Dec. of the following year became physician, to the Korean Royal family. Politically, his sympathies lean towards the Reform part in Can., and he expresses himself in favor of free trade, direct taxation and that on land values, prohibition of liquor traffic, and perfect freedom of conscience in religious matters. Dr. A. m. 1885, Margt. J., dau. of S. M. Barnes, (Meth.), Reeve of Smith's Falls, Ont. - *Seoul, Korea.*

부산 문제 조사를 위한 호주 장로교회의 위원회 요청. 미국 북장로교회 해외선교본부 실행이사회 회의록 (1898년 1월 3일)

부산 문제 조사를 위한 호주 장로교회의 위원회 요청. 한국 선교부는 부산의 호주 장로교회 선교부에 존재하는 개인들 사이의 문제를 조사하여 보고하기 위해 서울에서 위원을 파송해 달라는 호주 장로교회 해외선교위원회의 요청에 응하도록 승인되었다." (에비슨 박사의 1897년 11월 18일자 편지)

Request of Australian Church for Committee to Investigate Difficulties at Fusan, *Minutes [of Executive Committee, PCUSA], 1837~1919* (Jan. 3rd, 1898)

Request of Australian Church for Committee to Investigate Difficulties at Fusan. The Korean Mission was authorized to accede to the request of the Committee on Foreign Missions of the Australian Presbyterian Church to send a Committee from Seoul to investigate and report upon the personal difficulties existing in the Australian Presbyterian Mission at Fusan." (Letter of Dr. Avison, Nov. 18th, 1897.)

프랭크 F. 엘린우드(미국 북장로교회 총무)가
한국 선교부로 보낸 편지 (1898년 1월 6일)

1898년 1월 6일

한국 선교부 귀중

친애하는 형제들께,

선교본부의 최근 회의에서 한국의 문제와 관련하여 다음의 결정이 내려졌습니다.112)

"한국 선교부는 부산의 호주 장로교회 선교부에 존재하는 개인들 사이의 문제를 조사하여 보고하기 위해 서울에서 위원을 파송해 달라는 호주 장로교회 해외 선교위원회의 요청에 응하도록 승인되었다." (에비슨 박사의 1897년 11월 18일자 편지)

(중략)

---

112) 1898년 1월 3일 개최되었던 회의이다.

Frank F. Ellinwood (Sec., BFM, PCUSA), Letter to the Korea Mission (Jan. 6th, 1898)

January 6th, 1898

To the Korea Mission

Dear Brethren: -

At the last meeting of the Board the following actions were taken with regard to Korean Matters.

"The Korean Mission was authorized to accede to the request of the Committee on Foreign Missions of the Australian Presbyterian Church to send a Committee from Seoul to investigate and report upon the personal difficulties existing in the Australian Presbyterian Mission at Fusan." (Letter of Dr. Avison, Nov. 18th, 1897.)

(Omitted)

프랭크 F. 엘린우드(미국 북장로교회 총무)가
올리버 R. 에비슨(서울)에게 보낸 편지 (1898년 1월 10일)

1898년 1월 10일

친애하는 에비슨 박사님,

　　나는 박사님의 11월 18일자 편지를 받고 기뻤습니다.[113] 귀하는 부산의 호주 장로교회 동료들 사이의 문제를 조정하기 위해 한국 선교부가 위원회를 임명하는 것을 허용하는 선교본부의 최근 결정을 선교부로 보낸 것을 알게 될 것입니다. 나는 귀하가 성공을 거두기를 기대하고 있습니다. 내가 이해하기로 한편은 선교에서 믿음의 문제가 관계되고, 다른 편은 예전의 방법 및 원리를 선호하기 때문에 커다란 지혜가 필요할 것입니다. 믿음의 원칙을 갖고 있는 선교사들은 때로는 다른 반대되는 견해에 빠질 정도로 너무 많이 알고 있습니다. 이것은 그들이 여러 다른 측면에서 훌륭한 사람들이 아니라는 것을 말하는 것은 아니며, 나는 대단히 헌신적이라고 생각합니다.

　　우리는 지난 회의에서 내가 부재중일 때 의료 사역과 관계된 여성들을 위한 주택의 건립과 관련하여 몇 가지 결의를 채택하였습니다. 우리는 더 분명한 무엇이 선교본부의 결정을 위해 제출되어야 한다고 느끼고 있습니다. 1년 전 유티카의 장로교회 여성 선교회로부터 이 사업을 위한 경비를 지급하겠다는 약속이 있었지만 건축의 지연이 경비를 확보하려는 우리의 희망을 차단하지 않았을 지 염려하고 있습니다. 약속을 하게 된 특별한 공감은 이제 옛 것이 되었으며, 우리는 이 문제를 통상적인 사업으로 다루어야 할 것입니다. 내가 박사님께 쓰는 것은 이 문제에 관해 서울 지부의 모든 회원들에게 쓰는 것입니다.

　　우리는 젊은 왕자에 대해 혹은 더 적절하게 말하자면 자금의 조달에 대해 상당히 염려하고 있습니다.[114] 만일 박사님이 한국인 재무에 대해 어떤 영향력을 갖고 있다면 나는 그 경비를 미리 보내는 것을 박사님이 볼 수 있기를 바랍니다. 그는 진정 고지식한 상태에 있으며, 나는 원인 중의 하나가 그의 한국인 동료들에 의해 잘못 인도되었기 때문이라고 생각합니다. 지금 우리는 그에 대해 더 직접적

---

113) Oliver R. Avison (Seoul), Letter to Frank F. Ellinwood (Sec., BFM, PCUSA) (Nov. 18th, 1897).
114) 의화군을 말한다.

인 영향력을 행사할 수 있도록 그를 뉴욕이나 근방으로 오게 하려고 노력하고 있습니다.

박사님과 선교부 동료들 모두에게 안부를 전합니다.

안녕히 계세요.
F. F. 엘린우드

Frank F. Ellinwood (Sec., BFM, PCUSA),
Letter to Oliver R. Avison (Seoul) (Jan. 10th, 1898)

January 10th, 1898

My dear Dr. Avison: -

I was glad to get your letter of November 18th. You will see by the recent action of the Board sent to the Mission that permission was given to the Korean Mission to appoint a committee to help adjust matters between the Australian friends at Fusan. I do hope that you will meet with success. Great wisdom will be needed, especially as the question of faith missions comes in, as I understand, on the one side, while the other side are in favor of old methods and principles. Those who go under the faith principle sometimes know too much to be transported to any contrary view. This is not saying that they are not admirable people in many other respects, and as I believe, very devoted.

We adopted some resolutions at the last meeting, or the Board did in my absence, in regard to the building of a house for the women connected with the medical work. We feel that something more definite should come before the Board for its action. There was a year ago a promise from the Presbyterial Woman's Society at Utica to pay the money for this work, but the delay in the building has, I fear, cut off our hope of getting that money. The special impulse of sympathy upon which it was promised has now grown old, and we may have to take this matter up as we do our ordinary work. What I write you I write for all who are at the Seoul Station in regard to this matter.

We are having a good deal of solicitude about the young Prince or rather about the supply of funds. If you have any influence with the Korean Treasury I wish you would see that money is sent forward. He is really in straightened circumstances, and I think one reason is that he has been mislead by his Korean friends. We are trying to now to get him to come to New York, or its vicinity that we can exert a more direct influence over him.

With very kind regards to yourself and all the Mission friends,

Very sincerely yours,
F. F. Ellinwood

회의록, 한국 선교부 서울 지부 (미국 북장로교회) 1891~1921
(1898년 1월 14일)

(중략)

부산의 어려움을 조사하기 위한 위원회의 두 번째 위원을 여성으로 하자는 결의를 투표로 다시 고려한 결과 부결되었다. 에비슨 박사가 위원회의 두 번째 위원으로 선출되었다.[115]

필드 박사, 피쉬 박사 및 쉴즈 양이 에비슨 박사의 부재 중에 병원 사업의 책임을 맡도록 임명되었다. ……

다음의 청구가 낭독되었고 승인되었다.
……
   O. R. 에비슨 박사   335.00
……

동의에 의해 에비슨 박사가 기도를 드린 후 폐회하였다.

H. G. 언더우드, 의장
C. C. 빈튼, 서기

---

115) 1898년 1월 6일 열린 서울 지부 회의에서 부산의 어려움을 조사하기 위한 위원회를 2명의 위원으로 구성하기로 하고 우선 언더우드를 선출하였다. 그리고 다른 위원은 여성으로 하자고 의결한 바 있다.

(Omitted)

The resolution that the second member of the committee to investigate the difficulties at Fusan be a lady, being reconsidered on vote, the resolution was lost. Dr. Avison was then elected as the second member of the committee.

Dr. Field, Dr. Fish, and Miss Shields were appointed to take charge of the hospital work during the absence of Dr. Avison, with such assistance as other members of the station may be able to render. ......

The following orders were read and approved: -

......

  Dr. O. R. Avison $ 335.00

......

On motion the meeting adjourned after prayer by Dr. Avison.

H. G. Underwood, Chairman
C. C. Vinton, Secretary

앨리스 피쉬 박사의 편지

한국 서울
1898년 1월 15일

(중략)

제가 온 후에 저는 스트롱 양의 집(이곳에서 걸어서 약 20분)을 방문하였는데, 그녀는 저에게 대단히 아픈 이웃집의 노부인을 왕진하여 진찰해 줄 것을 요청하였습니다. 그녀는 통로 및 마당을 지나 바닥과 벽이 진흙으로, 지붕이 밀집으로 된 작은 주택의 작은 방으로 나를 안내하였습니다. 적당한 크기의 벽장 혹은 창고 크기의 그곳에는 두 명의 여성과 두 명의 아이들이 있었고, 게다가 나이 든 병든 여성이 몸에 누비이불을 감은 채 구석에서 웅크리고 있었습니다. 그녀는 아마 65세이었는데, 분명히 거의 숨을 쉴 수 없었으며 기침하기에도 너무 허약한 것 같았습니다(아마도 음식의 부족으로). 내가 그녀에게 다가가자 그녀는 앉아 밝게 보이려고 노력하였습니다. 그녀를 그곳에 놔두면 분명 죽을 수 있었기에 우리는 가능하다면 그녀를 데리고 병원으로 데려가기로 결정하였습니다. 그래서 결국 미리 에비슨 박사에게 전언을 보낸 후에 스트롱 양이 두 명의 노무자와 가마를 확보하여 그녀를 태웠습니다. 이 가마는 바닥과 지붕, 그리고 사방이 휘장으로 둘러싸인 작은 틀로서 두 사람이 드는 긴 대나무 막대기 위에 놓여 있었습니다. 그 속의 사람은 방석 위에서 "책상다리"를 하고 앉아 있으며, 양쪽 휘장에 있는 작은 창을 통해 바깥을 볼 수 있습니다. 추운 날씨임에도 우리는 사랑스러운 나이 든 여성을 감싸 가마로 넣었으며 뜨거운 물병을 다리에 넣고 병원으로 보냈습니다. 며칠 동안 에비슨 박사는 그녀가 회복하기에 너무 늙고 허약하지 않을 까 걱정하였지만 현재 그녀는 훨씬 밝으며 회복하고 있는 것 같아 보입니다.

(중략)

Letter from Dr. Alice Fish (Jan. 15th, 1898)

Seoul, Korea,

Jan. 15th, 1898.

(Omitted)

Soon after I came I went over to Miss Strong's home (about twenty minutes walk from here) and she asked me to go and see an old woman in a neighboring house who they said was very sick. She led me through a gateway and through court yards into one of the tiny rooms of a small house with mud floor and walls and straw roof. There were two women and two children in a room large as a good-sized closet or store room, besides the poor old sick woman who was curled on the floor in a corner with a quilt wrapped round her. She was perhaps 65 years old, could scarcely breathe apparently and seemed too weak to cough (probably from lack of food). Yet she tried to sit up as I went to her and to appear brighter. It was decided we must if possible get her to the hospital, for she would certainly die if left there. So finally after sending word ahead to Dr. Avison, Miss Strong secured two coolies and a Korean chair in which to send her. This chair is a little frame work with floor and roof and the sides enclosed by curtains which is borne on long bamboo poles by two men. The occupant sits "tailor fashion" on a cushion, and can see out through a tiny window in the curtain on either side. In spite of the cold weather, we bundled the dear old woman into this chair with a bottle of hot water at her feet and sent her off to the Hospital. For several days Dr. Avison feared she was too old and weak to recover, but now she is much brighter and seems to be gaining.

(Omitted)

M. 앨리스 피쉬(Mary Alice Fish, 1870. 4. 8~1912. 7. 12)

M. 앨리스 피쉬는 네바다 주 버지니아 시티에서 태어났으며, 1890년 캘리포니아 주의 산타 로자 신학교를 졸업하고, 샌프란시스코의 쿠퍼 의과대학에 진학하여 1895년 졸업하였다. 그녀는 1897년 10월 4일 선교사로 임명되었으며, 10월 30일 한국을 향해 떠났다. 그녀는 1899년 6월 1일 새뮤얼 A. 마펫과 결혼하여 평양에서 활동하였다.

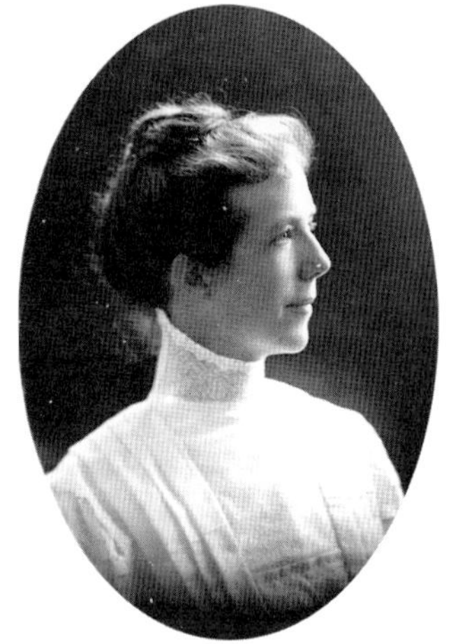

그림 4-78. M. 앨리스 피쉬. Princeton Theological Seminary 소장

18980117

호러스 G. 언더우드(서울)가 프랭크 F. 엘린우드
(미국 북장로교회 총무)에게 보낸 편지 (1898년 1월 17일)

(중략)

지금 아내는 하루 만에 귀국할 채비를 해야 하고, 박사님께서 에비슨 박사에게
보내신 전보에 따라 조사(照査)하기 위해 부산으로 출발하려 하고 있습니다.

(중략)

Horace G. Underwood (Seoul),
Letter to Frank F. Ellinwood (Sec., BFM, PCUSA) (Jan. 17th, 1898)

(Omitted)

Just now Mrs. Underwood has one day to get ready to start home in and we
are about to start to Fusan to make the investigations in accord with your cable to
Dr. Avison.

(Omitted)

통신. 제물포에서 온 편지.
지역 단신. 독립신문(서울) (1898년 1월 22일), 3쪽

통신.

제물포에서 온 편지

(중략)

H. G. 언더우드 박사 부인은 미국으로 가기 위해 오늘 토요시마[豊島] 호를 타고 떠났다. 부모가 심한 병에 걸렸다는 슬픈 소식이 그녀를 고국으로 불렀다. 언더우드 박사와 에비슨 박사는 그녀와 함께 부산까지 간다. 그녀는 캐내디언 퍼시픽과 직접 연결되는 표를 제물포에서 홈 링거 앤드 컴퍼니로부터 확보할 수 있었다.

(중략)

안녕히 계세요.

흰 모자를 쓴 사람

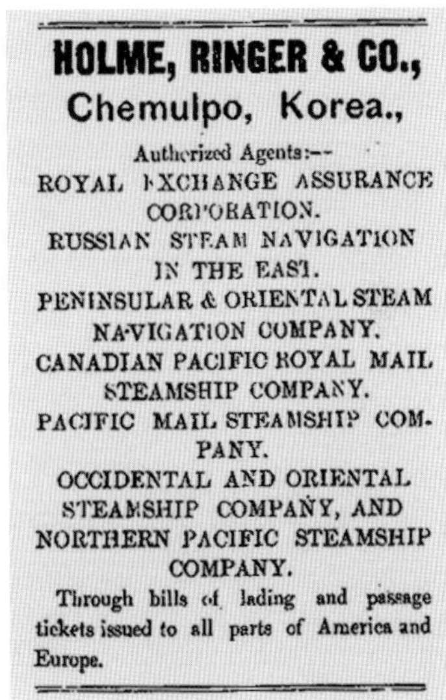

HOLME, RINGER & CO.,
Chemulpo, Korea.,

Authorized Agents:--
ROYAL EXCHANGE ASSURANCE
CORPORATION.
RUSSIAN STEAM NAVIGATION
IN THE EAST.
PENINSULAR & ORIENTAL STEAM
NAVIGATION COMPANY.
CANADIAN PACIFIC ROYAL MAIL
STEAMSHIP COMPANY.
PACIFIC MAIL STEAMSHIP COM-
PANY.
OCCIDENTAL AND ORIENTAL
STEAMSHIP COMPANY, AND
NORTHERN PACIFIC STEAMSHIP
COMPANY.
Through bills of lading and passage
tickets issued to all parts of America and
Europe.

그림 4-79. 홈링거 앤드 컴퍼니의 광고.
독립신문, 1898년 11월 17일, 2쪽

Correspondence. Letter from Chemulpo.
The Independent (Seoul) (Jan. 22nd, 1898), p. 3

Correspondence.

Letter from Chemulpo.

(Omitted)

Mr. Deshler of the firm of Townsend and Co. and one of our most popular Chemulpoleons left per *Toyoshima* for a month's holiday in Japan. Many good wishes for a quiet trip, a good time and a speedy return follow him. Mrs. Dr. H. G. Underwood leaves per *Toyoshima* to-day for America. The sad news of the serious illness of her parents has called her home. Dr. Underwood and Dr. Avison go as far as Fusan with her. She was able to secure a ticket in Chemulpo right through per Canadian Pacific, from the agents Holme Ringer & Co.

(Omitted)

Yours without malice,

The Man with a White Hat

18980127

영국 의사 에비슨이 재작년 여름 잃어버린 물건 중 일부가 강영근의 집에서 발견되어 관련자를 재판소에 송치함. 법부내안 조회 제3호 (1898년〈광무 2년〉 1월 27일)

Sending of an all Concerned to the Court on Finding Some Articles at the House of Mr. Young Kun Kang Lost in the Summer Before Last from the House of Dr. Avison, the British Physician. Documents of Inquiry to the Department of Justice, No. 3 (Jan. 27th, 1898)

영국총영사에게서 편지가 온즉 내용을 보니 본국 의사 에비슨의 보고에 에비슨의 집이 한강에 있는데 재작년 여름 집에서 보관하던 물건을 잃어버렸다고 합니다. 그것을 금년 겨울에 찾아본즉 이웃 마을에 사는 강영근의 집에서 사라진 물건 몇 가지를 찾아내었다는 말이 있어 조사해보니 해당 물건이 분명하다고 합니다. 이에 청컨대 귀 대신께서 조사하신 후에 재판소에 알려주어 판별하여 처리하게 함이 좋겠습니다. 강영근과 그의 처와 여식은 이미 귀 재판소에 보냈으므로 헤아려 살펴주시면 감사하겠습니다. 이를 준하여 조회하오니 살펴주셔서 조사하여 밝혀 징계하게 하심이 필요합니다.

의정부찬정외부대신 조병식
의정부찬정법부대신 이유인 각하
주임 국장 과장 대신 협판
광무2년 1월 27일
광무2년 1월 27일 기안

現接英總領事來械ᄒ온즉 內開에 本國宜士 에비슨稟稱 該醫家在漢江 再昨年夏分 家藏見失 而今冬檢察 則近洞居 姜永根家 見物件幾種尋出等語 準此査 該物已爲見著 故玆請煩貴大臣査照後 知照裁判所辦理可也 姜永根 同其妻其女 已送于貴裁判所矣 照亮爲荷等因 此를 準ᄒ야 玆에 照會ᄒ오니 照亮ᄒ오셔 査覈懲辦케 ᄒ시믈 要홈

議政府贊政外部大臣 趙秉式
議政府贊政法部大臣 李裕寅 閣下
主任 局長 課長 大臣 協辦
光武二年一月二十七日
光武二年一月二十七日 起案

강영근 및 처와 딸을 재판소에 송치하여 조사하기 위해 재판소 에 알림. 법부내안 조복 제2호 (1898년〈광무 2년〉 1월 29일)

Notifying of Sending Mr. Young Kun Kang, his Wife and Daughter to the Court for the Investigation. Documents of Reply from the Department of Justice, No. 2 (Jan. 29th, 1898)

귀 조회 제3호를 보니 내용에 영국총영사에게서 편지가 온즉 내용을 보니 본 국의사 에비슨의 보고에 에비슨의 집이 한강에 있는데 재작년 여름 가장(家藏)을 분실하였다고 합니다. 그것을 금년 겨울에 찾아본즉 이웃 마을에 사는 강영근의 집에서 사라진 물건 몇 가지를 찾아내었다는 말이 있어 조사해보니 해당 물건이 분명하다고 합니다. 이에 청컨대 귀 대신께서 조사하신 후에 재판소에 알려주어 판별하여 처리하게 함이 좋겠습니다. 강영근과 그의 처와 여식은 재판소에 압송하 였으니 헤아려 살펴 주시면 감사하겠습니다. 이를 준하여 조회하오니 살펴주셔서 자세히 조사하여 징계하게 하심을 요합니다라고 하옵는 바 이를 조사하여 해당 재 판소에 신칙하여 주시옵기를 조회에 대하여 답하오니 헤아려주심을 요함.

의정부찬정법부대신 이유인
의정부의정서리의정부찬정외부대신 조병식 각하
광무2년 1월 29일

貴照會 第三號을 接準ᄒ온즉 內開에 現接英總領事來械ᄒ온즉 內開에 本國宜士 에비슨 禀稱 醫家在漢江 再昨年夏分 家藏見失 而今冬檢察 則近洞居 姜永根家 見失 物件幾種尋出等語 準此査 該物已爲見著 故玆請煩貴大臣査照後 知照裁判所辦理可也 姜永根同其妻其女 已送于貴裁判所矣 照亮爲荷等因 此를 準ᄒ야 玆에 照會ᄒ오니 照亮ᄒ오셔 査覈懲辦케 ᄒ시믈 要홈 等因이온바 此를 準査ᄒ와 知飭於該管裁判所 ᄒ옵고 玆에 照覆ᄒ오니 照亮ᄒ심을 爲要.

議政府贊政法部大臣 李裕寅
議政府議政署理議政府贊政外部大臣 趙秉式 閣下
光武二年一月二十九日

지역 단신. 독립신문(서울) (1898년 2월 3일), 2쪽

내일 오후 5시 서울 유니언 클럽 독서실에서 셰익스피어 낭독회가 있을 예정이다. O. R. 에비슨 부인이 4시 30분에 차를 접대할 예정이다.

Local Items. *The Independent* (Seoul) (Feb. 3rd, 1898), p. 2

There will be a Shakespeare reading in the reading rooms of the Seoul Union to-morrow afternoons at 5 o'clock. Mrs. O. R. Avison will serve tea at 4:30 o'clock.

18980205

지역 단신. 독립신문(서울) (1898년 2월 5일), 2쪽

H. G. 언더우드 박사, 홀리 언더우드 도련님, 그리고 O. R. 에비슨 박사가 부산에서 서울로 돌아 왔다.

Local Items. *The Independent* (Seoul) (Feb. 5th, 1898), p. 2

Dr. H. G. Underwood, Master Holly Underwood and Dr. O. R. Avison have returned to the city from Fusan.

운항 소식. 도착. 독립신문(서울) (1898년 2월 5일), 3쪽

도 착

2월 3일, K. S. F.로부터 토요시마[豊島] 호. 승객: 언더우드 박사 및 아이, O. R. 에비슨 박사, ...

Shipping News. Arrivals.
The Independent (Seoul) (Feb. 5th, 1898), p. 3

Arrivals

Feb. 3, *Toyashina* from K. S. F. Passengers: Dr. Underwood and child, Dr. O. R. Avison, Mr. Tatsuda, Mr. Masoda, Mr. Pack Shoho, Mr. Kim Teikon, Miss Shinko.

18980208

찰스 H. 어빈(부산)이 프랭크 F. 엘린우드
(미국 북장로회 총무)에게 보낸 편지 (1898년 2월 8일)

(중략)

언더우드 및 에비슨 박사는 호주 선교부의 불화를 조사하는 동안 우리와 함께 있었으며, 우리는 그들과 대단히 즐거운 시간을 가졌습니다. 그들은 이곳에 12일 동안 있었으며, 매일 밤 저의 병원에서 모임을 개최하였습니다. 매일 많은 참석자들이 왔는데, 어떤 밤에는 150명 정도가 참석하였습니다. 지난 일요일에 그들은 이곳에 있었고 네 번의 모임을 개최하였는데, 거의 900명에게 전도를 한 것으로 생각되었습니다.

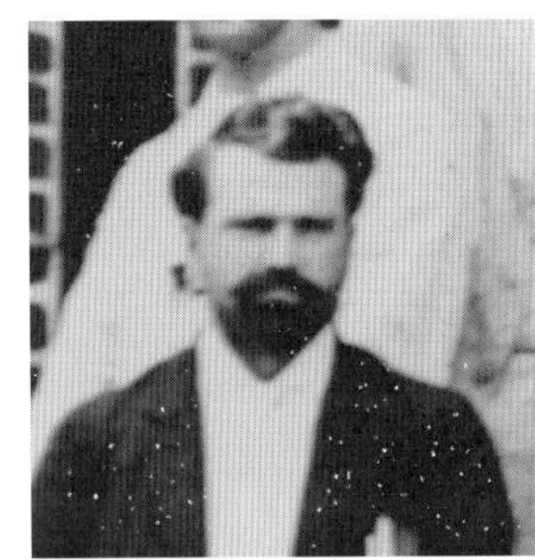

그림 4-79. 찰스 H. 어빈 박사

(중략)

Charles H. Irvin (Fusan),
Letter to Frank F. Ellinwood (Sec., BFM, PCUSA) (Feb. 8th, 1898)

(Omitted)

Dr. Underwood & Avison while been investigating the Australian Mission trouble stayed with us & we enjoyed them very much. They were here twelve days, and every night held meetings in my hospital. Good attendance every night, some nights fully one hundred & fifty. The last Sunday they were here they held four meetings and it was thought by them that they preached to nearly 900 people.

(Omitted)

제임스 E. 애덤스(부산)가 프랭크 F. 엘린우드
(미국 북장로교회 총무)에게 보낸 편지 (1898년 2월 20일)

(중략)

언더우드 박사와 에비슨 박사는 조사를 위해 (이곳 부산으로) 내려 왔으며, 밤에 한국인들을 대상으로 한 전도 모임을 가졌습니다. 모임은 약 10일 동안 계속되었으며 상당히 성공적이었습니다.

(중략)

James E. Adams (Fusan),
Letter to Frank F. Ellinwood (Sec., BFM, PCUSA) (Feb. 20th, 1898)

(Omitted)

Dr. Underwood and Dr. Avison were down on account of the investigation and nightly held evangelistic meetings among the Koreans. The meetings lasted through about ten days and were quite successful.

(Omitted)

회의록, 한국 선교부 서울 지부 (미국 북장로교회) 1891~1921
(1898년 2월 21일)

(중략)

에비슨 박사는 사택 담의 일부에서 도난당한 타일을 다시 붙이도록 허락하여 달라고 요청하였고, 감독 위원회에 전권과 함께 회부되었다.

......

다음의 청구가 낭독되었고 승인되었다.

......

O. R. 에비슨 박사　　　616.40 달러

(중략)

Minutes, Seoul Station, Korea, 1891~1921 (PCUSA) (Feb. 21st, 1898)

(Omitted)

Dr. Avison asking permission to retile the portion of his wall the tiles of which were stolen it was referred to the committee of Oversight with power to act.

......

The following orders were read and approved: -

......

Dr. O. R. Avison　　　616.40

(Omitted)

지역 단신. 독립신문(서울) (1898년 2월 24일), 2쪽

다음 일요일 오후 통상적인 시간에 배재 예배당에서 예배를 드릴 예정이다. O. R. 에비슨 박사가 설교를 할 예정이다.

Local Items. *The Independent* (Seoul) (Feb. 24th, 1898), p. 2

The Divine service will be held next Sunday afternoon at the Paichai Chapel at the usual hour. Dr. O. R. Avison will preach.

회의록, 한국 선교부 서울 지부 (미국 북장로교회) 1891~1921
(1898년 3월 5일)

(중략)

여성 사역자들을 위해 정동에 주택을 짓는 계획을 짜도록 의장이 위원회를 임명하자는 동의가 있었고 통과되었다.

에비슨 박사, 화이팅 박사 및 웸볼드 양이 임명되었다.

(중략)

Minutes, Seoul Station, Korea, 1891~1921 (PCUSA) (Mar. 5th, 1898)

(Omitted)

Moved and carried that a committee be appointed by the chairman to draw up plans for a house in Chong Dong for lady workers.

Dr. Avison, Dr. Whiting, and Miss Wambold were appointed.

(Omitted)

18980310

지역 단신. 독립신문(서울) (1898년 3월 10일), 2쪽

주례 기도모임이 오늘 저녁 에비슨 박사 사택에서 개최될 예정이다. 인도자는 H. B. 헐버트 교수.

Local Items. *The Independent* (Seoul) (Mar. 10th, 1898), p. 2

The weekly prayer meeting will be held this evening at the house of Dr. Avison. Prof. H. B. Hulbert, leader.

회의록, 한국 선교부 서울 지부 (미국 북장로교회) 1891~1921
(1898년 3월 21일)

(중략)

다음의 청구가 낭독되었고 승인되었다.

……

O. R. 에비슨 박사　　275.00 달러

……

에비슨 박사가 기도를 드린 후 폐회하였다.

F. S. 밀러, 임시 의장
C. C. 빈튼, 서기

Minutes, Seoul Station, Korea, 1891~1921 (PCUSA) (Mar. 21st, 1898)

(Omitted)

The following orders were read and approved: -

……

Dr. O. R. Avison　　$275.00

……

After a prayer by Dr. Avison the meeting adjourned.

F. S. Miller, Chairman *pro tem*
C. C. Vinton, Secretary

1898~1899년 [한국 선교부] 예산 (1898년 4월 1일)

(중략)

한국 선교부 예산
1898~1899

제I급. 선교지의 선교사
서울

봉급: 금화

......

O. R. 에비슨 박사,	1,250.00

......

아동 수당:

......

에비슨 박사, 5명,	500.00

......

(중략)

제VI급. 병원 및 진료소

조수:

빈튼 박사,	50.00 엔
에비슨 박사,	300.00
	350.00

의약품:

빈튼 박사,	300.00
에비슨 박사,	600.00
언더우드 부인,	100.00
화이팅 박사,	150.00

경비:

빈튼 박사, 사무실 경비 및 여행,	100.00

에비슨 박사, 병원 경비,	880.00
언더우드 부인,	50.00
	2,530.00

제VII급 사용 중인 자산

......

수리:

병원 수리,	600.00
제중원,	100.00
병원의 주택,	100.00
담장 및 배수,	200.00

(중략)

Annual Appropriation [for Korea], 1898~1899 (Apr. 1st, 1898)

(Omitted)

Appropriation for Korea
1898~1899

Class Ⅰ. Missionaries on Field
Seoul

| Salaries: | Gold |

......

| Dr. O. R. Avison, | 1,250.00 |

......

Children:

......

| Dr. Avison, five, | 500.00 |

......

(Omitted)

Class VI. Hospitals & Dispensaries

Assistants: Yen

For Dr. Vinton,	50.00
For Dr. Avison,	300.00
	350.00

Medicines:

Dr. Vinton,	300.00
Dr. Avison,	600.00
Mrs. Underwood,	100.00
Dr. Whiting,	150.00

Expenses:

Dr. Vinton, official expenses and travel,	100.00
Dr. Avison, hospital expenses,	880.00
Mrs. Underwood,	50.00
	2,530.00

Class VII. Property In Use

......

Repairs:

House repairs,	600.00
Royal hospital,	100.00
Residence at hospital,	100.00
Walls and drains,	200.00

......

(Omitted)

회의록, 한국 선교부 서울 지부 (미국 북장로교회) 1891~1921
(1898년 4월 18일)

(중략)

이어 다음의 청구가 낭독되었고 금화로 다음과 같이 승인되었다.

......

　　O. R. 에비슨 박사　　591.18 달러

......

(중략)

Minutes, Seoul Station, Korea, 1891~1921 (PCUSA) (Apr. 18th, 1898)

(Omitted)

Orders were then read and approved including gold balances, as follows: -

......

　　Dr. O. R. Avison　　$ 591.18

(Omitted)

18980423

지역 단신. 독립신문(서울) (1898년 4월 23일), 3쪽

에비슨 박사의 집에는 여러 명의 홍역 환자가 있다.

Local Items. *The Independent* (Seoul) (Apr. 23rd, 1898), p. 3

Dr. Avison has several cases of measles at his home.

회의록, 한국 선교부 서울 지부 (미국 북장로교회) 1891~1921
(1898년 4월 30일)

한국 서울
1898년 4월 30일

서울 지부의 특별회의가 무어 씨 사택에서 개최되었으며, 의장이 예배로 개회하였다. 다음의 예산 변경이 이루어졌다.

곤당골 주간 학교 항목에서 강습반 항목으로	12.00 달러
병원 주택 수리 기금에서 담장 및 배수 항목으로	39.13
병원 및 진료소:	
언더우드 항목에서 에비슨 항목으로	21.20

(중략)

Minutes, Seoul Station, Korea, 1891~1921 (PCUSA) (Apr. 30th, 1898)

Seoul, Korea.
April 30th, 1898

A special meeting of Seoul Station was held at the house of Mr. Moore, and opened with devotional exercises by the chairman. The following transfers were made: -

Day School Kon tong kol Training Class	$12.00
Hospital house repair fund to Walls & Drains	39.13
Hospital & Dispensaries Underwood to do Avison	21.20

(Omitted)

한국의 선교. 1898년 5월 총회에 제출된 미국 북장로교회
해외선교본부 제61차 연례 보고서 (1898년 5월), 152, 160쪽

한국의 선교

152쪽

서울: 수도, 서해안 근처에서 한강 옆에 위치해 있으며, 상업 항구인 제물포에서 내륙으로 25 마일 떨어져 있다.; 1884년 선교부가 시작됨; 선교사 - 신학박사 H. G. 언더우드 목사 부부, D. L. 기포드 목사 부부, S. F. 무어 목사 부부, F. S. 밀러 목사 부부, C. C. 빈튼 박사 부부, O. R. 에비슨 박사 부부, S. A. 도티, C. C. 웸볼드, 엘렌 스트롱 양 및 조지아나 화이팅 박사, E. L. 쉴즈 양, E. H. 필드 박사, 마가렛 베스트 양.

160쪽

의료 사역 - 우리 선교부의 여러 병원과 진료소에서 수행된 훌륭한 사역이 감소되지 않았으며, 오히려 환자가 대단히 증가한 것이 우리 의사들의 관심을 압박하였다. 에비슨 박사는 전 해에 비해 서울 진료소에서 환자가 75%, 입원 환자가 50% 증가하였음을 보고하였다.

Sixty-first Annual Report of the BFM of the PCUSA. Presented to the General Assembly, May, 1898 (May, 1898), pp. 152, 160, 1898

Missions in Korea.

p. 152

Seoul: the capital, near the western coast, on the Han River and 25 miles overland from the commercial port, Chemulpo; Mission begun in 1884; missionaries - Rev. H. G. Underwood, D. D., and Mrs. Underwood, Rev. D. L. Gifford and Mrs. Gifford, Rev. S. F. Moore and Mrs. Moore, Rev. F. S. Miller and Mrs. Miller, C. C. Vinton, M. D., and Mrs. Vinton, O. R. Avison, M. D., and Mrs. Avison, Misses S. A. Doty, C. C. Wambold, Ellen Strong, and Georgiana Whiting, M. D., E. L. Shields, E. H. Field, M. D., Miss Margaret Best.

p. 160

Medical Work. - There has been no abatement of the good work done at the several hospitals and dispensaries of our Mission, but rather a very large increase of patients has pressed on the attention of our physicians. Dr. Avison reports an increase of 75 per cent, in the attendance at the dispensary in Seoul, and 50 per cent, increase of in-patients over the preceding year.

18980500

연례 보고서 선집.

The Church at Home and Abroad 23(5) (1898년 5월호), 395쪽

한국 부산의 어빈 박사는 언더우드 및 에비슨 박사의 방문에 대해 쓴 글에서 "그들은 이곳에 12일 동안 있었으며, 매일 밤 제 병원에서 모임을 개최하여 성황을 이루었습니다. 어떤 날은 150명 정도가 참석하였습니다. 지난 일요일에 그들은 네 번의 모임을 개최하였는데, 거의 900명에게 전도를 한 것으로 생각되었습니다. 모임 중에 여러 사람들이 공개적으로 그리스도를 고백하였습니다. 주님께서 이곳에서 우리를 위해 위대한 사업을 열었습니다. 언더우드 박사는 훌륭한 사역자입니다. 그가 이야기할 때 남성, 여성 및 아이들이 조각의 단편들처럼 앉아 있었습니다. 다음 여름에 우리는 가능하다면 그와 함께 2개월 이상 함께하려 노력하고 싶습니다. 그것은 이곳의 우리들 사역에 도움이 될 뿐 아니라 그의 건강을 위해서도 이로운 변화일 것입니다."라고 말하고 있습니다.

Gleanings from Annual Reports.

The Church at Home and Abroad 23(5) (May, 1898), p. 395

Dr. Irvin, of Fusan, Korea, in writing of a visit received from Drs. Underwood and Avison, says: "They were here twelve days, and every night held services in my hospital, with good attendance. Some nights fully 150 were present. The last Sunday they were here they held four services, and it was thought by them that they preached to nearly 900 people. During the meetings several persons publicly confessed Christ. The Lord has opened up a great work for us here. Dr. Underwood is a wonderful orker. Men, women and children sit like pieces of statuary when he speaks. Next summer we are going to try to have him with us for two months or longer if possible. It would be good for our work here as well as a good change for his health."

회의록, 한국 선교부 서울 지부 (미국 북장로교회) 1891~1921
(1898년 5월 17일)

한국 서울
1898년 5월 17일

서울 지부의 정기 월례회의가 에비슨 박사 사택에서 개최되었다.

(중략)

다음의 청구가 낭독되었고 승인되었다.

......

O. R. 에비슨 박사　　855.00

(중략)

Minutes, Seoul Station, Korea, 1891~1921 (PCUSA) (May 17th, 1898)

Seoul, Korea.
May 17th, 1898

The regular monthly meeting of the Seoul Station was held at the house of Dr. Avison.

(Omitted)

The following orders were read and approved: -

......

Dr. O. R. Avison　　855.00

(Omitted)

18980604

지역 단신. 독립신문(서울) (1898년 6월 4일), 3쪽

R. A. 하디 박사는 제중원에서 에비슨 박사를 보조하고 있다.

Local Items. *The Independent* (Seoul) (June 4th, 1898), p. 3

Dr. R. A. Hardie is assisting Dr. Avison in the Government hospital.

18980614

잡보외방통신. 독립신문 (1898년 6월 14일), 3쪽

[Miscellaneous]. *The Independent* (Seoul) (June 14th, 1898). p. 3

자행거(자전거)에 기름을 넣는 기계와 바람을 넣는 기계를 어떤 아이가 팔려고 갖고 다니기에, 제중원의 미국 의사 에비슨이 보고 해 오기를 이것을 필시 누가 잃어버린 것이 아닐까 하여 십오 전을 주고 사서 신문사로 보냈으니 누구든지 이 기계를 잃어버린 사람은 돈 십오 전을 갖고 본 신문사로 와서 곧 찾아 가시오.

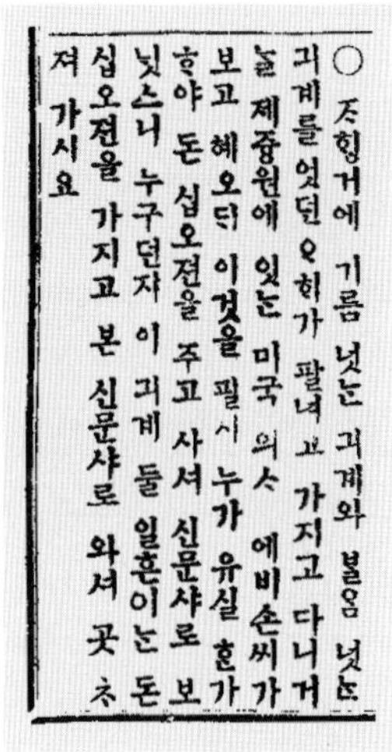

○ᄌᆞ힝거에 기름 넛ᄂᆞᆫ 긔계와 ᄇᆞᆯᄋᆞᆷ 넛ᄂᆞᆫ 긔계를 엇던 ᄋᆞ희가 팔녀고 가지고 다니거ᄂᆞᆯ 제중원에 잇ᄂᆞᆫ 미국 의ᄉᆞ 에비손씨가 보고 혜오ᄃᆡ 이것을 필시 누가 유실 ᄒᆞᆫ가 ᄒᆞ야 돈 십오젼을 주고 사셔 신문샤로 보ᄂᆡᆺ스니 누구던지 이 긔계 둘 일흔이ᄂᆞᆫ 돈 십오젼을 가지고 본 신문샤로 와셔 곳 ᄎᆞ져 가시요

그림 4-81. 잡보외방통신. 독립신문 (1898년 6월 14일), 3쪽

ᄌᆞ행거에 기름 넛ᄂᆞᆫ 긔계와 ᄇᆞᆯᄋᆞᆷ 넛ᄂᆞᆫ 긔계를 엇던 ᄋᆞ희가 팔녀고 가지고 다니거ᄂᆞᆯ 제중원에 잇ᄂᆞᆫ 미국 의ᄉᆞ 에비손씨가 보고 혜오ᄃᆡ 이것을 필시 누가 유실 ᄒᆞᆫ가 ᄒᆞ야 돈 십오젼을 주고 사셔 신문샤로 보ᄂᆡᆺ스니 누구던지 이 긔계 둘 일흔이ᄂᆞᆫ 돈 십오젼을 가지고 본 신문샤로 와셔 곳 ᄎᆞ져 가시요

회의록, 한국 선교부 서울 지부 (미국 북장로교회) 1891~1921
(1898년 6월 20일)

한국 서울
1898년 6월 20일

서울 지부의 정기 월례회의가 에비슨 박사 사택에서 개최되었으며, 의장은 성경을 봉독하고 에비슨 박사가 기도를 드렸다.

(중략)

동의에 의해 지부는 예산에서 3,045.65 달러의 삭감을 수용하였다. 항목별로 구체적으로 검토하였고, 다음과 같은 정정을 수용하였다.

급	예산	삭감	차액
……			
VI 빈튼 박사의 사업	450.00	340.00	110.00
에비슨 박사의 사업	1780.00	676.00	1104.00
언더우드 부인의 사업	150.00	100.00	50.00
화이팅 박사의 사업	150.00	75.00	75.00
……			
VII ……			
수리비 (병원)	100.00	33.00	67.00
수리비 (병원 사택)	100.00	33.00	67.00

(중략)

에비슨 박사의 소견 및 스트롱 양의 건강 악화를 고려하여 지부는 투표를 통해 그녀가 즉각 안식년을 받아 미국으로 돌아가는 것을 승인하였다.

지부는 투표에 의해 에비슨 박사가 진료비로 받은 444.20 달러를 병원의 의복 및 다른 물품의 구입을 위해 사용할 수 있도록 승인해 달라고 선교본부에 요청하기로 하였다.

…… 화이팅 박사는 그녀가 이전에 거주하던 제중원의 창고 선반을 현재의 거

주지로 옮기는 것을 허락 받았다.

에비슨 박사 사택 지붕의 수리는 승인되었다.

다음의 청구가 낭독되었고 승인되었다.

……

    O. R. 에비슨 박사   325.00 달러

                      (중략)

Minutes, Seoul Station, Korea, 1891~1921 (PCUSA) (June 20th, 1898)

Seoul, Korea.

June 20th, 1898

The regular monthly meeting of the Seoul Station was held at the house of Dr. Avison, the chairman reading Scripture and Dr. Avison offering prayer.

(Omitted)

By motion the station accepted $3045.65 as its proportion of the cut. The specific schedule was then considered by items and accepted with corrections as follows: -

Class	Appropriation	Cut	Balance
……			
VI Dr. Vinton's work	450.00	340.00	110.00
Dr. Avison's "	1780.00	676.00	1104.00
Mrs. Underwood's "	150.00	100.00	50.00
Dr. Whiting's "	150.00	75.00	75.00
VII ……			
Repairs (hospital)	100.00	33.00	67.00
Repairs (hosp. resid.)	100.00	33.00	67.00

(Omitted)

In view of a statement by Dr. Avison and of the poor health of Miss Strong, the station voted their approval of her immediate return to America on furlough.

By vote of the station the Board was requested to grant Dr. Avison permission to use $444.20 received as medical fees for the purchase of clothing and other supplies for the hospital.

…… Dr. Whiting was granted permission to remove to her present residence the store-room shelves in her former residence at the hospital.

Repairs on Dr. Avison's roof were authorized.

The following orders were read and approved: -

………

    Dr. O. R. Avison   325.00

               (Omitted)

18980700

한국. *Woman's Work for Woman* 13(7) (1898년 7월호), 185쪽

한국

지난(1897년) 9월에 한국으로 파송된 에스터 L. 쉴즈 양은 4월에 평양에서 편지를 썼다.

(중략)

저는 약간의 간호 일을 도왔지만 많이는 아니었습니다. 에비슨 박사가 부재중이었을 때 저는 몇 주일 동안 오전의 일부 시간을 병원에서 보냈으며, 말라리아성 발열로 아팠던 선교사 한 명을 간호하는 것을 도왔습니다.

(중략)

Korea. *Woman's Work for Woman* 13(7) (July, 1898), p. 185

Korea

Miss Esther L. Shields, who went out to Seoul, last September, writes from Pyeng Yang in April:

(Omitted)

I have been helping a little in nursing, but not much. While Dr. Avison was away I spent part of my mornings in the hospital for several weeks, and helped nurse one of the missionaries who was ill with malarial fever.

(Omitted)

캐나다 대학 선교회 1897~1898년 보고서.
The Canadian College Missionary 8(2) (1898년 7월호), 10쪽

(중략)

하디 부인은 남편과 합류하기 위해 6월 14일 화요일 토론토를 떠났다. ……
하디 박사는 남감리교회 선교부의 감리사인 리드 박사와 논의하러 서울로 올라오
라는 연락을 받았을 때 원산 주변의 지방 구역을 막 시작하였다. 이후 그는 수도
에서 에비슨 박사와 함께 병원 및 다른 일을 해왔다.

(중략)

Report of the Canadian Colleges' Mission for 1897~1898.
The Canadian College Missionary 8(2) (July, 1898), p. 10

(Omitted)

Mrs. Hardie left Toronto to join her husband on Tuesday, June 14th. …… Dr.
Hardie had just begun a tour in the country district around Gensan, when he
received the message to go to Seoul to confer with Dr. Reid, the superintendent
of the Southern Methodist Board. He has since been doing hospital and other
work in the capital with Dr. Avison.

(Omitted)

회의록, 한국 선교부 서울 지부 (미국 북장로교회) 1891~1921
(1898년 7월 18일)

한국 서울
1898년 7월 18일

서울 지부의 정기 월례회의가 에비슨 박사 사택에서 개최되었으며, 무어 씨가 의장직을 맡아 예배를 인도하였다.

(중략)

투표에 의해 의장은 연례회의에 참석하기 위해 외부에서 오는 사람들을 위한 접대를 준비하기 위한 2명으로 이루어진 위원회를 임명할 것을 지시 받았으며, 화이팅 박사와 에비슨 박사가 임명되었다.

다음의 청구가 낭독되었고 승인되었다.
......
O. R. 에비슨 박사　　　275.00 달러
(중략)

Seoul, Korea.
July 18th, 1898

The regular monthly meeting of the Seoul Station was held at the house of Dr. Avison, Mr. Moore occupying the chair and conducting devotional exercises.

(Omitted)

The chairman was instructed by a vote to appoint a committee of two to arrange for the entertainment of those coming from outside to attend the Annual meeting, and Dr. Whiting and Dr. Avison were appointed.

The following orders were read and approved: -

......

  Dr. O. R. Avison $ 275.00

(Omitted)

18980726

엘렌 스트롱(오리건 주 포틀랜드)이 프랭크 F. 엘린우드
(미국 북장로교회 총무)에게 보낸 편지 (1898년 7월 26일)

(중략)

올봄에 저의 오래된 두통이 다시 시작되는 것 같았는데, 많은 시간 동안 너무
도 피곤하다고 느껴 저는 정기 안식년이 돌아오는 내년까지 기다리는 것보다 올해
안식년을 갖는 것이 최상이라고 생각하였습니다. 피쉬 박사, 이어 에비슨 박사는
저에게 귀국할 것을 조언하였으며, 저는 너무도 피곤하고 훌륭한 사역과 공부를
할 수 없다고 느껴 만일 지금 휴식을 취하고 돌아와서 더 열심히 일을 하는 것이
시간을 절약하는 것이라고 느꼈습니다.

(중략)

Ellen Strong (Portland, Oregon),
Letter to Frank F. Ellinwood (Sec., BFM, PCUSA) (July 26th, 1898)

(Omitted)

This spring seemed to bring a return of my old headaches, and I felt so tired
most of the time, that is was thought best that I should take my furlough this
year instead of waiting until next year when my vacation would properly come.
Dr. Fish advised my coming home and then Dr. Avison and I was feeling so tired
and incapable of good work and study that I felt myself that time would be saved
if I rested now, and in consequence worked more vigorously when I want back.

(Omitted)

올리버 R. 에비슨(서울)이 프랭크 F. 엘린우드
(미국 북장로교회 총무)에게 보낸 편지 (1898년 7월 27일)

한국 서울
1898년 7월 27일

저는 A. A. 피터스 씨가 약 3년 전에 한국에 온 이래 그를 알고 지냈으며, 그의 삶 및 행동이 그에 대한 신망을 가져다 준 것만을 보았습니다. 저는 1895년 콜레라 유행 중에 구제 사업에서 그와 밀접한 관계를 가졌으며, 그의 성실함과 콜레라 병원에서 간호사로서 활동할 때의 철저함에 특히 기뻤고 그 이후 우리 시회의 모든 사람들로부터 계속 존경과 존중을 얻고 있다고 저는 믿고 있습니다. 그는 특별히 한국어 학습에 재능이 있으며, 이미 이곳에 3년 거주하였음에도 아마도 5년이 넘게 거주하였던 선교사만큼 발전해 있는 상태입니다. 그는 다른 외국인들과 달리 대개 혼자 한국의 내륙을 상당히 많이 여행하였습니다.

헤브라이 어에 대한 그의 지식은 한국어에 대해 능숙해지면서, 또한 러시아어, 독일어에 대한 정통한 지식, 그리고 영어에 대한 상당한 지식과 함께 성서공회의 업무를 담당하는데 그를 특별한 방식으로 적합하게 할 것 같으며, 그의 기독교적 성품은 선교사 사회의 모든 사람들로부터 완전하게 신뢰를 받고 있습니다.

서명: O. R. 에비슨
미국 장로교회 선교부 의료 선교사

Oliver R. Avison (Seoul),
Letter to Frank F. Ellinwood (Sec., BFM, PCUSA) (July 27th, 1898)

Seoul, Korea

July 27th, 1898

I have known Mr. A. A. Pieters ever since his arrival in Korea about three years ago and have seen nothing in his life and conduct but what has been to his credit. I was closely associated with him in the work of relief during the Cholera Epidemic of 1895 and was particularly pleased with the faithful and thorough way in which he acted as a nurse in the Cholera hospital and since that time he has continued to gain the respect and esteem of every one in the community I believe. He has been particularly apt in learning the Korean language and already at the end of three years residence here is probably as for advanced as the overage missionary is at the end of five years. He has traveled a great deal in the interior of Korea, generally alone, so far as the presence of other foreigners is concerned.

His knowledge of the Hebrew language combined with his increasing familiarity with Korean, together with an intimate knowledge of Russian and German and a fair knowledge of English would seem to fit him in a peculiar manner to take up the work of the Bible Society while his Christian character is thoroughly believed in by every one in the missionary community.

Signed: O. R. Avison

Medical Missionary of the American Presbyterian Mission

18980730

에스터 L. 쉴즈[북한(산), 한국]가 프랭크 F. 엘린우드
(미국 북장로회 총무)에게 보낸 편지 (1898년 7월 30일)

(중략)

필드 박사와 저는 몇 주 동안 병원의 여성 진료소에서 오후 일찍 1~2시간 동안 일을 하였습니다. 우리는 몇몇 비참한 환자를 보았으며, 그중 일부는 도울 수 있었으나 일부는 육체적 치유가 전혀 가망이 없었습니다. 폐결핵에 걸린 한 여성은 그녀가 언제 치료될 수 있을 것인가 물어보았는데, 그 병원 의사는 치료할 수 없는 것이라고 말을 하였습니다. 에비슨 박사는 육체가 죽어가지만 영혼은 살아 있다며 예수 그리스도에 관해 말하였으며, 신 아주머니 및 다른 한국인 신자가 그들의 방식으로 병든 여성에게 설명해 주었습니다. 아이들의 방식으로 이야기한 단순한 신념은 우리 모두에게 좋은 가르침이었습니다.

(중략)

Esther L. Shields (Puk Han, Korea),
Letter to Frank F. Ellinwood (Sec., PCUSA) (July 30th, 1898)

(Omitted)

Dr. Field and I did some work in the women's Dispensary at the Hosp. for a few weeks, spending an hour or two in the early afternoon there. We saw some pitiable cases; some of whom could be helped & others utterly hopeless for bodily healing. One woman with Phthisis, when told that it was something the doctor could not cure, wondered when she could go to be cured. Dr. Avison told her about the body dying, but the soul living, and of Jesus Christ, and Sin ____ Aminy and another Christian Korean explained in there own fashion to the sick woman. The child-like way in which the story is told and the simple faith of those who believed is a lesson for us all.

(Omitted)

호러스 G. 언더우드(서울)가 프랭크 F. 엘린우드
(미국 북장로교회 총무)에게 보낸 편지 (1898년 8월 5일)

(중략)

특별 요청에 관하여,

박사님께서 기억하시듯이, 작년 1897년 가을에 에비슨 박사와 저는 건강을 위해 일본 등지를 여행하도록 지시를 받았습니다. 저는 상당히 아팠고 건강을 회복할 수 있을지 알 수 없었지만, 열이 내리자 저는 여행하는 것이 필요하다고 생각하였습니다. 선교부는 연례회의에서 에비슨 박사에게 가족을 데리고 바다 여행을 다녀오라고 '지시'하였습니다. 이 여행들은 필요한 것이었으며, 우리가 돌아온 후 특별 예산을 요청할 필요가 있음을 알게 되었습니다. 그러나 올해 예산이 모두 결정되고 그것은 작년의 일이었지만 선교본부의 어떠한 결정 소식도 아직 듣지 못하였습니다. 그 여행은 필요한 것이었고, 만일 선교본부가 그 액수를 승인해 주지 않는다면 우리는 무척 곤란을 겪게 될 것인데, 대가족을 가진 에비슨 박사가 특히 그럴 것입니다.

(중략)

Horace G. Underwood (Seoul),
Letter to Frank F. Ellinwood (Sec., BFM, PCUSA) (Aug. 5th, 1898)

(Omitted)

Re Special Request: -

As you will remember, last year in the Fall of 1897, Dr. Avison & I were ordered to take a trip to Japan etc. for our health. I had been quite sick & it was not known whether I would get well, but when the fever had gone, it was deemed necessary for me to take a trip; and the Mission as a mission at its annual meeting took upon itself to "instruct" Dr. Avison to take his family for a sea trip. These were necessary, and on our return it was found necessary to ask for a special appropriation which was done, but as yet no word of any action by the Board has reached us, although this year's appropriations have all come in and that was on last year. The trip was a necessity, and we will be much straightened, if the Board does not grant the amount, and this is especially so of Dr. Avison with his large family.

(Omitted)

지역 단신. 독립신문(서울) (1898년 8월 9일), 2쪽

에비슨 부인은 지난 6일 아들을 낳았다.[116] 산모와 아기는 모두 건강하다.

Local Items. *The Independent* (Seoul) (Aug. 9th, 1898), p. 2

Mrs. Avison gave birth to a son on the 6th inst. Mother and baby are doing well.

---

116) 6남인 올리버 마틴 언더우드(Oliver Martin Underwood Avison, 1898. 8. 6.~1970. 8. 6)이다.

로버트 E. 스피어(미국 북장로교회 총무)가 엘렌 스트롱
(오리건 주 포틀랜드)에게 보낸 편지 (1898년 8월 11일)

1898년 8월 11일

엘렌 스트롱 양,
 오리건 주 포틀랜드 웨스트 파크 325

친애하는 스트롱 양,

　귀하가 엘린우드 박사에게 보낸 7월 26일자 편지를 8월 1일에 받았으며,[117] 1 주일 후에 귀하의 귀국을 조언하는 에비슨 박사의 이유가 담긴 편지가 도착하였습니다.[118] 엘린우드 박사는 수 주일 동안 자리를 비웠으며, 한 달 정도는 돌아오지 않을 것이기에 대신 내가 귀하의 편지를 받았다는 것을 알리는 편지를 쓰는 것이며, ……

(중략)

---

117) Ellen Strong (Portland, Oregon), Letter to Frank F. Ellinwood (Sec., BFM, PCUSA) (July 26th, 1898).
118) 8월 8일이다.

Robert E. Speer (Sec., BFM, PCUSA), Letter to Ellen Strong (Portland, Ore.) (Aug. 11th, 1898)

August 11th, (189)8

Miss Ellen Strong,

  325 West Park St., Portland, Oregon.

My dear Miss Strong: -

Your letter of July 26th to Dr. Ellinwood was received August 1st, and just a week later Dr. Avison's letter came giving the reasons for his advising your return. Dr. Ellineood has been away for several weeks, and will not come back for a month or so yet, and so I write in his stead to acknowledge the receipt of your letters and both in his behalf and in my own to welcome you most cordially back to our own country again, ...

(Omitted)

로버트 E. 스피어(미국 북장로회 총무)가
올리버 R. 에비슨(서울)에게 보낸 편지 (1898년 8월 11일)

1898년 8월 11일

O. R. 에비슨 박사,

　한국 서울

친애하는 에비슨 박사님,

　　스트롱 양의 귀국에 관한 박사님의 7월 8일자 편지를 대단히 신속하게 받았으며,[119] 스트롱 양이 포틀랜드에서 보낸 자신의 도착을 알리는 편지를 받은 바로 1주일 후인 8월 8일 받았습니다.[120] 그녀는 한국과 일본 사이에서 상당히 힘든 여행을 했지만 태평양을 가로지르는 여행은 대단히 즐거웠으며, 고국으로 온 이래 약간의 두통이 있지만 이미 상당히 기분이 좋아졌음을 느끼고 있다고 말하고 있습니다. 그녀는 계속 더 좋아지고 있다고 말하고 있습니다. 박사님과 그녀가 쓴 편지의 내용을 보면 그녀가 선교지에서 시도하는 사역이 대단히 불만스럽고 고통스러웠음에 틀림없는 것 같으며, 박사님이 어떻게 결정을 하게 되었는지를 잘 이해할 수 있습니다.

　　하지만 그 문제에 대한 실수가 거의 없었지만 선교부의 승인은 아직 받지 못하였습니다. 그런 경우 지침서의 규정에서 박사님은 다음과 같이 되어 있는 것을 아실 것입니다 - "(정규 안식년 이외의) 다른 휴가는 선교부의 건의에 따라 선교본부의 투표로 결정되지만, 예외적으로 지체가 허용되지 않는 위급한 건강 상태를 고려해야 할 경우에는 선교부의 승인으로 충분할 것이며 그러한 경우 의료 증명서와 함께 즉시 선교본부에 보고하여야 한다."

　　편지에서 박사님은 자신의 조언에 따라 그녀의 귀국에 대해 서울 지부 회원들로부터 만장일치의 동의를 받았다고 하였으며, 이것은 의심할 여지없이 선교부의 결정이었음을 나타내지만 최소한 평양과 부산 지부의 승인을 얻는데 그리 오랜 시간을 필요로 하지 않았을 것입니다. 아마도 이 문제가 다른 지부에 제출되었고, 따라서 그들의 결정이 왔을 것입니다. 어쨌건 9월 첫 월요일까지 선교본부의 회의는 없습니다.

---

119) 이 편지는 확인하지 못하였다.

120) Ellen Strong (Portland, Oregon), Letter to Frank F. Ellinwood (Sec., BFM, PCUSA) (July 26th, 1898).

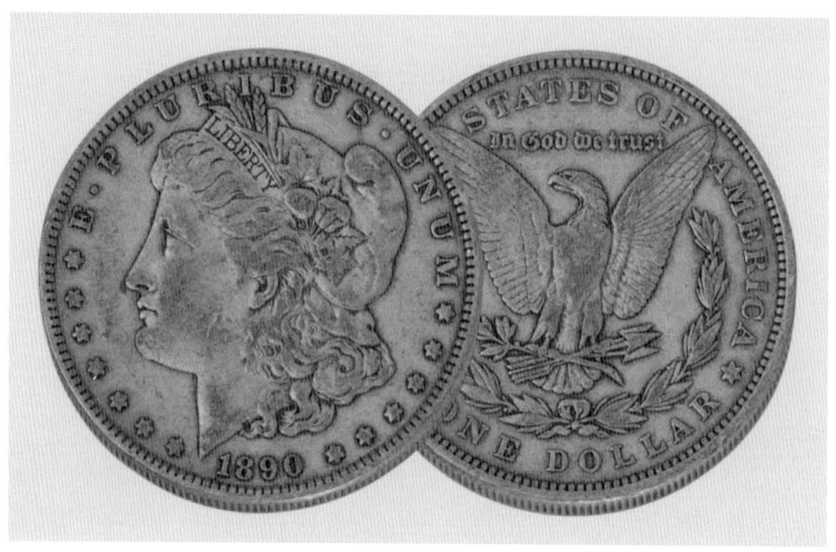

그림 4-82. 1890년에 제조된 자유 주조 은화

　나는 엘린우드 박사가 자리에 없기 때문에 박사님 편지에 대한 답으로 이 편지를 쓰고 있습니다. 그는 봄에 대단히 심한 심계항진(心悸亢進)을 겪었는데 그것은 인후 문제로 큰 고생을 했던 대단히 추운 겨울이 끝날 때 시작되었습니다. 그는 내켜하지 않았지만 우리는 그가 올 여름 약간의 휴식을 갖기 위해 모든 업무에서 완전히 손을 놓도록 설득하였습니다. 그는 지금까지 담당하는 서신을 항상 자신에게 보내도록 하였지만 올 여름 우리 모두의 주장에 동의하여 대단히 기쁘게도 한국에서 오는 편지들을 제가 검토하여 답장을 보내도록 하였습니다.

　박사님은 확실히 서울에서 중요한 전쟁 소식을 매우 빠르게 들으실 것입니다. 이제 종전이 가까운 것 같으며, 처음에는 누구도 꿈꾸지 않았던 많은 결과를 낳았습니다. 그것은 이곳에서 지역주의를 타파하였고, 잠시 동안 자유 주조 은화가 시중에서 사라지게 한 것 같으며, 우리나라의 정신을 여러모로 고귀하게 하였습니다. 그리고 확실히 지금은 인식하지 못하지만 장래에 전체적으로 분리되어 발달할 많은 결과와, 그것이 우리 나라를 세계의 나머지 국가 쪽으로 이끌 새로운 관계 및 그것이 우리에게 가져다 줄 새로운 위상이 있습니다. 나는 오늘 아침 페르시아에서 온 편지 중 마닐라 전쟁 이후 고대 니네베이었던 모술에서 터키 사람들이 미국인들에 대해 더욱 더 존경한다는 언급을 읽고 대단히 흥미로웠습니다. 전쟁이 가져다 준 최상의 열매 중 하나는 이 나라와 영국 사이에 일어난 새로운 정신입니다.

러시아 측에 의해 우리 선교 사역에 드리워진 구름이 최소한 일시적으로 제거
될 전망에 우리는 기뻐하고 있습니다. 나는 우리가 러시아와 일본 사이의 최근 의
정서를 오해하지 않고 그것은 지금은 최소한 우리가 자유롭게 선교사역을 할 수 있
다는 것을 분명히 의미하는 것이기를 바라고 있습니다. 밤은 충분히 빠르게 우리의
삶에 밀려오는데, 우리의 사역을 괴롭히는 그림자를 이야기하는 것이 아니라, 어느
누구도 더 이상 일을 할 수 없을 때 밤이 오는 것을 알면서 그를 보내어 주님의
사업을 수행하였던 주님의 발자국을 더 열심히 따르도록 권고하시는 것입니다.

나는 서울 지부의 모든 회원들이 건강하고, 사역이 착실하게 전진하며, 직접적
인 영적 결과를 성취하고 그리스도가 구할 수 사람들을 모으는데 있어 과거보다
더 많이 모든 기회를 이용하기를 바랍니다.

부인과 박사님께 안부를 전하며, 며칠 전 옐로우스톤 공원으로 떠나지 않았다
면 그랜트 씨도 안부를 전했을 것입니다.

안녕히 계세요.
R. E. 스피어

Robert E. Speer (Sec., BFM, PCUSA),
Letter to Oliver R. Avison (Seoul) (Aug. 11th, 1898)

Aug. 11th, (189)8

O. R. Avison, M. D.,
  Seoul, Korea

My Dear Dr. Avison:

Your letter of July 8th. regarding Miss Strong's return, came through very
promptly, and was received here on Aug. 8th just a week after we had received
Miss Strong's letter writing from Portland, telling of her arrival. She says she had
a rather heavy passage between Korea and Japan, but a very pleasant voyage

across the Pacific, and that she already feels better for it, although she has had some headache since she came home. Still she says she continues to feel better. It is evident from what you say in your letter, and what she also writes that her attempts at work on the field must have been a most unsatisfactory and painful to her while suffering in the way, and we can well understand how you should have reached the decision you did.

There has been this little oversights in the matter, however, that no Mission approved has as yet been received. The Manual provision covering such cases, you will remember in as follows: - 'Any other leave of absence' (than the regular furlough) should be but vote of the Board on recommendation of the Mission, except where a critical consideration of health does not admit of delay in which case the approval of the Mission will be deemed sufficient, the case to be promptly reported to the Board with medical certificates.

You speak in your letter of the unanimous assent of the members of the Seoul Station to her return, in accordance with your advice, and this is doubtless indicative of what the action of the Mission would have been, but it would not have required a very long time to receive the approval of the Pyeng Yang and Fusan Stations at least. Perhaps the matter was submitted to these other Stations, and their actions will come subsequently. There is no meeting of the Board now until the first Monday in September in any event.

I am writing this in answer to your letter because Dr. Ellinwood is away. He had a very severe attack of palpitation of the heart in the Spring, which came at the else of a very hard winter, during which he had a great deal of throat trouble, and although he was loath to do so, we have induced him to lay aside absolutely all his work for a little rest this summer. He has hitherto always had his correspondence follow him, but his acquiescence in what we all insisted upon this summer, gives me the very great pleasure of going over the correspondence from Korea, and sending answers thereto.

You will doubtless be getting in Seoul the more important news of the War very promptly. The end seems to be near now, and the War was resulted in a great deal that nobody dreamed of in the beginning. It has destroyed sectionalism here, it seems to have buried the free silver lunar out of sight for a while, it has dignified in many ways the spirit of the nation, and there are doubtless many consequences which no one perceives now which the future will develop apart altogether or from the new relationship to which it brings us towards the rest of the world, and the new position it acquires for us before the nations. I was very much interested in reading from a letter from Persia this morning a statement that in Mosul, which is ancient Nineveh, the Turks have been very much more respectful toward Americans since the battle of Manilla. One of the best fruits of the war is the new spirit it had produced between this country and Great Britain.

We rejoice in the prospect of the temporary removal at least of the clouds which overhung our Mission work from the quarter of Russia. We do not, I hope, misunderstand the recent protocol between Russia and Japan but it assuredly means for the present at least that we shall have a free hand with our missionary work. The night is coming over our own lives fast enough, not to speak of any shadows that may hang over our work, to exhort us to follow in the footsteps more earnestly of Him who worked the works of Him who sent him while it was __ay, knowing that the night was coming when no man can work any more.

I hope that all the members of the Seoul Station are well, and that the work is moving forward with steady steps and advancement, and that all its opportunities are being used more than even in the past __ the attainment of directly spiritual results, and the gathering in ___ those whom Christ will save.

With warm regards to Mrs. Avison and yourself in which Mr. Grant would join if he had not left a few days ago for a trip to the Yellowstone Park, I am,

Very cordially yours,
R. E. Speer

회의록, 한국 선교부 서울 지부 (미국 북장로교회) 1891~1921
(1898년 8월 15일)

한국 서울
1898년 8월 15일

서울 지부의 정기 월례회의가 에비슨 박사 사택에서 개최되었으며, 의장은 성경을 봉독하고 무어 씨가 기도를 드렸다.

(중략)

연례회의를 위한 보고서가 다음과 같이 배정되었다.

......

학교 보고서 : 도티 양, 언더우드 박사, 에비슨 박사

의료 사업 보고서: 에비슨 박사 및 빈튼 박사, 만일 원하면 언더우드 부인 및 화이팅 박사

(중략)

다음의 청구가 낭독되었고 승인되었다.

......

O. R. 에비슨 박사   342.50 달러

......

무어 씨가 사용하고 있는 부지에 인접한 부지를 채우는 것을 고려하여 자산 위원회의 지방 위원은 에비슨 박사와 함께 곤당골 부지에 미치는 영향을 조사하고 그것과 관련하여 최선의 조치를 취하도록 요청 받았다.

(중략)

Seoul, Korea.
August 15th, 1898

The regular monthly meeting of the Seoul Station was held at the house of Dr. Avison, the chairman reading Scripture and Mr. Moore offering prayer.

(Omitted)

The following assignment was made of reports for the Annual Meeting: -

......

Report on Schools : Miss Doty, Dr. Underwood, Dr. Avison

Report on Medical Work: Dr. Avison and Dr. Vinton and, if they desire Mrs. Underwood and Dr. Whiting

(Omitted)

The following orders were read and approved: -

......

   Dr. O. R. Avison $ 342.50

......

In view of the filling in of property adjoining that occupied by Mr. Moore, the local members of the Property Committee, in conjunction with Dr. Avison, were asked to investigate the effect upon the Kon-dong-kol property and to take whatever steps seemed best in regard to it.

(Omitted)

캐드월러더 C. 빈튼(서울)이 프랭크 F. 엘린우드
(미국 북장로교회 총무)에게 보낸 편지 (1898년 8월 20일)

(중략)

1897년의 예외적으로 힘든 여름에 언더우드, 에비슨, 그리고 밀러 가족 전체가 건강을 위해 서울을 떠나야 했는데, 긴급 상황을 위한 자금이 선교부에 거의 없었습니다. 약 2천 엔 정도의 개인 자금이 사용되었고 선교본부가 이중 일부를 환불해 주도록 나중에 요청하였지만, 아직 어떠한 대답도 받지 못하였습니다.

(중략)

Cadwallader C. Vinton (Seoul),
Letter to Frank F. Ellinwood (Sec., BFM, PCUSA) (Aug. 20th, 1898)

(Omitted)

When an unusually trying summer made it necessary in 1897 for the entire Underwood, Avison, and Miller households to seek health away from Seoul, but little mission money could be had for the exigency. Some two thousand yen of private money was expended, but the request, made later, that the Board refund a portion of this has received as yet no reply whatever.

(Omitted)

18980829

J. 헌터 웰스(중국 상하이)가 프랭크 F. 엘린우드
(미국 북장로교회 총무)에게 보낸 편지 (1898년 8월 29일)

(중략)

하지만 우리는 선교부가 웰스 부인을 위해 요청했던 경비가 선교본부에 의해 승인되지 않았다는 것을 알고 대단히 놀랐습니다. 작년에 에비슨 및 언더우드 박사가, 그리고 그 전 해에 어빈 박사가, 게다가 제가 모르는 다른 사람들이 우리의 경우보다 더 많은 이유를 갖고 있지 않았지만 질병 기금이 허용되었기에 이상합니다.

(중략)

J. Hunter Wells (Shanghai),
Letter to Frank F. Ellinwood (Sec., BFM, PCUSA) (Aug. 29th, 1898)

(Omitted)

We were very much surprised to learn, however, that the money requested by the Mission for Mrs. Wells had not been allowed by the Board. This is strange since both Dr. Avison and Dr. Underwood last year, and Dr. Irvin the year before, besides others I don't know of, have been allowed with no more reason than in our case, sick funds.

(Omitted)

회의록, 한국 선교부 서울 지부 (미국 북장로교회) 1891~1921
(1898년 9월 19일)

한국 서울
1898년 9월 19일

서울 지부의 정기 월례회의가 에비슨 박사 사택에서 개최되었으며, 밀러 씨가 의장을 맡아 예배를 인도하였다.

(중략)

다음의 청구가 낭독되었고 승인되었다.
......
O. R. 에비슨 박사　　290.00

(중략)

Seoul, Korea.

September 19th, 1898

The regular monthly meeting of the Seoul Station was held at the house of Dr. Avison, Mr. Miller occupying the chair and conducting devotional exercises.

(Omitted)

The following orders were read and approved: -

......

Dr. O. R. Avison   290.00

(Omitted)

지역 단신. 독립신문(서울) (1898년 9월 20일), 3쪽

지금 연례회의를 갖고 있는 남감리교회의 친교 회의가 어제 아침 C. R. 리드 박사 댁에서 개최되었다.[121] 이 회의에는 감리교회의 G. C. 콥 목사, 장로교회의 밀러 및 기포드 목사, 그리고 에비슨 및 빈튼 박사 등 이 도시 다른 선교부의 대표들이 참석하였다.

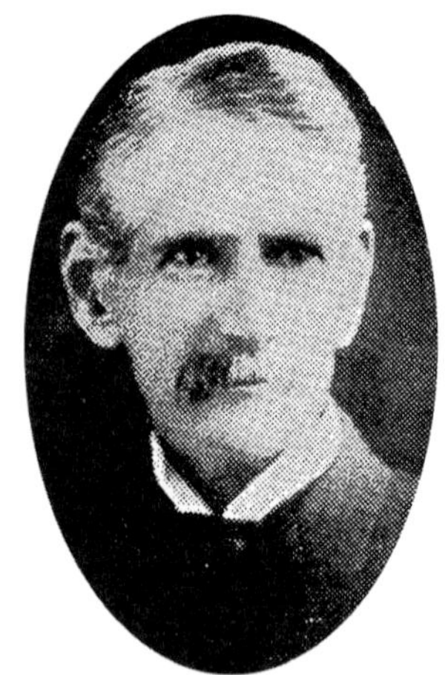

그림 4-83. 클래런스 F. 리드

Local Items. *The Independent* (Seoul) (Sept. 20th, 1898), p. 3

The fraternal session of the Methodist Episcopal Church South, which is now holding its Annual Meeting, was held at the residence of Dr. C. R. Reid yesterday morning. It was attended by the representatives of the other missions in the city, Rev. G. C. Cobb, representing the Methodist Episcopal Church and Revs. Miller and Gifford and Drs. Avison and Vinton, the Presbyterians.

---

121) 클래런스 F. 리드(Clarence Frederick Reid, 1849. 7.14~1915. 10. 8)는 남감리교회의 중국 및 한국 의 개척 선교사이었으며, 후에 평신도 선교 운동의 총무로 활동하였다. 그는 뉴욕 주 셔냉고 카운티에서 태어났으며, 1878년 켄터키 연회의 전도사로서 중국 선교부로 임명되어 1879년 가을 상하이에 도착하였다. 리드는 1895년 유진 R. 헨드릭스 감독과 한국을 방문하여 선교를 개시하도록 중국 연회의 한국 지부 감리사로 임명 받아 1896년 서울에서 첫 사역을 시작하였다. 1897년 그는 미국 남감리교회 선교 본부에 의해 새로 설립된 한국 선교부의 감리사로 임명되었다. 건강이 쇠약해진 그는 1900년 귀국하였다. 1903년 그는 태평양 연안의 동양인들에 대한 사역 책임을 맡았으며, 1909년 평신도 선교 운동과 연관을 맺어 1910년 총무로 선출되었다.

회의록, 한국 선교부 서울 지부 (미국 북장로교회) 1891~1921
(1898년 10월 17일)

(중략)

다음의 청구가 낭독되었고 승인되었다.

……

O. R. 에비슨 박사　　290.00

……

에비슨 박사가 기도를 드린 후 폐회하였다.

H. G. 언더우드, 의장
C. C. 빈튼, 서기

Minutes, Seoul Station, Korea, 1891~1921 (PCUSA) (Oct. 17th, 1898)

(Omitted)

The following orders were read and approved: -

……

Dr. O. R. Avison　　$ 290.00

……

After prayer by Dr. Avison the meeting adjourned.

H. G. Underwood, Chairman
C. C. Vinton, Secretary

[1898년] 제14차 연례회의 (1898년 10월 19일~31일)

제1일, 1898년 10월 19일, 수요일

아침 회의: 오전 10시

......

특별 투표에 의해 임원 선출 전에 듣기로 한 연례회의 준비 위원회의 보고는 에비슨 박사가 제출하였으며, 협의회 회의를 제3일에서 제2일 오후로 변경한 후 채택되었다.

(중략)

제3일, 1898년 10월 21일

아침 회의: 오전 9시

......

이제 게일 씨가 의장직을 맡아 상임 위원회를 다음과 같이 수정하였다.

(1) ......

　　선교부 기록 위원회: 에비슨 박사, 웰스 박사, 애덤스 씨

(2) 예산 위원회: 빈튼 박사, 베어드 씨, 에비슨 박사

(중략)

제4일, 1898년 10월 22일 토요일

아침 회의: 오전 9시

......

스월른 씨와 에비슨 박사는 상하이에서 투병 중인 리 씨와 폴웰 부인에게 그들에 대한 우리의 위로를 표하는 서신을 보내는 위원회에 임명되었다.

(중략)

제5일, 1898년 10월 24일 월요일

아침 회의: 오전 9시

......

서기는 어빈 부인의 부산 여학교에 대한 보고서[보고서 DD를 볼 것]를 안독하였다. …… 에비슨 박사 역시 홍문석골교회의 남학교에 대해 구두 보고와 제중원 의학교에 대해 그의 의료 보고서[보고서 OO를 볼 것]에서 발췌하여 낭독하였고, 이 모든 보고서들은 위원회에 회부되었다.

(중략)

제7일, 1898년 10월 26일 수요일

아침 회의: 오전 9시

......

서기는 부산의 의료 사역에 대한 어빈 박사의 보고서[보고서 MM을 볼 것]를 낭독하였고, 웰스 박사는 평양의 의료 사역에 대한 자신의 보고서[보고서 NN을 볼 것]를 낭독하였으며, 그 후에 에비슨 박사 및 빈튼 박사는 서울 지부의 의료 사역에 대한 보고서[보고서 OO 및 PP를 볼 것]를 낭독하였는데, 이 보고서들은 모두 위원회에 회부되었다.

......

이제 마펫 씨는 교육 위원회의 보고서[보고서 ZZ을 볼 것]를 낭독하였다. …… 또 다른 토의가 있은 후에 에비슨 박사의 보고서에 개요가 담겨 있는 선교부 이외의 기금으로 병원 의학교와 연관된 장학금을 조성하는 것을 승인하자는 동의 역시 상정되었다.

(중략)

제8일, 1898년 10월 27일 목요일

아침 회의: 오전 9시

......

선교부 기록 위원회는 에비슨 박사를 통해 보고하였으며[보고서 FFF를 볼 것], 보고서는 채택되었다.

(중략)

제10일, 1898년 10월 29일 토요일

아침 회의: 오전 9시

......

회의는 오후 3시에 만나자는 동의와 함께 점심을 위해 폐회하였다. 찬송가를 불렀고 에비슨 박사가 기도를 드렸다.

(중략)

오후 회의: 오후 3시

......

다음과 같이 상임 위원회의 위원이 선임되었다. 자산 위원회에 리 씨, 애덤스 씨가 3년 임기, 에비슨 박사가 1년 임기; ...... 재정 위원회에 3년 임기로 에비슨 박사, 2년 임기로 필드 박사. 따라서 내년의 상임 위원회는 다음과 같이 구성되었다.

(1) 자산 위원회:　　　1년, 밀러 씨, 에비슨 박사

　　　　　　　　　　　2년, 스월른 씨, 도티 양

　　　　　　　　　　　3년, 리 씨, 애덤스 씨

......

(6) 재정 위원회:　　　1년, 언더우드 박사

　　　　　　　　　　　2년, 필드 박사

　　　　　　　　　　　3년, 에비슨 박사

(중략)

Fourteenth Annual Meeting[, 1898] (Oct. 19th~31st, 1898)

First Day, Wednesday, Oct. 19, 1898

Morning Session: 10 A. M.

......

By special vote the report of the committee on Arrangements for the Annual Meeting was heard before the election of officers, being presented by Dr. Avison and adopted with a change of the Council meeting from the third day to the afternoon of the second day of the meeting.

(Omitted)

Third Day, Friday, Oct. 21, 1898

Morning Session: 9 A. M.

......

Mr. Gale now took the chair as chairman and amended the following Standing Committees: -

(1) ......

    On Mission Records: Dr. Avison, Dr. Wells, Mr. Adams

(2) On Estimates: Dr. Vinton, Dr. Baird, Dr. Avison

(Omitted)

Fourth Day, Saturday, Oct. 22, 1898

Morning Session: 9 A. M.

......

Mr. Swallen and Dr. Avison were appointed a committee to send to Mr. Lee and to Mrs. Follwell who are sick in Shanghai, a message expressing our sympathy for them.

(Omitted)

Fifth Day, Monday, Oct. 24, 1898

Morning Session: 9 A. M.

......

The secretary read for Mrs. Irvin her report on the Girls' school at Fusan [see report DD]; ...... Dr. Avison also making a verbal report on a boys' school at the Hong-mun-Syek-kol church and reading as a report of the school of medical instruction at the hospital an extract from his medical report [see report OO], and all thee reports were referred to the committee.

(Omitted)

Morning Session: 9 A. M.

......

The secretary read the report of Dr. Irvin on Medical work at Fusan [see report MM], and Dr. Wells read his report on Medical work at Pyeng Yang [see report NN], after which reports on Medical work in Seoul station were read by Dr. Avison and Dr. Vinton [see reports OO, PP], and these reports were all referred to the committees.

......

Mr. Moffett now read the report of the Educational committee [see report ZZ]. ...... After another discussion a motion approving the policy outlined in Dr. Avison's report of establishing, from funds outside those of the Mission, scholarships in connection with the school for medical instruction at the hospital was also laid on the table.

(Omitted)

Morning Session: 9 A. M.

......

The committee on Mission Records reported through Dr. Avison [see report FFF], and the report was adopted.

(Omitted)

Morning Session: 9 A. M.

......

The session closed at the luncheon hour with a motion to meet in the afternoon at three o'clock. A hymn was sung and Dr. Avison offered prayer.

(Omitted)

Afternoon Session: 3 P. M.

......

The following were elected as members of Permanent Committees: - for three years on the Property committee Mr. Lee, Mr. Adams, and for one year Dr. Avison; …… for three years on the Finance committee Dr. Avison, and for two years Dr. Field. For the coming year the Permanent Committees therefore stand: -

(1) Property Committee:　　1 year, Mr. Miller, Dr. Avison

　　　　　　　　　　　　　2 years, Mr. Swallen, Miss Doty

　　　　　　　　　　　　　3 years, Mr. Leer, Dr. Adams

……

(6) Financial Committee:　　1 year, Dr. Underwood

　　　　　　　　　　　　　2 years, Dr. Field

　　　　　　　　　　　　　3 years, Dr. Avison

　　　　　　　　　　　　　　(Omitted)

프레더릭 S. 밀러(서울),
1898년 서울 지부의 총괄 보고서 (1898년 10월 21일)

(중략)

여성 사역

……

필드 박사는 제중원의 여성 진료소를 책임 맡고 있는 동안 환자들을 위한 예배를 매일 드렸다. 병원과 인근에서 온 여성들이 일요일 아침 에비슨 박사가 진료소에서 여는 예배에 참석하고 있다.

……

서울의 전도 사역 총괄

……

홍문석골교회에서는 정기적으로 주일 및 주중 모임이 진행되었다. 9명의 성인이 세례를 받았고, 한 명을 예비신자로 받았다. 이 교회의 목회 업무는 에비슨 박사가 맡고 있다.

제중원에서는 에비슨 박사가 매일 기도회와 주일 전도 예배를 관장하고 있다. 무어 씨는 매일 진료가 시작하기 전에 진료소에서 예배를 드린 후 병동에서 환자들과 대화를 나누었다. 그의 조사인 전 씨는 한 달 동안 전에 입원했던 환자를 방문하였는데, 그들과 좋은 유익한 시간을 가졌다고 보고하였다.

(중략)

여행 사역 등

……

에비슨 박사는 병원에 책방을 갖고 있는데, 그 운영 경비는 퀴닌 등의 판매로 조달되고 있다. 책방을 책임 맡고 있는 사람은 진실한 신자이며, 진료소가 열기를 자신의 방에서 기다리는 환자들에게 상당한 전도를 하고 있다.

……

학교

선교부의 결정에 따라 기숙 남학교는 1897년 9월 폐쇄되었다.

...... 에비슨 박사는 홍문석골교회에 있는 학교가 교사가 시간이 날 때 운영되고 있다고 보고하고 있다.

......

의료 사역

......

제중원에서 에비슨 박사는 1년 동안 9,018명의 진료소 환자와 228명의 입원 환자를 진료하였다고 보고한다. 총 수입은 1,619 엔이었다. 지난 해와 비교했을 때 여성 입원화자와 총 수입은 현저한 증가를 보이고 있다. 특별 병동은 때때로 모두 환자로 차 잘 운영되었다. 이를 이용하는 비용으로 하루에 20 젠부터 1 엔까지 받았다. 병원에는 5명의 학생 조수가 있는데, 2명은 보수를 받고 있고 2명은 음식을 받으며, 1명은 수업료만을 받고 있다. 그들은 해부학, 화학, 약물학 및 약학을 모두 한국어로 배우고 있다.

연중 에비슨 박사는 때때로 우리 선교부의 빈튼, 화이팅, 필드, 피쉬 박사들 및 쉴즈 양, 그리고 남 감리교회 선교부의 하디 박사에 의해 짐을 덜거나 도움을 받았다. 그는 통상적인 외부 진료 외에도 정부의 요청으로 무관학교(武官學校) 지원자 400~500명을 신체검사하였다.[122]

지난 가을 빈튼 박사는 8주 동안 제중원의 책임을 맡았으며, 지난 3개월 동안 월더 진료소에서 환자를 진료하였다. ......

문서 사역

......

에비슨 박사는 그레이 해부학, 화학, 약물학 및 위생 과학 교과서의 번역 작업을 하였다. 그는 약간의 찬송가도 번역하였다.

(중략)

---

122) 일본의 주도로 1895년 4월 신식 군대인 훈련대가 편성되면서 5월 이들을 훈련시키고 지휘할 초급 무관 양성을 위해 설치된 훈련대 사관 양성소는 민비 시해 사건으로 9월 폐지되었다. 하지만 사관 양성의 필요성이 제기되면서 1896년 1월 초급 무관을 양성하기 위한 무관학교 관제가 반포되었다. 그러나 한 달 후에 고종의 아관파천으로 진행이 없다가 1897년 2월 환궁하고 대한제국이 선포된 후 1898년 7월 1일 무관학교가 군부 소속으로 설립되었다.

Frederick S. Miller (Seoul),
The General Report of Seoul Station 1898 (Oct. 21st, 1898)

(Omitted)

Woman's Work

......

Dr. Field, while in charge, hold a daily service for the patients at the womens dispensary of the Gov. Hospital. The women at the Hospital and send from its neighborhood attend the Sabbath morning held by Dr. Avison in the dispensary.

......

General Evangelistic Work, Seoul

......

At Hongmunsakol church the regular Sabbath and week day meetings have been held. Nine adults were baptized and one catechumen was received. The pastoral care of this church fell to Dr. Avison.

At the Government Hospital, daily prayer-services and a Sabbath preaching service were conducted by Dr. Avison. Mr. Moore held a service in the dispensary every day before the clinic began and then talked to the patients in the wards. His helper, Mr. Chun, spent a month visiting former patients and reported having a good profitable time with them.

(Omitted)

Travel Work, etc.

......

Dr. Avison has a bookroom at the Hospital the expenses of which are made by the sale of quinine, etc. The man in charge is an earnest christian and does a good deal of preaching to the patients as they wait in his room for the dispensary to open.

......

Schools

According to the decision of the mission, the Boys' Boarding schoool was closed in Sept. 1897.

...... Dr. Avison reports a school at Hongmunsokkol church conducted by his teacher in his spare time.

......

Medical Work

......

At the Government Hospital Dr. Avison reports 9,018 dispensary patients and 228 in-patients seen during the year. The total receipts have been yen 1,619. As compared with last year the number of female in-patients and the general receipts show a marked improvement. The private wards have been well patronized very often all being occupied. For the use of these, fees have been received at the rate of from twenty sen to one yen per day. There are five student assistants, two receiving salaries, two receiving food, and one receiving tuition alone. They are studying anatomy, chemistry, materia medica, and pharmacy, all in Korean.

During the year Dr. Avison has been relieved at times and assisted at other times by Drs. Vinton, Whiting, Field, Fish and Miss Shields of our mission and Dr. Hardy of the Methodist Mission, South. Besides his usual outside practice, the Doctor was engaged by the Government to examine 400 to 500 candidates for the military academy.

Dr. Vinton was in charge of the Government Hospital for eight weeks last fall, and has seen patients at the Walder Dispensary during the last three months.

......

Literary Work

......

Dr. Avison worked on translations of Gray's Anatomy, and textbooks on chemistry, materia medica, and sanitary science. He also translated some hymns.

(Omitted)

새뮤얼 F. 무어(서울),
1898년 S. F. 무어의 보고서 B (1898년 10월 22일)

(중략)

곤당골교회는 적은 수의 교인으로 계속되고 있다. 모두 가난하며, 많은 사람들은 대단히 가난하다. …… 이른바 독립교회와의 연합이 논의되었으며,123) 두 교회 모두 작고 너무 가깝게 위치해 있다는 사실로 연합을 하는 것이 바람직한 것 같다.

……

4. 한국인 목사와 관련하여 교회가 아직 약하기 때문에 우리가 지방 여행으로 없을 때 에비슨 박사가 담당할 수 있을 것이다. 만일 이 두 교회가 연합하여 병원과 관련된 사역을 한다면 튼튼한 회중이 만들어질 것으로 믿는다. 이 문제가 노회 혹은 평의회에서 논의할 문제일 수 있지만, 그것을 선교부에 제출하는 것이 최상인 것 같았다. 6월 29일 나는 병원을 매일 방문하기 시작하였고, 이곳은 씨를 뿌리기에 특별한 들판이라고 확신한다. 많은 환자들이 그곳에서 근 한 달 동안 입원해 있으며, 나는 21번의 강의를 통해 예수의 일생 중 주요 대목을 그들에게 알려주려 노력하였다. 여러 명이 상당한 관심을 가졌고 서적들을 여러 지방에 있는 자신들의 집으로 가져갔다. 진료실을 방문하는 사람들과 30분의 예배도 드렸으며, 전도지를 배포하였다. 나는 퇴원하여 집으로 돌아간 환자를 방문함으로써 사역의 추적이 주요 업무인 병원 전도사로 전광실을 따로 임명해 줄 것을 선교부에 추천하고 싶다. 그는 그런 여행을 두 번 하였으며, 그 자신과 그의 취지가 충심으로 환영을 받았음을 보고하였다.

(중략)

---

123) 홍문석골교회를 말한다.

Samuel F. Moore (Seoul),
Report of S. F. Moore - B, 1898 (Oct. 22nd, 1898)

(Omitted)

The K. D. K. Church continues few in members. All are poor, and many very poor. …… There has been talk of union with the so called Ind. Church and the fact that these two churches, both small, are so near together makes union seem desirable.

……

4. 4. In our absence on country trips Dr. Avison would have charge as the ch. is yet weak in the matter of a native pastor. If these two churches unite and work in connection with the hospital I believe a strong congregation will result. While this may be said to be a matter for the session or Council it seemed best to bring it before the Mission. On June 29th I began daily visits to the hospital and am convinced that there is an unusual field here for seed sowing. Many inpatients are there for a month, and I have endeavored to take them thro' the principal points in the life of Xt in 21 lessons. Several have become much interested and have taken the books to their homes in various parts of the country. A half hours service is also held with those who come to the clinic & tracts are distributed. I would recommend to the mission the setting apart of Chun Quang Sil as Hospital evangelist whose chief work shall be following up the work by visiting patients who have returned to their homes. He has made two such trips & reports a cordial reception of himself & his message.

(Omitted)

에스터 L. 쉴즈(서울), 에스터 루카스 쉴즈의 개인 보고서,
서울, 한국, 1897~1898년 (1898년 10월 24일)

1897년 10월 14일 서울에 도착한 나는 스트롱 양에 의해 인성부채로 안내되었고, 1년 동안 그녀와 함께 생활하면서 언어 학습을 시작하였다. 그녀는 자신의 (언어) 교사인 차진성을 내게 소개해 주었다. 에비슨 박사가 부산에 있어 부재중일 때 나는 초여름에 몇 주 동안 오전에 진료소에서 일을 하였으며, 때로 수술에도 참여하는 기회를 가졌다.

(중략)

나는 병원, 홍문석골 및 곤당골 등 여러 곳에서 주일 아침 예배에 참석하였다.

(중략)

Esther L. Shields (Seoul), Personal Report of Esther Lucas Shields,
Seoul, Korea, 1897~1898 (Oct. 24th, 1898)

Reaching Seoul Oct. 14, 1897, I was escorted to In Sung Poo Chai by Miss Strong, to be at home with her for the year, and begin my language study. She transferred her teacher Cha Chin Sung, to me. My few glimpses of Hospital work have been during the mornings of Dr. Avison's absence, in Fusan; the dispensary hours of several weeks during early summer, and occasional operation.

(Omitted)

I attended Sunday morning services at different places, including the Hospital, Hong Mun Suk Kol, and Kon Dang Kol.

(Omitted)

캐서린 웸볼드(위원회),
전도 위원회 보고서 (1898년 10월 26일)

(중략)

우리는 입원 환자가 병원에서 퇴원한 후 추적하기 위해 에비슨 박사에게 여행 전도사를 배치할 것을 추천한다.

(중략)

Katherine Wambold (Com.),
Report of Evangelistic Committee (Oct. 26th, 1898)

(Omitted)

We recommend that a travelling evangelist be given Dr. Avison to follow up in-patients after they have left the hospital.

(Omitted)

올리버 R. 에비슨(서울),
에비슨 박사의 보고서 (1898년 10월 26일)

에비슨 박사의 보고서

지난 연례회의가 폐회되었을 때 우리는 일본과 중국을 여행하였다. 우리는 단지 일본의 운젠[雲仙]에만 가려 하였지만,[124] 우리의 건강이 회복되지 않았기에 그곳에서 우리는 즈푸로 가기로 결정하였다. 증기선 운항 때문에 우리는 상하이를 경유하였는데, 우리는 그곳에서 내 생각에 모든 선교 병원을 방문하고 우리의 사역 방식을 증진시킬 방안을 얻기 위해 그들의 사역 방법을 배우려 노력하면서 일주일을 대단히 즐겁고 유익하게 보냈으며 나는 도움이 될 몇 가지를 배웠었기를 바라고 있다. 나는 상당히 크고 성공적인 기관인 남감리교회 선교부의 영화서원(英華書院)을 방문하였던 것을 제외하고 그곳에서 다른 분야의 선교 사역은 많이 볼 시간이 없었다. 상하이에서 우리는 즈푸로 가서 2주일 동안 체류하였는데, 나날이 건강과 원기를 얻었다. 나는 다우스웨이트 박사의 이름과 연관된 중국 내지 선교부의 진료소 및 병원을 방문하였다.[125] 나는 그가 안식년을 떠나 만나지 못해 유감스러웠지만 책임 의사가 나에게 사역 방법에 대한 통찰력을 주었다. 우리는 선교사들 자녀를 위한 중국 내지 선교부의 학교에 대해 상당히 기뻐하였으며, 아들 로렌스를 그곳에 남겨 두었다. 결과는 대단히 만족스러웠다. 여름 방학에 집에 체류하는 동안 그가 육체적, 정신적 및 영적인 모든 면에서 발전한 것을 보고 우리는 기뻤다. 이곳에 그런 학교가 없는 상황에서 집에서 가까운 곳으로 우리 아이들을 보낼 훌륭한 곳이 있다는 것은 큰 은총이다.

우리가 퉁저우에 가까이 있는 이점을 이용하여 언더우드 박사, 언더우드 부인 및 나는 그 선교지부로, 특별히 선교본부의 관할로 신학박사 머티어 목사와 신학박사 헤이즈 목사에 의해 운영되고 있는 학교를 보기 위해 방문하였다.[126] 우리는 이틀 동안 걷고, 당나귀를 탄 끝에 금요일 오후에 그곳에 도착하였으며, 쉔자에서 우리는 대접을 받았다. 나는 머티어 박사 사택에서 대접을 받았지만 그가 지방에

---

124) 운젠은 일본 나가사키 현에 있다.

125) 아서 W. 다우스웨이트(Arthur William Douthwaite, 1848~1899)는 영국에서 의과대학을 졸업하고 1874년 중국내륙선교회의 의료 선교사로 파송되었다.

126) 미국 북장로교회의 선교사인 캘빈 W. 머티어(Calvin W. Mateer, 1836~1908)와 왓슨 M. 헤이즈(Watson McMillan Hayes, 1857~1944)를 말한다.

있어 부재중이었기에 그를 만나기를 갈망하였던 기쁨을 갖지 못하였음에도 우리는 학교를 보고 그 교육 방법을 둘러보는 기회를 가졌다. 헤이즈 박사는 현재 교장이며, 분명 충분한 능력을 갖고 있다. 교육은 당연히 철저하다. 건물은 크고 견실하며, 그들의 목적에 잘 맞게 되어 있다. 학생 기숙사를 제외하고는 중국식 건축을 적용하려 하지 않았다. 그 지역의 분위기는 완전히 기독교적이다. 우리는 토론 모임의 회의에 참석하였는데 그것은 대단히 흥미로운 역할이었지만 나는 사고방식을 파악한 것 같지 않았다. 학교에서는 영어로 강의가 진행되지만 모든 것이 중국어로 진행된다. 대단히 즐거운 특징은 물리 및 연관 과목의 교육을 위한 기구의 상당수가 그곳에서 만들어 지고 있다는 것이며, 머티어 및 헤이즈 박사에 의해 훈련을 받은 중국인들이 일을 하는 잘 갖추어진 작업장이 있어 그들은 그곳에서 놋쇠, 철 및 나무를 이용하여 전기 기구, 증기 기관 등을 만들고 있다. 그 지역 전체는 전기로 조명이 되고 있다. 모든 학생들은 입학하는 학습 과정을 끝내겠다고 서약서를 써야 하며, 그렇게 하지 못하면 벌금을 물도록 되어 있다. 그곳에는 두 개의 과정이 있는데 대개 6~12년의 기간이다. 여태껏 그렇게 졸업을 한 모든 학생들은 고백한 기독교인으로 배출되었다고 한다. 학생 기숙을 포함한 거의 모든 경비는 선교본부가 부담하는 것으로 나는 믿고 있다.

우리는 ＿＿＿＿가 교장이 여학교도 방문하였다. 그것도 잘 정돈되어 있었으며 훌륭한 사역을 하고 있다.

시무어 박사가 병원 사역의 책임을 맡고 있었지만, 그는 대단히 좁은 공간이라는 불리한 환경에서 사역을 하고 있어 그에게 더 나은 기회가 주어지지 않는다면 크고 성공적인 의료 사역을 발전시키기 힘들 것이라고 생각하였다.

우리는 약 2개월을 비운 후 11월 8일 경에 집에 도착하였으며, 기분 전환으로 모두 건강이 좋아지고 튼튼해졌다.

우리가 비운 동안 병원은 빈튼 및 화이팅 박사가 책임을 맡았으며 나는 그들에게 감사하다.

1월에 나는 호주 선교부의 우리 동역자들을 돕기 위해 언더우드 박사와 함께 부산을 방문하였다. 우리는 그곳에서 12일을 보냈는데, 매일 두 번 호주 동료들과 회의를 갖고, 매일 저녁, 그리고 일요일에 세 번 전도 예배를 가져 모두 17번의 예배를 드렸기에 매일이 업무와 흥미로 가득 찼으며, 모든 예배는 사람들이 많이 참석하였고 최소한 우리에게는 대단히 흥미로웠다.

우리 둘은 만일 만(灣)을 따라 위치하는 모든 마을에서 한국인 신자들이 중앙에 위치한 자신들의 건물을 갖고 있어 그곳에서 모든 신자들이 주일에 최소한 한 두 번 만나고, 늘 그렇듯이 자신들의 지역에서 평일 예배, 성경 강습반 등으로 만

나는 하나의 교회로 묶을 수 있다면 부산에서의 사역에 명확한 이점이 있을 것으로 느꼈다.

나에게 부산은 씨를 뿌리고 가르치는 몇 해가 지나면 바로 영혼의 풍년을 가져다 줄 것 같았다.

나는 필드 및 피쉬 박사, 그리고 쉴즈 양이 이 일로 내가 비운 병원을 돌보아 준 것에 감사를 드려야 한다.

이 모든 것이 조용히 그리고 평탄하게 지나간 후 우리는 자신이 갖고 있는 총에 의한 사고로 부상당하였으며, 그곳에 있는 일본인 의사는 손을 절단하지 않으면 그가 살 수 없을 것이라고 말하였던 김 집사의 생명을 구하려 노력하기 위해 의사가 내려와 달라고 간청하는 편지를 소래로 부터 받았다. 논의 끝에 빈튼 박사가 다음 날 떠나 억지로 여행을 해서 무엇을 할 수 있는지 살피도록 결정되었다. 그는 그곳에 도착하여 특정한 날에 환자와 함께 배를 타고 출발할 것이라는 편지를 보냈다. 우리는 그들에 대해 아무 것도 듣지 못하고 약 12일을 기다렸으며, 그 사이에 큰 폭풍우가 있어 어떤 사고가 일어나지 않았는지 걱정이 되었고 그래서 지부의 남성 회원들 사이의 논의 끝에 언더우드 박사와 내가 그 일행을 찾기 위해 의약품과 붕대 및 식량을 소지하고 작은 배로 출발하기로 결정하였다. 우리는 이렇게 하였지만 두 배는 둘째 날 저녁쯤에 강의 넓은 지역에서 바람이 너무 세게 불었을 때 서로 지나쳤으며, 그래서 우리는 우리의 현안에 어떤 것도 들을 수가 없었다. 우리가 강을 떠나 해변 가로 내려가려고 했던 작은 마을에 도착하였을 때 우리는 바람과 조류 때문에 너무도 지연되었다는 것을 알았고 그날 밤 떠날 수 없었는데 그동안 서울에서 온 실종된 사람이 환자와 함께 돌아왔으니 돌아오라고 소환하는 소식을 기다린 것이 되어 우리에게 좋았다. 우리가 그곳에서 떠났더라면 우리를 추적하거나 따라 잡는 것이 힘들었을 것이고, 우리는 아무 것도 발견하지 못하고 비교적 오래 수색해야만 하였을 것이다. 환자는 하나님의 은총으로 여러 번의 수술 후에 아직 손을 가진 채 회복되었으며, 나는 그가 아직도 잘 사용하고 있을 것으로 믿고 있다.

부산에 갔을 때 나는 우리가 도착한 이래 이전에 거의 4년 반 동안 나와 함께 있었던 선생과 작별하였다. 처음에 그것은 나의 오른 손과 작별하는 것 같았으나 전도사역에 활발하게 참여할 수 있고 그렇게 하려는 사람을 가져야 하며, 병원에서 그의 영향력이 더 분명한 기독교인이어야 한다는 결론에 도달하였다. 나는 내가 하고 있는 특별한 문서 사역을 할 그런 자질과 능력을 겸비한 사람을 얻기 힘들다는 것을 알았지만, 그런 사람을 기다리기로 결정하였고 마침내 놀랍게도 홍문석골교회의 목 집사에게서 그것을 발견하였다. 그는 여러 번 그가 그런 일을 할 수 있다고 생각하지 않는다고 이야기하였기 때문에 내가 그랬던 것처럼 상당히 놀랐다. 그는 나의 어학 선생 뿐 아니라 전도사역을 돕고 병원 하인을 통솔하며 음식물 등을 구입하고 음식물이 적절하게 사용되는 지도 살핀다. 여태껏 그는 잘 하고 있으며, 나는 그가 착실하고 활발한 기독교인 일꾼으로 발전할 것으로 믿고 있다.

그는 주로 치료 받으려는 사람이 약품과 음식비를 지불할 능력이 있는지 결정하고 있으며, 나는 그가 나보다 더 잘 할 수 있다고 생각한다. 선교본부의 결정에 따라 올해 이후에 선생을 요구할 수 없을 것이며, 문서 사역과 병원의 업무를 도울 조사가 필요할 것이기에 그가 없이는 나와 함께 있는 젊은이들을 위한 교과서를 준비하고 가르칠 수 없기 때문에 나는 선교부가 나에게 그러한 한 사람을 배정할 것으로 믿는다.

병원의 시설은 지난 연례회의 때와 같다. 현재로서는 충분하다. 현재 우리가 주요하게 필요로 하는 것은 담요와 누비이불, 그리고 많은 환자복이다. 1년 동안 동료들이 약간을 우리에게 주었지만 약간만 계산해도 침상과 환자를 깨끗하게 유지하기 위해서는 이것들이 풍부하게 제공되어야 한다는 것을 보여줄 것이다. 때로 우리에게는 한 번에 30명의 환자가 있다. 이것은 최소한 60개의 홑이불과 30개의 담요를 의미하며, 만일 우리가 청결과 유사하게 유지한다면 최소한 그 수만큼의 의복, 그리고 실지로 그 두 배의 의복이 사용될 것이다. 나는 올해 우리의 하인 명단에 세탁부를 추가해야 할 필요가 있음을 알게 되었다. 우리 지부는 올해 우리 선교부 외부 사람들의 진료로 받은 경비를 의복, 침구 등의 구입에 사용하도록 허락해 달라고 요청하였다. 우리는 아직 선교본부로부터 소식을 듣지 못하였다. 나는 이 (연례)회의에서 다시 이것을 요청하거나 만일 이 경비가 선교본부로 넘어가는 것이 더 좋다고 하면 이 공급품의 구입을 위한 특별 허락을 요청할 것으로 믿는다.

나는 병원 주위를 개선하기 위한 일을 시작하였으며, 그 자체로 기분을 북돋는 것이 될 즐겁고 유쾌한 곳을 갖게 되기를 바라고 있다.

남성 진료소의 환자의 평균수는 작년과 거의 같은데, 초기에는 수가 좀 적지만 후기에 증가함을 보이고 있다. 올해 10월의 환자는 작년에 비해 두 배가 될 것이다.

환자 수는 최근에 증가하는 경향을 보였지만 여성 환자의 내원은 작년에 비해 적었다. 여름 초에 필드 박사는 몇 달 동안 이 과를 맡았으며, 그녀가 계속 맡았다면 나는 더 좋았을 것이라고 의심하지 않는다. 나는 그 과에서 이익을 증진시키는데 거의 시간을 할애하지 않았다.

이제 두 진찰실에 매달 내원한 환자를 작년과 비교한 표를 제출한다.

	남성 진료소			여성 진료소	
	1896~97년	1897~98년		1896~97년	1897~98년
10월	472	276	10월		163
11월	448	361	11월		50
12월	534	442	12월		74
1월	503	651	1월		59
2월	500	452	2월		95
3월	735	556	3월		124
4월	674	875	4월		194
5월	943	668	5월		238
6월	676	586	6월		177
7월	499	472	7월		125
8월	501	714	8월	28	184
9월	318	723	9월	124	128
합계			합계		

작년 연례회의에 보고된 합계: 6,373 작년 연례회의에 보고된 합계: 2,412
이번 회의의 합계:　　　　　 7,206 이번 회의의 합계:　　　　　 1,812

　입원 환자과는 작년에 비해 증가함을 보였으나 달마다 비교하면 이전보다 더 보강이 된 여성과를 제외하고 그 증가는 많지 않았다. 외과는 사람들에게 크게 받아들여졌고, 우리는 이전보다 더 나은 외과 업무를 수행하였는데 주로 내가 귀중한 조력을 확보할 수 있었기 때문이며 그렇지 않았다면 환자들을 감당하지 못하였을 것이다. 시행했던 수술에는 두 예의 간농양이 있었는데 모두 성공적이었다. 이 중 한 명은 아직 병원에 입원해 있으며 농양이 이미 폐로 터져 그것의 일부분을 파괴하였기 때문에 그 공로를 주장하는 의사에게 그의 회복은 거의 불가사의하다. 고름을 빼내었을 때 그의 간에는 직경이 9~10인치인 공동이 남았으며, 그래서 그에게는 간의 피질 정도만이 남아 있었다. 그것은 내가 여태껏 시술했던 가장 팽창된 간이었다. 현재 그의 폐와 간 사이에는 자유로운 연결이 있어 그가 기침을 하거나 숨을 길게 쉬면 공기가 그의 배액관을 통해 나온다. 그는 그의 인후뿐 아니라 간으로도 숨을 쉴 수 있기에 대부분의 우리들 보다 더 운이 좋으며, 그는 위막성 후두염의 좋은 대상이 될 것이다.

　그는 죽을 모든 이유를 갖고 있었기에 왜 그가 살아 있는지 모르지만, 나는 그 사실에 감사해 하고 있으며 그가 오래 살았으면 좋겠다. 그는 자신의 죄를 참회하였으며, 그리스도에 대한 믿음을 고백하였다.

우리는 위루 한 예를 치료하였는데, 복벽을 통해 위로 입을 만들어주는 것을 의미하는데 사용하는 단어이다. 한 여성이 양잿물을 마셔 식도에 심한 궤양이 초래되었고 아물었을 때 식도를 단단히 막아 그녀의 위로 음식물을 넣을 통로를 만드는 이 수술을 성공적으로 시행할 수 없다면 굶어죽을 수밖에 없는 상황이었으며, 위가 있다는 것이 생존에 절대적으로 필요한 것은 아니라고 입증이 되었지만 어쨌건 그것은 유용한 부속물이다. 나는 수술을 시도하는 것의 타당함을 필드 박사가 처음 제안한 것에 감사를 드려야 한다. 필드 및 피쉬 박사, 쉴즈 양, 그리고 하디 박사의 도움으로 수술이 집도되어 성공적으로 끝났고 이제 몇 달이 지났지만 환자는 여전히 잘 있다. 그녀는 늘 그렇듯이 음식을 씹어 위로 이어지는 깔때기로 옮긴다.

내가 아는 한 이것은 한국에서 집도된 이런 수술의 첫째이며 유일한 예이다.

목과 겨드랑이에서 큰 혈관을 노출시키고 벗겨내어 비대된 림프선을 절개하는 수술을 여러 번 시행하였으며, 왕왕 그런 병을 앓고 있는 사람들이 와서 심상치 않은 위험을 인식하지 못한 채 수술을 해달라고 요청한다. 유능한 도움을 받지 않으면 나는 이런 종류의 수술을 하지 않는다.

하디 박사와 내가 큰 경정맥을 둘러싸는 선을 제거한 예에서 환자는 한 바탕 기침을 하는 바람에 다른 조직에 의해 지지되고 있지 않던 정맥이 파열되었고 그녀가 사망할 위험에 처하였지만 하디 박사가 즉각적으로 파열부위를 손가락으로 눌러 내가 포셉으로 끝을 잡아 묶을 시간을 확보해 주었다. 내가 혼자 수술을 했었더라면 아마도 내가 그것을 할 수 있었을지 모르지만 그런 시도를 결코 하지 않았을 것이라고 믿는다.

우리의 목록에는 고관절, 팔꿈치, 어깨 및 손목의 적출, 하퇴, 상완, 손 및 발의 절단, 백내장 적출 등과 다양한 모든 작은 수술들이 포함되어 있다.

나는 어떤 사람을 칭찬해서가 아니라 어떤 사람이 유능한 조수를 갖고 있을 때 한 사람이 단독으로는 할 수 없는 것을 성공적으로 수행할 수 있다는 것을 강조하기 위해 수술을 언급하였다.

나는 내과와 외과가 해야만 하는 것의 일부분만 해왔으며, 이곳에 와서 열심히 일하고 있는 모든 의사들은 모두 흩어져 단독으로 일을 하고 있으며, 심지어 더 심각한 환자를 훌륭한 성공의 전망으로 치료할 수 있는 적절한 인원과 설비를 갖춘 병원마저 없기 때문에 이곳에서 한국인을 위해 그리스도의 대의의 증진을 위해 해야 한다는 것을 말해야 한다고 느끼고 있다.

이전에 보고서에서 표현하였고 지난해에 스피어와 그랜트 씨의 지지를 받았던 나의 견해는 한국에서 활동하고 있는 선교부들이 의료 사업에서 연합(聯合)하자는 것이다. 그렇게 되면 우리는 서울에 여러 명의 의료진을 가진 하나의 훌륭한 병원을 가질 수 있고, 인력이 잘 갖추어진 병원을 평양에, 그리고 발전하면서 다른 지부에서도 그렇게 가질 수 있을 것이다. 그러나 최소한 수도에서는 이 정책을 시도할 수 있다. 지난 해에 나는 그러한 연합의 바람직함에 대해 다른 선교부의 의료인들과 많은 대화를 가졌는데, 그것을 선호하는 만장일치의 견해가 있다고 생각하며, 최근 북감리교회 선교부의 크랜스턴 감독과 남감리교회의 월슨 감독이 서울을 방문하였을 때 그들 모두는 충심으로 같은 마음을 갖고 있다는 것을 알게 되어 나는 기뻤다. 크랜스턴 감독은 나에게 스크랜턴 박사가 있는 가운데 온 마음을 다해 그것을 위해 일 하겠다고 확인하였으며, 나중에 남감리교회를 위한 친교 환영 회의에서 내가 그 문제를 언급하였을 때 월슨 감독은 선교부에 내가 이야기한 것에 대해 전적으로 찬성한다고 언급하였다. 리드 및 스크랜턴 박사 모두는 그 계획을 선호하고 있으며, 스크랜턴 박사는 공동 병원에서의 업무를 공유하려 하였다. 여러 명의 의료진을 가진 하나의 훌륭한 병원을 갖는 것에서 얻을 수 있는 이점의 일부는 다음과 같다.

1. 능률 향상. 병원 업무를 세분하고, 전문화 시켜 각 의사들이 적합한 업무를 하게 될 것이며, 연구와 독서에 더 많은 시간을 가질 수 있다.
2. 능률 향상은 병원의 영향력 및 명성을 증대시켜, 사람들 및 선교부 모두에게 유익하게 될 것이다.
3. 의사들이 원하는 대로 순서에 따라 병원 일에 의해 지장을 받지 않고 자신만의 시간을 가질 수 있을 것이다.
4. 현재와 같이 모든 일을 끝낸 후 보다 더 많은 시간과 활기를 가진 의사들은 전도 활동을 더 효율적으로 수행할 수 있을 것이다.
5. 의학 교육이 더 효율적으로 그리고 신속하게 이루어질 것이다.
6. 결국 각 선교부는 적은 경비로 향상된 능률을 확보할 수 있을 것이다.

나는 병원에서 개종한 환자들을 각 선교부로 나누는 것은 거의 어려움이 없다고 생각한다. 그들은 당연히 선호하는 선교부로 갈 것이고, 관련된 의사의 영향이 그들을 이끌 것이다. 병원이 없는 선교부는 자신들을 위해 병원에서 전도 사역이 진행되고 있음을 알 것이다.

남성 환자	179	작년	153
여성　 "	49	"	31
	228명		183명

　지난 시절 대학의 옛 친구이었던 원산의 하디 박사는 5월 초에 상경하여 남감리교회로 들어갔으며, 리드 박사는 그가 여름 동안 우리 병원에서 보내도록 허락하였다. 그는 내게 큰 도움이 되었으며, 여름이 끝날 때 쯤 내가 거의 3주일 동안을 한강에서 보내는 동안 그 자신이 병원 업무를 담당하였다. 나는 이런 도움을 주었던 그와 그의 선교부에 감사를 드린다.

　연중 수입은 다음과 같았다.

남성 진료소			299.92
여성　　"			43.06
병동			167.71
기부			63.25
외국인 진료 - 선교본부로 지불		395.00	
선교본부로 지불하지 않음		122.50	517.50
잡수입, 의약품 판매 등　　.			526.25
			1,617.69 달러
전해의 총 수입		1,107.76 달러	

지출은 다음과 같았다.

음식	533.52
연료 및 조명	342.14
하인	145.44
조수	267.46
수리	53.17
의약품 등	1,200.00
잡비	14.09
비품	101.83
	2,657.65 달러
전해에 보고된 지출	2980.24 달러

지난 해에 몇 개의 특별 병동을 완료했다고 내가 언급한 것을 상기할 것이다. 이것은 크게 유용한 것으로 입증되었다. 그것들은 때로 동시에 모두 차 있었다. 이 병동에 입원하는 사람들은 종종 친구들이 방문하여 머무는데, 이것은 병원의 조수들을 도와주는 것이며, 기독교 교육을 받는 사람을 증가시켜준다. 1칸 방을 사용하는 사람은 음식을 자체적으로 해결할 때 하루에 20 센트를 지불하며, 병원에서 음식을 제공하는 경우 12~20 센트를 더 지불해야 한다. 준특별병동 역시 훌륭한 투자이며 대단히 만족스럽다. 전도 사역을 어떻게 효율적으로 수행하는 가가 나를 상당히 걱정스럽게 만들었다. 한 사람이 이와 같이 그런 기관에서 필요로 하는 모든 것을 하기란 어려우며, 나는 종종 이 업무가 대단히 불완전하게 수행되었다고 느끼지만, 여름 초에 무어 씨가 우리를 도와주었다. 그는 매일 저녁 식사 후에 이곳으로 내려와 대기 중인 외래환자와 진료소에서 전도 예배를 드렸다. 나는 때때로 참석하였으며, 예배에서 역할을 담당하였지만 그 시간에는 대개 여성 환자를 진료해야 했기 때문에 주로 무어 목사와 약을 터거나 그를 도우러 온 한국인 신자 여러 명이 참여하였다. 예배는 성경 봉독, 설명 및 기도, 그리고 전도지의 배포로 구성된다. 이 사람들은 이미 대기실에서 가르침을 받았기 때문에 늘 그렇듯이 가능한 것을 했기에 나는 분명히 그것의 열매가 있을 것으로 느끼고 있다.

전도지는 밀러 씨의 배려와 너그러움을 통해 공급된다.

외래환자와 예배를 마친 후 무어 씨는 병동을 방문하여 정규 성경 학습을 진행한다. 많은 환자들이 병동에 몇 주일 동안 있기 때문에 이 과정은 대단히 유익하다. 대부분의 환자는 무어 씨의 교육에 대해 고무적인 흥미를 보였다. 자신의 교회에서 온 여러 명의 신자가 이 방문에 참여하였다. 매주일 오후에 주일학교 예배가 끝난 후 나의 어학 선생은 많은 소년들과 신자들을 홍문석골교회에서 데리고 와서 입원환자들과 예배를 갖는다. 여성 환자가 있는 경우 소년들은 담당하는 여성과 함께 새로운 병동으로 가서 찬송가를 불렀다.

나는 만일 무어 씨가 기뻐한다면 배정 위원회가 무어 씨의 사역 중 분명한 부분으로 병원을 올려야 한다고 생각한다. 그의 매일 방문은 나를 빛내고 환자들을 북돋우며 나는 대단히 좋은 결과가 따를 것이라고 확신한다.

8월 후반부에 무어 씨는 이전에 환자로 입원하였던 사람들을 시험적으로 추적하고 그들이 이곳에 입원하였던 것의 결과가 무엇인지 알아보기 위해 명단을 주고 전도사 전 씨를 내보냈다. 그는 약 1개월 동안 떠나 있었으며, 그들 중 상당히 많은 사람들을 찾았다. 그는 그들 중 많은 사람들이 자신을 기꺼이 받아들여 접대하였으며, 자신의 이웃들을 가르치는 것을 도왔다는 대단히 고무적인 보고와 함께 돌아 왔다. 그가 만난 어떤 사람들은 공개적으로 믿음을 고백하였으며, 다른 사람들은 비밀리에 믿고 있었고 반면 어떤 사람들은 개의치 않아 하였다.

환자를 추적하는 이 계획은 오래 전에 이야기하였다는 것을 기억할 것이고 몇 가지 이유로 명부를 작성할 수 없었지만, 나의 현재 선생이 그것을 맡아 성사시켰다. 나는 여러 책 중의 하나, 즉 경기도의 책을 살펴보았다. 그것은 그 도에 살고 있는 사람들을 포함하고 있는데, 모든 지역과 이름이 표시되어 있었으며, 주요 연결 도로가 떨어진 거리와 함께 표시되어 있었고 서울에서의 거리가 색인되어 있다. 각 지역은 한 쪽 이상이 배정되어 있고, 환자의 주소가 해당하는 적절한 항목에 적혀 있다. 따라서 그것은 사람이 여행 계획을 짜고 병원에 입원하였던 모든 사람들의 이름 명부를 그에게 주는 것이 쉽도록 되어 있으며, 그들을 추적하고 그곳에서 얻은 정보를 추가하며 그들과의 연락을 유지할 수 있다. 나는 우리가 최소한 한 명을 항상 바쁘게 유지할 수 있으며, 그것은 어떤 좋은 결과를 이룰 것이라고 생각한다. 그러나 나는 이것이 병원 사역의 가장 중요한 특성의 하나인지는 모르겠다. 나는 병원 여행 전도사를 고용하기 위해 120 달러를 요청하고 싶은데, 서울 지부가 찬성하기를 바란다.

다른 형태의 전도 사역이 통상적으로 병동에서 진행되었다.

작년에 나는 7명의 학생을 보고하였다. 이중 한 명은 연중 탈락하였으며, 새로운 학생을 뽑지 않아 현재 6명이 있다. 이중 한 명은 자신의 집에 있으며, 그가 돌아올지 아직 결정되지 않은 상태이다. 그는 너무도 서투르게 일을 하여 나는 부친에게 더 성실하고 열심히 하려 노력하지 않는다면 그의 시간을 허비하게 될 것이라고 편지를 썼으며, 현재 그의 부친과 나는 그 문제에 대해 대화를 하고 있다. 병원 조수로서의 그들의 임금은 일 년 전과 같으며, 두 명은 매달 6 달러를, 한 명은 5 달러를, 한 명은 이전에 제공하던 식사 대신에 3 달러를, 한 명은 음식과 1 달러를 받으며, 한 명은 아무 것도 받지 않는다. 새로운 학생들은 모두 학생으로 여겨질 것이며, 아무런 임금을 받지 못할 것이다. 나는 며칠 전 입학 지원을 받았다. 나는 그에게 8년이나 10년 동안 남아 있겠다는 동의서에 부친의 서명을 해서 가져오도록 요청하였으며, 이후 그에게서 소식을 듣지 못하였다. 나는 연중 대부분의 시간에 의학 교육을 진행하였는데, 해부학에 가장 중점을 두었지만 얼마 동안 화학과 약물학을 가르쳤다. 한국인 소년들에게 성실하고 면밀하며 깨끗하도록 교육시키는 것은 어려운 일이며, 종종 나는 거의 절망적이었으며, 믿을 만한 의사를 배출하는데 얼마나 많은 해가 소요될지 몰랐으며, 아마 할아버지들을 훈련시키고 있는지 모른다. 그들은 나와 함께 있을 때는 일을 잘 하지만, 항상 그렇지는 않다. 하지만 그들은 그들이 하였던 것 보다 더 많이 알고 있고, 더 일을 잘 하고 있으며, 아마 시간이 흐르면서 그들의 신뢰성이 증진될 것이다.

나는 그레이 해부학의 번역을 상당히 진행하였지만 그것을 하기 위한 시간이 너무도 제한되어 있어 오랜 작업이 되고 있다. 아마도 연합이 성취되었을 때 더 빠르게 진행할 수 있을 것이다. 나는 다른 사람의 업무, 특히 찬송가 업무를 비평하는 것 이외에는 다른 문서 업무를 거의 하지 못하였다. 나는 만족스럽게도 비평할 수 있지만, 불만족스러운 가사를 개선하는데 더 많이 소모되고 있다. 하지만 나는 시간과 용도의 시험을 견딜지 아닐지 모르지만 두세 찬송가를 만드는데 성공하였다. 우리의 어떤 장려한 찬송가가 우리를 고무시키는 것처럼 한국인들을 고무시키는 힘을 가질 많은 한국어 찬송가를 보려는 커다란 바람을 갖고 있다.

나는 선생이라고 불릴 정도로 선교지에 오래 있었음으로 내가 하고 있는 의학 교과서 번역이 선교부의 허락을 받아, 번역과 교육 업무가 실제적으로 중단되지 않도록 문서 조수의 도움을 받을 수 있을 것이다.

나는 상류층과 하류층의 남녀 모두를 진료하기 위해 한국인 가정을 다소 방문하였지만, 다른 해와 마찬가지로 그것은 나의 업무 중 사소한 것이 되었다.

나는 여성 진료소 업무와 연관되어 상당한 고통을 주었던 좀 나은 계통의 여성들을 방문하는 것을 보고 싶다. 여주인의 가정은 자유롭게 나오며 소식을 가정으로 전하는 하인을 매개로 종종 들어갈 수 있다. 그런 여성들은 열정을 갖고 있으며, 나는 그들이 지금 보다 미래에 더 쉽게 접근할 수 있을 것으로 생각하지 않는다.

나는 종종 왜 우리가 우리 교회 신자들에 대한 의료 사업이 적은지 놀라곤 한다. 그들이 다른 사람들에 비해 덜 병에 걸리는 것인가 혹은 믿음의 치료를 믿고 실행하는 사람들인가 혹은 우리의 의학 지식을 신뢰하지 않는 것인가? 나는 우리와 3년 동안 배우고 있던 젊은이 중 어떤 가정조차 병이 나면 종종 자신들의 치료 방법에 의존하는 것을 알고 놀랐다. 전체적으로 외국 의료에 대한 믿음이 아직은 부족한 것이 사실이며, 만일 그것을 알아차렸다면 우리는 환자들로 압도되었을 것이다. 불과 얼마 전에 나는 황제의 독살 시도 혐의로 재판을 기다리고 있던 죄수가 자살하려고 시도하여 진료하였는데, 문필가로 유명한 법부대신 신기선이 외국은 위대한 외과적 기술을 갖고 있지만 당연히 외국인과 다른 한국인의 내부 구조를 이해할 것으로 기대할 수 없다고 내게 이야기하였으며, 자살하려 했던 사람의 상처에 붕대를 감은 후 그를 어떻게 돌보는가에 대해 이야기하는 동안 나는 우연히 대신이 작은 목소리로 판사 한 명에게 외국인 의사는 잘 이해하지 못할 것이기 때문에 그에게 보약을 주기 위해 한의사를 불러야 하는 것이 아닌지 요청하는 것을 들었다. 판사는 "쉿"하며 대화를 돌렸지만, 나는 나의 역할로서 그가 흘린 피를 만드는 것을 돕고 원기를 증진시킬 약 한 병을 보내겠다고 말하였다. 그들은 허용하려 하지 않았지만 아마도 한국 약제의 이점도 받았을 것이다. 이것이 반역죄로 재판을 받고 있던 죄수를 진료해 달라는 요청을 두 번째로 받은 것이었다. 안경수의 황제 폐위 시도 사건과 연관되어 체포된 주범 중 한 명이 심하게 아파 그들은 그를 진료해 주도록 나에게 요청하였다. 내가 그곳에 도착하였을 때 그들은 겨우 오후 3시 30분밖에 되지 않아 아직 기상하지 않은 폐하의 승인이 없이는 그의 감방으로 갈 수 없지만, 내가 잠시만 기다린다면 전화로 승인을 받을 수 있다고 말하였다. 이것은 5시 직전에 왔다(왕을 기다리는 사람은 인내를 가져야 한다). 이 죄수는 감옥에서 병원의 병동으로 이송되었으며, 그곳에는 경관이 배치되었다. 그는 곧 회복되었고 선고를 듣기 위해 재판정으로 되돌아갔다가 유배형의 실행을 기다리기 위해 병원으로 다시 이송되었으며, 병원에서 유배지로 떠났다. 감방에서 나오도록 허락을 받아 다른 사람의 요청에 맡긴 것은 반역죄로 재판을 받고 있는 사람에게는 전례가 없는 일이었다. 그래서 여러분은 우리가 일을 지휘하는 사람들의 신뢰에서 전적으로 벗어나 있지 않다는 것을 알 것이다.

여름 동안에 군부대신의 요청으로 나는 새로운 무관학교의 입학 지원생 400~500명의 신체검사를 위해 이틀 동안 단지 정오에 제공되는 점심을 충분히 먹기 위해 중단했던 시간 외에 열심히 일을 하며 보냈다. 이후 나는 궁궐로 두 번 초청되어 폐하가 개인적으로 첫 번째 관물을 통과한 지원자를 검사하는 동안 참석해 있었다. 폐하는 이 문제로 크게 고생한 것에 대한 개인적인 감사를 표하기 위해 나를 오도록 자신이 요청하였다고 말하였다. 그는 분명 두 날 오후에 각각 약 5시간 계속된 검사에 면밀한 관심을 두었다. 참석하였던 외국인들, 내각 관료들 및 주요 지휘관들에게 훌륭한 식사가 제공되었다.

폐하에 대한 독살 시도가 일어났을 때 커피를 만들었던 물품에 남겨져 있던 굵게 간 커피와 농축된 우유를 검사를 위해 내게 보냈는데, 당연히 독극물이 커피포트에 있지 커피 물품에 있지 않을 것이기에 그 속에는 아무 것도 없었다.

나는 이 일 외에 전령이 두 번 방문하여 우리가 병원 건물을 포기할 조건에 대해 문의한 것을 제외하고 왕실 혹은 정부로부터 특별한 관심을 받지 않았다. 나는 그를 미국 공사에게 보냈지만 전령으로부터 더 이상 아무런 요청을 받지 않았기에 나는 그것은 이 부지를 차지하기를 원하는 어떤 사람 측의 개인적 계획이었지 폐하는 아무런 바람을 갖고 있지 않다고 추정하고 있다. 때로 미국 공사를 엄호로 사용하는 것은 좋은 일이다. 그는 그들이 그 부지를 진정으로 원한다면 그것을 얻는 것이 어렵다는 것을 알았을 것이라고 나를 납득시켰다. 그 문제가 그런 시각에서 폐하께 설명하였으나 그가 뺏는 것에 관심을 두지 않았을 수 있기에 나는 개인적으로 그 문제에 대해 걱정하고 있지 않다. 주님께서 우리를 위해 어떤 다른 장소를 갖고 있어 우리가 그것을 유지하기를 원하지 않게 되지 않는 한 적어도 그는 그것을 얻을 수 없다.

독립교회라고 흔히 알려진, 그러나 더 적절하게 홍문석골교회가 조직되었을 때 노회가 나에게 책임을 맡아줄 것을 요청하였고, 다른 무엇을 해야 하는지 몰랐기에 승낙하였다. 나는 밀러 씨가 서울에 있을 때 예배를 담당하고 그가 부재중일 때 내가 담당하기로 관계를 맺었던 봄의 어느 때까지 그곳의 주일 학교를 돌보았고, 매주일 저녁 그리고 때로 주일 아침에 설교를 하였다. 회중은 뚜렷한 정도로 성장하지 못하였는데, 아마도 내가 시간을 할애하기가 불가능하였고 어떤 일이든 필요한 목회자의 관심이 없었기 때문이다. 말할 수 있는 최상의 건은 교회가 함께 유지되었고 나는 진정으로 평의회나 노회가 그것을 보다 나은 기초에 놓을 조치를 취해주기를 바라고 있다. 본래의 나쁜 요소는 거의 모두 제거되었으며, 나의 의견은 그것의 올바른 운명은 곤당골교회와 연합하여 더 나은 조치를 취할 수 있을 때까지 홍문석골에서 예배를 드리는 것이다. 이것은 두 개의 약한 교회 대신에 도심에 강한 하나의 교회를 만들 것이며, 궁극적으로 바라는 것처럼 선교 기지로부터 교회를 이전하는 것이다.

우리가 부산에서 돌아온 후에 언더우드 박사와 나는 신자들을 고무시키고 이웃을 끌어드리기 위한 노력으로 이 교회에서 한 달 동안 매일 저녁 예배를 드렸다.

한국인들을 대상으로 한 나의 업무 외에 직업적으로 우리 선교부를 제외하고 서울을 떠나기 전의 남장로교회 선교부, 남감리교회 선교부, 서울을 떠나기 전 침례교회 선교부와 관련된 상당히 많은 외국인들, 그리고 개인들, 이곳과 지방에 있는 가톨릭 사회의 뮤텔 주교 및 많은 신부들, 최근에는 러시아 호위병과 관련된 관리 등, 호위대원들, 그리고 잠시 이곳에 있었던 황제 외국인 호위병의 일부 등을 진료하는 행운을 가졌다.

이들로부터 상당한 수입을 얻었다. 초여름에 나는 재무에게 444.24 달러를 넘겼으며, 이후 약간의 수입을 받았으며 받을 것이 있는 상태이다. 내가 병원을 위한 추가 물품, 소년들에게 가르치기 위한 골격 및 해부학 표본, 화학 실험을 위한 어떤 기구들, 그리고 우리 사업에 대단히 유용하지만 고국에서 얻은 기금에서 사용할 수 있게 해달라고 선교본부에 요청하고 싶지 않은 다른 것들을 구입하는데 사용하고 싶은 것이 바로 이 수입이다.

올해 나의 요청은 다음과 같다.

1. 기금 – 의약품 등

　　　　연료, 조명, 음식, 하인 등의 운영비

　　　　수리

　　　　조수

　　적게 추정한 수입:　　　　　　　　　　　　　1,000.00

2. 특별 기금 – 외국인 진료 수입

3. 병원 여행 전도사 봉급　　　　　　　　　　　　120.00

4. 내가 그러한 사역을 하지 않아서가 아니라 더 많이 그리고 좋게 하기 위해 무어 씨를 병원 전도 사역의 책임자로 임명

5. 여의사 임명과 간호사 재임명. 나의 바람은 우리가 함께 동역자로 활동해야 한다는 것이며, 당연히 각자의 원기는 주로 특별히 그 혹은 그녀의 각자 분야의 사역을 발전시키는데 사용하고 우리는 외과 업무에서 심각한 경우 서로 돕고, 어려운 환자는 서로 자문을 구하고 우리의 남성 및 여성 조수를 가르치고 훈련시키는 등 병원 전체의 업무에서 공동의 관심을 가져야 한다는 것이다. 나의 판단으로 병원은 우리가 간과할 수 없는 여성을 대상으로 한 노력의 장을 제공한다.

Oliver R. Avison (Seoul), Dr. Avison's Report (Oct. 26th, 1898)

Dr. Avison's Report.

At the close of last Annual meeting we took a trip to Japan & China. We had intended to go only to Unzen in Japan, but as our health did not improve there we determined to go to Chefoo. The running of the steamers led us by way of Shanghai where we spent a week very pleasantly and profitably, visited all the Mission hospitals there I think and tried to learn their ways of work that I might get suggestions for improving our own and I hope I learned some things that will help me. I had not time to see much of other forms of mission work there except that I visited the Anglo-Chinese College of the M. E. Mission S. which is quite a large & successful institution. From Shanghai we went to Chefoo where we spent two weeks, gaining daily in health & strength. I visited the China Inland Mission Dispensary & Hospital with which Dr. Douthwaite's name is associated. I was sorry that his absence on furlough prevented me meeting him but the physician in charge gave me an insight into their method of work. We were much pleased with the C. I. M. schools for missionaries' children and left our son Lawrence there. The result has been very satisfactory. During his stay at home for the summer holidays, we were pleased to find improvement in every respect, bodily, mentally, and spiritually. In the absence of a school here it is a great blessing to have such a good place to send our children to so near home.

Taking advantage of our nearness to Tungchow, Dr. Underwood, Mrs. Underwood, and I made a trip to that mission station, more particularly to see the school carried on there under our Board by Rev. Dr. Mateer and Rev. Dr. Hayes. We reached there Friday afternoon after two days' travel on foot, on donkey back, and in <u>Shenza</u> and were right royally received. I was entertained at the home of Dr. Mateer but owing to his absence in the country I had not the coveted pleasure of meeting him but even opportunity was given us to see the school and to look into its methods. Dr. Hayes is now principal of the school and is evidently thoroughly capable. The education given is without doubt thorough. The buildings are large, substantial and well adapted to their purpose. No attempt has been made to use Chinese plans of architecture except in the dormitories for the students. The atmosphere of the place is thoroughly Christian. We attended a session of the debating society which was evidently a very interesting function but I didn't seem to get hold of the line of thought. Everything is done in Chinese, although classes in English are held in the school. A very pleasing feature is that much of the apparatus for teaching physics & allied branches is made on the place, there being a well equipped workship manned by Chinamen trained by Drs. Mateer & Hayes, where they work in brass & iron & wood, making up electrical apparatus, steam engines, &c &c. The whole place is lighted by electricity. All pupils are bound in writing to complete the course of study for which they enter and are subject to a forfeit if the fail to do so. There are two courses, lasting usually from 6 to 12 years. It is said that all the pupils who have graduated thus far have gone out professedly Christian. I believe nearly all the expense including board of pupils is borne by the Board.

We also visited the Girl's School at the head of which is ______. It is also in good shape and doing a good work.

The hospital work is under the charge of Dr. Seymour but he is working under the disadvantage of being in very cramped quarters and I should think it would be hard to develop a large and successful medical work unless he is given a better opportunity.

We arrived home about Nov. 8th after an absence of two months, all better in health and stronger for the change.

During our absence the hospital was in charge of Drs. Vinton & Whiting to whom my thanks are due.

In January I was sent in company with Dr. Underwood, to Fusan to extend a helping hand to our coworkers of the Australian Mission. We spent twelve days there - days full of work and interest, for in addition to having two meetings daily with our Australian friends we held an evangelistic service every evening and three each Sunday - a total of seventeen services, all well attended and very interesting to us at least.

We both felt that it would be a decided advantage to the work in Fusan if the Korean Christians in all the villages along the bay would unite in one church, having a building of its own, centrally located, where all could meet at least once or twice on Sabbath, still meeting as usual in their own localities, for week day services, Bible classes &c.

It seemed to me as if Fusan was just ready after all these years of seed sowing and teaching to yield a bountiful harvest of souls.

I have to thank Drs. Field & Fish and Miss Shields for caring for the hospital during my absence on this occasion.

After this all went quietly and evenly until when we received a letter from Sorai begging that a doctor go down and try to save Deacon Kim's life as he had been wounded by an accident with his gun and the Japanese doctor down there said he could not live unless the hand was amputated. After consultation it was decided that Dr. Vinton should start the next morning and make a forced trip & see what could be done. He reached there and wrote that he would start by boat on a certain day with the patient. We waited for about 12 days without hearing anything of them and then we became anxious, as there had been a big storm into the interval, lest some accident had occurred, so after consultation between the male members of the station Dr. Underwood and I decided to set out in a small boat in search of the party, taking medicines & dressings and a supply of food. This we did but the two boats passed each other toward evening on our second day out at a wide place in the river when the wind was blowing so hard that we could make no one hear our questions. When we reached the little village where we were to leave the river and go down to the sea coast we found ourselves delayed by wind and tide and our boatmen so that we could not leave that night and it was good for us it was so for while we waited a messenger from Seoul arrived to summon us back as the lost one had returned with his patient. If we had left that point it would have been difficult to trace us or overtake us and we should have had a comparatively long search with nothing to find. As for the patient with God's blessing and after several operation the patient recovered with his hand still on, and I trust it may yet give him fair use.

When I went to Fusan I parted with the teacher who had been with me constantly ever since our arrival in Seoul nearly four and a half years before. At first it was like parting my right hand, but I had come to the conclusion that I must have a man who could and would engage actively in evangelistic work and whose influence in the hospital would be more definitely Christian. I found it difficult to get a man who combined that quality with the ability to do the special kind of literary work in which I was engaged but I determined to wait for the right man and finally to my surprise found him in Deacon Mok of the Hong Moon Suk Kole Church. He was as much surprised as I was, as he had several times said he did not think he could do the work. He acts not only as my language teacher, but aid in evangelistic work, and direct the hospital servants and attend to the buying of food &c., as well as sees that the food is properly used. So far he is doing well and I trust he is going to develop into a steady, active Christian worker.

He largely decides as to the ability of applicants for treatment to pay for their medicines & food and I think he can do that better that I can. As I shall not be able to claim a teacher after this year, according to the decision of the Board and as I shall require just such a helper as he is to assist in literary work and the business department of the hospital I trust the mission will assign such a one to me, as without him I cannot prepare text-books for and teach the young men who are with me.

The hospital accommodations remain as they were last annual meeting. They are sufficient for the present. Our chief need now is for blankets and quilts and a lot of hospital clothing. During the year we have had some given us by friends but a little calculation will show that in order to keep the beds and patients clean we must have a liberal supply of these things. We sometimes have 30 patients in at a time. This will mean at least 60 sheets and 30 blankets and at least that number of suits of clothing & indeed twice as much will be used if we keep a semblance of cleanliness. In order to secure a nearer approach to this, I found it necessary to add a laundry woman to our list of servants this year. Our station asked during the year that the money I received for attendance upon those outside our mission be granted me to purchase clothing, bed clothing, &c. We have not heard from the Board yet. I trust this meeting will again ask for this or if thought better allow these monies to go to the Board and ask for a special grant for the purchase of these supplies.

I have made a start toward improving the surrounding of the hospital and hope that we shall yet have a cheerful pleasant place that will be in itself an elevating agency.

The attendance at the male Dispensary Clinics has averaged about the same as last year, showing a lighter attendance in the earlier months and increasing attendance during the later months. The attendance for October this year will be double what was last year..

The attendance of women has been less than it was last year, although the number here is also showing a tendency to increase of late. During the early part of the summer Dr. Field took up the department for a couple of months and had she continued it I doubt not it would have done better. I have had little time to devote to the promotion of interest in that department.

I submit herewith a table showing attendance per month at both Clinics as compared with last year:

	Male Dispensary			Female Dispensary	
	1896 & 97	1897 & 98		1896 & 97	1897 & 98
Oct	472	276	Oct		163
Nov.	448	361	Nov.		50
Dec.	534	442	Dec.		74
Jan.	503	651	Jan.		59
Feb.	500	452	Feb.		95
Mar.	735	556	Mar.		124
April	674	875	April		194
May	943	668	May		238
June	676	586	June		177
July	499	472	July		125
Aug.	501	714	Aug.	28	184
Sep.	318	723	Sep.	124	128
Total			Total		

Total reported last Annual Meeting: 6,373   Total reported last Annual Meeting: 2,412

Total this meeting: 7,206   Total this meeting: 1,812

The Inpatient Department has shown an increase over last year but compared month by month the increase has not been much, except in the Female side of the hospital which has been better patronized than ever before. The surgical department has gained greatly in popularity and we have done better surgical work than before, due mainly to the valuable assistance I have been able to secure and without which I should not have cared to undertake the cases. The list of operations includes two cases of hepatic abscesses both of which were successful. One of them is still in the hospital and his recovery is almost to marvelous for the doctor to claim credit for, as the abscess had already broken into his lung and destroyed a portion of it. The cavity in his liver, left when the pus was evacuated, measured from 9 to 10 inches in diameter so that only a shell of liver tissue remained to him. It was the most distended liver I have ever handled. At the present time there is free connection between his lung & liver so that when he coughs or takes along breath the air passes out through his drainage tube. He is more fortunate than most of us in that he can breathe through his liver as well as through his throat & he ought to make a good subject for croup.

Why he has persisted in living I don't know as he had every excuse for dying, but I am just as thankful for the fact and I wish him a long life. He has confessed his sins and professes belief in Christ.

We had one case of gatrostomy, a big word used to mean the making of a mouth into the stomach through the abdominal wall. As the woman had succeeded by drinking lye in producing sufficient ulceration of her oesophagus to firmly close it when it healed, there was nothing left but starvation unless this operation could be successfully performed, and a way made of getting food into her stomach, for although it has been proved that the presence of that organ is not absolutely necessary to life it is after all a useful appendix. I must give credit to Dr. Field for first suggesting the propriety of trying the operation. With the assistance of Drs. Field & Fish, Miss Shields, and Dr. Hardie it was done and turned out well and although several months have now elapsed the patient is as well as ever. She chews her food as usual and transfers it to a funnel which carries it into the stomach.

So far as I know this is the first and only instance of this operation having been done in Korea.

Dissection of enlarged glands from the neck & axilla with exposure and stripping of the large blood vessels have been done several times and not unfrequently those so afflicted come and ask to have it done, not realizing the grave danger they are submitting themselves to. I do not care to do this kind of work unless I have competent assistance.

In one case when Dr. Hardie and I were removing the gland that surrounded the large jugular vein, the patient took a spell of coughing and the vein, being unsupported by other tissues, burst and threatened to destroy her but Dr. Hardie promptly pressed his finger to the spot and gave me time to secure the end with forceps and tie them. Had I been alone I might possibly have been able to do it myself but I trust I may never have to try the experiment.

Our list comprises excision of the hip joint, elbow, shoulder, & wrist, amputation of legs, arms, hand & feet, extraction of cataracts &c besides all the variety of minor operations.

I mention the operations not to glorify any one, but to emphasize the fact that when one has competent assistance a class of work can be successfully accomplished that one man does not care to undertake alone.

I feel bound to say that medical & surgical science has not done more than a fraction of what it ought to do and might do for the Koreans and for the advancement of Christ's cause here, because that with all the doctors that have come and are working hard, they are all scattered, working alone, and there is not even one properly manned and equipped hospital where cases of a more serious nature can be undertaken with a good prospect of success.

My own view, expressed here before & endorsed last year by Messrs Speer & Grant is that the mission at work in Korea should unite in medical work. We could then have in Seoul one good hospital with a staff of several physicians and another in Pyeng Yang also well manned and so in other stations as they developed. But, at least in the capital might this policy be tried. During the past year I have talked a good deal with the medical members of other missions on the desirability of such a union, and I think there is unanimity of opinion in favor of it, and recently during the visit of Bishop Cranston of the M. E. Mission, and Bishop Wilson of the M. E. Mission S. to Seoul I was pleased to find both of them heartily of the same mind. Bishop Cranston assured me in the presence of Dr. Scranton that he would go in for it with all his heart, and later at the session for fraternal greetings of M. E. Mis's. S. when I referred to the subject, Bishop Wilson stated to the Mission that he fully indorsed what I said. Drs. Reid & Scranton both favor the plan and Dr. Scranton would like to have a share in the work of the joint hospital. It is felt that the advantages to be gained from having one good hospital with a staff of several physicians would be _______ some of them as follows:

1. Increased efficiency. The work could be divided up and more or less specialized and thus each man become more competent, having more time for study and reading.
2. Increased efficiency would give increased influence to the hospital, increase its popularity and make it more useful both to the people and to the missions.
3. The doctors who desired to spend part of the year in itinerating could take turns at going away, and there need be no interference with the work of the hospital.
4. Evangelistic work could be more actively carried on by the doctors who would have more time and more energy left than they have now after trying to do everything.
5. Medical teaching could be more effectively, and rapidly carried on.
6. The increased efficiency would be secured at a reduced cost to each mission.

I think there would be little trouble in dividing up the patients whoever converted at the hospital among the missions. They would naturally go where their predilections and the influence of the physicians combined led them. The mission wanting the most out of the hospital would see to it that evangelistic work was carried on in its behalf.

Male Inpatients	179	last year	153
Female "	49	" "	31
	228		183

Dr. Hardie of Wonsan, an old college friend in by gone days, came over early in May and united with the M. E. Miss. S. and Dr. Reid permitted him to spend the summer in our hospital. He was of great assistance to me and toward the end of the summer carried on the hospital work himself while I spent nearly three weeks at Han Kang. I return thanks to him and to his Mission for all this help.

The money receipts for the year were as follows: -

Male Dispensary			299.92	
Female "			43.06	
Wards			167.71	
Gifts			63.25	
Foreign Practice	Payable to Board	395.00		
	Not " " "	122.50	517.50	
Sundries, sale of medicines, &c.				526.25
				$1,617.69
Total collected previous year		$1,107.76		

The expenses were as follows: -
Expenses:

Food	533.52
Fuel & lighting	342.14
Servants	145.44
Assistants	267.46
Repairs	53.17
Medicines &c	1,200.00
Sundries	14.09
Furnishings	101.83
	$2,657.65

Expenses reported last year $2980.24

It will be remembered that last year I mentioned the completion of some private wards. These have proved to be of great use. They have been sometimes all occupied at one time. The occupants of these often have friend come & stay with them and this both relieves the hospital assistants and increases the number under Christian instruction. The occupants of one kan rooms pay us 20 cents a day when they supply their own food and from 12 to 20 cents more if supplied from the hospital. The semiprivate wards are also a good investment and very satisfactory. How to effectively carry on evangelistic work caused me much anxiety. It is hard for one man to do everything required in such an institution as this and do it well and I often felt that this part of the work was very poorly done, but early in the summer Mr. Moore came to our relief. He has come down every day after dinner & held an evangelistic service in the dispensary with the waiting outpatients. I have occasionally been present & taken part in the service but have usually had to see the female patients at that time and it has been mainly attended to by Mr. Moore and several Korean Christian who come either to get medicine or on purpose to help him. The service consists of Scripture reading, explanations, exhortations, & prayer, followed by the distribution of leaflets. As these same people have been already taught while in the waiting room, I feel that as usual is being done for the outpatients as is possible and no doubt fruit will come from it.

The tracts are supplied through the thoughtfulness and liberality of Mr. Miller.

After this service with the out-patients Mr. Moore visits the ward where he has carried on a regular service of Bible studies. As many of the patients are in ward for several weeks, these courses are very profitable. Most of the patients have shown encouraging interest in Mr. Moore's instructions. Several Christians from his church have joined him in these visits. Every Sunday afternoon after the Sunday School service my teacher bring up a number of the boys and Christians from the Hong Moon Suk Kol Church & hold services with the inpatients. When there were female inpatients, the boys went on to new ward with woman in charge and sang Hymns..

I think the hospital should be named by the apportionment committee as a definite portion of Mr. Moore's work if it is also according to his pleasure. His daily visits brighten me and the patients up and I am sure great good will follow.

In the latter part of August Mr. Moore sent evangelist Chun out with a list of name of former patients as an experiment in tracing then up and finding what had come of their stay with us. He remained away about a month and found quite a number of them. He returned with a most encouraging report, many of them having received him gladly, entertained him & helped him reach their neighbors. Some he found professing openly to believe, others were believing in secret, while some were unconcerned.

As you will remember this plan of following up the patients was spoken of long ago but for some reason I could never get the books for the addresses put in shape until my present teacher took it up and is putting it through. I offer for inspection one of the books, that for Kyng Kui Do. It contains a man of the province with all the districts marked and named and the main connecting roads marked with distance apart & an index with distances from Seoul. Each district has then one or more pages assigned it, and patients' addresses are placed under their proper headings. It will therefore be easy to lay out a trip to a man, giving him a list of the names of all who have been to the hospital and he can trace them and add to the knowledge they gained here and keep up our connection with them. I think we can keep at least one man busy all the time and it ought to accomplish some good. I do not know but what it is one of the most important features of the hospital work. I desire to ask for $120.00 with which to engage a Hospital Travelling evangelists, selection to be approved by Seoul Station.

Other forms of evangelistic work have been carried on in the wards as usual.

Last year I reported seven students. One of these fell away during the year and we took on no new ones so we have only six now. Of these one is at his home and it is not yet determined whether he is to come back. He was doing so badly that I wrote his father that unless he would try to be more faithful and more studious his time would only be wasted and his father and I are now in communication over the matter. Their wage as as assistants in the hospital remain as they were a year ago, two receive $6.00 per month, one receives $5.00 per month, one received $3.00 per month in lieu of food formerly given him, one receives food and $1.00 per month and one receives nothing. All newcomers are regarded as students & will receive no pay. I had an application for admission a few days ago. I requested him to bring his father to sign an agreement that he should remain 8 or 10 years and I have not heard from him since. I have carried on medical teaching during most of the year, giving most attention to Anatomy but putting sometime on Chemistry and Mareria Medica. Training Korean boys to be faithful, careful, and clean is uphill work and I have often almost despaired, and don't know how many years it will take to produce a set of doctors to be trusted, perhaps we are training the grandfathers of that set. They do good work when I am with them, but that is not possible all the time. However they know more than they did and can do better work, and perhaps time may improve their trustworthiness.

I have made a fair advance in the translation of Gray's Anatomy, but my time for it is so limited that it is going to be a long job. Perhaps when the Union is accomplished I shall be able to get faster with it. I have done scarcely any other literary work except to criticize the work of others, especially along the line of hymns. I find I can criticize to my own entire satisfaction but am at more of a loss to do much at improving the unsatisfactory versification. I have, however, succeeded in producing two or three hymns which may or may not stand the test of time and use. I have a great longing to see a larger number of Korean hymns that will have the power to inspire the Korean Christians as some of our grand hymns inspire us.

As I have been too long on the field to be entitled to a teacher I trust the translating of medical textbooks I am engaged at may be authorized by the mission so that I may be lawfully entitled to the services of literary assistant without whom my work in translating and teaching must practically cease.

I have done more or less visiting at the homes of Koreans seeing both men & women of both high and low class, but as in other years this has formed a minor feature of my work.

I should like to see visiting amongst the better class of women given a fair trial in connection with the women's dispensary work. The homes of the mistresses can often be entered through the medium of the servants who come freely and carry reports home. Those women have souls and I do not suppose they will be more easily reached in the future than now.

I often wonder why we do so little medical work for our church members. Do they not get sick a often as others or are they believers and doers along the line of the faith cure, or do they not trust our medicine knowledge? I have been surprised to find that even the families of some of the young men who have been studying with us for three years often resort to their own modes of treatment when sick. It still remains true that there is on the whole a want of faith in foreign medicine, if it were noted., we would be overwhelmed with patients. Only a short time ago when I was in attendance upon the prisoner who had tried to commit suicide while awaiting his trial for the attempted poisoning of the Emperor, the Minister of Law, the celebrated Sin Kee Sun of literary fame, said to me that foreign had great surgical skill but of course they couldn't be expected to understand the inside of a Korean, which would naturally differ from that of a foreigner; and after I had dressed the wound of the would be suicide and while I was telling them how to care for him, I overheard the Minister asking one of the judges in an undertone whether they should not now call in a Korean doctor to give the man some strengthening medicine, as the foreign doctor would not understand that so well. The judge said "hush" and turned the conversation but I took my cue and told them I would send down a bottle of medicine that would help make at the blood he had lost and improve his strength. Perhaps he had the benefit of the Korean dose as well although they would not admit it. This was the second time I had been called to attend a prisoner on trial for treason. One of the majors arrested in connection with the An Kyeng Soo plot to dethrone the Emperor was taken seriously sick so they asked me to go see him. When I got there they said I could not go to his cell without the permission of His Majesty who had not yet risen as it was only 3:30 p. m., but if I would just wait a short time they would get the permission by telephone. This came just before 5 o'clock (one must have patience if he will wait on royalty). This prisoner was removed from the jail to a ward in the hospital and a guard of policemen placed there. He soon recovered and was taken back to the court room to hear his sentence and then brought again to the hospital to await the execution of the sentence of banishment, and he began his journey from the hospital. It was an unprecedented thing for a man on trial for treason to be allowed out of his cell and entrusted to any one's call, so you see we are not entirely out of the confidence of those at the head of affairs.

During the summer, at the request of the Minister of War I examined between 400 and 500 candidates for admission to the new Military Academy, spending two days in hard work stopping only long enough to eat a lunch provided at noon. I was afterward invited to the Palace on two occasions to be present while His Majesty personally examined the candidates who had passed the first ordeal. He told me he had asked me to come that he personally thank me for the great trouble I had taken in the matter. He certainly gave thorough attention to the inspection which lasted for about five hours each of two afternoons. An excellent repast was served to the foreigners who were present and to the members of the cabinet and chief military officers.

When the attempted poisoning of His Majesty occurred, the ground coffee and condensed milk left over from the supply from which the coffee had been made was sent to me for examination, but of course there was nothing in them, as the poison would naturally be placed in the coffee pot and not in the coffee supply.

I think outside of these instances I have received no particular attention from royalty or government quarters, except that a messenger came on two occasion to enquire the terms on which we would give up the hospital buildings. I referred him to the American Minister but they never got so far as to enquire from him, so I presume it was a private scheme on the part of somebody who wanted to get hold of the property, and not any wish of His Majesty's. It is a good thing sometimes to have an American Minister to take shelter with. He assured me they would find it difficult to get the property should they really want it. Personally I think it could be represented to His Majesty in such a light that he would not care to take it away, so I am not worrying over the matter. He at least cannot get it unless the Lord has some other places for us and in that case we would not want to keep it.

When the church commonly known as the "Independent" church, but more properly as the Hong Moon Suk Kole Church, was organized, the session asked me to take it in charge and I consented because I didn't know what else to do. I attended Sabbath School there and preached every Sunday evening and sometimes on Sunday morning, until sometime in the Spring when I engaged with Mr. Miller to take the services when he was in town and I to take them when he was away. The congregation has not grown to any noticeable extent probably for want of pastoral attention as I found it impossible to devote the time and thought to it that are necessary to success in any work. The most that can be said is that it has been kept together and I earnestly hope that the Council or Session will take steps to place it on a better basis. The original vile element is about all eliminated and I am of opinion that its proper destiny is union with the Kon Tang Kole church, the services to be held at Hong Moon Suk Kole until better arrangements can be made. This would make one strong church in the center of the city instead of two weak ones, and would remove the church from a mission compound, which is in itself an end to be wished for.

After our return from Fusan Dr. Underwood and I held a series of services in this church every evening for a month in order to stir up the members and try to bring in the neighbors.

Outside of my work amongst the Koreans it has been my fortune to attend professionally a goodly number of foreign families besides those connected with our mission amongst them being Amr. Presbyr. Miss. S. before they left Seoul, Meth. E. Miss, S., Baptist Miss before they left Seoul, private familes, Bishop Mutel and several priests of R. C. community here and in the country, and recently Officers &c. connected with the Russian guard, members of the guard itself, and some of the Emperor's Foreign Guard during the short time they were here.

From these a moderate income is derived. In the early summer I handed the treasurer the sum of $444.24 and I have since received some amounts and others are due me. These are the monies which I desire to use in purchasing extra supplies for the hospital, a skeleton and anatomical models for use in teaching my boys, some apparatus for chemical experiments, and other things exceedingly useful in our work but which I do not feel like asking the Board to provide out of the fund obtained by them at home.

My requests this year are as follow:
1. Funds - Medicines &c.

       Expenses of running as Fuel, Light, Food, Servants &c.

       Repairs

       Assistants

Less Estimated receipts: 1,000.00

       Net

2. Special funds – receipts from foreign practice

3. Travelling Hospital Evangelist with funds for his salary   120.00

4. Appointment of Mr. Moore to superintendence of Evangelistic work in connection with the Hospital not that I may not do such work, but that more & better work may be done

5. Appointment of a lady physician and reappointment of nurse. It would be my desire that we should act together as co-workers, and while the energy of each would be naturally spent largely in developing that part of the work, specially falling within his or her province, that we should take a common interest in the hospital work as a whole assisting each other in surgical work, consulting with each other in serious cases, and combining to teach and train our assistants, male and female. In my judgement the hospital offers a field of labor amongst women which cannot be surpassed.

M. 앨리스 피쉬(서울), 앨리스 피쉬의 1897~98년 개인 보고서,
한국 서울 (1898년 10월 26일)

(중략)

1월의 일부는 에비슨 박사가 제중원에서 없을 때 제중원에서 도움을 주느라 보냈는데, 한국인들에 대한 의료 사역의 첫 인상을 받았다. 또한 연못골 및 인성부 채에서 여성과 소아들이 아픈 경우 가정을 방문하는 몇 번의 기회도 가졌다. 이중 하나는 거의 사망할 것 같아 제중원으로 보낸 나이 든 여성이었는데, 육신은 회복되었으나 한동안 복음을 듣는 것을 거절하였다. 몇 주 후에 병원에서 우리는 매일 아침 찬송과 기도를 위해 병동을 방문하였을 때 이 여성은 상당히 변해 있었다. 나는 그녀가 들었던 것을 얼마나 이해했는지 말할 수 없지만 그녀의 밝은 얼굴과 다른 찬송을 요청하는 열정은 하루 종일 즐거웠다.

(중략)

여러 달 동안 나는 화이팅 박사, 도티 양, 베어드 부부, 그리고 쉴즈 양 등 가장 쾌적한 네 집에서 살았으며, 아마 다섯 번째로 내가 아팠을 때 돌봄을 받았던 에비슨 박사의 집도 포함해야 하는데, 모두 항상 내 집 같았다.

(중략)

M. Alice Fish (Seoul), Personal Report of M. Alice Fish for the Year 1897~98, Seoul, Korea (Oct. 26th, 1898)

(Omitted)

A part of January spent in assisting at the Hospital in the absence of Dr. Avison, gave the first insight into medical work among this poople. There were also a few opportunities of entering homes in Yun Mote Kol and In Sung Pu Chai in cases of sickness among the women and children. One of these cases, an old woman who seemed about to die whom we sent her to the Hospital, grew better physically but for some time refused to listen to the Gospel. A few weeks later when at the Hospital we went each morning to the women's wards for songs and prayer, this woman was much changed. I could not tell how much she had understood of what she heard, but her brightened face and eager asking for another song were cheering for the entire day.

(Omitted)

Four most pleasant homes have been give me these months, - with Dr. Whiting, Miss Doty, Mr. and Mrs. Baird and Miss Shields, and I might also say a fifth, for the care I received while sick at Dr. Avison's will always make that seem one of my homes.

(Omitted)

캐드월러더 C. 빈튼(서울), 의료 보고서 (1898년 10월 26일)

의료 보고서

방금 지나간 한 해 중 나는 의료 사역에 극히 일부의 관심만을 두었으며 그것은 상당히 띄엄띄엄 이루어졌다. 지난 연례회의가 끝난 직후 나는 에비슨 박사가 자리를 비우는 약 2개월 동안 제중원의 책임을 맡게 되었다. 이 기간 동안의 통계는 그의 보고서에 포함되어 있다.

(중략)

지난 2월 장연의 김 집사가 불운하게도 손에 총상을 입었는데, 그를 진료하기 위해 내가 가야 한다는 언더우드 박사와 에비슨 박사의 간청을 마지못해 받아들였다. 환자의 상태는 예상했던 것보다 상당히 좋지 않아 효과적인 치료를 하기 위해 환자를 제중원으로 데리고 올 때까지 19일이 걸렸다.

(중략)

Cadwallader C. Vinton (Seoul), Medical Report (Oct. 26th, 1898)

Medical Report

But a very small portion of my attention during the year just past has been given to medical work and that quite desultorily. Immediately after the last annual meeting I assumed charge for about two months of the Government Hospital while Dr. Avison was away. The statistics of this period are included in those of his report.

(Omitted)

In February last deacon Kim of Chang Ryen had the misfortune to injure his hand with a shotgun, and I yielded quite reluctantly to the solicitation of Dr. Underwood and Dr. Avison that I should go to his relief. The obstacles that I encountered proved considerably greater than had been anticipated, and nineteen days passed before I was able to bring my patient to the Government Hospital for effective treatment.

(Omitted)

프레더릭 S. 밀러(위원회),
1898년 의료 위원회 보고서 (1898년 10월 27일)

1898년 의료 위원회 보고서

위원회는 지난 해에 이루어졌던 부산 병원의 병동을 위한 1,500 엔의 추천을 반복하고 싶다.

우리는 평양 병원이 눈 수술을 성공적으로 집도한 것을 감사하며 알린다.

선교부는 남장로교회 선교부와 하디 박사에게 서울의 병원에서 해주었던 진료에 대해 투표로 감사를 표할 것을 추천한다.

우리는 서울에 연합 병원을 세울 계획이 권할 만한지 조사하고, 그러한 연합이 어떤 조건에서 가능한 지 확인하며, 만일 권할 만 하다면 다른 선교부의 대표와 함께 다음 해에 제출한 연합 계획을 준비하기 위한 '서울의 연합 병원위원회'에 에비슨 및 필드 박사, 그리고 새로운 의료 위원회가 선출한 위원을 임명하는 것을 추천한다.

우리는 에비슨 및 피쉬 박사, 기포드 부인을 스트롱 양이 한국에 체류하는 동안 그녀의 건강에 대해 선교본부에 보고하고, 선교 사역에 다시 돌아오도록 요구하기에 충분할 정도로 회복되도록 특별한 신체검사가 필요한 것에 대해 선교본부가 관심을 갖도록 촉구하기 위한 위원회에 임명하기로 추천하였다.

의사들과 의료 위원회는 공동으로 장래 우리의 계획과 조화를 위해 한국의 의학생에게 증명서를 발급하는 것과 관련하여 중국 및 다른 지역의 의료인과 논의하도록 에비슨 박사를 임명하였다.

우리는 의료 사역이 선교부의 다른 사역과 함께 자립 노선에 따라 진전해 왔다는 사실에 대해 선교본부의 주의를 환기시키고 싶다.

삼가 제출함,
F. S. 밀러
　　　위원회 서기

Frederick S. Miller (Com.),
The Report of the Medical Committee 1898 (Oct. 27th, 1898)

The Report of the Medical Committee 1898

The committee would reiterate the recommendation of last year for yen 1,500.00 for wards in the Fusan hospital.

We note with gratitude the success attending eye surgery in Pyeng Yang Hospital.

Recommend that the mission extend a vote of thanks to the Methodist Mission south and to Dr. Hardy for services rendered at the hospital in Seoul.

We recommend the appointing of Drs. Avison and Field and a member chosen by and from the new Medical Committee as a committee on a union hospital in Seoul, to enquire into the advisability of such a plan, to ascertain on what conditions such a union could be consummated and, if deemed advisable, in conjunction with the representatives of the other missions to prepare plans for such union to be presented next year.

We recommend that Drs. Avison and Fish and Mrs. Gifford be appointed a committee to report to the Board as to the health of Miss Strong during her stay in Korea and to call the attention of the Board to the need of a special medical examination should she recover sufficiently to request a return to mission work.

The physicians and medical committee in union have appointed Dr. Avison to confer with medical men in China and elsewhere concerning the issuance of certificates to native medical students, looking towards harmony in our plans for the future.

We would respectfully call the attention of the Board to the fact that the medical work has been advancing along the line of a self support with rest of the work of the mission.

Respectfully submitted,

F. S. Miller

    Secretary of Committee

올리버 R. 에비슨, 제임스 E. 애덤스, J. 헌터 웰스(위원회), 1898년 선교부 기록 (1898년 10월 27일)

선교부 기록

선교부 기록 위원회는 기록들을 검사하여, 선교부 회의록에 잉크로 산뜻하게 적혀있음을 발견하였다.

O. R. 에비슨
제임스 에드워드 애덤스
J. 헌터 웰스
서울,
1898년 10월 27일

Oliver R. Avison, James E. Adams, J. Hunter Wells (Com.), Mission Records 1898 (Oct. 27th, 1898)

Mission Records

The Committee on Mission Record has examined them and find them neatly inscribed in ink in the Minute Book of the Mission.

O. R. Avison
James Edward Adams
J. Hunter Wells
Seoul,
Oct. 27/ 98

1898년 배정 위원회 보고서 (1898년 10월 29일)

(중략)

업무 배정

서울 지부: -

......

업무 배정:

S. F. 무어 목사: ...... 제중원에서 전도부인의 전도 사역 감독.

O. R. 에비슨, 의학박사: 제중원 책임 의사. 지부의 감독 하에 순회 전도. 의학 강습반의 교육. 지부가 승인할 여행 전도사의 감독. 지부의 감독 하에 문서(번역) 작업.

O. R. 에비슨 부인: 여성에 대한 전도 사역.

G. E. 화이팅 박사: 지부의 감독 하에 의료 및 전도 사역. 지부가 승인할 여성 조사의 감독. 언더우드 부인 및 기포드 부인과 관계된 여성 훈련 강습반.

......

에바 H. 필드, 의학박사: 언어 학습. 제중원 여성과에서 의료 사역. 할 수 있는 한 여성에 대한 전도 사역.

E. L. 쉴즈 양: 언어 학습. 제중원에서 간호. 할 수 있는 한 여성에 대한 전도 사역.

(중략)

Report of Apportionment Committee 1898 (Oct. 29th, 1898)

(Omitted)

Apportionment of Work

Seoul Station: -

......

Apportionment of work:

Rev. S. F. Moore: ...... Oversight of Bible woman evangelistic work at Government hospital.

O. R. Avison, M. D.: Physician in charge of Gev't. Hospital. Itineration under direction of station. Instruction of medical class. Oversight of traveling evangelist to be approved by station. Literary work under direction of station.

Mrs. O. R. Avison: Evangelistic work among women.

Dr. G. E. Whiting: Medical and evangelistic work under direction of station. Direction of woman helper to be approved by the station. Training class for women in connection with Mrs. Underwood and Mrs. Gifford.

......

Eva H. Field, M. D.: Language study. Medical work in women's dept. of gov't hospital. Evangelistic work among women as she is able.

Miss E. L. Shields: Language study. Nursing in the gov't hospital. Evangelsitic work among women as she is able.

(Omitted)

지역 단신. 독립신문(서울) (1898년 10월 13일), 3쪽

지난 토요일 남대문로의 큰 건물 중 하나에서 중국인이 일을 하고 있었는데, 4~5톤 무게의 큰 기둥을 운반하던 밧줄이 끊어졌고, 기둥이 떨어져 한 사람의 상완 네 곳이 골절되었고 손이 뭉개졌다. 다른 사람은 발목이 약간 손상되었을 뿐이고, 기둥 꼭대기에 있던 다른 사람은 상당히 흔들렸다. 당시 그곳을 지나고 있던 스트리플링 씨는 부상당한 사람을 발덕 박사의 병원으로 이송하였지만 의사가 부재중이어서 상처를 치료하고 그들을 편안하게 하기 위해 에비슨 박사의 왕진을 요청하였다.[127]

Local Items. *The Independent* (Seoul) (Oct. 13th, 1898), p. 3

On Saturday last while the Chinese were working on one of the large buildings on the South Gate Street, the rope with which they were hoisting a big beam weighing four or five tons, broke, and the beam fell breaking an arm of one man in four places and cutting his hand all to pieces. Another man had only slightly damaged his ankle, while another who was on the top of the beam was a good deal shaken. Mr. Stripling who was passing by at the time had the injured men conveyed to Dr. Baldock's Hospital but the Doctor being absent they were taken to Dr. Avison who dressed the wounds and made them comfortable.

---

127) 성공회의 의료 선교사인 에드워드 H. 발덕(Edward Henry Baldock, 1866~1930. 12. 22)이 운영하던 성마태병원(St. Matthew's Hospital)을 말한다. 성마태병원은 1890년 개원한 낙동(駱洞; 현재의 고려 대연각 타워 위치) 진료소가 입원실을 갖추면서 1892년 9월 21일 바뀐 이름이며, 1904년까지 운영되었다. 발덕은 1866년 제2사분기에 영국 해크니에서 출생하여 1866년 11월 11일 세례를 받았으며, 1883년 1월 당시 런던 대학교에 재학 중이었다. 그는 1891년 11월 17일 의적에 등록되면서 영국 왕립외과학회 및 런던 왕립내과학회의 회원이 되었으며, 1893년 2월 사임한 줄리어스 와일스(Julius Wiles, 1828. 7. 31~1906. 11. 10) 박사의 후임으로 내한하여 활동하였다. 그는 1896년 10월에 내한한 캐서린 M. 앨런 (Katharine M. Allan, 1866~1939; 캐나다 출생)과 1900년 9월 5일 온타리오 주 할디만드에서 결혼하였다. 1904년 성마태병원이 폐쇄된 이후 귀국하여 영국 헤리포드셔의 헤리포드에서 개원하였다.

회의록, 한국 선교부 서울 지부 (미국 북장로교회) 1891~1921
(1898년 11월 1일)

한국 서울

1898년 11월 1일

(서울)지부의 특별회의가 에비슨 박사 사택에서 성경 봉독과 기도로 개회하였다. 토의 후 필드 박사, 에비슨 박사 및 쉴즈 양으로 구성된 위원회가 제이콥슨 기념관을 위한 대지를 선택하고 협상하며, 만일 필요하다면 임대 혹은 임시 숙소를 꾸미는 권한을 포함한 집의 계획 및 건축을 위임하기로 하였다.

(중략)

Minutes, Seoul Station, Korea, 1891~1921 (PCUSA) (Nov. 1st, 1898)

Seoul, Korea.

Nov. 1st, 1898

A special meeting of the station was held at the house of Dr. Avison, and opened with Scripture reading and prayer. After discussion Dr. Field, Dr. Avison and Miss Shields were appointed a committee with powers to select and negotiate for a site for the Jacobson Memorial home, to draw up plans and build the house, including the right to hire or fit up a temporary residence, if deemed necessary.

(Omitted)

주한 일본공사관 기록. (53) 목포항 해관 관리 족적 및 급료 조사 보고 건
(1898년 11월 15일)
Records of Japanese Legation at Seoul. (No. 53) A Report of Investigation about the Personal Details and Salary of Customs Officers at Mokpo Port (Nov. 15th, 1898)

이달 7일자로 조회하신 당지 해관 관리의 성명과 봉급 및 모든 수당은 아래와 같습니다.

우리나라 사람에 대한 봉급액은 거의 청국 사람과 같아 생계 상에 심히 곤란하다는 속사정은 항상 듣고 있는 바이니, 그 관계를 귀관에서 조사하는 자료로도 이번 보고 중에 필요한 내용이 들어 있다고 생각됩니다. 과연 그렇다면 각항 해관에서의 우리나라 사람의 봉급이 일변해야 할 시기가 된 것이라고 생각됩니다.

1898년 11월 15일

재 목포 히사미즈 일등 영사 인
미즈노 외교관보 전

(중략)

[별지 1]

문서제목 [족적 및 지급 급료 일람표]

이름	국적	직무	봉급
○ 진남포 세관			
......			
에비슨	영국	관립 병원장	

(중략)

지역 단신. 독립신문(서울) (1898년 11월 17일), 3쪽

에비슨 박사와 가족, 밀러 씨와 가족이 제물포에서 며칠을 보내고 있다.

Local Items. *The Independent* (Seoul) (Nov. 17th, 1898), p. 3

Dr. Avison and family, and Mr. Miller and family are spending a few days in Chemulpo.

18981119

올리버 R. 에비슨(서울)이 로버트 E. 스피어
(미국 북장로교회 총무)에게 보낸 편지 (1898년 11월 19일)

한국 서울

(18)98년 11월 19일

[1899년 1월 19일 접수]

친애하는 스피어 씨께,

스트롱 양의 미국 귀국과 관련한 저의 편지에 대한 총무님의 답장 편지를 받았습니다. 모든 지부에 회람 편지를 발송하였고, 이 편지가 도착하고 머지않아 그것이 총무님께 도착할 것으로 생각합니다. 우리는 현재 상황에서 가능한 한 규정에 부합하도록 노력하였으며, 저는 총무님께서 선교부 결정에 대한 보고서를 받으셨을 것으로 믿고 있으며, 모든 것이 적절합니다. 지난 여름은 건강에 관한 한 많은 선교사들에게 힘든 여름이었는데, 실제로는 여러 명이 여전히 기후의 영향 하에 있습니다.

우리 가족의 아이들은 용케 피했지만 아내와 저는 설사로 고생하였습니다. 저와 아내는 4개월 동안 고생한 후 이제 정상 상태로 돌아왔습니다. 하지만 그녀는 상당히 위중하였으며, 제가 그녀에 대해 알고 있었던 것보다 훨씬 체중이 빠졌습니다. 일주일 전에 그녀가 설사 때문이 아니라 신경 및 전신 쇠약 때문에 건강이 회복되기보다 악화되자 저는 그녀를 강변으로 데리고 갔고 바닷 바람의 효과를 시험하기 위해 제물포로 내려갔습니다. 저는 기분전환이 도움이 되었고 1주일 후에 그녀가 부엌에서 걸어 나올 수 있고 의자에서 벗어나올 수 있으며, 신경 증상이 없어졌고 그녀가 전반적으로 회복되었다고 말씀드리게 되어 기쁩니다. 이곳의 공기는 서울의 공기와 분명 다르며, 저는 철도가 운영되면 자주 제물포를 방문하는 것이 도움이 될 것이라는 것을 알게 될 것으로 생각하며, 우리는 값이 싸고 쉽게, 그리고 빠르게 내려 갈 수 있습니다. 밀러 씨 부부도 이곳 제물포에 있습니다. 밀러 부인은 여름 내내 설사와 이질로 고생하였으며, 상당히 체중이 빠졌고 그들 역시 바닷바람을 시험하고 있는데 현재까지는 결과가 좋습니다. 그들은 약 10일 전에 8개월 된 어린 아이를 잃었습니다. 그 아이는 이질에 걸려 약 3일 동안 앓았으며, 회복의 고무적인 증상을 보였지만 갑자기 경련을 일으켰고 4시간 후에 사망하였습니다. 우리는 그 사망을 예상하지 않았습니다. 그 아이는 건강하였으며, 이것이 처음 걸린 병이었습니다.

무어 씨와 아이들은 여름 중 상당 기간을 설사로 고생하였지만 지금은 모두 건강하며, 무어 씨는 지방에 있습니다. 언더우드 박사 부부는 캐나다 선교부의 그리어슨 박사 부부와 함께 지방에 있습니다. 밀러 씨는 아마도 다음 주에 서울로 돌아오자마자 내륙으로 떠날 것이며, 따라서 모두가 다시 정상적인 사역을 할 것입니다.

연례회의는 다시 과거의 일입니다. 많은 일이 이루어졌고, 저는 전체적으로 다른 해보다 덜 치열하였으며 모두 기분 좋게 자신들의 사역으로 돌아갔다고 생각합니다.

지난 해는 여러 면에서 병원의 운영이 순조로웠습니다. 우리는 주로 외과 수술을 하였고 전도 사업도 더 활발하였으며, 필드 박사와 쉴즈 양이 보강되어 보다 나은 모습으로 또 다른 해를 시작하게 되어 만족스럽습니다. 그들은 언어 공부를 잘 하고 있으며, 정열적으로 일을 하고 있고 유용성에 대한 기대를 보여 주고 있습니다.

저는 우리가 조화롭고 상호 도움이 되도록 사역을 진행하고 있다고 생각하며, 우리는 사역에 하나님의 은총이 내리실 것을 더욱 확실하게 기대할 수 있습니다. 가장 고무적인 것은 한국인 신자들이 병원에 대해 관심이 증대하고 있다는 점인데, 어떤 신자는 매일 병원에 와서 대기 중인 사람들에게 전도를 하며 입원 환자들을 방문하여 대화를 나누고 있습니다. 저는 이것이 성장하고 병원이 단순한 외국의 자선 기관이 아니다 자신들에게 속한 것이라고 신자들이 느끼게 되기를 바라고 있습니다.

우리는 전도 및 외과 수술을 위한 개선된 설비, 그리고 이전보다 더욱 개선된 자급(自給)의 전망으로 이전 해의 어느 이맘때에 보다 많은 환자들로 일을 시작하고 있습니다. 총무님은 예산에서 내년도에 한국인으로부터 은화 1,000 달러를 받을 우리의 희망을 설정하였음을 아실 것입니다.

저는 예산에서 선교본부가 호의적으로 고려할 것으로 믿고 있는 한 가지 요청이 있는데, 외국인 진료로 받은 수입을 상당히 필요로 하지만 아직 경비를 요청하지 않았던 병원의 침구, 의복 및 다른 물품을 공급하는데 사용하도록 허락해 달라는 것입니다.

우리는 그런 물품이 거의 없으며 그것들을 자주 교환할 수 있을 정도로 충분한 공급이 없이는 청결을 유지 할 수 없습니다. 외에도 우리가 필요한 물품들이 있지만 돈이 없어 공급할 수 없습니다. 우리의 의학 교육은 모형 등과 같은 일부 기구들이 필요한 시점에 도달하였는데, 이곳에서는 해부를 시도할 수 가 없기 때문에 미국에서 보다 이곳에서 더욱 필요로 합니다. 그렇게 모인 액수는 선교본부가 승인한다면 다양한 물품의 구입에 충분할 것이라고 저는 생각합니다.

제가 지침서의 규정을 살펴보니 그러한 승인은 가능할 수 있습니다. 이 문제에 대한 특별 요청이 이미 선교본부에 제출되었다고 저는 생각합니다. 그 요청은 한정된 액수, 즉 선교부 재무의 수중에 있는 약 은화 444 달러의 사용 승인 요청입니다. 선교부는 향후의 수입에 대해서도 승인을 확대해 주도록 요청하고 있습니다.

그런 경우 기금을 의료 위원회에 의해 승인된 물품의 구입에만 사용하도록 제한하는 것이 좋을 것입니다. 당연히 만일 제가 폭넓은 외부 진료를 하고 그에 따른 수입이 많게 될 전망이 있다면 저는 그런 승인을 기대하지 않겠지만, 그런 전망이 없어 한 해의 총액은 은화 200~300 달러를 초과할 것입니다.

Oliver R. Avison (Seoul),
Letter to Robert E. Speer (Sec., BFM, PCUSA) (Nov. 19th, 1898)

Seoul, Korea,
Nov. 19/ (18)98
[Received Jan. 19, 1899]

Dear Mr. Speer -

I received your letter in reply to mine concerning Miss Strong's return to America. A circular letter was sent to all the stations and I presume it has reached you long ere this. We endeavored to comply with the rules as nearly as possible under the circumstances and I trust you have received the report of Mission action and that all is in order. The past summer was a hard one on many of the missionaries as far as health was concerned and indeed several are still under the weather.

Our family of little ones escaped very well but Mrs. Avison and I suffered from diarrhoea. I am just now after four months of it just returning to a normal state as is also Mrs. Avison. She however was quite alarmingly sick, becoming more reduced than I have ever known her to be. A week ago, as she grew rather worse than better, not from diarrhoea, but just nervous prostration and debility, I had her carried down to the river and we came down to Chemulpo to try the effect of the Sea air. I am glad to say the change has been beneficial and she is already, after one week able to walk out the dining room and to go out in her chair, the nervous symptoms are passing away, and she is generally improved. The air is certainly different here from that of Seoul and I think we shall all find it beneficial to visit Chemulpo oftener as soon as the railroad is running and we can get down, cheaply easily & quickly. Mr. & Mrs. Miller's family are here at Chemulpo also. Mrs. Miller suffered all summer from diarrhoea & dysentery and became quite reduced and they are also trying the Sea air, with a good result so far. They lost their youngest child, aged 8 months about 10 days ago. It took dysentery was ill about 3 days & although it showed encouraging symptoms of improvement, suddenly took a convulsion and died after 4 hours. We had not expected its death. It was a fine child & this was it first illness.

Mr. Moore & his children suffered from diarrhoea during most of the summer but they are well now & Mr. Moore is in the country. Dr. & Mrs. Underwood are in the country having taken with them Dr. & Mrs. Grierson of the Canadian Mission. Mr. Miller will start for the interior as soon as he returns to Seoul, probably next week & so all is getting into working order again.

The Annual Meeting is again a thing of the past. Much work was done, I think there was on the whole rather less fighting than we have had other years and we all go back to our work with the feeling that all is well.

The past year was a good one for the hospital in many ways, chiefly that we did better surgical work, and better evangelistic work and it is satisfactory that we begin another year in better shape than ever greatly strengthened by the addition to the staff of Dr. Field & Miss Shield who, with a good start at the language, are taking hold of the work in an energetic manner & give promise of great usefulness.

I think we are going to work in harmony & be mutually helpful in which case we can all the more confidently look for God's blessing on the work. A most encouraging feature is the increasing interest which the Korean Christians are manifesting in the hospital, some coming everyday to preach to those in waiting & visit and talk with the patients in the wards. I hope this will grow and the christians will come to feel that the hospital belongs to them and is not simply a foreign benevolent institution.

We start out with a larger attendance than we have ever had at this time of year, with improved facilities for both evangelistic and surgical work, and with a better prospect of self support than we have had before. You will notice in the estimates that we have set our hopes upon receiving $1,000.00 Silver from native sources during the coming year.

There is one request in the estimates which I trust will be favorably considered by the Board - viz that we be allowed to use the amount of money which I receive from fees for attendance upon foreigners, in supplying the hospital with bed-clothing, & other things which are much needed but which we have so far not asked money for.

We are almost without such things and it is impossible to keep things clean without having a supply sufficient to enable us to change them often. Then there are other things that we need but can not get without money. We have reached a point in our medical teaching where we need some apparatus such as models - even more needed here them in America, because we cannot yet venture to dissect. The amount thus collected would suffice I think for the purchase of these various articles if the Board will grant its permission.

Such permission may be granted, I observe, by a provision in the manual. A special request has already gone to the Board on this matter I think. That request was for permission to use a definite sum – some $444 Silver I think - now in the hand of the Mission Treasurer. The Mission also request that the permission be extended to apply to future receipt as well.

I think it might be well in such a case to restrict the use of the fund to the purchase of such articles as shall be approved by the Medical Committee. Of course if there was any prospect that I should have a large outside practice and the fees should be correspondingly large I should not expect such permission to be granted but there is no prospect that the sum will exceed $200.00 or $300.00 Silver in any one year.

엘렌 스트롱(오리건 주 포틀랜드)이 프랭크 F. 엘린우드
(미국 북장로교회 총무)에게 보낸 편지 (1898년 11월 22일)

(중략)

박사님은 화이팅 박사와 웸볼드 양이 거주하고 있는 집의 거리와 관련하여 병원에서 일을 하는 젊은 숙녀들에게 적합한지 등을 질문하셨습니다. 저는 그렇다고 믿고 있지 않습니다. 그것은 인성부채 보다 병원에서 더 멀다고 저는 생각하며, 에비슨 박사와 필드 박사는 너무 멀다고 생각하였습니다. 게다가 궁궐 바로 옆에 있어 우리 선교부는 그곳을 떠나려 노력해 왔습니다.

(중략)

Ellen Strong (Portland, Oregon),
Letter to Frank F. Ellinwood (Sec., BFM, PCUSA) (Nov. 22nd, 1898)

(Omitted)

You ask me if the house occupies by Dr. Whiting and Miss Wambold is suitable for the young ladies working at the hospital as to distance etc.? I do not believe it is. It is further from the hospital I think than In Sung Poo Chai and Dr. Avison and Dr. Field thought that too far. Besides it is next to the palace in the district that we, as a mission have been trying to get away from.

(Omitted)

회의록, 한국 선교부 서울 지부 (미국 북장로교회) 1891~1921
(1898년 11월 23일)

한국 서울
1898년 11월 23일

　　서울 지부의 정기 월례회의가 에비슨 박사 사택에서 개최되었으며, 기포드 씨는 의장을 맡아 개회 예배를 진행하였다.

(중략)

　　에비슨 박사 사택에 대해 수리 위원회가 승인한 여러 수리가 투표로 승인되었다.

(중략)

　　다음의 청구가 낭독되었고 승인되었다.

......

　　O. R. 에비슨 박사　　　779.00

(중략)

Seoul, Korea.
Nov. 23rd, 1898

The regular monthly meeting of the Seoul Station was held at the house of Dr. Avison, Mr. Gifford occupying the chair and conducting religions exercises in opening.

(Omitted)

Several repairs approved by the Repair Committee on Dr. Avison's house were authorized by vote.

(Omitted)

The following orders were read and approved: -

......

Dr. O. R. Avison   779.00

(Omitted)

J. 헌터 웰스(평양)가 프랭크 F. 엘린우드
(미국 북장로교회 총무)에게 보낸 편지 (1898년 11월 23일)

한국 평양
1898년 11월 23일

F. F. 엘린우드 박사, 총무, 뉴욕

친애하는 엘린우드 박사님,

　박사님의 여름휴가 중에 브라운 박사가 저에게, 정확하게 말하자면 선교부에 제 아내의 건강 여행 경비를 부분적으로 지불하기 위한 기금의 요청이 선교본부에 의해 승인되지 않았다는 편지를 보내었습니다. ……

　저는 우리가 이 요청을 재고하도록 요청하지는 않을 것이지만, 만일 박사님이 언더우드 박사 가족과 에비슨 박사 가족의 요청을 승인하신다면 제 아내가 더 아팠고 두 가족보다 더 여행을 할 필요가 있었으며 감리교회 선교부의 폴웰 박사의 증명서가 있었던 점을 공정하게 평하자면 저에게도 그 정도까지는 지불해야 한다고 썼습니다.[128) 만일 한 예를 승인하시면 모두를 승인하셔야 할 것입니다.

(중략)

---

128) 미국 북감리교회의 의료 선교사 E. 더글러스 폴웰(E. Douglas Follwell, 1867. 4. 10~1932. 4. 6)을 말한다.

J. Hunter Wells (Pyeng Yang),
Letter to Frank F. Ellinwood (Sec., BFM, PCUSA) (Nov. 23rd, 1898)

Pyeng Yang, Korea

Nov. 23, 1898

Dr. F. F. Ellinwood, Secy., New York

Dear Dr. Ellinwood: -

During your summer vacation Dr. Brown had to write to me, or rather to the Mission, that the Mission request for funds to partly defray the expenses of a health trip for Mrs. Wells, had not been allowed by the Board. ......

I wrote that we would not ask for this request to be reconsidered but must mercify that to the extent that if you allow Dr. Underwoods and Dr. Avisons requests you, in justice ought to also allow mine for Mrs. Wells was sicker and more in need of a trip away than either of those; a certificate from, Dr. Follwell of the Meth. Mission here can be had to that effect so much for that. If you allow one you'll allow all.

지역 단신. 독립신문(서울) (1898년 11월 29일), 3쪽

빈곤 아동들을 위한 숙소
한국 서울

평의회 - 신학박사 H. G. 언더우드 목사, 의장; C. C. 빈튼 박사, O. R. 에비슨 박사, 의료 담당자; S. F. 무어 목사, F. S. 밀러 목사, 서기 및 재무; 엘렌 패쉬 양, 문학사, 진 페리 양, 책임자

이 기관은 부랑아들을 위해 문을 열었으며, 목적이 한국의 노숙아와 방랑아들이 유용한 삶을 갖도록 훈련하는 것이어서 고국 뿐 아니라 한국에 있는 모든 외국인 거주민의 인정과 후원을 받을 만한 가치가 있다.

현재 적절한 건물이 없어 소녀들만 받을 수 있지만 소년에게도 제공할 것으로 예상하며 그들이 생계를 유지할 수 있도록 실업 교육을 할 예정이다.

(중략)

Local Items. *The Independent* (Seoul) (Nov. 29th, 1898), p. 3

Home for Destitute Children
Seoul, Korea.

Council - Rev. H. G. Underwood, D. D., Chairman,; Dr. C. C. Vinton, Dr. O. R. Avison, Medical Officers; Rev. S. F. Moore, Rev. F. S. Miller, Secretary and Treasurer; Miss Ellen Pash, B. A., Miss Jean Perry, Superintendent.

This Institution has been opened for waifs and strays, and deserves the recognition and support of all the foreign residents in Korea, as well as in the home countries, as its object is to train to useful lives the homeless and wandering children in Korea.

At present owing to lack of suitable buildings, girls alone can be admitted; but it is expected to provide for boys as well, who will be taught industries to enable them to earn a living.

올리버 R. 에비슨(서울)이 로버트 E. 스피어
(미국 북장로회 총무)에게 보낸 편지 (1898년 11월 29일)[129]

1898년 11월 29일

우리는 며칠 전 제물포에서 돌아 왔습니다. 저는 아내의 건강이 회복될 기미가 보이기 시작하였다는 것을 말하는 것이 기쁘며, 겨울 동안 일을 잘 하기를 바라고 있습니다. 밀러 씨는 어제 지방으로 떠났습니다.

서울은 심각한 폭동을 방금 겪었으며,[130] 지방은 어떤 면에서는 대단히 혼란스럽지만 백성들의 자각을 나타내는 그런 위기를 겪어 우리는 기뻤습니다. 결과는 백성들의 승리이었으며, 입헌 정치의 방향으로 분명한 진전이 이루어졌습니다. 왕은 여러 개혁의 수행을 약속하고 있지만 항상 자신의 약속을 깨었기 때문에 독립협회가 이끄는 군중들이 모여 6개항을 분명하게 요구하였습니다.[131] 이 군중들은 대단히 많이 모였으며, 그들 중 한 명은 왕의 요청으로 정부의 일원으로 참석하였고 그들의 보고에 따라 왕은 "6개 조항"에 동의하였고, 독립협회에서 선출된 사람들이 중추원의 반을 구성한다는 요구를 인정하였습니다. 이 선출하기로 정해진 날 아침 협회의 지도자 17명이 체포되었고 투옥되었지만, 회장은 탈출하여 외국인 주택으로 피난하였습니다. 많은 군중들이 감옥 앞에 모여 사람들을 석방하던지 혹은 어떤 죄가 있다면 자신들 모두가 동등하게 죄가 있으니 자신들 모두도 투옥되어야 한다고 요구하였습니다. 이런 요구가 받아들여지지 않자 그들은 죄수들의 공개 재판을 요구하였고, 이것이 거절되자 그들도 집으로 돌아가는 것을 거부하고 춥고 비가 내림에도 1주일 이상 밤낮을 그곳에서 머물렀습니다. 그 동안 죄수들은 꾸며낸 문서에 근거하여 반역죄로 재판을 받아 모두 유배형이 내려졌습니다.

하지만 그중에 한 명인 기포드 씨 회중의 홍 집사는 미국 공사의 허가 없이 미국 부지에서 체포되었기 때문에 알렌 박사는 그의 석방을 요구하였고 그렇게 되었습니다. 그는 즉시 기포드 씨에게 가서 기도회에 참석하고, 가족을 만나기 위해 집으로 갔다가 형식상 자유롭기 보다는 동료들과 운명을 함께하기 위해 자발적으

---

129) 원래 11월 19일자 편지의 뒷부분이지만, 날짜가 달라 분리하였다.
130) 독립의 수호와 자유 민권의 신장을 위해 조직되어 1898년 11월 5일부터 12월 23일까지 개최되었던민중대회인 만민공동회(萬民共同會)를 말한다.
131) 헌의6조(獻議六條)를 말한다.

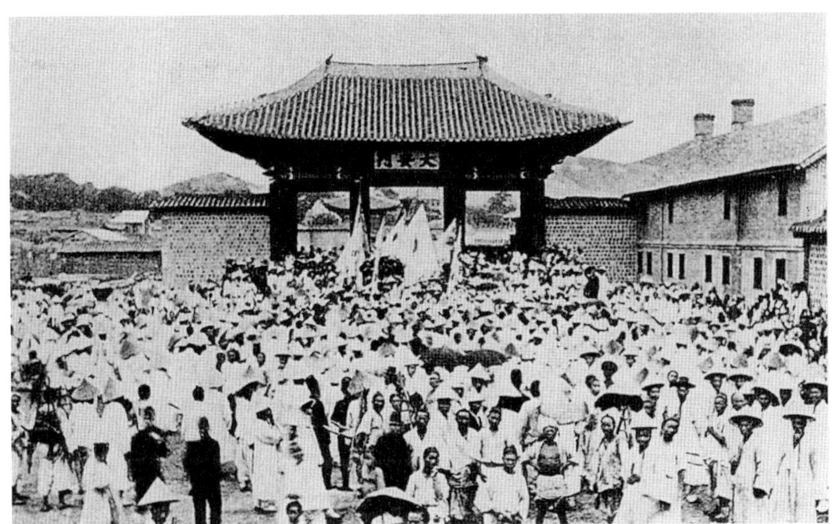

그림 4-84. 만민공동회

로 감옥으로 돌아가 당국에 자수하였습니다. 백성들은 해산하지 않았고, 며칠 후 모두 석방되었는데, 왕은 문서가 꾸며진 것이었음을 납득하였다고 공표하였습니다. 하지만 군중들은 해산을 거부하고 약속한 개혁이 실행되어야 한다고 요구하였습니다. 사태는 궁궐의 일부 총신이 오랜 역사를 가진 보부상을 재조직하는데 성공할 때까지 악화되었으며, 며칠 내에 도시 내외에서 가장 평판이 나쁜 막노동꾼 수천 명이 [보부상] 회원으로 등록하고 곤봉으로 무장한 채 무장하지 않은 백성들을 공격하여 해산시켰습니다.

이것은 전체적인 봉기의 신호이었습니다. 백성들은 즉시 곤봉으로 무장하고 보부상을 맞을 준비를 하였으며, 각 측에서 약 1,000명씩이 주먹질로 싸움을 벌여 보부상들이 도망갔고 교외로 퇴각하였습니다. 퇴각은 곧 수치스러운 완패가 되었으며, 약 3 마일 떨어진 강에 도착할 때까지 중단되지 않았습니다. 군중들은 도시로 돌아와 보부상 지도자들의 집을 부수러 갔습니다. 그들 중 한 명이 병원과 인접해 있어 우리는 그 흥미로운 사건의 와중에 있음을 느꼈습니다.

내가 아는 한 단 한 명만이 실제로 살해되었지만 병원에는 골절되고 타박상을 입은 여러 명의 부상자들로 붐볐습니다.

그러자 왕은 만일 백성들이 해산하여 집으로 돌아가면 자신의 이전 약속을 이행하겠다고 다시 약속하였습니다. 잠깐 그들은 이를 거부하였지만 결국 독립협회의 회장이며 왕이 보냈던 윤치호가 간곡히 간청하며 자신의 명예를 걸고 약속한 일을 하겠다고 분명하게 다시 한 번 약속하자, 백성들은 3일 동안 집에 가 있다가 토요일인 11월 26일 오후 2시에 재결집하기로 결정하였습니다.

　기다림의 그날들은 다소 불안한 나날이었습니다. 보부상을 소집했던 사람은 개혁을 허락하겠다고 약속하였던 왕의 보호를 아직도 즐기고 있었으며, 아직 많은 이들이 도시 내에 있었지만 보부상들은 도시에서 3 마일 떨어진 곳에 모여 정부의 도움으로 살고 있었고 충분한 곤봉 등을 착착 준비하고 있었으며, 궁궐로부터 자신의 약속을 이행하려는 왕의 의도를 나타내는 신호가 없었습니다. 영국 공사는 웨이하이로 군함을 요청하는 전보에 따라 즉시 도착한 약간의 해병 호위대를 서울로 올려 보냈고, 미국 공사는 모든 미국인들이 자신의 집 위로 국기를 휘날리도록 지시를 내렸으며, 외국, 최소한 미국, 영국 및 일본 공사들은 자신들이 상당히 합리적이라고 생각하는 백성들의 요구를 왕이 허가하도록 촉구하는데 상당한 시간을 보냈습니다. 영국 공사는 도시 외곽에 홀로 살고 있는 몇몇 독신 여성을 불렀고, 도피자가 병원으로 들어오지 않게 하고 격노한 군중들이 병원을 공격할 지도 모르기에 나에게 비상 상황을 위해 준비하도록 조언하였습니다. 토요일 아침의 동이 맑고 밝게 텄으며, 도로는 모든 교차로에 병사들이 도열하여 있었고 궁궐은 길에 야영을 하는 병사들로 완전히 둘러싸여 있어 전체 궁궐이 포위되어 있는 것 같았습니다. 아직 아무 일도 있어나지 않았지만 아침 일찍 도시 전체에 왕이 그날 궁궐에서 나와 백성들과 만나 그들의 요구를 논의하겠다는 공고가 부착되었습니다. 이것은 한국의 역사에서 이전에 전혀 일어나지 않았던 거의 믿을 수 없는 것이었지만, 폐하가 앉을 큰 천막을 세울 활발한 준비가 진행되어 공고가 사실임을 입증하였습니다. 3시에 왕이 공개적으로 군중들로부터 200명의 대표를 만날 것이며, 이후 보부상의 유사한 대표를 만나겠다는 방침이 공표되었습니다. 이 일은 독특한 것이었습니다. 러시아를 제외한 모든 외국 공사들과 많은 외국인 평민들이 참석하였습니다. 나는 이것이 한국민들에게 대의 정부를 허락하는 첫 번째 움직임으로 여길 수 있어 목격하는 것이 대단히 기뻤습니다. 분명히 사이의 시간은 이 일을 위한 칙령을 준비하는데 소요되었습니다. 이것은 대표들에게 낭독되었고, 이어 윤치호, 고병사 및 홍정후 등 선택된 세 사람이 옥좌의 밑으로 나아가 왕께 아뢰었습니다. 이전에 미국 망명자이자 고위층의 아들이었던 윤 씨를 기억하실 텐데, 현재는 저명한 기독교 신자이며 서재필에 이어 독립신문의 편집을 맡고 있습니다. 여러분들은 또한 제가 이 편지의 앞부분에서 언급하였던 기포드 씨 교회의 홍 집사를 기억하실 것입니다.

　세 번째 사람인 고 씨는 낯설 것입니다. 그는 제가 한국에 도착한 이후 제가 처음 수술하였던 사람들 중 한 명이었습니다. 그는 부유하고 이전에 보부상과 연관이 있었고, 군중을 해산하기 위해 왕이 파견하였지만, 그들의 요구를 들은 후 그들 편에 합류하여 지금은 그들을 지휘하고 있습니다. 그는 오랫동안 궁궐의 총신이었습니다. 그는 우리 부지 옆에 살고 있습니다. 그는 신자는 아니지만 세 명의 대표 중에 두 명이 활발한 신자인 것은 주목할 만합니다. 왕은 이렇게 공개적으로 군중들이 요구하였던 모든 개혁을 수행하겠다고 약속하였다고 말하기에 충분하며, 폐하를 위한 열렬한 갈채와 함께 모였던 군중들이 해산하였고, 이어 왕은 보부상 대표에게 해산하고 집으로 돌아가 생업에 종사할 것을 명령하였고 재난만이 예상되었던 그 날이 그렇게 평화스럽게 마감되었습니다.

Oliver R. Avison (Seoul),
Letter to Robert E. Speer (Sec., BFM, PCUSA) (Nov. 29th, 1898)

Nov. 29/ 98

We returned from Chemulpo a few days ago. I am glad to say Mrs. Avison seems to have got a start toward better health again and I hope for a good winter's work. Mr. Miller left yesterday for the country.

Seoul has just passed though a serious riot and the country is passing through a crisis which, although very disturbing in some respect, causes us to rejoice in that it indicates an awakening amongst the people. The result has been a victory for the people and a distinct advance has been made in the direction of constitutional government. The King has kept promising to carry out several reforms, but as he invariably broke his promises a large gathering of people led by the "Independence Club", finally gathered and made six definite requests. These gatherings were very large and one of them was attended be the members of the government at the request of the King and in compliance with their report he after ward agreed to the "six articles", he having previously conceded the demand that one half of the Privy Council should consist of men elected by the independence Club. On the morning of the day set for this election, 17 of the leaders of the Club were arrested and imprisoned the President, however, escaping and finding refuge in a foreign house. A large crowd of people gathered in front of the prison demanding either the release of the men or that they be all imprisoned, as they were all equally guilty if any crime had been committed. Failing along these lines they demanded a public trial for the prisoners & this being refused they also refused to go home & there the remained day and night for more than a week, through cold and rain. In the meantime the prisoners were tried for treason on a forged document and all sentenced to banishment.

However one of them was Deacon Hong of Mr. Gifford congregation and as he had been arrested on American property without the sanction of the American Minister, Dr. Allen demanded that he be released, which was done. He at once went over to Mr. Gifford, attended prayer-meeting, went home to see his family and then, returning to the prison voluntarily gave himself up to the authorities, preferring to share the lot of his compatriot to being free on a technicality. The people did not disperse and within a few days all were set free, the King announcing that he was satisfied the document was fraudulent. The meeting however refused to disperse, demanding that the reforms promised be put into execution. Things grew worse until some court favorites succeeded in reorganizing and old guild known as "The Peddlers Club" and within a few days enrolled as members a couple of thousand of the most disreputable of the coolies in and out of the city who armed themselves with club and attacked the people, who being unarmed were compelled to flee.

This was the signal for a general uprising. The people at once armed themselves with clubs & set out to meet the peddlers and for about an hour a pitched battle of probably 1,000 men on each side fought hand to hand until the Peddlers gave way and retreated outside the city, the retreat soon becoming an inglorious rout which did not stop till it reached the river, three miles beyond. The mob returning to the city, proceeded to demolish the houses of the leaders of the Peddlers. One of them adjoined the hospital so we felt ourselves in the midst of those interesting events.

So far as I know only one man was actually killed but the hospital was enriched by the incoming of several wounded men with broken bones & bruised flesh.

The King then promised again that if the people would disperse and go home he would redeem his former promises. For a time they refused but finally at the earnest solicitation of Yun Chi Ho, the president of the independence Club, whom the King sent for and again definitely assured upon his honor that he would do the things promised, they decided to go home for three days, to reassemble at 2 P. M. Saturday, Nov. 26th.

Those were somewhat anxious days of waiting. The men who had assembled the Peddlers were still enjoying the protection of the King who was under promise to grant reforms, the Peddlers were assembled three miles from the city with member of them still within the city, living at the expense, it was understood, of the government and steadily preparing a good supply of clubs etc, and not a sign from the palace that indicated the King's intention to fulfil his promises. The English Minister cabled to Weihei web for a gun boat which at once came & sent up a small guard of marines to Seoul, the American Minister directed all his people to fly their national flag over their houses, and the Foreign Ministers, at least the American, British and Japanese, spent much time urging the King to grant the demand of the people which they considered reasonable. The British Minister called in some single ladies living alone in the outskirts of the city and advised me to be prepared for an emergency, lest in case refugees should run into our place, the mob might in their rage attack the place. Saturday morning dawned fair & bright, the street were lined with soldiers at all the main crossings while the palace was entirely surrounded by soldiers who were camped on the street, and the whole place looked as if it were under siege. Still nothing had been done, but early in the morning notices were posted throughout the city that the King would that day come out of the palace and meet with the people to discuss their request. This was almost incredible, nothing of the kind ever having previously occurred in the history of Korea, but active preparations for the erection of a large tent for His Majesty to sit in soon proved the truth of the posters. Direction were issued that at 3 o'clock the king would publicly receive a delegation of 200 from the people and afterward a similar delegation from the Peddlers. The affair was unique. All the foreign Ministers excepting the Russian, were present, and many foreign laymen. I was very glad to witness this which I think may be regarded as the first move toward the granting of representative government to the people of Korea. Evidently the intervening time had been spent in preparing an edict for the occasion. This was read to the delegation and then three selected men Yun Chi Ho, Ko Pyung Sa, and Hong Chong Woo advanced to the foot of the throne and addressed the King. You will remember Mr. Yun, the former refugee to America, a son of a high noble man, now a prominent Christian, & successor to Dr. Jaisohn as editor of the independent. You may perhaps also remember Deacon Hong of Mr. Gifford's church, whom I referred to before in this letter.

The third man Mr. Ko is a stranger to you. He was one of the first men upon whom I operated after my arrival in Korea. He is wealthy and was formerly connected with the Peddlers' party, but, having been deputed by the King to disperse the people, was, after hearing their demand, converted to their side, and is now at their head. He had long been a court favorite. He lives next compound to us. He is not a Christians but it is noteworthy that two out of the three chief delegates were active Christians. Suffice it to say the King thus publicly promise to carry out all the reforms the people had demanded, and with hearty cheers for His Majesty the thousand of people who had gathered dispersed, and the King then received a delegation from the Peddlers ordering them to disband and go to their homes and take up their regular occupations, and thus closed in peace the day that had promised only calamity.

올리버 R. 에비슨(서울)이 로버트 E. 스피어
(미국 북장로회 총무)에게 보낸 편지 (1898년 12월 16일)[132]

1898년 12월 16일

이 편지가 너무 느리게 질질 끌렸지만 양해해주셔야 합니다. 저는 아내의 건강 회복이 계속되고 있고 저 역시 더 나은 상태에 있다고 말씀드려 기쁩니다. 지난 주에는 개혁을 위한 군중들의 운동이 재개되었으며, 그렇게도 공개적이고 진지했던 자신의 약속을 실제적으로 무시했던 왕은 위에 설명한 것처럼 되었습니다. 보부상은 해산하지 않았지만 반면 그들의 지도자들은 궁궐과 계속해서 대화를 가졌으며 그들의 지지자들은 내각의 자리로 진출하였습니다. 하지만 이것에 버금가는 모종의 대표 모임이 조직되었는데, 이것은 부분적으로 개혁 운동에서 군중들의 지도자들로부터 선발된 사람들로 구성되었습니다. 저는 아직 그것의 범위나 정확한 조직에 대해 알고 있지 않지만 홍 집사가 그 회원 중 한 명이라는 것을 알고 있습니다. 현재 사태는 최소한 표면적으로 조용합니다. 보부상들이 감리교회 학교로 보낸 학생들과 모든 기독교인들을 욕하는 요지의 편지는 특히 학교와 교회를 파괴하겠다고 위협을 함으로써 상당한 자극을 일으켰으며, 성급한 사람들은 독립협회가 사용했던 방법을 이용하여 모든 교파의 신자들을 함께 모아 열변으로 그들을 열렬한 상태로 만들었고, 여러 붉은 십자가 기를 들고 함께 편지에 서명을 한 사람들을 즉각 구속하여 처벌을 가할 것을 요구하기 위해 경무청(警務廳)으로 행진하였습니다. 겁에 질린 경무사(警務使)는 사람들을 24시간 이내에 구속하겠다고 약속하였으며, 다음 날 재판을 보기 위해 다시 만나기로 하고 해산하였습니다. 다음 날 경무사는 사직하였고, 아무 곳에서도 찾을 수 없었으며 이른 바 기독교 신자들(나는 많은 사람들이 어쨌건 교회와는 관계가 없다는 것을 알고 있습니다)이 집으로 돌아가 경무관이 그곳에 있을 때까지 기다렸습니다. 저는 신자들이 만나기 전에 보부상들이 아펜젤러 씨에게 보낸 편지들은 모욕적인 편지가 아니며 그것은 위조된 것이라고 선언하였고, 그들은 학교와 신자들을 대단히 존중하며 모든 것이 필시 진리와는 거리가 먼 것이고 편지를 썼다는 증거가 없다는 점을 진실로 받아주도록 언급하였습니다.

---

132) 원래 11월 19일자 편지의 뒷부분이지만, 추신 형태의 날짜가 다른 부분을 분리하였다.

하지만 이전의 경무사가 재임명되었으며, 앞에 언급한 성급한 사람들은 신자들에게 만날 것을 다시 요청하였습니다. 그저께 상당히 많은 사람들이 한 교회에 모였지만 그 사이 선교사들은 회중 앞에서 그런 주제에 관한 성경 말씀에 대해 토의할 기회를 가졌고 이 모임에서 이 문제에 대해 더 나아가는 것에 대한 반대가 많았으며, 그래서 아무런 결정에 이르지 못하였고 어제 오후 다른 회의가 소집되었는데 서울에 있는 모든 회중을 초청하였습니다. 외국인은 초청되지 않았지만 나는 모임에 참석하기로 결정하였으며, 서울의 다른 선교사들에게 쪽지를 보냈더니 거의 대부분이 현재 지방에 있었습니다. 기포드 씨는 응답하여 우리는 함께 갔습니다. 대단히 적은 사람들만 참석하였는데, 이 사람들은 거의 한 회중에 속하는 사람들로서 홍 집사의 추종자들이었고 두세 명은 독립협회의 활동적인 회원들이었습니다. 그들의 설명을 들은 후에 기포드 씨와 나는 그들에게 특별히 그들이 그리스도같이 행동하기를 주장한다면 성경을 기준으로 삼을 필요를 제시하였습니다. 우리는 그들이 자유롭게 토론하는 것을 허용하였지만 각 사람들의 언급은 한 가지 질문, 즉 성경에서 무엇을 가르치고 있는가에 대한 것으로 모아졌으며, 조금씩 흐름이 바뀌어 교회의 이름으로 당국의 손을 강제하려 시도하겠다고 지지하는 사람이 단지 두세 명만 남게 되었으며, 모임은 문제에 대한 투표도 하지 않고 해산하였습니다. 이것은 서울의 교회에서 중대한 때이었지만 나는 그것이 지나갔고 욕을 하고 위협하는 편지를 받는 것보다 더 성급함이 신자들에게 걱정을 끼틸 수 있게 한다는 교훈을 얻었기를 바라고 있습니다.

나는 지난 몇 주일 동안의 흥분, 보부상의 두려움, 그리고 어떤 사람들이 정치적 개혁을 추진하는데 기독교 교회 같은 강하고 지적인 단체의 활발한 지원을 받고자 원했던 모든 것들이 비참한 결과를 가져오는데 관계되었다고 생각합니다.

필드 박사와 쉴즈 양이 분명하게 병원 사업에 임명된 이래 그들은 이곳으로 이사하였고 일부는 병원의 부녀과의 방, 일부는 제이콥슨 기념관의 방, 그리고 우리 집의 방을 부분적으로 사용하고 있습니다. 이는 임시적인 조치에 꽤 부합하지만 단지 임시적인 것이며, 지금 그들은 제이콥슨 기념관의 건축을 위한 예산을 기대하고 있지만 우리들은 심각한 어려움에 봉착하여 있습니다. 근처에는 적절한 곳이 단지 한 곳만 있는데, 집 담을 가로질러 위치해 있습니다. 넓은 새 길이 지나고, 다른 외국인이 구입하려 하고 있어 그 가격이 올랐으며, 저의 집을 건축할 때 샀으면 은화 1천 달러이었던 것이 지금은 2천 7백 달러를 달라고 합니다. 물론 그곳은 큰 건물을 포함하고 있지만, 그것들은 500 달러 이상 절약할 수 없기에 부지의 값이 예산 보다 훨씬 비싸며 우리는 무엇을 해야 할지 모르겠습니다. 몇 명이 소유주의 마음이 어떤지 알려 시도하고 있으나, 그는 어떤 사람에게 2천 2백 달러에 팔 수 있기에 우리가 그 이하로 확보할 수는 없을 것 같습니다. 서울에서 부동산의 가격은 길이 개량되고 철도가 건설된 이후 매우 상승하였습니다. 현재 고려 중인 건물을 위한 대지의 확보와 관련하여 우리가 무엇을 해야 하는지 알려주시기 바랍니다. 그것은 병원 근처에 있고 높은 지대에 있을 필요가 있어 부지의 선택이 대단히 제한되어 있습니다.

연합병원의 확보에 대해서는 연례회의에 제출한 저의 보고서를 보아 주십시오. 우리 선교부는 그 문제를 살필 위원회를 임명하였습니다.

나는 이 편지를 충분히 지연시켰기에 이제 끝내야 합니다. 나는 이전에 입원했던 사람을 방문하고 있는 전도인이 지방에서 돌아오기를 매일 기대하고 있으며, 그의 보고를 듣고 싶습니다.

아내가 귀하 부부께 그녀의 인사를 보내며, 우리는 그랜트 부인께도 인사를 드리고 싶습니다. 엘린우드 박사와 다른 총무 및 직원들께도 안부를 전해주십시오.,

안녕히 계십시오.
O. R. 에비슨

Letter to Robert E. Speer (Sec., BFM, PCUSA) (Dec. 16th, 1898)

Dec; 16/ (18)98

I am sorry this letter is dragging on so slowly but you must try to excuse that part of it. I am glad to say the improvement in Mrs. Avison's health is continuing and I am also in better trim. The past week has been marked by a reopening of the campaign of the people for reforms, the King having practically ignored his promises so publicly and solemnly made as described above. The Peddlers were not dispensed but on the other hand their leaders have been in constant communication with the palace and their sympathizers advanced to cabinet positions. To offset this however, some sort of a representative body has been established which is composed in part of men selected from the People's meeting leaders in the reform movement. I haven't yet learned its scope nor its exact composition, but I know that Deacon Hong is one of its members. At the present moment things are quiet, at least on the surface. A letter purporting to come from the Peddlers to the Methodist School reviling the students and all the Christians, caused a good deal of excitement, especially as it threatened the destruction of their schools and churches and a few hot headed ones taking their cue from the method followed by the "independence club" gathered the Christians of all denominations together harangued them into a state of fervidity and taking several red cross banners marched them in a body to the Police Court to demand the immediate arrest and punishment of the men whose names were signed to the letter. The frightened Chief of Police promised to have the men arrested within 24 hours and they dispersed with the understanding that they would meet next day to watch the trial. Next day the Chief of Police had resigned & was no where to be found & the so-called Christians (many I know having no connection with the church whatever) went home to wait till there should be a chief of Police. I may say that before the christians met, letters from the Peddlers to Mr. Appenzeller denied any knowledge of the abusive letter, declaring it to be a forgery, and stating that they held the school & the Christians in the highest esteem, all of which, though probably far from the truth, must in the absence of proof of the writing of the letter, be accepted as true.

However the former chief of police having been reappointed the aforesaid hot headed ones issued another call to the Christians to meet & day before yesterday quite a large gathering was held in one of the churches but as in the meantime the missionaries had had opportunity to discuss before their congregations some of the Scripture teaching on such subjects there was a good deal of opposition at this meeting to going on any further with the matter so that no decision was arrived at and another meeting was called for yesterday afternoon, invitations being issued to all the congregations in Seoul. I determined to attend this meeting, although foreigners had not been invited, and sent a note to the other missionaries in town, nearly all being at present in the country. Mr. Gifford responded and we went together. It turned out that very few came, and these nearly all belonged to one congregation and were the followers of Deacon Hong & two or three other active members of the independence Club. After listening to their presentation of the case, Mr. Gifford and I laid before them the necessity of taking the scripture as a guide, the more especially if they claimed to be acting as the much of Christ. We allowed them free discussion, but subjected each man's statement to the one question - is that what is taught in the scripture? - and little by little the tide turned until only two or three were left to uphold the attempt to force the hand of the authorities in the name of the church and the gathering broke up without even voting on the question. This has been a critical time for the church in Seoul, but I hope it has passed by and a lesson has been learned that will enable the christians to fear with quickness even more than the receipt of an abusive & threatening letter.

I presume the excitement of the past few weeks, the dread of the Peddlers, and the willingness of certain ones to have the active support of such a strong & intelligent body as the christian church, in pushing political reforms, all contributed to bring about the deplorable result.

Since Dr. Field & Miss Shields have been definitely appointed to the hospital work they have moved over here and are living in a combination of rooms partly in the women's department of the hospital itself, partly in Miss Jacobson's house, and partly in our house. It answers very well for a temporary arrangement but cannot be regarded as anything but temporary and they are anxious now to use the appropriation for building the Jacobson Memorial House but we are confronted by a serious difficulty. There is only one suitable site in this vicinity – the one just across the wall from this house site and as a large new street has been run past it and another foreigner has been trying to purchase it. The price has gone up so that while it could have been brought when my house was built, for $1,000.00 silver they now ask $2,700.00 for it. That of course includes a large mass of buildings on it, but they could not probably be used to the extent of saving more than $500.00 or a little more in building a new house so that the site would still cost a great deal more than has been appropriated for the purpose, and we are at a loss to know what to do. We have some many quietly at work trying to find out the real state of the owner's mind but as he could have sold to one man for $2,200.00 it does not seem likely we can get it under that. The value of property in Seoul has gone up very much since the improvements in the streets, & railroad building have been entered upon. Please let us know what we should do in reference to this matter of securing a site for the building now under consideration. It need to be near the hospital and it need to be on elevated ground and so we are limited in selection of site.

Re securing of a Union Hospital see my report to Annual meeting. Our mission has appointed a committee to look into the matter.

I think I have already made this letter lay enough and so must close. I am daily expecting the return from the county of an evangelist who is out visiting former patients and an anxious to hear his report.

Mrs. Avison send her kindest regard to yourself and Mrs. Speer and we also desire to send greeting to Mrs. Grant. Kindly convey greetings also to Dr. Ellinwood & the other Secretaries & officers.

Your very cordially & one in christs work
O. R. Avison

회의록, 한국 선교부 서울 지부 (미국 북장로교회) 1891~1921
(1898년 12월 19일)

한국 서울
1898년 12월 19일

서울 지부의 정기 월례회의가 에비슨 박사 사택에서 개최되었으며, 의장은 예배를 인도하였다.

(중략)

다음의 청구가 낭독되었고 승인되었다.

......

    O. R. 에비슨 박사   290.00

......

동의에 의해 에비슨 박사가 기도를 드린 후 지부(회의)는 폐회하였다.

H. G. 언더우드, 의장
C. C. 빈튼, 서기

Seoul, Korea.
Dec. 19th, 1898

The regular monthly meeting was held at the house of Dr. Avison, and chairman conducting devotional exercises.

(Omitted)

The following orders were read and approved: -

......

Dr. O. R. Avison　　　　290.00

......

On motion the Station adjourned after prayer by Dr. Avison.

H. G. Underwood, Chairman
C. C. Vinton, Secretary

회의록, 한국 선교부 서울 지부 (미국 북장로교회) 1891~1921
(1898년 12월 27일)

한국 서울
1898년 12월 27일

특별회의가 1898년 11월 9일자 선교본부의 편지를 낭독하고 이를 검토하기 위해 무어 씨 사택에서 개최되었다. 의료비로 받은 444.20 달러의 병원 의복 및 침구 구입 사용을 승인하지 않은 선교본부의 결정에 대해 지부는 만장일치로 이의를 제기하였으며, 항의 준비를 위한 위원회에 지부의 의사를 임명하였다.

동의에 의해 에비슨 박사와 언더우드 박사가 서울 지부의 자산 상태에 대한 요청이 담긴 편지의 부분에 대한 답장을 할 위원회에 임명되었다.

(중략)

Seoul, Korea.

Dec. 27th, 1898

A special meeting of Seoul Station was held at the house of Mr. Moore to consider a Board letter dated November 9th, 1898, which was read. By unanimous vote the Station protested against the action of the Board in declining to appropriate for the purchase of clothing and bedding at the hospital the sum of $444.20 received as fees, and appointing the physicians of the station a committee to prepare the protest.

On motion Dr. Avison and Dr. Underwood were appointed a committee to reply to that portion of the letter enquiring about the status of property in Seoul Station.

(Omitted)

올리버 R. 에비슨 지음, 박형우 편역,
올리버 R. 에비슨이 지켜본 근대 한국 42년 1893~1935. 상
(서울: 청년의사, 2010), 264~220쪽

군인 선발

전통적으로 한국에서 군인을 선발하는 방법은 매우 단순하였다. 그들은 통상적인 과거 시험에 합격하면 군인으로 임명되었다. 장교들마저도 이런 방법으로 선발되었다. 따라서 1895년까지의 한국 군대는 허술하고 전술에 대한 지식이 없는 사람들로만 구성되어 있었다. 하지만 우리가 내한한 직후 고종은 군인이 되고자 자원한 사람들은 정신적, 육체적으로 건강한지를 검사받아야 한다는 칙령을 내렸다. 정신 검사는 한국인들에 의해 이루어졌다. 나는 각 지원자들의 체격을 검사하여 특별히 준비된 서식에 기록하라는 요청을 받았다.

검사 장소는 이전에 과거 시험에 사용되었던 곳인 영국과 미국 공사관 바로 뒤편의 활짝 트인 장소이었다. 그곳에는 황제가 앉아 검사 과정을 관찰하는 현관이 있는 큰 한옥과 대신들, 장교들이 머무는 작은 건물들이 있었다. 신체검사는 여러 개의 방을 가진 독립된 건물에서 이루어졌다. 그곳에는 내가 알려주는 내용을 적을 보조자 역할을 하는 관리들이 있었다. 그곳에는 수백 명의 지원자가 있었고 모든 검사는 하루 만에 끝내야 했기 때문에 상당히 서둘러야 했다. 다행히 많은 의학 조수들이 그들이 체중을 재고 신체를 계측하였다. 나는 심장, 폐, 그리고 관계된 다른 기관들을 검사하는데 집중하였다.

진수성찬이 제공되었다. 그날은 모든 검사자와 피검사자들에게 축제일이었다. 검사가 끝나자 나를 포함한 고관들은 황제를 알현하였다. 황제는 개인적으로 나의 봉사에 감사를 표하였다. 나는 훌륭하게 복무할 수 있는 군대를 만드는 첫 발을 내딛는데 일조를 하였다는 기쁜 마음으로 귀가하였다.

Oliver R. Avison, Edited by Hyoung W. Park, *Memoires of Life in Korea* (Seoul: The Korean Doctors' Weekly, 2012), pp. 218~220

Selecting Soldiers

The old method of choosing soldiers was very simple. They were appointed on passing the usual annual literary examination and even their officers were chosen in this way. Thus the army, even as late as 1895, was made up of rough and unlearned men (unlearned in the art of war) but soon after our arrival the King issued an order that all candidates for the army must submit to examination as to both mental and physical fitness. The mental examinations were given by, Koreans appointed for the purpose, and I was called on to give each applicant a physical test and record his condition on specially prepared sheets.

The site for the examinations was an open space just back of the British and American legations which had formerly been used for the kwagas (literary examinations). There was a large Korean house with a porch where His Majesty sat and watched the proceedings and other smaller buildings accommodated the cabinet ministers and army officers. The physical examinations were given in a separate building having several rooms occupied by the officials who acted as secretaries to fill out the reports I gave them. As there were several hundred candidates and all the examinations had to be completed in one day they were necessarily very cursory. Fortunately I had a number of assistants who weighed and measured the men so that my attention could be given to examinations of the heart, lungs and other organs concerned.

Plenty of food was provided and it was a gala day for all examiners and examinees. At the end of the day His Majesty gave an audience to his high officers, including myself. He personally thanked me for my services and I left for home, being glad to have had a part in initiating the first step in the building up of an army of soldiers capable of giving good service.

1894년 11월 5일	빅토리아 C. 아버클, 병원에서 간호사로 사역을 시작함
11월 25일	새뮤얼 F. 무어 목사와 함께 곤당골에서 첫 정규 예배를 드림
12월 21일	미국 북장로교회 한국 선교부의 연례회의 중 호러스 N. 알렌의 인도로 고종을 처음으로 진료함
12월말	무어 목사와 함께 3명의 젊은이에게 세례를 주어 곤당골교회를 조직함
1895년 1월 17일	궁궐에서 스케이트 파티가 열림
1월 19일	제니, 민비를 알현함
1월 21일	고종을 진료함
	궁궐에서 스케이트 파티가 열림
	미국 북감리교회 한국 선교부의 연례회의에 친교 대표로 참석함
1월 22일	토론토 제라드 가의 매닝 목사의 교회에서 보낸 10 달러를 받음
2월 20일	중앙병원에 대한 구상과 퇴원 환자를 추적하는 체계에 대해 엘린우드 총무에게 전함
4월 9일	미국 북장로교회의 첫 정규 간호사인 안나 P. 제이콥슨과 여의사 조지아나 E. 화이팅이 서울에 도착함
4월 12일	화이팅, 제중원에서 여성 진료를 시작함
5월 26일	고종을 진료함
6월 당시	호러스 G. 언더우드, 프레더릭 S. 밀러와 함께 한강변에 여름 별장을 지어 갖고 있음
7월 13일	콜레라 방역을 위해 제중원의 문을 닫음

7월 24일경   J. M. B. 실 미국 공사로부터 위생국의 총무인 남궁 씨
            를 소개하는 쪽지를 받음
7월 24일   콜레라 방역 문제로 내부로 호출됨. 에비슨을 책임자로
            하는 위생국의 조직이 결정됨
7월 26일   콜레라 병원이 문을 엶
7월 28일   하도감의 콜레라 병원에 첫 환자가 입원함
9월 3일   선교본부에 의료 보고서를 제출함
            입원 환자가 퇴원한 후 추적하는 체계를 구축함.
9월 17일   제중원에서 진료를 재개함
10월   백정들의 해방을 촉구하는 서한을 내부대신 유길준에게
            보냄
10월 1일   제중원에서 의학 교육을 재개함
10월 8일   을미사변으로 민비가 시해됨
10월 15~26일 제11차 연례회의(미국 북장로교회 한국 선교부)에서 연례
            회의 준비 위원회, 건축 위원회, 교육 위원회 등의 상임
            위원회에 임명되고, 서교 자산 매각 특별위원회의 위원
            으로 임명됨.
11월 26일   고종을 진료함
11월 28일   춘생문 사건이 일어남

1896년 1월 1일   양력(陽曆)을 사용함
            단발령(斷髮令)이 실시됨
      1월 5일   이승만의 머리를 잘라준 것으로 추정됨
      1월 16일   언더우드와 함께 황해도로 전도여행을 떠남 (송도, 해주,
            소래, 장연 및 곡산)
      2월 11일   아관파천이 일어남
      2월   백정들도 갓을 착용할 수 있게 됨
      4월 7일   독립신문이 창간됨
      9월 30일   연례 보고서에서 병원과 관계된 여성들을 위한 숙소의
            필요성을 강조함
            병원 부지내 숙소가 실제적으로 완성되었음을 보고함
      10월 20~
      11월 2일   제12차 연례회의(미국 북장로교회 한국 선교부)에서 연례
            회의 진행 위원회, 교육 위원회, 재정 위원회 등의 상임
            위원회에 임명됨

	10월 28일	언어 평가 위원회의 보고서에 의해 [모든] 언어 시험을 통과함
		교육 위원회로부터 조수를 제외한 제한된 수의 학생으로 이루어진 의학 강습반의 승인을 받음
	10월 30일	새해의 사역이 배정됨 - 제중원 책임자, 지부의 지시 하에 의료 순회전도, 의학 강습반 교육, 목회 선교사가 배출될 때까지 곤당골교회를 감독

1897년 1월 20일 제이콥슨 간호사가 이질로 사망함

2월 15일 선교본부, 제중원과 관계된 2명의 여성을 위한 주택 건립 자금 은화 3,000 달러의 예산을 승인함

2월 20일 고종, 경운궁으로 환궁함

3월 6일 한국 선교부, 선교본부에 알렉산더 A. 피터스의 제중원 고용 승인을 요청함

6월 곤당골교회에서 개최된 기독교 학교의 한국인 교사를 위한 사범 강습반에서 위생 전반에 대해 강의함

6월 7일 선교본부, 피터스의 제중원 고용을 부결시킴

6월 17일 헨리 G. 아펜젤러 사택에서 열린 유니언 교회의 기도회를 인도함

6월 25일 5남, 윌리엄 레이몬드가 태어남

8월 17일 고종, 광무(光武)란 연호를 쓰기 시작함

8월 19일 윌리엄 M. 베어드 사택에서 열린 유니언 교회의 기도회를 인도함

8월 25일~
9월 9일 제중원에서 개최된 제13차 연례회의(미국 북장로교회 한국 선교부)에서 소지부 배정 및 사역 위원회, 연례회의 진행 위원회 등의 상임 위원회에 임명됨

8월 28일 의학교 보고서에서 7명의 의학생이 있음을 보고함

8월 29일 장악원에서 개최된 한국인 교회 연합 예배를 인도함

8월 30일 제이콥슨 양 추도 예배에서 연설을 함

9월 4일 한국 선교부, 6~8주일 동안 요양 휴가를 승인함

9월 13일 본국으로 소환된 시일의 후임으로 알렌이 주한 미국 변리공사 겸 총영사로 부임함

10월 12일 고종, 국호를 대한제국으로 고치고 황제에 즉위함

10월 14일	에바 필드 여의사, 에스터 L. 쉴즈 간호사, 서울에 도착함
11월 7일	요양 휴가를 마치고 언더우드 가족과 함께 제물포에 도착함
11월 21~22일	민비의 장례식이 치러져 청량리에 초장됨
11월 25일	호러스 G. 언더우드 사택에서 열린 유니언 교회의 기도회를 인도함
12월 23일	헨리 G. 아펜젤러 사택에서 열린 유니언 교회의 기도회를 인도함

1898년 1월 14일	서울지부, 에비슨을 언더우드와 함께 부산의 어려움을 조사하기 위한 위원에 선출함
1월 하순	에비슨, 언더우드와 함께 부산을 방문함 (12일 동안 체류함)
2월 3일	에비슨, 언더우드와 함께 서울로 돌아옴
2월 24일	배재 예배당에서 설교를 함
6월 4일	하디, 제중원에서 에비슨을 보조하고 있음
8월 9일	6남, 올리버 마틴 언더우드를 낳음
9월 29일	남감리교회의 친교 회의에 참석함
10월 19~31일	제14차 연례회의(미국 북장로교회 한국 선교부)에서 선교부 기록 위원회, 예산 위원회, 자산 위원회, 재정 위원회 등의 상임 위원회에 임명됨
10월 20일	연례 보고서에서 연합병원을 제안함
10월 29일	새해의 사역이 배정됨 - 제중원 책임 의사. 지부의 감독 하에 순회 전도. 의학 강습반의 교육. 지부가 승인할 여행 전도사의 감독. 지부의 감독 하에 문서(번역) 작업.
11월 5일~	
12월 23일	만민공동회가 개최됨
11월 29일	독립신문의 빈곤 아동들을 위한 숙소에 관한 기사에 평의원으로 실림

1. 선교 관련 문서 [Missionary Documents]

Annual Meeting of the Korean Mission of the Methodist Episcopal Church

Annual Report of the Board of Foreign Mission of the Presbyterian Church in the U. S. A. Presented to the General Assembly

Korea. Presbyterian Church in the U. S. A., Board of Foreign Missions, Correspondence and Reports, 1833~1911

Minutes [of Executive Committee, PCUSA], 1837~1919

Minutes, Seoul Station, Korea, 1891~1921 (PCUSA)

Missionary Correspondence of the Board of Missions of the Methodist Episcopal Church 1840~1912 (William B. Scranton)

2. 선교 관련 잡지 [Missionary Magazines]

Missionary Campaigner (Toronto)

The Canadian College Missionary (Toronto)

The Church at Home and Abroad

Woman's Work for Woman

3. 각종 신문 및 간행물 [Various Newspapers and Periodical]

The Independent (Seoul)

The Almonte Gazette (Almonte)

The Globe (Toronto)

The Rideau Record (Smith's Falls)

The Korean Repository (Seoul)

4. 외교 관련 공문서 [Diplomatic Documents]

내부래거문 [Documents of Department of Home Affairs]

법부내안 [Documents of Department of Justice]

주한일본공사관 기록 [Records of Japanese Legation at Seoul]

5. 기타 자료 [Miscellaneous]

올리버 R. 에비슨 지음, 박형우 편역, 올리버 R. 에비슨이 지켜본 근대 한국 42년
1893~1935. 상 (서울: 청년의사, 2010)

올리버 R. 에비슨 지음, 박형우 편역, 올리버 R. 에비슨이 지켜본 근대 한국 42년
1893~1935. 하 (서울: 청년의사, 2010)

Diary of Yun Chi Ho

Henry J. Morgan(ed), *The Canadian Men and Women of the Time*. 1st ed,
Toronto, William Briggs, 1898

Lillias H. Underwood, *Underwood of Korea* (New York: Fleming H. Revell
Company, 1918), pp. 137~138

Oliver R. Avison, Edited by Hyoung W. Park, *Memoires of Life in Korea* (Seoul:
The Korean Doctors' Weekly, 2012)

Robert E. Speer, *Report on the Mission in Korea of the Presbyterian Board of
Foreign Missions* (New York: The Board of Foreign Missions of the
Presbyterian Church in the U. S. A., 1897)

1

ㄱ

ㅂ

| 빈튼, 캐드월러더 C. | 36, 184, 328, 344, 384, 387, 462, 533, 555, 557, 561, 680, 732 |

ㅈ

O	

operating room	548
Ordinance Prohibiting Topknots	401

P	

Pak Noki	183
Pak, Young Hyo	34
Pang Yongi	183
parasite	448
Pharmacy	355
Physiology	355, 555
Pieters, Albertus	456
Pieters, Alexander A.	430, 436, 457, 458, 463, 505, 507, 665
Pinneo, Mary E.	588
Pong-Choolie	571
private ward	548

R	

Reynolds, William D.	6
round worm	448

S	

Sanitary Board	130
Scarlet fever	450
Scranton, William B.	35, 65, 157
Shelter	132
Sheppard, Ella	15
Shields, Lucas L.	576, 667, 698, 738
Shin, Kun Yuk	536
Sill, John M. B.	130, 470
skate	9, 15, 30, 35

상우(尙友) 박형우(朴瀅雨) | 편역자

　연세대학교 의과대학을 졸업하고, 모교에서 인체해부학(발생학)을 전공하여 의학박사의 학위를 취득하였다. 1992년 4월부터 2년 6개월 동안 미국 워싱턴 주 시애틀의 워싱턴 대학교 소아과학교실(Dr. Thomas H. Shepard)에서 발생학과 기형학 분야의 연수를 받았고, 관련 외국 전문학술지에 다수의 연구 논문을 발표하고 귀국하였다.

　1996년 2월 연세대학교 의과대학에 신설된 의사학과의 초대 과장을 겸임하며 한국의 서양의학 도입사 및 북한 의학사에 대해 연구하였다. 1999년 11월에는 재개관한 연세대학교 의과대학 동은의학박물관의 관장에 임명되어 한국의 서양의학과 관련된 주요 자료의 수집에 노력하였다.

　최근에는 한국의 초기 의료 선교 역사에 대한 연구를 진행하여 알렌, 헤론, 언더우드 및 에비슨의 내한 과정에 관한 논문을 발표하였으며, 이를 바탕으로 주로 초기 의료 선교사들과 관련된 다수의 자료집을 발간하였거나 진행 중에 있다.

　박형우는 이러한 초기 선교사들에 대한 연구 업적으로 2018년 9월 남대문교회가 수여하는 제1회 알렌 기념상을 수상하였다.